A Virginia Henderson Reader
Excellence in Nursing
Edited by Edward J. Halloran

ヴァージニア・ヘンダーソン選集
―― 看護に優れるとは ――

編
エドワード J. ハロラン, RN, PhD, FAAN
訳
小玉香津子　聖母大学教授

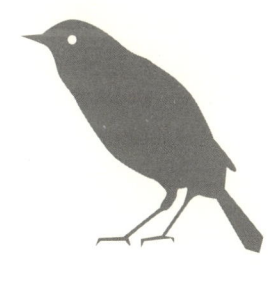

医学書院

編者　Edward J. Halloran, RN, PhD, FAAN

Authorized translation of the original English language edition
"A Virginia Henderson Reader ; Excellence in Nursing" edited by Edward J. Halloran
Copyright © 1995 by Springer Publishing Company, Inc., New York 10012
© First Japanese edition 2007 by Igaku-Shoin Ltd., Tokyo

All rights reserved. No part of this publication may be reproduced, stored in a retrieval system, or transmitted in any form or by any means, electronic, mechanical, photocopying, recording, or otherwise, without the prior permission of the publisher.

Printed and bound in Japan

ヴァージニア・ヘンダーソン選集──看護に優れるとは

発　行　2007年7月15日　第1版第1刷
編　者　エドワード J. ハロラン
訳　者　小玉香津子
発行者　株式会社　医学書院
　　　　代表取締役　金原　優
　　　　〒113-8719　東京都文京区本郷 1-28-23
　　　　電話 03-3817-5600(社内案内)
印刷・製本　三報社印刷

本書の複製権・翻訳権・上映権・譲渡権・公衆送信権(送信可能化権を含む)
は㈱医学書院が保有します．
ISBN 978-4-260-00289-9　￥4800

JCLS　〈㈱日本著作出版権管理システム委託出版物〉
本書の無断複写は著作権法上での例外を除き禁じられています．
複写される場合は，そのつど事前に㈱日本著作出版権管理システム
(電話 03-3817-5670, FAX 03-3815-8199)の許諾を得てください．

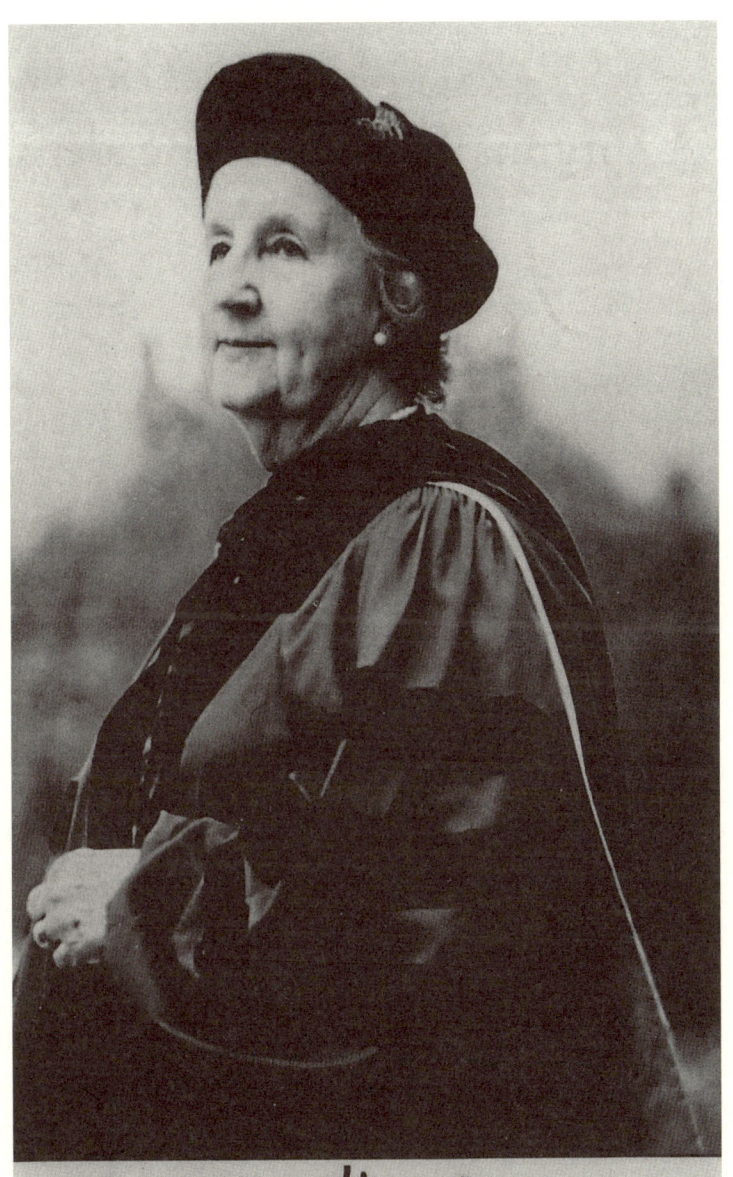

本書を3つのファミリーに捧げる。アボット家とマイナー家に始まる初代以降の人々にそこから派生したマークとバージュの一門とベルヴュー在のハフ一家とを加えたヘンダーソン・ファミリー,*マクマホン,キング,スミスの各一家および彼らの親族プロウド家とリスコウスキィ家を含むハロラン・ファミリー,そして筆者のイェール大学ファミリー,である。ミス・ヘンダーソンは今も**イェール・ファミリーに属し,彼女に筆者を紹介してくれたジョン D. トンプソンも当時このファミリーの一員であった。ここにはイェール大学看護学部の3代にわたる学部長,フロレンス・ウォルド,ドナ・ディアーズ,ジュディ・クラウスと,イェール出身の2人の看護学部長,アンジェラ・マクブライド***およびリトゥ・デュマも加えねばならない。筆者の氏と育ちはこの3つのファミリーによるのである。　　　　　　　　　　(E. J. H.)

　[訳注] *ヴァージニアの母方の祖父母がアボット家とマイナー家からそれぞれ出ており,その娘ルーシィ・マイナー・アボットがヴァージニアの母である。マークとバージュは,ヴァージニアの姪の娘でイェール大学看護学部に学んだキャサリンの姻族の一門,ハフは,ヴァージニアの4姉妹のうちただ1人結婚したフランシスの婚家である。**1995年の時点。ヴァージニア・ヘンダーソンは1996年3月19日永眠。***本書の序詞の末尾参照。

[出典一覧]

Permission to reprint material in this volume has been granted by Virginia Henderson and the following:

Chapter 1. Copyright © 1969 American Journal of Nursing Company. From the *American Journal of Nursing*, September 1969, Vol. 10, No. 9. Used with permission. All rights reserved.

Chapter 2. Reprinted from Henderson, V. A., "The Essence of Nursing in High Technology," *Nursing Administration Quarterly*, Vol. 9：4, pp.1-9. Used with permission of Aspen Publishers, Inc. Copyright © 1985.

Chapters 3, 4, 5, 6, 8, 9, 10, 11, 17, 19, 20, 21. Originally published in *Principles and Practice of Nursing, Sixth Edition*. Copyright © 1978 by Macmillan Publishing Co., Inc. *Out-of-Print*. Copyright held by Virginia Henderson. All rights reserved.

Chapters 7, 12, 22. From the *Journal of Advanced Nursing*, 5：245-260, Copyright © 1980；7：103-109, copyright © 1982；11：1-2, copyright © 1986 Blackwell Scientific Publications Limited：London.

Chapter 13. "The Nature of Nursing," from *International Nursing Review*, 12：1, January-February. Copyright © 1965, International Council of Nurses.

Chapter 14. Copyright © 1956 American Journal of Nursing Company. From *Nursing Research*, February 1956, Vol. 4, No. 3. Used with permission. All rights reserved.

Chapter 15. Copyright © 1957 American Journal of Nursing Company. From *Nursing Research*, October 1957, Vol. 6, No. 2. Used with permission. All rights reserved.

Chapter 16. Copyright © 1977 American Journal of Nursing Company. From *Nursing Research*, May-June 1977, Vol. 26, No. 3. Used with permission. All rights reserved.

Chapter 18. This essay was used in the materials from the Edinburgh International Nursing Research Conference, sponsored, in part, by Sigma Theta Tau. Used with permission of Sigma Theta Tau International.

目次

序詞　ix
ヴァージニア・ヘンダーソン学序説　xi

第Ⅰ部　患者ケア

はじめに　3
第1章　看護に優れる……………………………………………………………7
優れるということの意味　8
著名なナースたち　10
無名のナースたち　14
看護の真の意義　15
第2章　ハイテクノロジー時代にあって，看護とは……………………17
看護の分野ではハイテクノロジーは何を意味するか　17
文献：ハイテクノロジーの学習道具？　19
テクノロジー：ヘルスケア・サービス提供上有益な道具？
　　20
看護の真髄とは何か　21
看護の真髄はハイテクノロジーと両立するか　23
第3章　ヘルスアセスメントの術と学……………………………………25
ヘルスアセスメントは誰ものビジネス　25
本稿が扱うヘルスアセスメント　26
ヘルスアセスメントについての史的解説：今日の方法の発達
　　過程　26
ヘルスアセスメントにおける患者，両親，医師，ナース，そ
　　の他の役割　30
第4章　観察の重要性………………………………………………………37
ナースの責任　38
ナースはどのように，何を観察するか　42
第5章　診断，意思決定，および自律ということについて………55
診断の定義，この言葉の意味　55
健康上の事柄についての診断および意思決定における患者，

　　　　家族，友人の役割　56
　　　　医師の役割　57
　　　　包含疾病および第4次デジタル下位分類　59
　　　　ナースの役割　60
　第6章　ケア計画 ……………………………………………………69
　　　　統一計画の重要性　69
　　　　健康問題と，患者の看護ニード特定　72
　　　　目標設定　72
　　　　計画のタイプおよび計画に使う書式　73
　第7章　科学技術の時代に看護の真髄を守り続ける ……………75
　　　　どのような管理が，科学技術の時代に看護の真髄を守り続け
　　　　　ることを可能にするか　79
　　　　どのような教育が，科学技術の時代に看護の真髄を守り続け
　　　　　ることを可能にするか　82
　　　　どのような研究が，科学技術の時代に看護の真髄を守り続け
　　　　　ることを可能にするか　86
　　　　どのような実践が，科学技術の時代に看護の真髄を守り続け
　　　　　ることを可能にするか　88
　　　　結論　90
　第8章　死にゆく人のケア ……………………………………………93
　　　　どのようなケアを実行できるかを決める場の条件　93
　　　　死にゆく人のケア——原則および目標　98
　　　　ケア提供者たちの役割　101

第Ⅱ部　看護教育

　はじめに　119
　第9章　一般看護のための教育 ………………………………………121
　　　　看護基礎教育課程　121
　　　　歴史的背景　124
　　　　看護基礎教育課程のカリキュラムの期間および特徴　126
　　　　基礎教育課程の目的　126
　　　　基礎教育課程の主な構成要素　129
　　　　学士課程間の相違　133
　第10章　看護基礎教育のカリキュラムについて ……………………137
　　　　看護基礎教育のカリキュラムに関する提言　137
　　　　ディプロマあるいは准学士の学位をもつ登録ナースのための
　　　　　学士課程　148
　第11章　専門分化看護のための教育：大学院課程 …………………151
　　　　学位をもつスペシャリストナースの必要　151
　　　　修士課程の目的および特徴　152
　　　　博士課程の目的および特徴　154
　　　　要約　157

第12章　ザ・ナーシング・プロセス——この呼び名はこれでよいだろうか？ ……………………161
　　言葉の使い方　161
　　看護過程の出現　163
　　研究開発　167
　　看護の独自の役割および他専門との相互依存的役割　167
　　現在使われている意味での"看護過程"論評　169
　　要約　172
第13章　看護の本質 …………………………………………175
　　ある概念の開発過程　176
　　独自の機能　178
　　看護実践　180
　　看護研究　181
　　看護教育　183

第Ⅲ部　看護研究

　　はじめに　187
第14章　看護実践研究——いつになったら？ ………………189
第15章　看護研究展望 ………………………………………193
　　歴史，原理，文化の研究　194
　　職業の研究　195
　　職能団体の研究　198
　　看護サービス管理の研究　200
　　看護ケアについての研究　202
　　看護教育の研究　205
　　要約　208
第16章　われわれは"長い道程をやって来た"，しかしその方向は？ …211
第17章　方法選択の根拠：看護実践向上の一手段としての研究 ………215
　　看護研究の発達　216
　　方法の評価あるいはケアの質の査定の判断基準　223
　　パフォーマンスの基準設定　228
　　ケアの改善向上に関する研究におけるナースの役割　229
　　ケアの改善向上を助成する実践現場内組織　232
　　臨床研究の倫理的問題　233
第18章　看護における研究の役割について ………………237

第Ⅳ部　社会的活動としての看護

　　はじめに　243
第19章　ヘルスケアの一部である看護 ……………………245
　　あらゆるヘルスケアの目標　245
　　看護およびナースの機能を定義する　261

　　　　看護およびナースの機能についての諸定義の基盤となっている
　　　　　理念，概念，理論，システム　270
第20章　ヘルスサービスの常在構成要素である看護 ………………293
第21章　保健医療プログラム促進におけるナースの役割 …………297
第22章　ヘルスケア"産業"についての見解少々 ……………………301

備考と文献　305
訳者あとがき　363
索引　367

序詞

あまりにも変化が急速なために混乱はなはだしい世の中にあって、『ヴァージニア・ヘンダーソン選集』の出版はまことに時宜にかなっていると思う。病院の数の削減ならびに構造の再編成は多くのナースたちに、居場所をずらされたような感じを与え、また、質の高いケアによりは医療保障の払い戻し処置のほうに関心を向けている気配のあるヘルスケア供給システムのなかでどのように仕事をしていけばよいか、自信をもてなくさせてしまった。ヴァージニア・ヘンダーソンの著作は常に優秀性ということに、それもとくに看護の本質にかかわるそれに向けられているので、本書には"看護に優れる"*ᵃ という適切な副題がつけられている。ミス・ヘンダーソンはよき師であったアニー・グッドリッチ*ᶦ と同じように、患者ケアへの機械論的な取り組みに批判の目を向けていた。看護以外の職種の人でも十分できるような、保険による払い戻しが可能な一連の手順仕事へと看護を変えたがっている諸勢力のある現在、彼女の言葉は重みを増しつつある。

ミス・ヘンダーソンのきわめつきの貢献は、国際看護師協会（ICN）が採択した看護の作業上の定義*ᵂ を生み出し、それが何十か国語にも翻訳されたことである。ミス・ヘンダーソンは看護を、日常の生活行動をするうえで患者が誰かにしてもらう必要のあることを供給することによってその患者の不足を満たす、そういう複合サービスであると考えた。この見解は、患者を中心に置くということと人間の機能を最大にすることとの強調をもって、当惑の時代にあった看護にある方向感覚を与える力をもっていた。時機にかなう本書に集められた著作には、健康増進、継続的なケア、患者の代弁、アートとサイエンスの統合、境界に橋を架けてつなぐ、などに対する彼女の熱意がみなぎっている。

われわれはまたこれらの著作を読むと、ヴァージニア・ヘンダーソンが何と見事な役割モデルであったかに気づかせられる。彼女の思考は彼女が生きた時代の知的発達史が形づくったのであり、彼女は『ナーシング・スタディズ・インデックス』、『インターナショナル・ナーシング・インデックス』その他の仕事を通してその発達史の集成に非常な貢献をした。彼女の認識はデータに基づいており、自分の学問分野を形づくるためにさまざまな研究結

---

*ᵃ 本書第1章のタイトルでもある。

*ᶦ Annie W. Goodrich (1866-1954)：ニューヨーク病院看護学校に学ぶ。いくつかの病院勤務を経てベルヴュー病院看護監督、ニューヨーク州看護視学官、コロンビア大学ティーチャーズ・カレッジ教授、ヘンリー街セツルメント監督。1918年発足の陸軍看護学校初代校長。ヘンダーソンはその第1期生だった。彼女が"師"からどのように影響を受けたかは『看護論』（日本看護協会出版会）に詳しい。"師"は1923年、イェール大学看護学部初代学部長。

*ᵂ 『看護の基本となるもの』日本看護協会出版会、1961, 1973, 1995, 2006参照。この定義とその"変化形"は本書の随所にみられる。

果をどう使うかを彼女は知っていた。なかでも特筆すべきは，ナースについて研究することから，ナースが人々の生活のなかに起こすことのできる変化を研究することへと，研究を移行させるための知見の活用である。彼女の著作には，たとえば明快な看護の任務といったようなテーマがいつもあるのだが，それらテーマは彼女の並はずれた職業生活を通じての10年きざみの新たな洞察と結びついていた。

大学のポストを離れ自由になったミス・ヘンダーソンは，その"名誉待遇"期間（1971年から1990年代まで）を世界の看護コンサルタントとして奉仕することに使った。ナースたちの"賢者"として，看護研究の方向，看護過程の流行，死や死にゆくことに向き合おうとしない社会，に異議を申し立てた。本書に収められた著作は今日なお有意義であるばかりでなく，優れた実践家，教育者および研究者に欠くことのできない特性，ものを見る目の新鮮さ，の手本でもある。

本書の最後に置かれた健康記録についての考え方の一文は，ヘンダーソンという存在をくっきりと浮かび上がらせたある瞬間を私に思い出させた。1985年6月，ICNは彼女が文句なく世界一のナースであることを認め，第1回クリスティアヌ・レイマン賞*エを授与した。テルアビブ大会に集った人々の前に立った彼女は，与えられた5分間を使い，次のような感謝とお願いを述べたのであった。(a) 贈られた名誉に対する丁重な御礼，(b) クリスティアヌ・レイマンの生涯およびその時代と自分ヘンダーソンとのきずなへの思い，(c) 自分の健康記録についてよく理解しているように患者を促すための方策を講じよとの会衆への呼びかけ，である。与えられた短い時間をいかに生かすかを知っている専門家がここにいる，と会衆は思った。それは，われわれが何か変化を起こしたければ必ず身につけねばならない手腕なのである。

1990年，シグマ・シータ・タウ*オの国際看護図書館にヴァージニア・ヘンダーソンと冠することを彼女に承知してもらうべく動いた私は，その決定が公表されたあと，私の学生や周囲の若者たちの多くが彼女の著作を知らないことに驚かされた。私自身は，ハーマーとヘンダーソンの『看護の原理と実際』*カがバイブルであった時代に育ったのだったが，彼らといえば，2,000頁を超えるような必修テキストは受け入れない時代に成年になったのだ。エドワード・ハロランが賢明にも，若い世代のナースたちにミス・ヘンダーソンの豊かで味わい深い文章を広めようと決断したことに，われわれは感謝してやまない。

アンジェラ・バロン・マクブライド，PhD, RN, FAAN
インディアナ州，インディアナ大学看護学部教授，学部長

*エ 国際看護師協会（ICN）の初代常任書記をつとめた（1922-34）クリスティアヌ・レイマン Christianne Reimann により，ナースのすぐれた業績を表彰するために設立された賞。レイマンの遺言に基づき，人類のためになる研究，看護実践を通しての重要な貢献，あるいは看護という職業のための重要な貢献，をしたナースに4年ごとに贈られ，ICN大会時に授与される。ヘンダーソンはとくに，『インターナショナル・ナーシング・インデックス』の仕事と，『看護の基本となるもの』に対してこの賞を贈られた。彼女は賞金28,000ドルのうち19,000ドルを『看護の原理と実際』第6版の準備に要した費用の返済にあてた。

*オ Sigma Theta Tau：1922年発足のアメリカの看護大学優等卒業生の団体。1985年からはシグマ・シータ・タウ・インターナショナル（NPO）。世界各地の大学に400余の支部をもち会員数12万。名称のシグマ・シータ・タウは，愛，勇気，名誉をそれぞれ意味するギリシア語の頭文字。ヘンダーソンの名を冠した図書館はコンピュータ・ライブラリー。1996年3月のヘンダーソンの訃報はそのインターネットによって広く伝えられた。

*カ 本書，「ヴァージニア・ヘンダーソン学序説」を参照。本書全22章のうち12の章がこのテキストから採られている。

ヴァージニア・ヘンダーソン学序説

　読者諸氏にミス・ヴァージニア・ヘンダーソンを紹介させていただくのは筆者の無上の喜びである。もし読者が私のようにミス・ヘンダーソンの実物に出会うことがあったら，あなたの関心事を問い，看護についてのあなたの見解を探るその実際的な女性が名高いリーダーナースだとはとても信じられないだろう。しかしあなたは，あなたがどこから来たか，どんな名字の生まれかなどと尋ねる彼女の飽くことを知らない好奇心や，看護の未来に対する彼女の説得力あるヴィジョンに，その非凡な才能の気配を見てとるだろう。

　ミス・ヘンダーソンに直接会えなかった人はたくさんいるが，その人たちも，驚くべきことに50年にわたって出版されてきた彼女の一連の著書や論文を通して，看護についての彼女の思想や認識にいつでも耳を傾けることができる。本書はそうした彼女の著作の一端である。ヘンダーソンのあらゆる著作にみられる話しかけるような調子，それと医学および看護学の隠語めいた専門用語のないことが，読者を，あたたかく慈味あふれる学者にして教師でありナースであるミス・ヘンダーソンの言葉を現に親しく聞いているような気にさせるであろう。

*アミドルネームは Avenel。

　ミス・ヴァージニア A. ヘンダーソン*アの教科書や論文は世界中で読まれている。実際彼女は，科学知識の活用と，熟練者の見解を探し出すことの必要性とを強調し始めたナースたちの1人であったうえ，間違いなく，ナースの独自の機能を定義した初期の1人であった。私に言わせれば彼女は20世紀のもっとも影響力ある著述家ナースである。

　おそらくミス・ヘンダーソンは，ハーマーとヘンダーソンの『看護の原理と実際』によってもっともよく知られているに違いない。彼女はベルタ・ハーマーからこの教科書執筆を引き継いだのだが，ハーマーが第1版を出したのが1924年，第2版が1928年，第3版が1935年である。ヘンダーソンは第4，第5，第6（1939，1955，1978）と改訂の版を重ね，世界のナースたちが忘れようもない大部な書物につくりあげた。それは20世紀のほとんどを通じ，病院看護学校の学生と教師たちが使った看護教科書の代表である。

　ヘンダーソンは，看護技術を日課的に遂行することや医師の指示に厳密に従うことを強調するテキストに取って代わる，看護活動の基盤としての科学

と理論を強調するハーマーの行き方を継承したのだった。

　ミス・ヘンダーソンはナースの機能を以下のように定義することにより，看護理論に不朽の貢献をした。

　　病人であれ健康人であれ各人が，もし彼らが必要なだけの体力と意思力と知識とをもっていれば他者の助けがなくてもできるであろう，健康や健康の回復（あるいは平和な死）に資する諸活動を行なうのを援助する（1955）。

　ハーマーの教科書のヘンダーソンによる最初の改訂版は唯一の例外であるが，ミス・ヘンダーソンのこの"看護とは"は，以後の彼女の著作すべての理念的ならびに理論的基盤となった。この定義は『看護の基本となるもの』（1960，1972）*イ および『看護論』（1966）*ウ に載り，広く普及する。国際看護師協会は『看護の基本となるもの』の出版を続け，いまでは27か国語*エ に翻訳されて，技術発達の状態や患者の病気の種類にかかわらず，あらゆる看護の場面に誰もが応用可能である。

　看護を定義するというかたちでのヘンダーソンの看護理論への貢献に早々と加わったのが，看護研究への彼女の貢献であった。1953年，彼女は研究担当准教授としてイェール大学看護学部に入り，ほとんどすぐに"看護における研究の展望と評価"（1957）と題するプロジェクトのための，看護の学術的文献の論評を開始した。その仕事のなかで，彼女は看護ケアについての研究の不足に注目するのである。もっとも多く報告されている研究はナースの特性に関するものなのであった。ここで彼女は，看護という職業は看護ケアの研究を，とくに先行研究の結果を踏まえたその先の研究を進める必要があると知ったのである。

　そのための第一歩として彼女は，研究文献へのアクセス・システムを作ろうと，以後19年を要するプログラムに着手した。すなわち，英語で出版された雑誌，書籍，小冊子のなかの看護文献を吟味し，研究報告，進行中の研究，使われている研究方法，歴史的資料などの目録を作り，注釈をつける仕事を開始したのである。この尽力は5冊の書物に実を結んだ。『看護研究，その調査と評価』（レオ・シモンズとの共著，1964）と，4冊の『ナーシング・スタディズ・インデックス』（1963，1966，1970，1972）である。

　グラディス・ナイトとの共著である『看護の原理と実際』第6版は上述の産物を使うことにより，諸研究の結果を総合し，熟練ナースの見解を取り入れ，既存のヘルスサービス供給システム内外で実行可能な欠くべからざる人間的サービスという包容力ある看護観を作り出した。デービッド L. エヴァンズが書評で言っているように，ミス・ヘンダーソンはすべてのナースを研究者とみなしたのである（1980）。

　ミス・ヘンダーソンは理論や研究の仕事のほか，健康政策についての自らの考えを宣言することをした。公的資金による誰にも利用可能なヘルスサービスの長年の提唱者であった。ナースは十分な教育を受けていなければならないと同時に，プライマリーケアサービスの提供者として，今日の西洋社会

*イ 邦訳：湯槇ます，小玉香津子訳，日本看護協会出版会，1961，1973，1995，2006。

*ウ 邦訳：湯槇ます，小玉香津子訳，日本看護協会出版会，1967。ヘンダーソンが各章ごとに追記を入れ，1991年に全米看護連盟から再出版されたものの邦訳は同出版会，1994。

*エ 2006年の春には36か国語となった。

におけるナースよりも一段と積極的であらねばならない，と彼女は考えていた。自らの研究活動と世界中に及ぶ大旅行とを通し，ナースに付されているさまざまな制約（教育的，経済的，政治的な）はもちろん，看護サービスに対する人々の計り知れないほどのニーズをもつぶさに見てとって，そうした見解を育んだのである。彼女はジェンダーの問題がナースおよび社会にかけている諸制約と，現代文化における逆上気味な死の現実忌避に対処するにあたってのヘルスサービス技術の根本的な無力とを，とくに心にとめていた。

ミス・ヘンダーソンはまた，人々が自分のヘルスケアに参加することを提唱した。医療記録の類から医学用語を排除して，患者が自分についての記録を読み，より確かな記録にするために発言もし，別のヘルスケア提供者のところへ行くときのために手元に置いておくことができるようにしたい，と言ったのである。

その進歩的な考え方の数々の由来は彼女の年代記にみることができる。ヴァージニア・アヴェネル・ヘンダーソンは1897年11月30日，ミズリー州のカンザスシティに生まれ，彼女の母が帰りたくてたまらなかった出身州の名をもらうことになった。アメリカインディアンのための事務弁護士であったヴァージニアの父（1937年のクラマス族インディアン対合衆国政府の有名な訴訟に勝つ）が，トリヴィアム*ｵに一家のホームを建てようと東部に戻ったときに，母の願いはかなった。トリヴィアムはヴァージニアの祖父が男子寄宿学校の校長をしていた屋敷，ベルヴューに近い。

*ｵ実は屋敷の呼び名である。そこへ行くには3本の道があったことから，祖父が threeway をラテン語にして Trivium と名付けた。

ダニエル B. とルーシィ・マイナー（アボット）のヘンダーソン夫妻の8人の子どもたちの5番目であったヴァージニアは，ヴァージニア州ベッドフォード近くのこのベルヴュー寄宿学校で学齢期を過した。祖父のウィリアム・リチャードソン・アボットは，少年たちのヴァージニア大学進学の準備教育をしていた。以前ベルヴューの教師であったヴァージニアの父は，長期にわたる自分の留守中，ヴァージニアをそこの先生たち，アボット氏と，とくに叔母の1人アン・マイナーの指導に託した。

寄宿学校は1909年に閉校，以後ヴァージニアの教育は自宅で続けられ，一時期はスウィート・ブライア・カレッジの卒業生であった姉のジェーンが彼女を監督した。ヘンダーソン家の4姉妹は皆専門職に就いた。ルーシィとジェーンは教職，フランシスは米国芸術協会の職員である。

第一次世界大戦時，愛国の熱意がミス・ヘンダーソンを看護という職業に引きつけた。戦時におけるナースの需要の高まりに応じて設立された合衆国陸軍看護学校の校長がミス・アニー・グッドリッチであり，彼女はすぐにミス・ヘンダーソンのよき助言者となり，のちにはイェール大学看護学部の初代学部長となるのである。ミス・ヘンダーソンは1921年に看護学校を卒業し，後年，自分たち学生は米国陸軍士官学校の士官候補生と同じように尊敬と礼儀とをもって遇された，と語る。

ミス・ヘンダーソンの卒業早々の仕事は，ニューヨーク市およびワシントン，D. C. の公衆衛生訪問看護サービスであった。ヘンダーソン家の伝統である教育の仕事に就いた最初の職場は，ノーフォーク市のヴァージニア州立プ

ロテスタント病院看護学校である。1929年にはニューヨークに戻り，彼女はコロンビア大学のティーチャーズ・カレッジで学業を積むことにする。この学業はニューヨーク州ロチェスターのストロング記念病院における外来患者指導従事のために1年間中断されている。彼女は1932年に学士（B. S.）を，1934年に修士（M. A.）を取得した。

　その後ミス・ヘンダーソンはティーチャーズ・カレッジの看護教師陣に加わり，1934年から1948年まで，看護教育学の講師および准教授として働いた。このティーチャーズ・カレッジ時代，彼女はニューヨーク病院で実習する学生に上級臨床看護を教えたのだが，看護を教えることについての自分の考えをそこで開発したのである。彼女の考えとは，進んだ科学および研究を使うことと，主治医やレジデント医師との提携とが不可欠であるとするものであった。彼女は学生，医師，栄養士，患者の家族と，時には患者自身も加えてカンファレンスをもち，次のような疑問を検証した。患者のために行なってよかったことは何か？　よくなかったことは何か？　われわれがしなかったことで，すべきであったことは何か？　患者ケアを教えるためにこのケースメソッドが盛んに使われたのである。

　ティーチャーズ・カレッジにいる間に，ミス・ヘンダーソンはミス・ハーマーの教科書『看護の原理と実際』の改訂を依頼された。彼女はそのとき出ていた版（第3版）にほとんど問題はないと思っていたので，これは楽な仕事であった。こうして1つの打ち込み仕事が始まり，これはその後の彼女の職業人生の大部分を通して続くことになる。同じこの時期，彼女は全米看護教育連盟のある委員会のメンバーとなった。影響力大であった「看護学校カリキュラム指針」（1937）を作成した委員会がそれであり，指針には教えることについての彼女の考え方がいくつか盛り込まれた。

　ミス・ヘンダーソンは1948年にティーチャーズ・カレッジを去り，続く5年間を『看護の原理と実際』第5版の著述に使った。科学的根拠と，看護技術の選択についての熟練ナースの意見とを組み入れて，大幅な改訂を行なったのである。（このとき彼女は妹のルーシィに原稿をタイプしてもらった。ルーシィはヴァージニア州リッチモンドでの国語教師の職を少し前に退いていた。）ベルタ・ハーマーの名は第5版にも残っているが，彼女は1934年に亡くなっており，『看護の原理と実際』の2人の著者は互いに一度も会ってはいない。

　第5版は広く使われ，看護実践のいわば基準をうち立てる一助となった。この版は装丁および図版に対する賞を受けた。今日の看護リーダー世代のほとんどとはいわないまでも大多数が，この教科書を使って勉強したのである。ナイチンゲールの『看護覚え書き』（1859）*ｶ 同様，『看護の原理と実際』（第5版）はある看護観に基づいて組み立てられた。であるから，特定の疾患についての記述は除外された。改訂作業が終わりに近づいた頃，ミス・ヘンダーソンはイェール大学に移った。

　彼女が言うには，看護という職業に対する彼女の最大の貢献は『ナーシング・スタディズ・インデックス』作成であった。看護のような多様な職業の

*ｶ邦訳：小玉香津子訳，現代社，1968。小玉香津子，尾田葉子訳，日本看護協会出版会，2004。

60年間の文献を分類し，注釈をつけ，索引化することは，計り知れない大仕事であった。有能な事務職や図書館スタッフに助けられ，また学部長のフローレンス・ウォルドおよび合衆国公衆衛生局の支持を得ていたとはいえ，あのプロジェクトはミス・ヘンダーソンが創造したのである。

　この『インデックス』では従来の医学用見出し語ではなく新しい分類システムが考案・採用されたので，医学と看護学の文献検索は両分野を容易に取り込むことができるようになった。共に人々を助ける職業である医と看護がよりいっそうの協力関係を追求することをミス・ヘンダーソンは望んでいた。インデックスのプロジェクトが終了したときに学部長マーガレット・アーンシュタインはこう書いた。

　　あなたとスタッフは来る日も来る日も骨折り仕事に取り組んだ
　　私の数え間違いでなければそれは13年間続いた
　　なしとげた計り知れなく大きなその仕事
　　見失われていた文献を私たちに見つけさせてくれるその産物（1972）[1]

　このプロジェクトの直接の影響として，臨床看護研究がまったくといってよいほどなされていない事態を立て直すべく，イェール大学看護学部にいくつかの看護研究チームが生まれた。看護研究の理論的基盤の数々が探究され，イェール大学看護学部は看護の知的ならびに実践的進歩の拠点となり，それは今日に続いているのである。

　ミス・ヘンダーソンは76歳にして最後の大がかりな出版プロジェクトを開始した。『看護の原理と実際』第6版[*キ]である。この本はグラディス・ナイトとの共著でありまた17人の寄稿者がいるのだが，全50章のうち49章はミス・ヘンダーソンが共著者である。5年が費され，彼女が82歳のときに完成した。

[*キ] 邦訳：荒井蝶子ほか監訳，メヂカルフレンド社，1979，1980。

　ナイチンゲールが医学とは別の，しかし医学と対等の近代看護を確立したのと同じく，ミス・ヘンダーソンは看護の他とは異なる特性について，誰もが注目せずにはいられない論拠を提示している。あるときは近代医学と互いの不足を補い合いつつ，またあるときはそれと競い合いつつ，人々が自立性を保つのを助けるために体力と意思力と知識とを（内科，外科，あるいは入院などとあいまって，ないしそれらの代わりに）供給するナース，という存在を彼女は力説する。高齢人口，慢性病，高騰医療費，人生の終わりに用いられる科学技術の不毛な恩恵，を抱えるわれわれの時代にまこと時を得たものの見方である。

　ナースを求める人々のニードとそのニードに応えるナースの潜在力とを明快に世に伝えた，これがヘンダーソンの知の力への賛辞である。そのうえに，看護の職能団体が今日手に入れようと努めているものの多く——ナースの自律やナースが認められること——は，『看護の原理と実際』第6版にすでに語られていた。しかしながら彼女は，ナースが個々の患者ケアへの学究的かつアート的アプローチをもって認められることを強調したのであった。知識

は力であり、この第6版に記された以上の看護の知識はほかのどこにもない。

『看護の原理と実際』第6版が彼女に挫折感をもたらしたことも事実である。合衆国ではよく売れなかったのである。ある人たちは、看護教育の場が病院からコミュニティ・カレッジや大学に移ったことがその原因であるという。かと思うと、この本は基本的看護を教える教師陣が求めるところに照らしてみるに、学術的であり過ぎる、つまりありていにいえばあまりにも大規模であるという人たちもいる。しかし外国ではよく売れた。たとえば日本では、4巻に仕立て直された翻訳本が広く使われた。外国でよく売れ国内でははかばかしくなかったことは、1つにはヘンダーソンその人に、看護界の受けをねらう意向がまったくなかったからかもしれない。第6版は看護過程なるものを取り上げておらず、普通の人にはわからない専門語は使わず、ある程度の教育のある人々がこれを用いて自分や他者のケアができるように、人々が自立を保つのを助けるというヘンダーソンの考えを運用して書かれたのであった。

もちろんヘンダーソンは、第6版を仕上げたところで自らの名声に寄りかかって満足していたわけではない。ひき続き看護専門誌に寄稿し、税金でまかなわれるヘルスサービスや患者が自分の受診記録などを保持することに賛成する議論をしばしば語った。ごく最近まで彼女は世界を旅し、ヘルスケアの諸問題について語り、名誉賞などを受けていた。

ミス・ヘンダーソンは書くことは好きではないと言いながら、彼女にとって大事な、また看護という職業にとって重要なテーマをめぐり、実にたびたびペンをとった。テーマは重要な各方面に広く及び、看護理論、研究、コミュニケーション・システム、教育、政治などはそのごく一部である。ナイチンゲール同様、ミス・ヘンダーソンは改革者である。看護への影響という点でナイチンゲールと競い合うただ1人の人物ではあるまいか。ヴァージニア・ヘンダーソンは20世紀のフロレンス・ナイチンゲールであると言ってよいと私は思う。

エドワード J. ハロラン，RN, RhD, FAAN

■編者紹介

エドワード J. ハロラン, RN, PhD, FAAN は1964年からナースをしてきた。ニューブリテン総合病院看護学校、南コネチカット州立大学、イェール大学、イリノイ大学に学び、25年間臨床看護に従事。1989年からノースカロライナ大学チャペルヒル校看護学部教員。以前にはクリーブランド大学病院（オハイオ州）の主席看護官および、ケース・ウェスタン・リザーブ大学フランシス・ペイン・ボールトン看護学部教員を歴任し、またゴットリーブ（イリノイ州）とウィンステッド（コネチカット州）のメモリアル病院でも主席看護官をつとめた。

ハロラン博士は看護職能諸団体の活発な会員でもあり、全米看護連盟の理事、アメリカ看護師協会およびアメリカ看護アカデミーの代議員にそれぞれ選ばれてい

る。アメリカ男子看護職者会議の会長にもなった。看護情報科学，看護管理，看護理論，看護職における男性などにつき，教科書の類のいくつかの章ならびに専門誌に書くこともしてきた。現在研究活動としては，コスト，疾病の重症度，機能の状態，生活の質などを考慮した患者分類の検討のほか，アメリカ南北戦争（1861-1865）に際しての疾病別死亡率へのフロレンス・ナイチンゲールの影響に関する看護史探究に取り組んでいる。

　北米，ヨーロッパ，オーストラリアで看護サービスのコストと質についてコンサルタントをつとめてきた氏は，今日の看護の課題に応じ，看護理論の適用，研究，歴史に関し各種の職能集会で発言している。夫人のダイアナ C. ハロラン，RN, MPH との共著作も多い。彼らには 2 人の娘，ノースカロライナ州チャペルヒル在住のジェニファー A. ハロランとニューヨーク市在住のアリシア M. ハロランがいる。

第Ⅰ部
患者ケア

はじめに

E. J. ハロラン

　ミス・ヴァージニア・ヘンダーソンの著作集を編むとなると，理論や研究における彼女の業績の強い影響力のゆえであろう，臨床ケア関係のものにはあまり紙面が割かれない傾向がある。しかし本書は，次の2つの見地から，臨床ケアについての彼女の著作には特別の注目があってしかるべきと考える。第1に，標準的な看護の教科書の著者としてミス・ヘンダーソンは数世代のナースに影響を与え，1940年以来今日まで看護ケアの標準化に貢献した。*ア　第2に，彼女の書いた教科書，なかでもグラディス・ナイトおよび17人の著者との共著である『看護の原理と実際』（第6版）は，彼女がかつて『ナーシング・スタディズ・インデックス』を作成するにあたり検討し，注釈をつけた看護の文献の数々を引用しつつ，看護についての研究と熟練ナースの見解とを徹底的に総合したものである。本書はその『看護の原理と実際』第6版から多くを取り入れた。

　それら選び出した教科書の著述は，ここに収録した他の諸論文とともに，ミス・ヘンダーソンがナースたちに対して抱く並々ならぬ尊重の念を例証するもの，また，ナースには自分たちに託された患者のための臨床活動を通してヘルスケアの改革をする希望があることを証明するもの，である。ミス・ヘンダーソンが描くようなケア，明けても暮れても1日24時間供されるケアを経験したことのある者であれば，誰1人，そのようなケアに対しての，また，次代のナースの育成や，研究を通して新しい方法・技術を開発することによりそのようなケアを永続させていくナースの能力に対しての，ナースたちが職業人として受けて当然の称讃と権限とを否定しないだろう。

　看護ケアについて書いたり語ったりするなかでミス・ヘンダーソンは，それのもつ懸命で親密な対人相互作用にふさわしく，基本的看護ケアをきわめて高く評価する。彼女はつまらない仕事などないと考えていた。反対に，人間の病苦を予防ないし緩和するために1人のナースができることはすべて，そのナースのりっぱな仕事であると考えるのであった。エモリー大学病院とその看護学校のナースたちは，"患者さんの足の爪を切ってさし上げなさい"とミス・ヘンダーソンに教えてもらったお礼として，彼女に金張りの爪切りを贈った。足の爪を切ることは，長く伸びてぎざぎざになった爪が反対側の

*ア 全米看護教育連盟（NLNE）による1937年のカリキュラム指針を受けて故ベルタ・ハーマーの『看護の原理と実際』の改訂第4版を出したのが1939年であった。

下肢の皮膚を傷つけるのを防ぐフットケアの一種である。爪による皮膚の傷は，足の爪を切る動作もできない高齢者の場合，循環血流量の減少もあって時に悪化する（『看護の原理と実際』792頁）。

ミス・ヘンダーソンは看護についての著作のすべてにおいて，健康を保つため，病気から回復するため，あるいは平和のうちに死ぬために通常であれば人々が自分でするであろうことを，それをするには体力，意思力，あるいは知識に不足がある場合，その人がそれをするのを助けるのがナースであると言っている。『看護の原理と実際』（第6版）にはこうある。

> ナースはその人がナースのどのような援助を必要としているかを知るために，いわばその人の皮膚の内側に入らねばならない。ナースは時に，意識を失っている人の意識となり，自ら生命を断とうとする人のために生命への愛となり，足を切断した人の足，光を失ったばかりの盲人の目，若い母親にとっての自信，からだが弱りはてて物が言えない人の声，などなどになるのである。人々が通常は他者に助けてもらわなくてもできる行動とは，呼吸する，食べる，排泄する，休息する，眠る，移動する，身体の清潔を保つ，身体を保温する，衣服を用いる，などである。またナースは，生命の過程をただ生きているというだけではないそれ以上のものとするような行動，すなわち人づきあい，学ぶ，レクリエーション的な何かをする，何らかの意味で生産的なことをする，などの世話もする。(35-36頁)

ミス・ヘンダーソンはこれをナースの独自の機能と呼んだ。加えてナースは，人々が自分のヘルスニーズを見分けてそれを表現するのを，地域社会のヘルスケア資源を見つけ出してそれを使うのを，また，セラピストや医師が処方した治療法などを実行するのを，いずれも彼らが助けなしではできないときに，助けるのである。"そして医師その他免許のあるセラピストがいない場合は，ナースがそうした立場で働く。ナースは本来的にはセラピストではないが，医師がいないときには誰もが自分で手当てをするほかないのであるから，看護には治療の一面があるといえよう"（36頁）。

"それをするにはナースがもっともよく教育を受けている仕事とは，この，親密で，多大な労力を要し，しかし名状しがたいほどやりがいのあるサービスである。そしてほとんどの国ではヘルスワーカーズのなかでもっとも数の多いのはナースであり，また大方の施設では看護サービスだけが24時間提供されていることからして，そうしたなくてはならない援助を提供するために組織化されているサービスは看護のほかにはない"（36頁）。臨床ケアについておよびナースの機能に符合する人間の基本的欲求についての彼女の考えは，小冊子『看護の基本となるもの』に要約して述べられている。ケアがなされる場の科学技術的な発達程度がどうであれ行なうことができ，また患者の病気が何であるかにかかわらず適用可能な看護ケアを示すこの小冊子は，国際看護師協会の依頼で著されたのだった。

死にゆく人のケアについての章を書いたのは，イェール大学看護学部のかつての学部長でありミス・ヘンダーソンの長年の友人であるフロレンス・

ウォルドである。ミセス・ウォルドはコネチカット・ホスピスの設立メンバーの1人，死にゆく人々へのヒューマンケアをめぐる活動家である。ロベルタ・オグラディ（第4章），グラディス・ナイトおよびキャサリン・テンプル（第6章）も患者ケアの部に寄稿した。

　ミス・ヴァージニア A. ヘンダーソンの仕事はといえば，生涯を通じての看護実践，看護について教え，研究し，書くこと，であった。彼女の書くものは，彼女が勉強し看護についての自分の考えを熟成させるにつれて進歩をみせ，1978年の『看護の原理と実際』で頂点に達する。実務についているナースがこのような教科書に"帰る"のは普通にはないことであろうが，私は帰らずにはいられなかった。*1　なぜならば，病院看護のリーダーシップをとる私の業務上，看護という職業および病院の方針に移し入れられるべきその任務を，何が何でも会得しなければならなかったからである。病院の理事会メンバー，行政官，医師たちは看護の働きを支えるためにそれをよく知る必要があった。参考資料として使われた『看護の原理と実際』は，患者を含めた病院社会の看護ではないメンバーにも容易に理解できる言葉をもって看護の機能，役割，ナースの取り組むべき課題，看護という職業，を洞察させてくれた。本書の第Ⅰ部「患者ケア」に収めた数章は，われわれが『看護の原理と実際』第6版から徹底的に手に入れることができるのは何か，それについてのほんのヒントを供している。ぜひ教科書そのものをお手元に置いて勉強してほしい。

*1 ヘンダーソンは同教科書第4版の序文に，看護学生および看護教師ばかりでなく実践家ナースにも役立つように著述した，と書いている。

1 看護に優れる[1]

訳者解題

"看護に優れる"とは？をめぐってのヘンダーソンの主張は、『看護論』の、知る人ぞ知るの結びの一文、「結局のところ、また本質的に、看護ケアの質はそれを行なう人間の質によって決まる」、*ア である。師グッドリッチが折にふれて語ったという看護発達史の3段階にナース個々の成長発達を重ね、まずはとにかくその人に気持ちを寄せる段階、次は技術を駆使してその人を助けることに夢中になる段階、そして、第1第2の段階を合わせてもちこたえ充実させつつ、一期一会的にその人この人への看護を創造していく段階、というか"域"に達する、そういうナースに熱く期待するヘンダーソン。それは"アートの域である"と『看護の基本となるもの』に彼女は書いた。著名な卓越ナースたちの創造的な仕事に次々と真摯なお辞儀をしていくヘンダーソン、数知れぬ無名の卓越ナースたちを抱擁するかのように称え、彼らの仲間であることを願うヘンダーソン。

卓越したナースを語ることによって看護という職業の卓越性を暗示するこの小論こそ、『ヴァージニア・ヘンダーソン選集』の冒頭にふさわしい。

*ア 出典は Claire Dennison の「救急サービスの質の確保——看護サービスと看護ケアは決して同義語ではない」、Amer. J. Nurs., 42：774, 1942。ロチェスター大学ストロング記念病院看護師監督兼看護学校長であったデニソンが1942年の NLNE 総会で行なった講演の結びの言葉である。

　自由にものを言いあう大家族の一員に生まれた私は、真実とは、美とは、魅力とは、善とは、といった問題を夜の更けるまで皆で論じあうなかで育った。そのような論争のときに（それはとても話しあいと呼ぶようなものではなく論争に近かった）、家族の誰かが述べた意見に皆が耳を傾けることはあっても、その誰かに喝采を浴びせることはめったになく、たいていは攻撃をしかけるのが常だった。魅力や美しさや善の例として、ある人物の名を誰かがあげても、他の者がこぞってそれを認めるということはなかった。実際、偶像をつくりあげるのは危険だった。それは壊されてしまうに決まっていたからだ。

　実は私が今から話そうとしていることも、あの頃のわが家と同じような反応を読者に起こすのではないかと思う。私たちのなかには、自分がもちたいと願っている長所、自分が目指しているのだが到達できないでいる目標、これらをもっとも優れたものとみなす人がいるかもしれない。あるいはまた、私たちは自分のエゴを守るために、自分がもっているものにもっとも近い種

類の才芸を賞賛するかもしれない。優れるということをめぐる話題は、それを話しているうちに誰もが自分について何らかの解釈をされてしまうような反応を思わず示す危険があるので、精神分析の道具として使われる可能性さえあるのだ。

　にもかかわらず、そしてまた客観的になりにくいこと、および私の限界というか偏見をさらけ出してしまう危険があることを承知のうえで、私は看護に優れるということについての私の考えを述べ、加えて私が優れているとみなす歴史上のナースたち何人かのことを話したいと思う。

優れるということの意味

　教師や管理者にとって看護学生や仲間のナースのしていることを採点したり評価したりするのはむずかしいことではあるが、やらねばならない仕事である。私たちは、自己認識を高める手段としても、また自ら課した目標にアプローチする手段としても、自己評価こそ好ましいと考え、この評価という重荷を学生やスタッフ自身に移そうと努力しているが、今のところはまだ私たちが、学生やスタッフに代わって私たち自身の目標を立て、当該人物がその目標にどの程度到達しているかを判定する責任を負わねばならない。目標を設定することは、カリキュラム編成や看護サービスの企画・評価、あるいは患者ケア改善のための不断の努力、の根本をなす仕事である。

　ある人を健康につくりあげるには、その人の祖父にはたらきかけることから始めなければならないと言われている。それと同じで、看護に優れるということについて論ずるにあたり、私たちはできるかぎり過去にさかのぼってみなければならない。もしも私たちがある学校のある卒業生を優れたナースに育てあげようとするならば、そもそも初めに、その学生に知的、情緒的、精神的に成長していくための素質がそなわっている必要がある。言い換えると、優れたナースを育てあげるには、私たちはまず有望な看護学校入学者を選抜しなければならない。

　およそ保健や福祉の分野に進む学生の選抜と教育には多くの共通点があり、総合大学のなかではこの分野の学科や学部の間には提携があって当然である、と私は思う。看護学部の入学志望者は、医学部や社会福祉学部、特殊療法学部、公衆衛生学部などの志望者に求められるのと同程度のいろいろな資質をもっていなければならないだろう。

　20世紀初頭の数十年間にわたりわが国の看護学校を特徴づけていた、母親的干渉主義と善悪判決的な姿勢が永久に失せたのはよいと思うが、私は、ナース各人の人間としての完全さはその人の行なうサービスの質と不可分であると考えている。ゆえに、保健医療専門職には、健康な身体に宿る健全な精神と平均以上の知力をそなえた人材が必要であると思うのだ。加えて、看護という仕事は私たちの生きている時代と無関係には行なえないものであり、また特定の社会の要求とも無関係には存在しえない仕事であるから、私たちは、

社会生活を営むうえでの良心と市民としての意識とをもっている志願者を求めなければならないだろう。優れたナースではあるけれども他者に冷淡であるとか，あるいは社会的に未熟な市民であるなどということはとうていありえないことだと私には思える。

　言い換えれば，看護に優れることができるかどうかは，看護を志す者が看護にもちこんでくるものしだいで決まるのであり，またその人が看護にどれほど優れているかは，その人が社会に提供する看護サービスによってばかりでなく，その人の私人としての生活や，地域社会の一員としての貢献度によっても評価しうるのである。優れている人とは円満なあるいは完全な人格の持ち主であると私は思う。

　いくつかの大学では，ヘルスサイエンス系の学生の将来伸びる可能性を見分けるために，学部を越えて協力しあっている。カリキュラム編成や科目開講の点でも学部が協力・提携している大学がある。保健医療職者は自分たちがサービスする患者や家族のために1つの共通の目標をかかげ，調和のとれたチーム・ワークを進めるべきであると私たちが本気で考えているのであれば，そして私たちは実際にいつもそう口にしているのだが，それが本当であるならば，ヘルスサイエンス系の学生たちが基礎訓練の間は学部を越えて一緒に勉強できるようにすることによって，チームとしての目標の統一は大いに助成されるのではないだろうか？　そのほうが，1つの学部学科内の学生だけがいつも一緒に勉強する場合よりも，各職種間の業務上の関係が好ましくなるばかりか，彼らのものの見方がずっと幅広くなると思われる。

　優れたナースあるいは優れたヘルスワーカーを育てることを意図したカリキュラムを編成するためには，私たちはその課程で学んで卒業していく者の能力を測定する方法を知っていなければならない。ナースの臨床能力を評価するために用いられてきた物差しには，次のようなものがある。

1. そのナースが看護する人々の間での死亡率の低下
2. 乳児の膿痂疹，小児のくる病，母親の産褥熱など，ある種の疾病ないし状態の罹病率の低下
3. 褥瘡，失禁など，看護の不注意による症状の減少
4. 心理学的なひきこもり症状，拒絶症，無言症の減少
5. 日常の生活行動やリハビリテーション達成度に関しての依存状態の減少
6. そのナースが行なったケアについて，当の患者，その家族，他のナース，関係した医療職員が表明する好意的評価

　いうまでもなく，これらの物差しのうちのいくつかは，医師の仕事や関連のセラピストの仕事を評価するためにも使うことができる。ある患者のうえにみられる看護の効果を医療の効果とはっきり分離するにはどうしたらよいか？　また，その逆はどうか？　たとえば，近年精神病院の患者の入院期間が著しく短くなっているが，これはどこまでが精神科医療がよくなったための

進歩であり，どこまでが精神科看護がよくなったための進歩だろうか？

同様に，大手術のあとの回復の速さは，確かに外科医の知識と技術の著しい進歩を反映しているが，それは同時に外科ナースの知識と技術も外科医のそれらと肩を並べて進歩していることを反映しているのではないだろうか？

行なった仕事の評価をめぐる問題を，ここにもらさず取り上げるのは不可能である。この問題に関しては多くの書物や雑誌が詳細に扱っている。[2] しかし私の揺るぎない見解は，出版物に載った看護の記録こそが，特定のナースたちの優れたさまが個々の患者やある地域の人々の福祉に実際に影響を及ぼしてきた事実を物語っている，というものである。

アニー W. グッドリッチ*イ（もっとも優れたナースの1人であると私は思う）は，看護の発達史における3段階，すなわち情緒期，技術期，創造期のことを常々語っていた。たいていのナースは，この3段階を自分の成長史のなかに認めることができるのではないだろうか。

若い看護学生は同情に動機づけられて人類への援助を志す。しかし彼らはある種の技術ないし技能を学んだのちに初めて，単なる同情や無器用な身体的援助以上のものを人々に提供できるようになる。その際に彼らは，看護実務が内包するおびただしい数の手順を学ぶことになるので，一時的に看護の技術期（第2段階）にすっかり夢中になってしまう可能性がある。残念なことに，ナースのなかには，時には医師のなかにも，以後決してこの第2段階を抜け出せない者がいるようなのだ。

しかしながら，完全で，成熟した，すなわち優れたナースは，患者に同情を寄せかつ敏感に反応する能力はもちろん，看護の技術的な力も十分に身につけているだけでなく，自分の情緒的な反応と技術的な対応とを，自分の患者の特殊なニーズや自分の置かれた状況に適した独自のやり方で活用する。また，活用する機会をもつ。これが看護の第3段階であり，明らかに第1段階と第2段階の合わさったものだが，看護の仕事を創造的なものにする漠然とした才能のようなものがそこに加わっている。しかし，看護には各人の創造性や優秀性を具体的に示す余地があまりにも多くあるので，私たちはナースを選抜したり，教育訓練したり，評価したりするにあたり1つの見方にとらわれて融通がきかないということがないようにしなければならない。

"優れた"ナースの例として私が以下に取り上げるナースたちは，広い範囲の業績をあげており，何らかの一連の必要条件，特定のタイプの教育訓練，あるいは特定の時代などが創造的で優れたナースを生み出す鍵となるといった考え方をすることの危険を裏書きしている。

著名なナースたち

筆頭はミス・ナイチンゲールである。私たちは，彼女がほとんどを独学した貴族の女性であると知っている。*ウ その彼女が陸軍の医療ケアを改革し，衛生統計学を発達させ，近代的な"訓練を受けたナース"の最初の見本

*イ本書序詞の訳注*イ参照。

*ウナイチンゲール家は莫大な資産を有し，まぎれもなく上流階級ではあったが貴族ではない。

第1章　看護に優れる

を育てる正規の看護学校を創設したのだった。英国の彼女と同じ階級の出身であるエセル・ベッドフォード・フェンウィック*エは，最初の国際的保健機関の1つである国際看護師協会（ICN）設立の首唱者だった。彼女は初期の看護雑誌の1つを創刊もし，また英国のナース登録の実現に尽力した。

アメリカでは，まずアニー W. グッドリッチである。大学で学んだ経験もない若い女性であった彼女は，ニューヨークの大病院4つの看護ケアの質を向上させ，看護基礎教育を短期大学あるいは大学のなかにもちこむために，他の誰よりも貢献した。彼女は学士号を入学資格とする最初の看護教育課程を設立した。*オ そのための奮闘に際して彼女は，当然のことながらラヴィニア M. ドック，*カ M. アデレイド・ナッティング，*キ イザベル M. スチュワート，*ク エフィ J. テイラー，*ケ その他の大勢の啓発されたナースたちの後押しを受けた。ナースばかりでなく，リチャード・オールディング・ビアード*コ やウィリアム・ウェルチ*サ などの医師，公衆衛生の偉大な指導者，C. E. A. ウィンズロー*シ らも彼女を励ました。

別のタイプの業績をあげたナースとしては，セツルメント活動あるいは社会福祉センター運動を育成したリリアン・ウォルド*ス がいる。当時，地区ナースや訪問ナースのサービスはセツルメントや社会福祉センターの活動の一部だった。実のところ，ウォルドの時代の，彼女が全部を負っていたわけではない福祉活動に名称をつけるのはむずかしい。彼女は児童局の設置を提案し，その後は女性と子どもの保護法制定に積極的な役割を果たした。学校看護，とくにニューヨーク市の学校看護を発展させたのも彼女である。

現在の私たちからみれば，まったく不十分な教育しか受けていなかった公衆衛生ナースのアリス G. カーは，第一次世界大戦後，近東財団に属してギリシアの保健実地指導5か年計画を指揮した。自分がサービスしている難民の間の多様な健康問題に直面した彼女は，公衆衛生学的な方法，具体的にいえば蚊の退治を行なえば最大の成果があがるであろうと直観した。現在では，その地方のマラリアを全滅させたのは彼女であるといわれている。ヘブン・エマソン博士は，アリス G. カーのした仕事はあの時代の最高の公衆衛生業績の1つである，と常々語っていた。

その他優れた業績が数あるなかで，28年間にわたって「アメリカン・ジャーナル・オブ・ナーシング」の編集者をつとめたメアリー M. ロバーツ*セ のジャーナリストとしての，また看護史家としての業績を見逃すわけにはいかない。エリザベス C. バージェスやバーニス・アンダーソンらが女性の身で看護法のなかに書き下した規則，また，研究というものが"ファッショナブル"な存在になるはるか昔の30年代にブランチ・フェファコーンが示したある種の研究についての認識も重視すべきである。これに関連しては，ルーシル・ペトリー・レオン，マーガレット・アルンシュタイン，フェイ・アブデラ，その他のナースたちが連邦政府のなかで看護の調査研究を進めたばかりか，看護研究への政府援助を開発した功績をあげておかねばならないだろう。

もう1人，また別の分野での改革者，メアリー・ブレッキンリッジ*ソ が

*エ Ethel Bedford Fenwick：ICN 初代会長（1900-04）。ニューヨーク州バッファローでの第1回大会では Work，1904 年ベルリンでの第2回大会では Courage を合言葉とした。英国看護協会の公式機関誌であった「ブリティッシュ・ジャーナル・オブ・ナーシング」を創刊（1956 年終刊）。

*オ ゴールドマーク・レポートの結論を受けてロックフェラー財団の資金援助により 1923 年に発足したイェール大学看護学部。

*カ Lavinia M. Dock（1858-1956）：ニューヨークのベルヴュー病院看護学校に学ぶ。ジョンズ・ホプキンズ病院看護学校の教職につき，そこでナッティングに出会う。2人の共著『看護史』全4巻は歴史的著作。ドックはフェンウィックに共鳴，ICN 発足と同時に役職に就き運営に尽力。婦人参政権運動の先頭に立ったことでも知られる。

*キ Mary Adelaide Nutting（1858-1948）：グッドリッチ，ウォルドとともに，20 世紀初頭の米国の看護を先導した"偉大なトリオ"と呼ばれる。初代のイザベル・ハンプトンを継ぎジョンズ・ホプキンズ病院看護学校の校長。コロンビア大学ティーチャーズ・カレッジにおいて史上最初の大学教授ナース。フロレンス・ナイチンゲール研究家。

*ク Isabel M. Stewart（1878-1963）：コロンビア大学ティーチャーズ・カレッジに学び学士 1911，修士 1913 年。ナッティングの右腕をつとめ，1925 年にその後を継いで同大教授。NLNE カリキュラム委員会を長年にわたり主導，カリキュラム指針を出した。看護教育"民主化"に貢献。スチュワートの考え方および業績の実際は本書の第17章に詳しい。

*ケ Effie J. Taylor：コロンビア大学に学び，グッドリッチの後を継ぎイェール大学看護学部長。史上初の精神科看護教授。1937 年 ICN 会長。第二次世界大戦のための ICN 休眠期をはさみ 1947 年まで在任。

*ｺ 1910 年，ミネソタ州立大学に看護学部を発足させる。看護の大学教育主唱者。

*ｻ ジョンズ・ホプキンズ病院の病理学教授。

*ｼ ゴールドマーク・レポートを生み出した看護教育実態調査のリーダー，イェール大学の公衆衛生学教授。

*ｽ Lillian Wald (1867-1940)：ヘンリー街ナースセツルメントを創設。全米公衆衛生看護師協会を組織，personal に対し public の health nursing（公衆衛生看護）を主唱した。

*ｾ Mary M. Roberts：1900年創刊で今日に続く AJN 誌の第 2 代編集長（1920-49）。著書『American Nursing』が広く知られる。

*ｿ Mary Breckinridge(1881-1965)：ナイチンゲールの『産院覚え書き』を読んで助産師を志し，英国で学び，1925 年，ケンタッキー州の山岳地帯で母子看護を中心としたフロンティア看護サービス FNS を創始。短期間にその地方の乳児死亡率を激減させた。

*ﾀ Dorothea L. Dix (1802-87)：受刑者のなかの精神病者の置かれた状況につき 3 年をかけて徹底調査，彼らを助ける施設を増やす法律（マサチューセッツ州）制定に尽力。

*ﾁ "同時代人" には注をつけないが Florence S. Wald は別格。イェール大学看護学部の学部長を経て退官後ホスピス活動に尽力，米国ホスピス運動の母と呼ばれる。ヘンダーソンがそこで亡くなったコネチカット・ホスピスの創設者の 1 人。本書の第 8 章の共著者。

*ﾂ Lydia E. Hall (1906-69)：急性期を過ぎた患者を，病院から同敷地内の看護とリハビリテーションのためのセンターに移し，患者が自分の目標に沿って回復していくのをナースが助けるという "実験" を行なった。その考え方と実践は今日，病院病棟内の "看護ベッド" として，欧米の一部の病院で受け継がれている。

いる。彼女は英国からアメリカに看護＝助産を伝え，自分が発足させた"フロンティア看護サービス"のためのすばらしい健康記録を作成した。彼女の仕事は，ヘイゼル・コービン，ハティー・ヘンプシュメイアー，アーネスティン・ウィーデンバック，マーガレット・トーマス，ヴェラ・キーンなど，特記すべき何人かの臨床熟練家であるナース＝助産師によって引き継がれ，さらに進められ，農山村社会ばかりでなく都市にもそのサービスが行なわれるようになった。

ドロシア・リンダ・ディックス*ﾀ もまたほとんど独学の改革者であり，精神病の人々へのケアに人間性をもたせるうえでめざましい業績をあげたといわれている。私たちの同時代人で，好ましいナース-患者関係の治療効果を実証した最初の精神科ナースの 1 人にグエン・チュダー・ウィルスがいるが，彼女は患者-ナース相互作用についての最初のシリーズものと呼んでよい書物を著した。そしてその後，ヒルデガード・ペプロー，アイダ・オーランド，リトー・デューマ，ジェーン・シュマール，ジューン・メロウ，レイチェル・ロビンソン，フロレンス・ウォルド*ﾁ その他数多くのナースたちがこの臨床分野での優れた記録を増やしてきたのである。

小児看護の分野では，シカゴのフロレンス・ブレイクとピッツバーグのフロレンス H. エリクソンが，発達心理学，カール・ロジャーズの遊戯療法技術，両親を動機づけ参加させることに関する近年の諸成果，などを活用したり応用したりする，あるタイプの，質の高い看護を展開した。また成人のケアの分野では，セルマ・イングルスの見事な症例研究と，心臓病患者についてのグラディス・ナイトの綿密な採録作業とが，着実に記述された優れた看護の例である。

学校保健の分野では，イェール大学のヘレン・フィッツジェラルドとその仲間が，インタビューやナース-学生相互作用の独特な有効パターンを実証してみせた。このやり方は，大学生の健康問題を明らかにし，また彼らに保健施設を活用するよう促すうえで，従来からの医師による学生の健康診断と変わらず，効果をあげることができると証明された。

教育のほうではミルドレッド・モンターグが改革者あるいは創始者である。彼女はルイーズ・マクナマスやその他看護短期大学推進運動のリーダーたちの後援を得て，短期大学やコミュニティ・カレッジのレベルの看護基礎教育のプログラムを編成した。そのプログラムはナース養成のために活用可能な短期大学という資源をつくり出したのである。このような准学士課程の看護教育が急速に普及してくるにつれ，社会は病院の支配下にある看護学校に頼らなくてもよくなった。

もう 1 人，非常に創造的なナースで，独創的な考え方をしたリディア・ホール*ﾂ がいる。彼女は新しいタイプの保健施設を発足させ，最近亡くなるまで，それを運営していた。それはニューヨーク市のローブ看護センターである。ここでは看護がもっとも重要な治療であり，患者が自分の問題を理解し，それに対処するのを助けるのがナースなのである。医師はといえば，ナースや患者が判断をするにあたって彼を必要としたときに，相談役として

呼ばれるのだ。

　ゲインズヴィルにあるフロリダ大学のドロシー・スミスは，学部長も含めてすべての看護教員は患者へのケア実践を続けるべきであるという原則をうち立て，新しい看護管理パターンを生み出した。看護の教員たちが二重の責任を負うこのやり方は，古くからのものでもあり新しいものでもある。しかしながら，ナースが看護をしたり学生を教えたりするのを妨げていた，ナースにつきものの管理的役割がナースではない病棟マネージャーにふりむけられるようになってきているので，現行のこれはやはり独創的な新しいものといえよう。

　教育とサービスとの合体方式はしだいに広く受け入れられるようになり，ケース・ウェスタン・リザーブ大学において，ロジーラ・シュロットフェルトと彼女の仲間であるフランシス・ペイン・ボルトン看護学校およびクリーブランド大学病院の人たちが現在もこれを研究中である。もう1人注目すべきは，ミシガン州で臨床の看護組織をつくる仕事の基礎づくりに業績をあげたルーサー・クリストマンであり，彼はヴァンダビルト大学で看護教育と看護ケアの両方の責任を負ってきた。

　優れたナースの例をあげるようにといわれて私たち各人がリストアップする名前はそれぞれ違うであろうが（私はといえば，この紙面に制限がなければ，もっとリストに書き加えたい），私がここに名前をあげた人々は，どの1人をとっても，大方のナースたちが自分の学校の卒業生であれば喜ぶような先達であると思う。もし私たちが，これらの人々の資質，受けた教育，経験に関して，共通の特徴を見つけ出すことができればと思う。それぞれの才能を自由にはたらかせ，看護の何らかの局面にその天賦の力をもって取り組んだこのような人々が私たちには，もっともっと必要である。

　看護に優れるとはどういうことかを論じるのに，世に認められたナースたちだけを取り上げてここで終わりにしてしまうと，看護に対して，この私は偽善者，裏切り者になってしまうだろう。私はここまでの稿で，看護のさまざまな分野にわたる，また私たちの目に自然にはいってくる諸業績，もっと具体的にいえば，英語で出版されている看護文献のなかの業績を慎重に選び出してきた。読者はそれらの文献を読んで，上記のナースたちのしたことの社会的意義を私が誇張して話したかどうか，自分で判断できるのである。しかし世に讃えられるナースたちの成し遂げた業績は氷山の一角にすぎない。*テ

*テここに取り上げられている"著名なナースたち"の"仕事"については本書第17章により詳しい。

　私たちの職業の歴史に残る優れた仕事をしたナース1人ひとりの背後には，それらと同じく価値のある仕事をしていながら，世間に認められないままに無名で終わるナースが無数にいる，と私は思っている。それらのナースたちは，人間1人ひとりが健康を回復し保持し，生活上の諸制限を受け入れてそれに適応し，あるいはまた尊厳をもって毅然として死んでいくのを自分たちは次々と助けてきたのだというその充足感，それだけに支えられて仕事をしてきたのだ。これを読んでいるナース諸氏はすぐにそのようなナースの誰かれに思い当たるだろうし，ナースではない読者のなかにも，そのような

ナースの手によるケアを受けたことがあるという幸運な方々がいるに違いない。

無名のナースたち

　"無名の優れたナース"を讃えるとともに，およそ優れた看護なるもの——これはきわめて個人的な，多大な労力を要するサービスである——にいつもみられるのは，洞察力，同情，技能，知識，誠実さのすべてがまじりあって一体となっているさまであるということを例示するために，私の個人的な体験を話したい。

　あれは1946年であったか，私はある有名な大病院で週に2，3日，ボランティアナースをしていた。私はそこで1人の個人付添ナースと彼女の患者に出会い，その両者にたいへんひきつけられた。そのナースは何かの折には病棟ナースの手を借りねばならず，たまたま私が居あわせて何回か手伝ったので，私たちは知り合いになった。患者は若い婦人で，初めての出産のあと感染を起こしていた。病気は6か月を経過しており，そのやつれた身体には，おそらく20も30もの膿瘍あるいは壊死部分があると思われるほど病状は進んでいた。病室には，どうしようもない悪臭がたちこめていた。

　あごまで掛け物をひき寄せて寝ているその若い婦人は，それほどやつれていてもなお美しく魅力があった。彼女に献身的な夫は毎晩訪ねてきた。その夫，彼女を看るナースたち，そして彼女の容態を気づかう医師たちの全員が何とかこの状態を切り抜けようと願い，少なくとも切り抜けたかのようにふるまっていた。きれいにかたづいた病室には，いつも花が置かれ，もしあのひどい臭いさえなければ，ふんわりとした掛け物の下に痛ましく病んだ身体が横たわっているとは誰にもわからなかっただろう。婦人の栗色の髪にはいつも櫛目が通り，頭の左右にかわいらしい黄色いリボンが結んであった。

　ある日のこと，40代の初めかと思われる物静かなその付添ナースが，彼女の次の休暇の日にその婦人の世話をしてもらえないか，とこの私に頼んだ。彼女は1週に1日休みをとりつつ，それまで5か月間この病人に付き添ってきた。彼女に代わってするその仕事が私に要求することどもを考えると，私はとても自分が適任とは思えなかったが，病人自身がこの私にしてほしいと頼んだと知ってはどうして断われるだろうか？

　その日がやってきて，私は案の定，しなければならない仕事全部をとてもうまくはやりとげられないと知った。医師たちは使えるだけの抗生物質を使ったあと，この非運な若い婦人を救うための窮余の一策として，ついに薬液浴に頼ることにした。これは患者にとってもナースにとっても苦しい試練で，私も思い出したくない。これほどの大事でないにしろ，この患者のケアに必要な仕事はほかにもたくさんあり，決して大げさにいうわけではなく，彼女に付き添っている間中，私はまったく手いっぱいだった。

　この話のポイントはこれからである。翌日，1日の休暇を終えて出てきた

付添ナースに私は，このように悲惨で，しかもむずかしい事態のなかで彼女がケアをし続けていることを驚きをこめて讃えた。すると彼女の眼にはみるみる涙があふれ，「ヘンダーソンさん，学校を卒業してこのかた，ほかのナースから誉められるのは今日が初めてです！」と言った。彼女は，そしてほかにもいる彼女のようなナースたちは，自分たちは優れていてもその真価は認められないものと思ってきたに違いない。

　もしも看護が，私の信じているように，本質的には他者の重荷をこだわりなく，十分に，惜しみなく，必要であればその人の死の瞬間まで分かちあうような仕事であるならば，ナースにそのようなことを可能にさせる忍耐力という才能も考慮に入れて，看護に優れるとはどういうことかを論じるべきである。最後の1つの病気が征服されるまで，人間は病気のために他者に頼らざるをえない状態に置かれる。ごく年少の者，またごく高齢の者は病気でなくとも常に誰かに頼るだろう。

　病人にしろ健康人にしろ，誰かに頼らずにはいられないその人が"完全な存在である"ために必要としている体力，知力，意思力を与えて補うナースの優秀さは，その人がそれらのうちのどれをどれほど必要としているかを判断でき，かつ判断するかどうか，またその人がそれらを必要とするかぎり，それらを与えることができ，かつ与えるかどうか，によって判断されねばならない。私はそれを，文字どおりの意味からもまた比喩的な意味からもとてもできないことだと知りながらも，"他者の皮膚の内側に入っていく"と表現する。

　この他者と一体になることは，無限の知識，蓄積された技能，忍耐力，寛容さ，感受性，そして古い言葉でいえば"資質"なのであろうが，努力し続けることのできる能力，を必要とする極度にむずかしい仕事であると，私たちのほとんどは知っている。平和と愛の象徴として手に花をもつ"フラワーチャイルド"*ト たち，また最近の"平和部隊"，*ナ それに貧困地域で職業訓練に奉仕するビスタ（VISTA）*ニ で働く人々もまた，他者と一体になることは自分の仲間である人間を愛し，その人のために喜んで奉仕する能力を必要とすることを知っている。

*ト 既存の制度や価値観に反発して脱社会的に行動した若者たち（ヒッピー一族）の一員。1960年代の北米に生まれ世界に広がった。

*ナ J. F. ケネディ大統領の提唱により1961年に創設されたボランティア組織。開発途上国で教育や産業の普及と指導に取り組む。

*ニ Volunteers in Service to America。米国内のボランティア活動を統轄する政府機関 ACTION のもとで機能する。1964年発足。

看護の真の意義

　看護に優れるとはどういうことかを探る私たちの真の目的は，優秀性をみがきあげていくための能力を身につけた人々を見つけ出すことである。もう1つの目的は，看護学生が自分のもてる力を十分に伸ばし，試し，見積もり，また，自分のした仕事を評価できるような条件づくりをすることである。もう1つ，私たちがあまり解決の努力をしてこなかったと思われる問題がこれに関連してある。それは，優れた看護ケアを行なったときに必ず伴う満足感に加えて，創造力を養い，自ら成長するための機会をナースに与えるような労働条件を提供することである。

私の知人に息子と娘を1人ずつもつ著名な医師がいる。息子のほうは医学へ，娘のほうは看護へとそれぞれ進み，2人とも優れた成績で卒業した。父親であるその医師が私に言うには，息子は熱心に開業医としてやっており，娘は"看護の夢から覚めた"のだそうだ。これはとくに話すほどのことでもない出来事かもしれないが，ただ同じような話を私たちがたびたび耳にするということが気になるのである。登録してあるナースの約半数は現在，職に就いていない。つまり，ナースとして働くことができるのに何らかの理由でそれをしないと決めているナースが30万人もいるのである。なぜだろうか？

　アメリカ看護師協会（ANA）は，ナースの管理，教育，研究の各機能ばかりでなく臨床力の向上を目指して組織改正をした。ANAは現在，実践家ナースたちが適切な給料を得られるように努力している。病院のナースについても付添ナースについても，ほとんどすべての重要な点に関して，労働条件は改善されてきた。それでいてなお臨床看護の何がよくないというのだろうか？　なぜそうもしばしば看護の実務が若い卒業したてのナースを失望させるのだろうか？　もしかしたら私たち自身のなかに至らないところがあるのだろうか？　平均的なナースは，自分の行なう看護サービスの複雑さ，自分がそのサービスの受け手に援助できるのはどこまでか，自分がヘルスケアに起こしうるであろう変化は何か，を理解しているだろうか？　アニーW．グッドリッチは"看護の社会的倫理的意義"という言葉を使い，それを彼女の著作集の表題にしたが，もし私たち皆が彼女のように，看護の社会的倫理的意義を確信しているのであれば，仲間を説得できないことはないと思うのだが。

2 ハイテクノロジー時代にあって，看護とは

訳者解題

ヘンダーソンは自らの定義したナースの"独自の機能"を自信をもって確認する。それは要するに，その人が日常の生活行動をするうえで，また医師による治療などを実行していくうえで，知識，意思力，体力の点で不足のあるところを助ける，そういうことである。そうした独自の機能を十全に果たすべく努めるナースたちがいるからこそ，「侵襲的でしばしば脅威的，時には苦痛なテクノロジーに患者は耐えることができる」と，彼女はめずらしく断言する。"と，私は思う"をつけるのが彼女の流儀であるのに。しかしそのナースも，かようなハイテクノロジーの時代にあっては，「人類のためを考え，自らの能力ばかりでなく動機をも吟味」しなければならないのだ。

看護の分野ではハイテクノロジーは何を意味するか

およそ病院の治療看護は複雑なハイテクノロジー機械類，とくにコンピュータという電子交信手段に依存している，と考える人は少なくない。最新の建物をたて，内装をし，設備を入れ，職員をそろえる当初コストが，合衆国の病院治療看護の日割り平均コストを著しく増加させてきた結果，非常に重症であるかあるいは診断と治療が病院の技術資源を頼りにするほかないという事態でない限り，病院へ行くのは裕福な人々だけとなっている。[1]

多くの臨床サービスの場に危機ケア病棟が次々と付設され，本末転倒なる表現を思い出させる。集中ケア病棟（ICU）で働くナースたちは看護におけるハイテクノロジーの象徴であり，ICUに配置されていないナースには，別の職種のようにみえているかもしれない。危機ケア看護の経験ということになると，おそらくは，危機ケア病棟に入院している友人や親族を見舞ったときに見たり聞いたりすること，それだけである。つまり，1時間のうち5分間，その友人なり親族なりのそばにいて，55分間は外来者待合室で自分と同じように悲しげな人々と共に過ごす，そういうことである。看護スタッフに歓迎されていない，患者や見舞客への彼らのヒューマンな関心がみられな

い，この感じが危機ケア看護に対しての偏見ある構えをつくり出すのではないだろうか。

　この偏見は，看護のこの領域についてもっとよく知ろうと努めれば，かなり変えることができよう。いくつかの非常に徹底したテキストがこの問題を論じている。看護の心理社会的な側面が身体的側面の影を薄くしてしまった現代にあっては，後者も前者と同じく注目に値すると思い続けているナースに出会うと嬉しいものである。なかでも有用な大部のテキストの1つが，ナースたちによって編まれており，寄稿者にもナースが入っている。[2] 医師も書いているのだが，看護と医学の2専門間の密な協同作業がいたるところにあるとわかる1冊である。

　この本は危機ケア看護が要求する生理学，解剖学，物理学，化学の幅広い知識を明確にしているのだが，同じ問題についての，著者がナースである有用な本はほかにもある。[3] 多くを知るには，いくつかの危機ケア病棟を訪ね，そこに配属されているナースたちが自分の仕事の満足なところと不満足なところを語るのを聞くとよいだろう。看護という職業のドラマチックで生命を救う一面が，その病棟のいちばん明白な魅力である。が同時に，そこが呼び起こす倫理的な疑問が絶えず悩みの種である。たとえば，貧しい家族の一員である患者を危機ケア病棟に入院させておく法外なコストは，スタッフにはその患者の回復はありえないと考えられるとき，正当化できるのだろうか？スタッフにはとても希望はもてないときに，家族に希望を与えるのは倫理にかなうことだろうか？

　最近ロンドンで開かれたある会議で発表されたいくつかの論文を読むと，危機ケア看護に絡んだハイテクノロジーについて，いま少し深く洞察している。多くの研究報告が患者の状態をアセスメントすることや対症療法にかかわるハイテクノロジーを扱っているなかに，倫理的ならびに哲学的な疑問に焦点を当てた報告が数篇みられるのである。近頃もたれたある国際会議の1週間にわたるプログラムには1人の医師しか出席しなかったのと対照的に，その会議には何人もの医師と外科医師が報告者として加わっていた。

　しかしながら，ハイテクノロジーの使用は危機ケア病棟で働く人々に限られたことではない。それは家庭におけるケアと治療処置にも入り込んできつつある。1つには1日に200ドルかそれ以上を節約するために，患者や家族は入院ケアではなく在宅ケアを選ぶ。ナースあるいは医療機器製造会社の従業員である技術者に教えてもらって，また助けてもらって，親族や友人が，非経口摂食，傷の包帯あるいはドレナージ，吸入療法，その他類似の処置を必要とする人々のためにホームケアを実行中である。数多くの雑誌記事にみることのできるこうした新事情が示唆するのは，病院と診療所と家庭それぞれにおけるケア相互間の違いが非常に少なくなっていること，および，在宅ケア担当職員や患者自身がハイテクノロジーのいろいろな側面を十分に習得しなければならないこと，である。

文献：ハイテクノロジーの学習道具？

ジョン・ネイスビットはそのベストセラー『メガトレンド』に"われわれの生活を一変させる 10 の新動向"を載せた。第 1 は，産業社会から"情報社会"への傾き，"第 2 は，強いられたテクノロジー社会からハイ・テック/ハイ・タッチ社会への移行である"。[4] 情報社会は世界規模の，急速な旅行および電子による（ほぼ瞬時の）コミュニケーションによって成り立つ。J. デービッド・ボールターは『チューリング[*ア]の人間──コンピュータ時代の西洋文明』[5] のなかで，道具は人間の発達段階を集約的に示す，という。粘土の焼き物は古代ギリシアを連想させる道具である。時計，そしてその少しあとの蒸気機関は初期の近代人を，コンピュータは現代人を連想させる。コンピュータは諸記号を電子工学的に，また人間ができるよりもはるかに急速で巧みに扱うので，未来社会の主要な知的活動はすべてコンピュータの使用を伴うだろう，とボールターは考えた。

すでに，先進諸国での生活はコンピュータに依存している。しかし現時点では，健康関係諸記録をつくったり，検索したりするに関してコンピュータが提供できる支援については，ほんのヒントがみえているだけである。コンピュータを使うことの不利益もまた，はっきりしていない。もしもいつか，医師，ナース，その他の人々の寄与を統合する国際的な医療ないし保健記録の開発と，その記録のコピーを当の患者に与えることが実現すれば，コンピュータは各人の健康記録が包含すべき情報を立証するだろう。

『看護の原理と実際』に記した参考としての諸実践法は，ナース，医師，および自然科学，生物学，社会科学の分野で仕事をしている人々，による関連の研究の検討を踏まえている。[6] そのような研究の所在を確かめる力量は，コンピュータに入れられた検索システムのおかげで著しく助長されてきた。1900 年から 1959 年までの看護文献についての，4 巻からなる遡及的な『ナーシング・スタディズ・インデックス』[7] の編者として著者は，看護のための情報資源と，ナースたちのそれら情報を有効に活用する力とを開発することにもっぱら意を注いできた。インデックス，抄録，視聴覚カタログなど図書館ツールにはどのようなものがあり，それらをどう使うか，を知ることを促してきたのである。

電算化されたデータバンクができた結果，アメリカン・ジャーナル・オブ・ナーシング社は，国立医学図書館と共同して 1966 年に，『インデックス・メディカス』[9] にならって『インターナショナル・ナーシング・インデックス』[8] を出版できるようになった。医学生はすべて『インデックス・メディカス』を必ず使う。平均的な臨床ナースが，国立医学図書館のようなデータバンクから情報を検索すべくインデックスの類の活用法を学び，実際にそれを使うようになって初めて，看護は，ナースたちの願うところの，研究に基盤を置く専門職になるための最初の一歩を踏み出すのである。

[*ア] Alan M. Turing（1912-54）：無限の計算能力をもつとされる仮想上の機械について記載した英国の数学者（ランダムハウス英和大辞典）。

*イ 1982年11月の来日講演,「看護研究——その発展の経過と現状」でも次のように語った。"ナースたちは今でも資料を十分に引用付記したテキストを嫌って(あるいはうんざりさえして)いますし,文献にあたることをしないために,往々にして'車輪を発明しなおす'というむだな苦労をかさねたあげく,彼らが努力したのとまったく同じ研究報告がすでに出されていることを知るのです。"

関連の研究を見出し,論評し,そこに基礎を置くことをしない研究者は,車輪の再発見にいそしんでいるのである。*イ 時間と,たぶん誰かのお金を,むだ使いしているのである。多くのナースは,権威ある地位にある者でさえ,出版されている看護のインデックスについて,またそれらの使い方について,何も知らない。看護学校諸校に気づいてもらいたいのが,カナダのロンドンにあるロイヤル・ヴィクトリア病院の看護ディプロマ課程の特色である。この学校は70年代に,図書館を使ううえで援助を要する学生のための,1学期通じての科目を設けた。学生は非常によくつくられた学習記録簿を使うことによって,情報を見つける力の進歩を実地に示すことと記録することとができたのであった。

テクノロジー:ヘルスケア・サービス提供上有益な道具?

*ウ Derek Bok:1971年ハーバード大学学長に就任。専門教育すなわち大学院中心になっていた同大を一般教育(人間形成教育)すなわち学部中心へと回帰させた。研究にまさるとも劣らず教育に強い同大の発展を促す。

ルネ・デュボス(卓越した環境問題研究家,生物学者,ヒューマニスト)の後期の著作の1つは,人間の幸せへの貢献ということでの科学とテクノロジーの限界を強調している。[10] 「ハーバード・マガジン」誌の論文"なくてはならぬもの:博士を養成する新しい方法"は,ハーバードの総長デレク・ボック*ウ のもとでの,1982,83年の大学監視委員会への報告である。[11] このなかで彼は,特効薬,直視下心内手術,腎移植,コンピュータ断層撮影(CAT)スキャニングなどがあるにもかかわらず,合衆国は他の先進工業国が達成している総合ヘルスケアシステムに匹敵するそれをもつに至っていない,と言っている。"われわれが恥ずべきは,2,800万の人々が連邦のプログラムによっても民間の健康保険によっても未だカバーされていないことである。"[12]

ボックは,医学教育のシステムは失敗だと考える。その非常に競争的な性質が有害であると彼は思うのである。医の科学を過剰に強調しアート面を軽視し,しばしば社会のニーズを見失っている,と彼は思うのである。

研究を基盤に置く職業になることを求め,また看護のアートをほとんど排除するばかりに看護の科学を賞揚するアメリカの看護にも,似たようなところがある。看護はそのような関心ごとに夢中になるあまり,合衆国における公平なヘルスケア・システムの開発のなかで重要な役割を果たすことをおろそかにしている。ピューリツァー賞を受賞したポール・スターの研究『アメリカ医学の社会的変容:至高職業の発生と巨大産業の発達』はナースの注目に値する。彼は,国会議員その他国民の健康にかかわる人々が,20世紀になって以来手がけた,合衆国国民すべてのヘルスケア利用権を法制化する努力を詳細に調べているが,スターは看護にほとんど言及しておらず,また,看護は,いくつかの政府のもとで制定寸前までいった法案に,賛成にしろ反対にしろまったく影響力をもっていないのである。

ヘルスケアにおけるハイテクノロジーは多くの哲学的,倫理的,道徳的,経済的な問題を提起している。ナースを含め,いやまして多くのヘルスケア提供者が,倫理についての協議を行なっているのは喜ぶべきことであろう。

しかし，看護はヘルスケアの経済面にも，つまり保健医療関係予算をどう使うべきかという問題にも，向き合わねばならない。お金は，テクノロジーによって資産家たちの命を延ばすことに使われるべきか，それともすべての人の命の質を向上させることに使われるべきか？

1984年4月28日付の「エコノミスト」誌に，編集長に依頼されてヘルスケアの国際統計を調べたノーマン・マクレーの驚くべき調査結果報告が載っている。[13] 報告されている5か国——合衆国，西ドイツ，フランス，日本，英国（1人当たりの保健医療支出の順）——のうち，もっともよい結果を出しているのが日本，次は支出最低の英国である。報告によれば，1人当たりの保健医療支出は合衆国の1,500ドルから英国の400ドルまでと幅がある。5か国における好ましい結果は次の3点につき測定されている。(1)平均余命（73年から77年に分布），(2)乳児死亡率（出産1,000につき死亡7から13に分布），(3)心臓疾患による死亡（10万人につき死亡266から584に分布）。日本は医師の数がもっとも少なく，人口10万当たり128，西ドイツがもっとも多く222である。マクレーの調査には，一国の人口に対するナースの割合は主要な統計値として報告されてもいなければ論議されてもいない。

マクレーの調査は批判的に読まれるべきであり，彼の判断評価は点検されねばなるまい。しかし，もしも合衆国がヘルスケアに日本の2倍以上費していながら得るものが日本より少ないのであれば，われわれの配分が間違っているのである。われわれヘルスワーカーのうちの誰かが多すぎる支払いを受けているのかもしれないし，多大のお金を使ってごく少数の命を延ばすためにハイテクノロジーに浪費がされている一方で，疾病の予防のようなおおかたの人々の基本的ニーズが無視されているのかもしれないではないか。ついでながら，危険含みのハイテクノロジーのこうした使い方はわが国の医師たちが支払う保険料金に影響しており，場合によっては年間3万ドル以上に及んでいる。[14]

日本のナースが，ヘルスケアの決して変わることのない，ことによるともっとも重要な要素であるもの，"看護の真髄"なる言葉で表されるもの，をまこと上首尾に供給しているのだということも考えられよう。

看護の真髄とは何か

著者の看護の概念は，大きな訂正なしに，過去40年以上にわたり出版されてきた書籍，小冊子，雑誌論文に載っている。いかなる誤解をも正し，またその変わらぬ妥当性を主張するため，ここにもう一度提示したい。

ナースの<u>独自</u>の機能は，その人が，もしもそれをする体力と意思力と知識とをもっていれば自分でするであろうことどもをその人のためにすることである。しかもそれを，そのサービスの受け手ができるだけ早く自立を，あるいは健康上のハンディキャップに対処する力を，あるいはまた，死が避けられないときに尊厳

をもって死ぬ力を，自分のものとすることができるようなやり方ですることである。[15,*エ]

^{*エ}『看護の基本となるもの』における記述と表現が多少異なる。"助ける assist, help"を使っていない，広く知られた"平和な死"の一語がない，見覚えのない"ハンディキャップ"など。

ただ看護だけが24時間サービスの責任を負うのであるから，この概念は妥当である。他のヘルスワーカーズ，家族や友人がこうした機能を果たすこともあるだろうが，そのときは，彼らは無力な人，病人，あるいはけが人を"看護"している，ということなのである。

この概念の意味するところをつかむためには，ナースはクライアントである患者の"皮膚の内側に入り込んで"，以下のような日常の行動をするうえで彼ないし彼女が欲しかつ必要としている援助を感じとろうと努めなければならない。

- 呼吸する
- 食べる，飲む
- 排泄する
- 身体の位置を変える，正常な姿勢を保つ，運動する
- 休息する，眠る
- 衣服を着る，脱ぐ
- 体温を正常範囲内に保つ
- 環境の危険（感染を含む）を避け，また他者の安全を守る
- 身体を清潔に保ち，身だしなみを整え，皮膚を保護する
- 感情，ニーズ，恐怖，疑問，情報，考えなどを表現して他者と交流する
- 自分の信仰に従って礼拝する
- 達成感をもたらすような何か仕事をする
- 遊ぶ，あるいは何らかのかたちのレクリエーションに参加する
- 正常な発達の進行が可能であるように学習する，気づきをする，自分の好奇心を満足させる

これらの行動は，リハビリテーションの通常のプロセスの一環である諸行動を含むが，それらを越えるものである。これらは身体的ならびに心理社会的な諸機能を含んでいる。この行動リストは，看護の真髄が全人的な健康と，自らのニーズについてのクライアントの認識に合わせたケアとにかかわることを明らかにしている。病気が脅威であるのは，それがこれら生活の側面の1つないしそれ以上を妨害するからである。この妨害をどこまで少なくすることができるかをもって，看護の有効性を測ることができる。

このような独自の機能に責任をもつことに加えて，ナースは，医師が指示した治療的養生法を患者が実行するのを助けることにも，また医師がそこにいない場合は診断し治療法を指示することにも責任を負う。ナースたちは長年の間，医師の不足している地域でこの両方を行なってきた。医師の役割とナースのそれは，ちょうど助産師の役割と産科医のそれが重なり合うように，あらゆる臨床現場で重なり合っている。

看護のこの概念あるいは定義は，ナースの機能は医師ばかりでなく他の多くのヘルスワーカーズのそれとも重なると解釈されるかもしれないほど，開かれている。周知のように，合衆国その他における医師などが不足している地域や施設でナースがほとんど単独で働くときには，その重なり合いが現実のものとなっている。人口に対するナースの数や機能の相違については，東京，メヂカルフレンド社企画，日本国際看護財団出版，世界の看護編集委員会編集の『世界の看護』をみてほしい。

看護の真髄はハイテクノロジーと両立するか

　看護の真髄をハイテクノロジーのなかでもちこたえるのはむずかしいが，ハイテクノロジーが存続する以上は，それと一緒になった有効な看護というものがなくてはならない。ハイテクノロジーは多くの重篤患者を上首尾に治療したり，（合衆国では）費用を払うことのできる人々の寿命を延ばしたりを可能にしてきた。

　この進歩が意味するのは，看護はいやましに複雑さを増していること，看護はいよいよナースに分別ある臨床判断を要求すること，つまり，カリフォルニアの5つの病院でのパトリシア・ベナーの調査研究[16]が記録した発達進歩である。この研究を指揮したベナーは，危機的な出来事を選び出して説明し，今日のナースは生命を救うために，ほとんど即座に患者の状態の変化に対応しなければならないことが多い，と語る。ナースのその対応には，医師の指示の取り消しや，輸血，挿管，その他の蘇生法などの複雑な手順仕事が含まれるのである。

　ベナーの研究は臨床判断力を向上させるにあたっての経験の重要性を論じている。規則どおりに行なう（規定されたプロセスによる）看護と，1つ1つ独特な状況においてクライアント（患者）のニーズに気づきそれに応えることとの違いを，ベナーは強調する。ベナーとその仲間は臨床判断はすぐれた実践にとって不可欠と考え，それゆえに彼らはその本質，その力を身につけていく段階，それを確認しそれに報いるシステムを研究するのに何年もかけたのだった。

　著名な内科医ルイス・トーマスは，心臓手術を最近受けた患者がみてとったナースについてのエッセイを，その著『新興の科学：医学観測家の覚え書き』に収めている。[17]　彼は，きわめて個人的なナース-患者関係におけるナースの役割の重要性を強調しつつ，医学と看護の敵対関係および医師の物質的報酬とナースのそれとの相違に気をもむのである。ナースは"場（病院）を結束させている"[18]と彼はいう。彼はこのエッセイを次のように結ぶ。

　　私の知るところからすれば，私はナースに賛成である。もしも彼らが医師との職業上の不和をこの先も続けるのならば，もしも彼らが自分たちの職業の成長度を高めたいのであれば，もしも彼らが医師と対等の職業人であると主張して医師

たちを激怒させるのであれば，もしも彼らが手に入らないものを欲しがるのであれば，私は彼らに味方する。[19]

ナースの元気づけ，世話しつつの付き添いやタッチがあるからこそ，侵襲的でしばしば脅威的，時には苦痛なテクノロジーに入院患者は耐えることができる。そうしたこの時代ほど，看護の重要性が高かったことは未だかつてない。ハイテクノロジーが家庭でのケアに入り込んでくる現在，機械類の使用法や危険を患者とその家族に教え，彼らが指示された療養法を実行するのを助けるのは，ナースである。

ハイテクノロジーはナースの役割をいっそう重要に，また困難かつ緊張に満ちたものとした。ナースのなかでもとりわけ病院のナースは，ハイテクノロジー活用に関連した道徳的ないし倫理的な問題に日々直面させられている。人々の恐怖と疑惑に迫られているのである。非侵襲的な治療方式，民間療法，生体の復元力を頼みとする方法——"自然が治療するように最善の状態に患者を置くことがナースのはたらきである……"[20,*オ]と言ったフロレンス・ナイチンゲールの考え方への回帰，を試みよう，そして終末に際しては，危篤の人が生命に価値あるとする段階を越えて延命することをしないホスピスの援助を求めよう，という傾向は強まりつつある。外科医のリチャード・セルザーはその著『死の教え：外科術覚え書き』に，科学的に認められた説明のない診断法と治療法を記述している。[21] 生命の神秘を認める人々のなかには学識者がたくさんいるのである。

誤用されるならば，ハイテクノロジーは自滅しかねない。差し出される治療やケアについて患者とその家族がどう思っているかをもっともよく知っているのは間違いなくナースであろうから，ナースは，あらゆるヘルスケア機関，施設において方策決定本部のメンバーでなければならず，また，テクノロジーの建設的活用促進を助成すべきである。

ナースには，テクノロジーの倫理的活用をめぐって負うべき重大な役割がある。アルフレッド P. スローン財団は，人類の未来を決定しつつある科学について人々に知識を与えかつ興味を刺激するように考案されたシリーズ本の出版を後援してきた。シリーズの最初の1冊がフリーマン・ダイソンの『不穏な宇宙』である。(先に引用したルイス・トーマスの著作はこのシリーズのなかの医学についてのものである。) ダイソン[22]は，原子爆弾をつくることの道義性に疑問をもちながら同時に，それをつくることの魅力について語る人々を例にあげる。ヘルスケアサービスの研究者もサービス供給者も，いみじくも"健康産業"などと呼ばれるいま，人類のためを考え，自らの能力ばかりでなく動機をも吟味したらどうだろうか。

*オ ナイチンゲールは "治療する cure" および "ナースのはたらき nurse's function" という言葉を使っていない。"はたらきかける act upon"，および "看護のしなければならないこと what nursing has to do"，と書いた。この引用は正しくは "看護のしなければならないことは，自然が患者にはたらきかけるように最善の状態に患者を置くことである"。

3
ヘルスアセスメントの術と学

訳者解題

　健康とは何か，この人は健康なのか，その人は不健康なのか，これらの問いには簡単に答を出せない。また，誰かの健康をアセスする（見分ける）ことそれ自体に，その人の健康への予防的ケアという作用があるとなれば，健康をアセスする過程は，「標準化された機械的な手続き」ではないし，そうあってはならないのである。
　そうした，その人の生き方にかかわることを意識しての本来的な，単なるフィジカルアセスメントではないヘルスアセスメントをするのは誰か？　ヘンダーソンの理想は，ヘルスケアワーカーズのチームである。ヘルスアセスメントの知識と方法の歴史もそれを示唆しているのではないだろうか。
　本章は『看護の原理と実際』第Ⅱ部：健康評価および患者ケアを計画することないし患者のヘルスニーズに応えることにおけるナースの役割，の第5章健康診断，の1と2である。

ヘルスアセスメントは誰ものビジネス

　"いかがですか？""こんにちは"といった世界中どこででも交わされる挨拶や別れ際の"お元気で"は，他者の健康に対する世間一般の関心を示しており，この関心は毎日，絶え間なく人々の口からあふれ出ている。自分の健康をあまりにも気づかい過ぎる人々はヒポコンデリー（心気症）であるが，何が健康をもたらすかについての知識およびその知識を使うことができる力は，すぐれた人間，すぐれた文化の特性である。ヘルベルト R. ダン[1]が1961年のラジオ講話で語った（後に出版）"高水準のウェルネス"はまぎれもなく卓越した基準であり，知識をもち自制心を培った人々，つまり意識的にあるいは無意識のうちに自分の保健行動をきびしい基準に照らして検討する習慣を身につけている人々だけが，手に入れることのできるものである。そのような人々や，エイブラハム H. マズロー[2]が"自己実現型"と呼ぶ人々は，そうした保健行動（精神的，感情的，身体的な）がどのような時に基準以下になり，どのような時にはそれらを自力で修正することができ，どのような時

は他者の援助が必要であるかを知る力をそなえているといえよう。彼らはまた，必要に応じてどの種のヘルスワーカーのところへ行けばよいかも知っている。

しかし，"健康"という概念がまたわかりにくい。ルネ・デュボス[3]は"健康という幻想"を語る。健康はわれわれが求める理想の状態であるがわれわれは決してそれに到達しない，と彼は言う。一方，健康とは病気がないことではなく，人生に対処する力のあることであるとする人々もいる。完全ということが定義できるとしたらの話であるが，"完全な"花，"完全な"葉，つまりまったくきずのない生物学上の標本を見出すのは事実上不可能であるのと同様に，解剖学的，生理学的に"完全な"人間を見出すことも不可能なのである。

上記の一般論が正しければ，ヘルスアセスメントは決して標準化された機械的な手続きであってはならず，社会の何か1つの領分だけが責任をもつ仕事でもなく，1人ひとりの人間の健康についての考え方，人生に対する態度，その人間まるごとと切り離すことのできない働きである。

本稿が扱うヘルスアセスメント

ヘルスアセスメントは誰もの，意識的ないし無意識的な生活上の仕事の1つであり，またあらゆるヘルスケアの場で進行中のプロセスであるといわれてはいるが，本章では，"健康診断""ヘルスアセスメント""検診""身体検査""診断プロセス"などと呼ばれていることについてのみ扱う。焦点は集団検診プログラム，初回および定期の健康評価，診断検査，にとくに充てられる診療活動と手続きである。健康を査定し，隠れた病気を明らかにし，患者が苦しんでいる症状の原因を診断ないし見出すといったそれぞれの過程のポイントの，およびそこで使われる方法の相違を取り上げたい。

ヘルスアセスメントについての史的解説：今日の方法の発達過程

ヘルスアセスメントの術は古くからあり，何らかのかたちであらゆる文化に存在してきた。しかし科学が新たな発見をし続けあまりにも高度の発達を遂げてきた現代の西洋諸国では，それは衰退ないし術としては見失われてしまいがちになっている。

太古から，クライアントの健康状態を判断する立場の人たちは自分の視覚，聴覚，嗅覚，触覚を使ってきた。今日ではこれらの感覚は守備範囲を広げ，さまざまな器具や機械を使う客観的な測定が主観的なアセスメントに取って代わっている。器機の助けを借りない感覚は，いまではどこか信用されないのである。

かねてヘルスアセスメントは身体と心の一般状態の推定であることが多

く，この傾向は今日も一部の文化に生き残っている。原始社会では通常，"病む"人は身体の外の力が働いて病人にさせられるのだとみなされる。男は神が彼に怒りを覚えたために病気になり，女はまじないやのろいのゆえに病む。病気は"月の闇"のためかもしれないし，陽気の変わり目のせいのこともある。不吉な力はそれが何であれ追い払うなりなだめるなりしなければならない。呪術医，祭事を司る者その他の健康査定者や治療者はある種の文化においてはなだめる人あるいは仲立ちする人であり，彼らには神秘的な力があるとされる。このような考え方は今日もいくつかの素朴な文化のなかで本格派の地位を保っており，一部の医学史家はあらゆる文化にその名残りが認められるという。[4-6] たとえば，どこの国にも病気は何かの罰であると考える人々がいる。"神様，私がこのように病むとは，いったい私が何をしたからでしょうか"と泣くのである。また医を業とする者は魔法のような力をもつと思われている。誰が見ても死にかけている子どもが医師のもとへ運び込まれ，親たちは"何かしてください"と言う。

　やはり古代の，ただしいま少し合理的なヘルスアセスメントの方法は，少なくとも5000年前に中国人が行なっていたそれであり，彼らは病気を，外から身体に作用する力ではなく身体の内の陰陽[a]の不均衡のゆえであるとみなした。この考え方は，修正はされてきたものの現在の中国でも健在である。「アメリカン・ジャーナル・オブ・チャイニーズ・メディシン」の編集者らは"中国医学はいくつもの考え方の連鎖であるとみて……よいだろう。哲学的な考え方は生理学的なそれと切り離すことはできず，神話と事実，理論と実際もまた然りである"と言う。[b]

　ギリシアについて書いているエディス・ハミルトン[6a]その他の古典研究者らは，ギリシア人がわれわれ（西洋）の世界を造ったのであるから，ヒポクラテスが西洋医学の父としばしば呼ばれるのは当然である，とする。ハミルトンは中国人と同じく健康は外部の力ではなく内部の平衡に左右されるとしたが，彼が平衡を探求したのは陰陽にではなく身体内の"体液"にであった。

　20世紀の近代西洋医学は，健康は細胞間液の恒常性，すなわち細胞の環境にかかっているというクロード・ベルナール[7]の言明を踏まえてきた。ウォルターB.キャノン[8]は頻繁に引用されるその著書『からだの知恵』においてその考えを詳述し，生理学的な目標としてのホメオスタシス[c]を強調する。

　精神科医や臨床心理学者は健康および疾病を総体的にみる傾向がある。その多くは遺伝資質の影響を認め，精神的健康の生理学的根拠を承知している一方で，外部から人格に作用してその構造を変えてしまう力をも重視している。たとえばシドニーM.ジャードは，自分は病気を"身体の病気であれ精神のそれであれ""社会が要求しているように思われる生き方に対する抵抗の一型"とみなすと言う。病気は"その人がこれまで生きてきた破壊的な生き方に対しての冒瀆された人間生物体の最後にして最大の抗議"と彼はみなすのである。[d]

　と同時にこの現代においても，病気を思い邪（よこしま）ありのゆえとする宗教集団がある。たとえばキリスト教の一派であるクリスチャンサイエンスの癒し人

のアセスメント, は特定的ではなく一般的であり, その"キュア"は哲学的な作用である。

　総体的見地に立ついま1つのヘルスアセスメントの方法として今日行なわれているのが, 身体の電磁場の測定である。本書の第17章にこの行き方をとった学際的な研究, ナースであり人類学者であるドロシー・ハリソンが指揮をとる研究提案のことを紹介している。ハロルド・サクストン・バーとその同時代の研究仲間および彼の理論を使ってきたその後の研究者たちの仕事を踏まえた研究である。創傷の治癒および排卵についての電位的な研究が, バーのオリジナル研究の臨床実用性を実証してきた。[9-14] バーの理論の哲学的な含蓄については, ジャーナリストのエドワード W. ラッセルが一般向けの書物『運命をつくる：科学が魂のベールを剝ぐ』で語っている。ラッセルは自著を"ハロルド S. バーの驚くべき発見と, 医学および精神医学にとってのその革命的意味とについての一般向けガイド"[e]と呼ぶのである。バー自身は著書『人間の本質と存在の意味』[15]および哲学者のF. S. C. ノースロップとの早期の共著論文「電気力学的生命理論」[16]において, 自らの科学的仕事を哲学ならびに宗教と結びつけた。レオナルド J. ラヴィッツ[17]は精神病患者の気分の変動を調べるのにバーの理論と方法を使い, これはクライアントないし患者の言うことに頼るやり方に対するものとしての客観的で確かな方法であると考えた。患者らの言うことに頼るやり方は彼らが調査者に知ってほしいと思うことの影響を受けるからである。

　プラスチャージの小片とマイナスチャージの小片（陽極と陰極）との間のバランスを電圧計で測定することによって病気の作用を査定するバーの"科学的な"方法が, 古来中国医学の陰陽平衡という考え方と同類であるとの推測は興味深い。バーは人体内の電磁場を区分けする図表を作った。陰陽の考え方を具体化し, 主要な診断・治療方法の1つとして鍼を使う中国医学は, "気すなわち生命力が走る生体の中枢と経路"[f]をつきとめているのである。たとえば, "新しい中国医学"すなわち古来の東洋哲学と西洋医学との結合を論じるフレデリック F. カオは, "気が局所的に過剰ないし不足になると疾病が生じる。鍼術は気の遮断を除去したり過剰を緩和したりすることによって生命力の不均衡を修正し, 結果として全身の機能を本来の状態に戻すと考えられる"[g]と言っている。

　健康と"疾病"の原因を上記のように総体的にみるのではなく, 特異的にすなわち限定的な結びつきを見つけようと考える行き方が一方にある。微生物が, 1つ1つ特徴ある症状群をもつ多数の病気の原因であるという19世紀の発見は, 医学の新世紀を開いた。ルイ・パスツール, ロベルト・コッホ, イグナッツ・ゼンメルワイスその他の学者の論文は革命的であった。原因となる微生物が分離され, それに作用する特定のワクチン, 毒素, 抗毒素, あるいは薬物が開発されて伝染病は予防, 制御ないし治療できるとわかって以来, 診断と予防と治療のそれぞれにおいて特異性ということが達成すべき目標となった。（いうまでもなく, 微生物が原因である疾病の治療に有効ないくつかの化学物質は, 微生物の存在が実証される以前から何世紀にもわたって

実用に供せられてきた。例をあげれば，マラリア原虫とその伝染経路が発見される以前に，キナの木の皮およびそこから取り出したキニーネはマラリアの治療に使われていた。しかしながら，それがどのように作用するかは誰も正確には知らなかった。）

　微生物に由来する疾病の特定を重要視する行き方は医学の実践全般にもち込まれた。医学教育は依然として決定的な診断をつけるプロセス，あるいは"主訴"に対する治療に重点を置いている。決定的な診断をつけることが，"病歴"をとったり診察したりの主要目的なのである。[18-20]　このことが，非人間的なヘルスケアの，および，診断名あるいは注目の的である身体部分ないし器官によって患者を分類し時には差別待遇したりすることの，少なくとも原因の一部であると考える人たちがいる。診療棟はあいかわらず結核，心疾患，片麻痺など，あるいは"胸部疾患"，"頭部外傷"，"腹部手術"など，あるいはまた皮膚症状，泌尿器，神経系などの区分で患者を受け入れる。こうしたやり方への批判もものかは，患者は"B病棟の開頭術"，"221号室の天疱瘡患者"，"3号個室の筋ジストロフィー"と呼ばれているのである。心の病いをもつ人々でさえ，統合失調症，躁うつ病，退行期うつ病などと診断分類される。精神科は別としてどの科でも，検査室検査あるいは科学技術的ヘルスアセスメントへの依存度が非常に高い。集団検診では，誰かが測定のたぐいをすませ検査室データが出てくるまで医師ないし検診責任者が患者をみないことがよくある。彼らは主に検査の結果がもつ意味について患者と話すのである。検査データのコンピュータ分析に非常な重きを置く人々もおり，科学技術の発達した国々ではコンピュータが正確な診断を決定することになるだろうと予言する。

　しかし，最高度に科学的な専門集団のなかにも，まったくの技術的な，疾病中心の医療への反発がある。今日，"主訴"だけではなく，その患者の健康問題の全容を明らかにしようとする問題志向型ヘルスケア・システムが力説されている。それが強調するのは予防ケアすなわち健康保持，保健教育，ヘルスケアへの人々の参加，包括ケアなどである。診療棟の患者は，診断名という基準によるよりも年齢やケアの必要度（自助力の不足）によって，たとえば集中ケア棟，中間段階外来サービス，社会復帰ケアハウスなどに振り分けられる傾向にある。大規模な精神病院では，患者は診断名によってではなく，彼らの住む市や町や郡によって，小家屋なり病棟なりに振り分けられるのである。州立のそのような大病院の場合，職員も同じやり方で配置されているが，それは，共同体という意識は治療効果をもち，その治療作用は分断された専門分化的な環境においてよりも，包括的で家族中心であるような環境においてよりはたらきやすいと思われるからである。

　保健医療機関や開業医などのケアについての考え方は，ヘルスアセスメントの性質，および患者，両親，医師その他の果たす役割を左右する。と同時に，その地域のヘルスワーカーの数と利用可能性も，各種ワーカーの果たす役割の決定要因となる。ヘルスワーカーたちの業務を国際的に検討してみることができるとすれば，その国の優勢な政治思想がどのようなものであるか

によって，人々がヘルスケア・システムに入ってくるプロセスの利用可能性や性質が変わることがわかるだろう。各種ヘルスワーカーの数，分布，利用可能性もまた，優勢な政治思想の影響を受ける。これらの問題についてある程度は本章で論じるが，ここで扱う個々の実例はほとんどが合衆国のものである。

ヘルスアセスメントにおける患者，両親，医師，ナース，その他の役割

ヘルスケア・システムへの入口としての健康診断

　何らかのかたちの健康診断がヘルスケア・システムへの入口の一部となっていることから，人々がこのシステムに入ってくるのを妨げないような健康診断運営方法を進展させる必要がある。ヘルスケア・システムに入ることをプライマリーケア[h]と呼ぶ場合があるが，プライマリーケアには別の意味もあることに留意してほしい。

健康診断の運営を左右するヘルスマンパワー供給

　合衆国をはじめ多くの国々には，予防的ケアの根拠を得るためにせよ疾患の診断と治療を求めてにせよヘルスアセスメントを欲する人々のすべてを調べるに足るだけの医師がいない。ある人たちは医師の不足はその所在の分布の再考と再構成とによって解決できると言っている。一方，現在の医師の仕事のかなりの部分を"中間レベル"のヘルスワーカーにゆずればよいと思っている人たちもいる。かと思えば，機械とそれを操作する技術者とが電算処理をしたデータを出せば，そのぶん医師の仕事は楽になりヘルスアセスメントや健康診断を手離さなくてもよくなる，と書く者もいる。また，ある人たちは，自らの健康調べと手当てとに関し自立度を高めるよう人々に教えることによってはじめて，医療コストを限度内におさめることができると考えている。[21-28] 合衆国では，家族の収入が上がるにつれて病気の発生率は下がる。[29] フランシス・ストーリー[30]とナンシィ・ミリオ[31]は，健康を向上させるもっとも効果的な方法は貧困を防ぐための社会改革運動であると力説したナースである。

　シドニー R. ガーフィールドはヘルスケア・システムに人々が入ってくることについて，ならびにヘルスケアの配達（delivery）についての1970年の著作で次のように言っている。"医療問題を現実的に解決しようとすると，どうしてもまず［不適当な］医師供給の実態に直面せざるをえない。"[i] ガーフィールドは，カイザー・パーマネント方式（彼が創始した）にならってつくられている自主加入で前払い方式のグループ開業[*ア]は正しい方向への第一歩ではあるが，完全な答ではないと考える。彼は，そうしたヘルスケア・システムに入ってくる時点で，クライアントたちは"(1)健康人，(2)心配

[*ア] 加入式病院組合。

はあるが健康な人，(3) 初期の病人，(4) 病人"，のいずれかに分けられるべきだと言う。彼の表現を借りると，必要ない医療にお金を払うのは誰もがいやであるから，サービスに対する前払い代金は，病人だけを医師のもとに連れてくることになるだろう，と彼は思っているのである。彼は，一括払いの健康保険は"健康人""心配はあるが健康な人""初期の病人"を手当てを求める気にさせるが，同時に現在のヘルスケア・システムを過度に働かせると考える。ガーフィールドは，仕分けたクライアントの分類を確認し，科学技術および技術家を十分に活用し，かつ医師に要求する時間を最小限におさえるようにデザインした健康テストのシステムを図解，説明するのである。[j]

　ガーフィールドの言うところは広く喝采を浴びてはいるものの，多くの人々は，最大限加入にしろ最小限加入にしろ，医師を利用できるというそのことだけでその種のヘルスケア・システムに加入すべきではないと思っている。彼らは，なぜ医師がこれまで"ヘルスケア・システムへの入口を守ってきたのか"，それはなぜ旧式なのか，を指摘する。

　20世紀の始まった頃は，身体や心の健康問題をもつ人々のほとんどは，助けが必要なときは家庭医に相談した。家庭医の代わりに，あるいは家庭医に加えて，牧師や保健師，ドラッグストアの店主，隣人などに相談する人々もいただろう。しかし，伝統的にまた公式には，医師がヘルスケア・サービスへの入口を守っていた。たとえば保健師は，一緒に行く医師がいない場合は1家族への訪問は2, 3回のみという建て前であった。最近までは歯科医だけが医師からの紹介なしに患者を治療できたのである。ドラッグストアの店主や接骨医，指圧師，信仰療法師などは医師の分布が不適切であった結果とり残されたすき間に入り込んだが，彼らの助言や治療はいわゆる医療システムの囲いの外でなされていた。現在では医療法が医師以外の者による診断と治療を違法としている。しかし，医療の状況は変わりつつあり，また多くの医師は必要とされるプライマリーケア全部，あるいは"ヘルスケア・システムとの最初の接触"の全部を自分たちで引き受けることはできないと認めていることから，それらの法律は修正すべきであると少なからぬ人々が考えている。

　高等教育のなかで育成され"専門職者"としての資格を得るヘルスワーカーの種類と数は急増した。臨床心理士，心理療法士，ソーシャルワーカー，栄養士，理学療法士，作業療法士，言語聴覚士，保健教師，ナース＝助産師その他のナース・プラクティショナーなどは広く認められている規準のもとに専門職者である。加えて，人々はいまなお疾病の診断と治療においては医師の右に出る者はないと思っているものの，各自の知識を頼りとする度合を高めつつあり，また医師以外のヘルスワーカーの独特の力を認めるようになった。たとえば，人々は食物の選択や調理については栄養士に，セックスについては結婚カウンセラーに，筋肉トレーニングについては体育指導者に，言語発達については言語聴覚士に，子どもの食事，肥満，皮膚の手当て，悪い姿勢，疲労，不眠，便秘，抑うつ，避妊，家族計画などの雑多な健康問題についてはナースに，助言や援助をしばしば求める。"専門職者"の資格につな

がる教育を受けたヘルスワーカーたちがいま，自分たちが医師からの照会なしに人々にサービスを提供できるような法律制定を進めているのである。

実際には，専門教育というほどのものは受けていないヘルスワーカーや，ヘルスワーカーとは呼べないが特別な人生経験をもつ人々が，大方の医師やナースにはできない，あるいは彼らがしようとも思わないようなある種の援助を提供できることがある。アルコール依存症から回復した人々や薬物乱用から脱出して社会復帰した人々が非常に効果的な治療センターを自らスタッフとなって運営している。アルコール依存症者自主治療協会（AA），シナノン（麻薬中毒者の更生修養団体），手を伸ばして回復をつかむ（Reach for Recovery），ウェートコントロール教室（Weight Watchers）は，扱いにくい健康問題をもつ"患者"あるいはクライアントを個人単位やグループ単位で援助することに納得の成果をあげてきた非医療機関の例である。[k]

現在は医師自体が自らの伝統的な役割に疑問をもっており，医原病（治療が原因で生じる疾病）に対して人々に注意をうながしたり，誰もが自分の健康にもっと責任をもつようにと勧めたりしている。ヘルベルト R. ダンの『高水準のウェルネス』，[32] ミカエル・クライトンの『5 人の患者，病院を明るみに』，[33] マイク・サミュエル，ハル・ベネットの『健康なからだの本』，[34] アンドリュー・マレソンの『こんな医者でもいいのですか？』[35] などがその手の書物である。

合衆国以外の，やはり典型的な西洋医学が行われているカナダなどの国々には，さまざまな種類のヘルスケア"システム"およびそれらに入る道筋がある。ロシアにおける准医師の受ける教育と果たす機能は中国における"裸足の医者"や"紅衛兵医"の役割と同じであることは 19 章で論じる。中国の彼らは医師（合衆国の医学教育に匹敵する教育を受けている）より数で勝り，特定の状況下である種の患者を診察し，治療する。カオは次のように記す。

> かぜ，呼吸器感染症，皮膚疾患，胃腸障害など一般的な，繰り返し起こる病気は……共同生活体（人民公社）では裸足の医者が，工場では紅衛兵医が，パレスチナ解放軍や病院では衛生官が治療する。思想宣伝チーム（プロパガンダ）は一般公衆の教育に成果をあげている……実際，病気の治療のポイントは予防におかれているのである……。[l]

保健計画がうまく運ばれている国，州，県，地方では，健康のアセスメントと病気の治療において誰が何をするかは，利用可能なヘルスワーカーの種類と数，彼らの有効活用，彼らの働きをみる社会の目，彼らの実践の慣習的ならびに法的範囲，その地の人々がヘルスケアに使う金額などに左右される。

健康診断におけるクライアントあるいは患者の役割

ほとんどすべてのヘルスケア場面におけると同様，健康診断においても，

クライアントあるいは患者の役割がもっとも重要である。乳児や幼児の場合はその両親の役割がもっとも重要である。いつ援助を求めるか，予防注射などの第一次予防手段を用いるかどうか，あるいは気になる症状が出てからヘルスワーカーズに相談することにするかどうか，彼らが決断する。サムエルスとベネットは，青壮年の人々が，自分の身体を調べ，"医師をコンサルタントにした癒しと予防医学の実践プログラム"を自分のためにつくるのを助ける"道具"として『健康読本』を書いた。著者らは"皆さんの身体は 300 万年来の癒し手です"[m] という。大多数の人々は身体の構造と機能をほとんど理解していないが，もしも解剖と生理や正常値について学習するならば，自らの身体や友人の身体の健康調べをできるようになる，というのである。『医者は無用になるだろうか？』[36] の著者マレソンは，人々はいよいよ知識をもつようになっているが，彼らが病気の予防とちょっとした不調の手当てに最大限の責任を果たすときがきてはじめて，うなぎ昇りのヘルスケア・コストという"癌"を制することができる，と考えている。合衆国の法律では，医師は治療にあたり患者から"インフォームド・コンセント"を得なければならない，と彼は記す。医師は自分の処方した治療法，その利点，危険性，代替療法を説明しなければならないのである。しかしながら，医師が便秘の種類を説明しようとすると，"おっしゃらなくて結構ですわ，先生。私は自分をエレガントだと思いたいのです！"というヴィクトリア時代の女性のような人がいまでもいることをわれわれは知っている。

ジャーナリストのアーリーン・アイゼンベルグとハワード・アイゼンベルグ[37] は，ヴァージニア州レストンで行なわれた，その種のものとしては合衆国最初といわれる"自助予防医学"講座のことを書いている。その講座はジョージタウン大学地域医学科のコミュニティヘルス計画部門の後援で開かれ，9 人の医師が，ちょっとした健康障害の手当てをしたり"活性化された"患者になったりすることによってお金を節約するよう人々を促したという。ある医師は受講者たちにジョン・テネント博士の 1734 年のテキスト『誰もが自分の医者あるいは貧しい入植者の医師』[38] を紹介した。受講者たちは血圧計の使い方，体温，脈拍，呼吸の測り方，耳鏡を使って鼓膜を見ること，救急事態に何をするか，軽い不調の手当て法などを学んだのである。この講座内容は長年にわたり赤十字主催で教えられてきたものとよく似ているが，本章との関連で注目すべきは，ごく最近まで医師だけが使うことのできた健康評価，診断，治療の技術の一部を，いまや医師が人々に教えているということである。

自分の身体はどのように機能しているか，ちょっとした身体不調をどう扱うか，どのような時に専門家の援助を求めるべきかなどを知るうえでの本人の役割の重要性に加え，自分の保健習慣や病気の徴候と症状について明解かつ正確に説明する能力にも，事態は大きく左右される。乳児や幼児の場合，ヘルスワーカーはもちろん，両親ないし保護者の説明能力を頼りにする。自叙伝のなかには主人公の感情と行動をきわめて正確に記しているものがあり，何世紀ものちにそれを読む医師がこの人はこれこれの病気であったと言

い切ることができるほどである。患者が話してくれること，質問に対して患者はどれほど正直に答えるか，健康を保ち，弱点を矯正し，病気を排除することをどれほど強く動機づけられているか，健康診断をする者のこれらへの依存度は非常に高い。

健康診断実施における医師，ナース，その他のヘルスワーカーそれぞれの役割

　健康診断にたずさわる各職種の役割は，実施の背景，検診の種類，活用可能な職員などにより一様ではない。個人開業の医師は，健康診断のうちに入る体温，脈拍，呼吸などの単純な測定や検査室検査，X線検査などをほとんど行なわないのではあるが，ナースその他の係員の最低限の補助だけで検診をそっくりやってのけることが多い。一部には，ナースと提携して開業し，健康診断のほぼすべてあるいは各種検査をナースに託している医師もいる。とくに小児科医は，健康な子どものヘルスアセスメントはナースにまかせつつあり，ナースや助産師と職場を共にしている産科医は，最初の検診をしばしば彼らに頼む。

　機器と手順とが完備したスクリーニング機関では，一定のテスト類がすみ，患者が一般的な質問一覧に回答し終えてはじめて，医師は患者と向きあう。グループ開業をしていたり総合保健サービスを提供していたりする医師の場合は，最初のスクリーニング段階終了後に，検査で見出された健康問題について話し合い矯正プログラムや治療的養生法を提示するために，一部の医師が患者ないし患者群とその家族に会う。

　大規模病院，とくに医学校を付設する病院では，一般にはレジデントやインターン，医学生らが患者を診察し，その所見を主治医と共に検討する。次いで主治医が診察の一部ないし全部をもう一度行なう。患者が非常に重症の場合，あるいは病気の原因が不明瞭な場合は，1人ならず何人もの医師が診察することもある。

　独立開業している専門職ナースは，他のヘルスケア・ワーカーの補助を得て，あるいはそれなしに，自分の診療所で患者あるいはクライアントを診察する。クリニックの助産師や保健師はある種の患者の健康診断を行ない，患者の家ではコミュニティ・ナースがこれを行なう。病院外来のナースが健康診断を行なう頻度はますます高くなった。子ども，慢性疾患患者，高齢者が対象である場合にとくに目立つ。健康診断を行なうナースの大部分は基礎教育後の教育を受けており，各種の称号を得ている。[n]　しかしながら合衆国においては，大学課程の看護基礎教育のなかにフィジカル・アセスメントの授業と実習を含める行き方が現在普及しつつある。

　地域や機関によってはすでに長年にわたりナースがヘルスアセスメントを行なっている。[39-44]　コミュニティ・ナース（保健師）[*イ] は20世紀を通じ，ヘルスアセスメントの責任をかなり果たしてきた。最初の10年間は，エリス島（ニューヨーク市）での保健サービスを受ける合衆国への移民たちをナー

[*イ]（　）の中の原文は"public health nurse"と引用符つき。1970年代にWHOがcommunity health nursingという言葉を使って以来，public health nurse という言葉は影が薄くなった。日本の保健師は community (health) nurse なのか，それともやはり public health nurse なのか。

スが検診していた。*ウ インディアン保健サービスで働くカナダのナース，医師のいない島しょのナース，ケンタッキー州のフロンティア看護サービス*エのナースなどもあげることができる。そのような地域・機関では医療を利用しにくいことが多いために，ナースが，必要に応じて医師をコンサルタントとして使ったり，また重症な患者や負傷者を設備の整った治療センターへ移送する手配をしたりしながら，アセスメントや施設治療を行なわざるをえないのである。

医師とナースがいる保健医療の場はどこも，両者はそれぞれに"伝統的な"役割を割り当てられていることだろう。すなわち，医師は身体の検診の大部分を行ない，その結果について患者と話し合う。ナースは，患者が診察などを受ける用意を整えるのを助け，診察などになじみのない患者にやり方の説明をし，患者の体位や衣類や身体をおおうものを整え，必要と思えば患者を励まし安心を与える。ほとんどの医療の場で，看護職員が体温，脈拍，呼吸，体重，身長などの測定をし，分析用の尿標本の準備を確認する。これらはいずれも通常の仕事であるが，彼らは，このほかの測定類も行なうし，その他の検体も採取する。ナースは診察の間は患者と医師のそばを離れず，患者ができる限り安楽であるように計らい，母親が付き添っていない場合は子どもを抱くこともしばしばである。患者と医師が同性であればナースが診察の間中同席しなくてもよいだろうが，患者が女性で医師が男性の場合は，骨盤内診察には女性のナースが付き添い，患者と医師の両方を保護する。診察後，ナースは患者の質問に答え，今後に向けての医師の指示を補強し，その他現に患者に必要ないろいろなかたちの保健教育を実施する。

医師助手も（ほとんど）同じ状況下で，専門職ナースがするのと同じように健康診断を行なう。ロシアの准医師は医師の代用であり，医師とまったく同じように患者を診察する。彼らが働くのは大規模な教育病院などではなく，分院や外来サービス，移動診療班であることが多い。[45,46] 中華人民共和国の"裸足の医者"や"紅衛兵医"もこれに似た責務を果たしている。[47]

合衆国では臨床心理士その他のスペシャリストたち，たとえば理学療法士などが，健康診断過程の特別な一部を行なう場合がある。臨床心理士は計量心理学的な諸テストを行ない，理学療法士は運動性の筋力や技能をテストする。リハビリテーションセンターの職能療法士は就業の可能性を測るための一連のテストをするであろうし，同じセンターの，あるいは病院の脳卒中科の言語聴覚士は，言語障害の性質や言語能力の改善ないし復活の可能性を判断するためのテスト類を実施するであろう。

人々のニーズが満たされるべきであるならば必ずなされるヘルスサービスの改善に伴い，健康診断はまた患者がもち込む健康問題がどのようなものであるかによって変わっていき，ヘルスワーカーズのチームがそれを行なうだろう。そのチームの構成は患者のニーズ，検診を受ける目的，利用可能な保健医療の人的資源が決める。

*ウ 1892年から1954年まで，同島に米連邦移民検疫所があり，その"アメリカの玄関"において，年に50万に及ぶ移民たちの身体検査を公衆衛生ナースが担当した。検疫所は現在移民博物館である。『看護の原理と実際』第6版の384頁にエリス島で到着したばかりの移民を検診する公衆衛生ナースの写真が載っている。

*エ 本書第1章の訳注*ソ参照。

4
観察の重要性

訳者解題

本章は『看護の原理と実際』第Ⅱ部第4章観察,報告,記録,の1,2,3であり,本書第3章"ヘルスアセスメントの術と学"と合わせて読んでほしいとヘンダーソンの特別の指示があるが,当然だろう。

the 看護過程の普及は看護における"観察"の影を薄くした。"アセスメント"に取って代わられたともいえるし,"患者の健康状態に関するデータ収集"がかつての"観察"なのかもしれない。しかしそのいずれにせよ,ことの本質は観察である。"データ収集"におけるデータを得る方法の1つが"観察"であるという位置づけもある。この場合,方法として面接,検査,記録や報告書,と一緒に並べられるのだが,ナイチンゲールに確かめてもヘンダーソンにきいても,観察はそれらより間違いなく上位概念である。方法というよりは「推論と意思決定をも含むまとまりのある過程」である,ということは1つの作用であると理解してよいのではないか。

ナースの観察の守備範囲についてのヘンダーソンの見解の部分は,本章が看護学教科書の一部であることを読者に改めて意識させるだろう。

エイブラハム・カプラン[1]は,観察とは配慮と先見とをもってなされる計画的な探究であるという。人々は常に自分の周囲を観察しているが,その行為は計画的ではなく,大体において受身である。観察したことを思い出せない,あるいは他者に伝えられないことが多い。観察過程の計画とコントロールは科学一般,とくに健康関連科学に特有のものである。観察の目的は,問診や診断という次なる段階で役立つはずの情報を得ること,観察したことどもを整理すること,問題を明確にすること,介入するあるいは治療を開始すること,その介入を評価することである。

R.D.ジャッジとG.D.ツォイデマは不正確な観察の3大原因およびそれを征服する方法を記録している。

……不正確な観察の3大原因は,(1)見落とし,(2)忘れる,(3)先入観,である。見落としは,組織だった方法に慣れることと,観察したことを筋の通った連続的

な単位に小分けすることとによって，最小限度に留めることができる。忘れるのは，即座に書き留めること……またできる限り早くにその情報を正規の記録に転記することによって最小限度に抑えることができる。先入観は，われわれ一生の課題である。どのようにして曲解が起こるかを理解することにより，少なくなるとは思われる。自己分析を繰り返すことによって……先入観をもつ傾向が弱まるとも思われるが，……自分の先入観のえじきにならない人間はいない。残念ながらわれわれは皆，それを経験する。[a]

ナースの主要な活動である人間観察につきものの数々の問題は，カプランのいう"当の科学者とその対象が共有する人間性"[b] に由来する。言い換えれば，観察という行為は観察する者と観察される者の両方に作用するのである。人間の行動は，それを観察している人にとってばかりでなく，現にその行動をしている人にとっても意味があり，それぞれにとっての意味は必ずしも一致しない。アイダ・ジーン・オーランドは患者ケアの過程に影響を及ぼすこの二元性を次のように記述する。

　……一般原則として自分の知っていることと，患者の援助が目的である目の前の状況下で自分が見つけねばならないその事態の意味とを区別することが，ナースにはきわめて重要である。この区別をするにあたっては，ナースはまず，自分の観察したことおよびそれとの関連で自分が発揮できる専門職能の，その時その場の文脈における患者にとっての意味をわかろうとする。同時に，自分の言うことやすることが患者にどのように作用するかもわかってくる。[c]

ナースの責任

患者のケアにあたる者は誰も，患者の話に耳を傾けまた患者の外観や行動をよく見ることによって，患者を知る能力を発達させる。そのようにして見つけたことおよび観察したことの絶えざる分析の総体が，当初のケア計画およびケア計画の改善向上の基盤となる。診断，予後，治療は，医師，ナース，臨床心理士，ソーシャルワーカー，特殊療法士などのすべてが従事するケア提供の過程の各段階である。特定の専門職におけるそれら行為の定義は，アメリカの司法権内では，各職能集団のための業務法にみることができる。「保健関係法令国際ダイジェスト」が世界保健機関から季刊で英仏両語版出ており，保健に関する法律や規則，それら法規の国際比較の研究が選び載せられている。この雑誌はそれぞれのヘルスワーカーが業務法や教育課程を検討するにあたっての有用な資源である。[d]

実践を始めたばかりの者は，医師，ナース，その他の職種の専門職能の頻繁な再編成があることに気づくはずである。看護実践を律する成文法は，実践が一段と複雑度を高める領域へと進歩することができるようにすべく一般的な言葉で，専門職看護を定義している。そこで示されるべきはただ１つ，新たに引き受ける看護の機能は，それを実践する者の自然科学，生物科学，

社会科学の知識を生かす能力を踏まえて打ち立てられる，ということである。[2]

ナースは症状や反応を観察しそれら観察したことを解釈する，これは確かである。そのようにしてのみ，ナースは患者に対して，あるいは患者のために，理性的でかつ人間的な行動がとれるのである。

フロレンス・ナイチンゲールは，それまで誰も明快に見て取ることのなかった看護の働きを初めて明らかにしたといえようが，その彼女が，即座の，正確な観察ということが身についていなければ，たとえどんなに献身的であっても，ナースとしては役立たずであると言っている。[*ア] あわせて彼女は，さもなければ看護は，往々にして患者の利に反する機械的な日課仕事になるとも指摘する。[3] 『ナーシング・スタディズ・インデックス』の第1巻（1900-1929）[4] に，病気の徴候と症状を観察，解釈，記録するナースの責任についての論文に言及する9つの書籍がリストアップされている事実も興味深い。より新しくはキャサリン・ケリーが次のように述べている。

[*ア] 「素早い確かな観察という習慣が身についていればそれだけで私たちが役に立つナースになれるというのではないが，それがなければ，どんなに献身的であっても私たちは役に立たないと言ってよいだろう。」『看護覚え書き』病人の観察。

　観察という働きは，以下の3つの実行を必ず含むひとまとまりの過程であると考えられる。
1．観察——その患者が示す徴候や症状の認識
2．推論——その患者の状態および/あるいはその患者の看護の必要を判断すること
3．意思決定——患者にとって最適と思われる取るべき行為を決定すること[e]

観察と記録と報告についてのこの章の記述から読者に銘記してほしいのは，ナースの観察機能はそのナースの教育背景と経験，患者のニーズ，健康と病気にかかわるケアが行なわれる場，によって変化するということである。病院などの施設で働くナースは，それぞれの施設における各種専門家間の関係性の密接さのゆえに，自分の判断を医療チームの他のメンバーと共に，常時確認したり修正したりすることになろう。人々の家庭に入って働くナースはそれに比べ自分の観察をより頼りにせざるをえない。コミュニティ・ヘルス・プログラムの成功の多くは，ナースに疾病の初期徴候を見つける力のあった結果なのである。コミュニティ・ヘルスの現場では，ナースはあらゆる年齢層の"標準"を知っていて偏差に気づくことができねばならない。また，人々の健康に不利に作用する環境条件を観察することができねばならない。なぜならば保健医療機関は多くの場合その地域のナースの要請によりデータの補正をするからである。[f]

医の研究も看護の研究も，正確になされかつ記録された観察を依りどころとする。生理学も医学も看護学も観察されたことの上に成り立つ。観察して，記録して，分析し，推論する，これは科学的探究に必須の段階である。

およそ患者の医療に付き添う者のうち，ナースは誰よりも常時患者と共にある。したがって，書面にされたものであれ口頭でなされたものであれ，ナースの観察と報告の質が，他の誰のそれよりも重要である。ナースの観察した

ことはナースが適切な看護ケアを行なうために患者のその時その場の，および常時の援助の必要をアセスメントするのを本来導くのではあるが，ナースは入院患者と1日24時間を通して接しているので，他の医療従事者は皆，ナースの観察したことを頼りにすることになるのである。出血の危険のある患者を頻繁に脈拍や血圧を調べつつ見守るのはナースである。出産中の徴候や症状に気づき，必要な時に産科医を呼ぶのはナースである。自滅的な患者の自殺を防ぐのはナースの警戒と思慮分別である。深く麻酔されている術後の患者を見守るのもナースである。これらの例はいくぶん例外的な危機状況を思い浮かべさせるが，そうかといって，ナースのしなければならない観察の種類をすべて数えあげるのは不可能であり，また観察者としてのナースの有用性に制限を設けることもできない。どちらも等しく手技に熟練している2人のナースだが，1人は臨床判断に優れ，もう1人は患者を診るときに前者がみてとることのごく一部にしか気づかない技術屋であるということがあるだろう。実践を始めたばかりのナースは，<u>継続教育と実際の看護経験とに代わるものはない</u>ことを銘記すべきである。患者の身体や感情の状態に障害を見つけたりわずかな変化に気づいたりする力，重視すべきことと取るに足らないこととを見分ける能力，正確かつ簡潔に報告する技法などは，1年また1年と看護の経験を積むにつれて徐々に身につき，育っていく。病気のもたらした衝撃について患者が語るのを傾聴することによって，医療クリニックや看護クリニックに出向いて高度な訓練を受けまた経験を積んだ観察者の仕事ぶりを見ることによって，さらにそうしたベテランのナースや医師の観察と自分の観察とを比べてみることによって，ナースは自分の経験をより価値あるものとすることができる。サイン S. クーパー[5]は，看護の継続教育の必要および実践家ナースが活用することのできる各種の教育機会について書いている。しかしながら彼女は，"継続教育のもっとも重要な側面は自発的な学習である"と言う。

　ナースが患者のニーズはこれであると確信することが，ナースが患者に対して行なうことすべてを導かねばならない。患者のニーズの推定はいうまでもなく観察に基づく。ナースは理性的に観察しない限り処方された処置を効果的に実行することはできない。たとえば，局所にうっ血の徴候を認めたならばきっぱりと冷罨法を中止し，中毒症状が現れたならば処方された薬物の投与を続けない。身体的，感情的，精神的な正常行動と異常行動をきわめて微妙なところで見分けることができ，またそのような行動を記述することのできるナースは，患者の診断の決定に多大に寄与する。明らかに，ナースのこの能力に限界はない。分別がなく自覚に乏しい乳幼児を診るときに医師はとくにナースを頼りにするが，できるナースの観察はどのような対象であっても効果的な医療ケアを容易にするのである。

　ナースは徐々に，それと気づかず，観察することを学ぶ。観察技術は看護で使われる他の技術と同じく，知識，関心，注意，ナースが患者の立場に自分を置くことができるようにする共感，に基礎を置いている。訓練された心が必要なのである。ルイ・パスツールは"観察の場では，準備の整った心に

のみ好機は訪れる"と言った。患者はしばしば，"先生には言いたくない"，"先生をおわずらわせしたくない"あるいは医師に言うほど"重要なことだとは思わない"重要な事実をナースに語る。そうした症状については常に親切に耳を傾け，重要であれば，できる限り患者の言葉そのままに報告しなければならない。

　症状にはさまざまな経緯で誤解のあることがある。患者の思いこみによって誇張されている場合もあるだろうし，内気や面倒嫌いから過小に表現されることもあるだろう。患者が症状を言い表せないことも多く，また，いまの状態と何ら関係のない症状を訴えてもっとも大事なそれを言わないこともある。医師やナースの言うことに神経を集中できないほど重症の患者もいれば，寄せられる質問に混乱させられてしまい，自分でもまぎらわしいと思うような答を口にする患者もいる。容態に関係した主観的な症状を患者から引き出すためには，常に専門家の側が巧みに質問しなければならず，また患者の答は専門家の観察によって補われねばならない。

　さらにいえば，症状はしばしば病気の所在から離れた，あるいは見たところ関係のないような身体の部分に現れるので，まぎらわしい。たとえば，呼吸困難や咳嗽，喀痰などの症状は肺臓の病気ばかりでなく心臓のそれによっても生ずる。咳嗽には，耳の中の腫物が肺を占める神経につながる神経を圧迫して"反射性咳嗽"を起こしている場合もある。疼痛は，時に問題のあるところから離れた場所に"さし向けられ"てそこで感じられたりするので，症状としてあいまいなことがよくある。正しい診断をするには身体の諸徴候を頻繁に頼りとしなければならない。何かの症状が誤解を招くかもしれないという事実は，それら症状が詳しく，正確に，またそれらが生じたときに報告されねばならない，何よりの理由である。それ自体は重要とは思えないような症状でも，他の症状を合わせみると，1つの症候群としてきわめて重大であることもある。

　患者本人やその家族が指導のもとに行なう観察も，ナースが行なう観察と同じく，診断を下すうえで役に立つ。たとえば，ナースは患者に，家で1日に1回か2回体温を測り，少なくても1週間それを記録するようにと言う。血圧の測定と記録の仕方を教えたりもする。アメリカがん協会は女性に毎月の乳房自己検診を勧めている。協会によれば，"ナースは女性に毎月1回，月経終了直後に，また同じく重要なのだが閉経後は月単位の定期的に，自分の乳房を調べることを勧めるべきである。"g　アメリカがん協会は人々に"がんの7つの赤信号"を知らせている。(1)治癒しないただれ，(2)乳房その他に認められるかたまりないし肥厚，(3)異常な出血ないし排液，(4)いぼやほくろに生じた変化，(5)がんこな消化不良や嚥下困難，(6)長引く嗄声や咳嗽，(7)排便習慣の変化，がそれである。同じように全米結核・呼吸器疾患協会やアメリカ心臓協会，その他の保健機関も病気の徴候に気づき即座に医師に相談するよう人々に教えている。ナースは有効な観察をしつつ，患者の特定の指導ニーズを敏感にとらえねばならない。医師は忙しく，複雑な処置法などの十分な説明や全面的な実地指導をほとんど行なわない。病院においても家庭

においても，患者とその家族に正確な健康判断をすることについて教える責任はナースが負うべきである。

　要約すれば，ナースは以下のような観察を行なう責任がある。(1)変わりゆく患者のニーズに応えるために看護ケアの絶えざる調整をするにあたりナースを導く，(2)診断，予後，治療の根拠となる，(3)ソーシャルワーカーやリハビリテーション管理者などナース以外の者を患者への彼らのサービスに関して導く，(4)看護独自の知識および医科学の進歩がよって立つデータの蓄積に寄与する，(5)患者やその家族が有効な観察をするのを助成する。

ナースはどのように，何を観察するか

　一般には観察は目で見ることであるが，医学で使われるこの言葉には，あらゆる感覚をもってなされる発見が含まれる。言うまでもなくナースは，医師と同じく，患者の状態を連続的に推定している過程で，見る，聴く，触れる，嗅ぐ，をする。医師にしてもナースにしても，視覚，聴覚，触覚，嗅覚に障害があることは重大なハンディキャップとなろう。

　症状は一般に主観的なものと客観的なものとに分けられ，前者は疼痛やかゆみなどのような，訴えるかどうかはともかく，患者が感じるあるいは体験する症状である。後者は，たとえば蒼白，腫脹，咳嗽，臭い呼気などのような，患者以外の者が見たり，触れたり，聴いたり，嗅いだりする症状である。"身体徴候"と"症状"は互換性のある言葉としてしばしば使われているが，前者のほうが，聴診器で聴く，身体部分を触診する，体温計で体温を測るなど，特別な検査方法によって発見された客観的な症状を指してより正確に使われる。

　最高に有能なナースは患者を，その彼なり彼女なりの存在の全側面について観察する。あたかも"心"が身体から，またある器官がその機能から分離されうるかのように，病気を心の病気，機能の病気，器官の病気と分類する傾向がたとえあっても，1人の人間の"心"と"精神"と"知性"と身体は相互依存関係にあり分離できないということを知っているからである。経験豊かな観察者はまずその人の気質，すなわちいつもの心持ちのパターン，および全身の様子を推し測ろうとする。言い換えれば，その人の全体像をとらえようとする。しかしながら，長期にわたる観察と調査なしには患者の状態についての正確な理解は得られない。それをしてさえも，われわれの他者についての知識は常にどこか不完全である。継続観察の必要はいくら強調しても強調しすぎにはならない。

　看護における観察は，出来事についての疑問や仮説の開発および応用と切り離すことができない。およそ観察は，観察されるはずのことを決定しその限界を定める一連の基本的な仮説から成り立っている。この一連の仮説は，看護ケアにおける疑問を認め，問い，解決するという不断の相互作用の進行につれて修正される。看護実践における基本的な仮説はさまざまなところか

ら生まれ出るのだが、しばしば関連の社会科学や自然科学からなる総合体である。われわれは看護の事例研究報告の積み重ねと臨床実践の研究とをもって、かねてなじみの諸概念の総合と、患者ケアの過程で起こっていることを理解し説明するための新しい概念関係の発見とを実現することができるだろう。

以下にナースの観察の守備範囲について私見を示し、観察したことを報告する際の用語に関する若干の指針を記す。この章は本書の第3章、"ヘルスアセスメントの術と学"と合わせ読んでほしい。また精神医学的診断や身体的健康診断のテキストがより細部の理解を助けてくれるはずである。ここでは精神行動と身体行動との区別をしない。ナースは観察によって身体および感情の全般的な構造をアセスメントしようとする。人々は普段どのように関心やニーズや欲望や愛情の表現機能をはたらかせているか、普段どのように仕事や遊びや学習、呼吸する、食べる、排泄する、体温を調節する、身体を動かす、筋肉の緊張や正常な姿勢を保つ、休息する、眠るなどの機能をはたらかせているかを見きわめようとする。ナースは同時に、上記の各機能の、そのようには見えないかもしれないが、異変を示すしるしを見つける努力をする。疼痛、過敏、瘙痒感、ほてり、うずき、腫脹、肥大、萎縮、目に見える組織の変色、平常湿っているないし乾いている身体部分からの流出物、新生物、損傷、発疹などの症状がその例である。

全身の外観

その人の健康を総合的に推し測るにあたってはまず身体の全体構成をみる。体格を表現する際の一般的な用語は、背が高い、中背、背が低い、やつれている、やせている、栄養状態がよい、太っている、肥満、などである。年齢からみて均整のとれた、正常な発達であるかどうかがわかるように記述する。観察者はあるべきところにない身体部分、人工補綴（人造の身体部分）、明らかな傷などがないかどうか注意する。筋肉の緊張や姿勢、足取りはその人の性格および健康状態の全体的な印象を決定する。それらはまた、興奮、活気、関心、倦怠、激しい疲労、失意、意気消沈、不安、その他さまざまな感情を表すこともある。

姿勢や筋肉の緊張は意識のレベルをも示す。表情はまさしく全身外観の一部である。われわれはその人の表情に快活さ、不安、消耗、怒りなどをみる。顔の左右対称あるいは調和をみることも重要である。積年の幸福ないし不幸、豊かな生産あるいは挫折は暦年齢や見かけの年齢と同じく、その人の顔の輪郭に現れる。[6] ナースは患者との交流の間に彼らの全身外観を敏感にとらえねばならない。

気質，心の生活ないし感情生活，気持ち，"情緒"，あるいは精神の状態

　気質とは，感情への刺激に対する感受性，習慣となっている反応の強さと速さ，その人のなかで優勢な気分，気分の変動と強さ，を含む人間の感情に独特な現象である。各人は，いつも他者に関心をもち興味や情緒を表現する，あるいは，引きこもる，自己中心的，などと形容される。その人の気分が，普通の強さであるが常にコントロール下にあり，その行動が首尾一貫している場合，彼ないし彼女は"バランスのとれた人""よく順応している人"といわれる。かなりの正確さで気質を推測するには，家族や友人や知人，それに見知らぬ人に対するその人の関係のもち方を研究し，仕事をしているときと遊んでいるときとの行動に注意し，身近な環境における諸活動およびより広いコミュニティにおけるそれらへのその人の関与度を考慮する，などが欠かせない。ナースはその人の病歴から，その人の関心事，職業と教育背景，家庭生活と社会生活についてかなりの程度知ることができるものの，彼らが患者のためにすること，患者と共にすることすべてが，彼ないし彼女の個性を知るさらなる好機となる。看護ケアや治療処置は，機敏さ，関心，熱中，興奮，無関心，攻撃性，受動性，いらいら，不安，恐怖，あきらめ，受容などの変化する様子をそれと気づくナースの能力に左右されるのである。

ジェンダー・アイデンティティと性的関心

　各人の性，彼ないし彼女の性的アイデンティティ，その表現パターンを知らずにその人の健康状態を十分に理解することはできない。観察により，各人の性的欲求が周囲の諸事実と調和している程度や，自らの性的関心に対する責任を認めている度合をつかむことができる。

　性的表現をする身体能力に変化を起こす病気や，各人の性的アイデンティティおよび行動が変化させられるであろうことを気づかせるに至る病気はたくさんある。シンシア・スケイルジィ[7]は心臓病患者の攻撃的な性行動と，患者の総合的な状態にとってのその重大性を述べている。ミルトン J. センとアルバート J. ソルニット[8]は，幼い子どもの性的関心および性の違いへの気づきを記す。病院で侵襲的処置や手術を受けるときに子どもが抱く不安感情は，自分のからだについての心配や生殖器の損傷を恐れる気持ちからきていることがよくある。

　性的関心は異性愛および同性愛による性交を通してのみならず，友情，理想，親子間の愛情，観念的な愛，自己愛を通しても表現される。性的関心についてのその患者の考え方を知らずに，彼ないし彼女の総合的なケアニーズに応えることはできない。ジョージ・グリフィス[9]は，健康な状態を手にするために性行動を変えねばならない患者や，重い病気の後の自分の性的能力について学習しなければならない患者の生活における性行動の意味を，ヘル

スケア従事者はもっと知るべきであると主張する。彼らはまた，あらゆるケア提供活動をする時と同様に，性的関心や性機能がストレスの原因となっている他者一般を助けるには自分自身の性的関心について理解していなければならない。

他者，場所，物とのかかわり合い

1人の人間としての意味や重要性を見出すとは，誰かにとっての何かであること，誰かに認められること，他者の思考や感情のなかに入っていくこと，思いやりのある優しいやり方で他者に影響を及ぼすこと，である。人間には，自分よりもすぐれていると思う一団に属し，参加したいという欲求がある。

ナースは看護ケアの受け手である人々から，彼らにとってどのような他者および活動が重要であるか，すなわち，どのような状況において彼らは幸福感を楽しみ，どのような状況において自尊の感情を失うか，を教えてもらうだろう。たいていの人は他者，何かのグループや主義のために役立ちたいと思っている。人間あるいは事柄との相互作用のなかで影響されあう体験を求めている。互いの間での役割や互恵的な行動様式などに慣れているのである。病気体験は家族やコミュニティにおけるその人の役割を，一時的にあるいは永続的に変えてしまうことがある。さまざまな関係が壊れてしまったときにみられるのが，容易なことでは消えない疎外感や孤独感，ケア提供者などの専門家不信，ニーズ伝達不能，治療への身体的ならびに心理的な反応不全，などである。

ケアを求める人々が，自分にとって大事な人々や自分が大切にしている物とつながりをもっていれば，彼らのアイデンティティや自尊心は高まるはずである。

意識，周囲についての気づき，睡眠

患者がナースから受けるであろう援助は，患者の意識の状態や，時間，場所，人々についての患者の解釈にかなりの程度左右されるので，ナースが患者の見当識を正確に推定できることがきわめて重要である。

完全に覚醒しているときの正常な人間は，心理的な刺激に敏感であり，自分が自分自身とその環境とを意識していることを言動で外に知らせる。睡眠は，身体的精神的に無活動の状態であり，人は睡眠から正常な意識状態へといずれ目覚める。睡眠中の人は自分自身とその環境とを意識している様子をまったく見せないが，非日常的な刺激には依然として反応したり，夢というかたちでの精神活動が可能であったりする点が，昏睡状態の患者とは違っている。睡眠についての観察は，日中ないし夜間のその時刻と持続時間とを表示しなければならない。ある種の患者の場合このことは非常に重要であり，医師がその患者の睡眠パターンをひと目で見てとれるよう，グラフ式の睡眠表をつける。睡眠の深さや確かさも記録すべきである。

無愛想や混乱が意味するのは，その人はごく身近かな環境のすべての要因には気を配ってはいないということである。そのときその人は一般には，ほんの少数の単純な指示を実行する以上のことはできない。すなわち，話す力はわずかな言葉や語句に限られているであろうし，まわりで起こっていることにほとんど気づかずにいる。

　意識の落ちた状態は，ほう然自失（まだ目覚めさせることができる状態），および，昏睡（目覚めさせることのできない状態），と記述される。ある種の徴候とその変化を報告することは，意識のレベルのより正確な記述につながる。その人の代表的な姿勢，頭部および目の位置，呼吸の速さ・深さ・リズム，脈拍，体温などがそうした徴候である。応答敏感性の状態は，名前を呼ばれたときの反応や単純な指示の実行，疼痛刺激に対する反応などにみてとれる。こうした反応に等級をつけることにより，昏睡の程度および経時的なその変化が把握できる。

感覚の喪失あるいは障害

　話す，あるいは聴く，見る，平衡を保つ，触覚を判断する，などに障害のある患者はナースの特別な援助を必要とする。嗅覚あるいはありふれた臭いを嗅ぎ分ける能力の喪失は，上記に比べればさほど深刻ではないが注意は要する。

　目の状態はとくに重要である。病気の徴候は時に顔つきやまぶた，眼球突出，目つきなどに現れる。[10]　瞳孔が光や距離に対応できないこともある。まぶしがり症（穏やかな光に対する過敏）や異常な眼球運動がそれである。後者の例が眼球振盪症である。対象物を正しく判断できない状態は報告しなければならない。視力障害あるいは誤判断が考えられるのである。

　話すことは平常の気分の影響を受けるうえ，ほとんど必ずといってよいほど，身体の状態をとは言わないまでも，心の状態を反映する。その人がどんなことをどのように言葉にするかには注目を要する。ある種の病的状態は失語症（単語を意味のある文章に順序だてることができない）をもたらす。緘黙症，言葉のふるえ，副言語（ぶつぶつ言う声），言語遮断（中断する），見当違いの言葉，反響言語（相手の言うことを繰り返して言う），支離滅裂，破裂音の発声，つながっていて不明瞭な言葉，ささやき声，かすれ声，などを起こす病的状態もある。精神病の患者は１つの主題から別の主題へと非常に速くしかもつながりなく話を移すことがあり，"観念奔逸"と称される。患者の話す内容を報告するときは，話した言葉そのままの例を出す。

　聾の徴候は認められた事実そのままを報告する。話しかけられたことに対応しないのは聾が原因であることもあるがそうではない場合もある。耳鳴りや耳の中あるいは周辺の過敏性は記録しなければならない。平衡感覚の障害は，その人が視覚で補うことができる場合，しばしばそれとわからない。目まい，身体のゆれ，目を閉じると転倒，などは重視すべき症状である。

　触覚や温熱感覚を仲介する皮膚の神経末端や脳の中枢部が疾病の影響を受

けることもある。その種の刺激にまったく反応しない場合，あるいは正常に反応しない場合は，報告しなければならない。

感覚あるいは刺激の解釈の異常；思考の異常

　感情と認識のはたらきである知性，気分，記憶力，判断力の系統的な検査は，患者の精神状態についての信頼に足る結論へと観察者を導いてくれる。[11] これらのデータがないと，患者の病歴の信頼性を判断したり神経学的ないし精神医学的疾患の診断をするにあたり誤りが生じるおそれがある。

　機敏さ，気配り，環境の刺激知覚が全般的に減退すると人間は混乱状態になるという。同時に思考の速度と能率が落ち，物事を思い出せなくもなるようである。

　記憶喪失には絶えず注意を払わねばならず，当座の記憶喪失と遠い過去の記憶喪失との識別が重要である。

　虚言症とは，記憶は損われていないと信じるに足る理由のある場合に，事実に反することを常習的に話すことを指して使われる言葉である。

　譫妄状態とは，過度の警戒心，不眠，熱狂的興奮を特徴とする意識混乱である。

　自分の周囲にある何かを違ったものと判断する場合，その人は錯覚があるという。男性の病人が，椅子に上着が掛けてあるだけなのに，自分の妻が椅子にすわっていると思ったりするのがそれである。高熱の女性が実在しない人声をきいたり，寝具と衣類のほか彼女に触れているものは何もないのに自分の身体の上をネズミが走っていると思ったりするのは，幻覚である。幻覚とは，外的刺激のない感覚である。妄想は精神病によくある症状である。妄想のある人は，事実に基づかない信念をもっている。思考における病理学的体験，とそれを呼んでもよいかもしれない。彼らはしばしば自分を自分以外の誰かであると思う。本当は貧しいのに金持ちであると思ったり，地位などないのに高い地位に就いていると思ったりする。自分は迫害されており，友人や家族や医療職者が自分をおどしていると信じている場合もある。こうした妄想は多くの場合筋が立つようになっており，偉そうな地位や迫害を語る患者には非常な説得力があるだろう。ナースとしては，<u>患者が言うことそのままを報告すること</u>が重要である。

　不合理な恐怖や，実行を強いられているように感じる行為に至る強制を指す恐怖症はめずらしいものではなく，その人がどうしても抜け出ることのできない思いであるところの強迫観念もまたしかりである。精神を病む人は時に，自分は実在しないとか，外からの力が自分の行動をコントロールしているとか言う。

　思考を定義するならば，問題解決のために諸記号を選択的に処理することおよび，推論して正しい判断を導き出す能力，となろう。一般には，その人の思考過程を調べるには，その速さと能率，考える内容，考えていることどもの首尾一貫性と論理的関係，呈示された考えへの連想の量と質，その考え

との関係における感情と行動の適切さ，などをみる。[12]

　思考過程のこうした要点は，その人の自然な語りを分析することにより，またその人を会話に引き込むことにより，調べることができるだろう。思考の混乱は譫妄状態に際し，また退行性その他の大脳疾患に際してしばしばみられる。分裂，反復，固執などがそのような思考構造の特徴といえよう。他者批判や自己の行動の合理化は抑うつ的な精神異常の場合にみられる思考の型である。ある考えから別の考えへとひっきりなしに，また相互のつながりなく移り変わる観念奔逸は，躁病あるいはそれに近い状態の一般的な特徴である。暗い傾向を帯びた乏しい思考は抑うつの場合にみられる。[13]

運動性の活動──姿勢および運動機能障害の症状

　神経筋肉系の活動状況は，見る，触れる，可動域を知るために身体各部を動かす，などによって調べる。医師やナースは健康の指標としての筋肉の状態に特別の関心をもつ。

　姿勢は，たとえば背を伸ばした坐位が保てずに必ずすべり落ちるなど，筋肉の弱さの徴候をみるために調べる。姿勢が疼痛の存在を示すこともある。膨張した腹部を包む筋肉の緊張をゆるめるよう両脚を曲げている，あるいはまた，胸膜炎の場合など，胸郭の拡張を制限するよう側臥位をとる，がそれである。その姿勢がいつものものであるとしても，異常な姿勢の場合と同様に調べる必要がある。

　身体の特定部位が正常であるかどうかをみるために調べるのが，眼筋，嚥下筋，呼吸筋，尿道および直腸の筋肉である。疾病は，極度に感情的な状態も含め，活動亢進ないし活動低下をもたらすことがある。人により正常な活動量は異なるので，ナースは患者の行動を活動亢進あるいは活動低下と判断するのではなく，行動自体を記述しなければならない。歩きぶりを表現する言葉には，速い，遅い，ためらう，引きずる，ゆする，ゆれる，走る，よちよち，よろめく，などがある。全身あるいはその一部の硬直や緊張を重視すべきであるのと同様に，末端や眼球あるいは眼瞼を動かす，話す，嚥下する，呼吸する，排便する，排尿するなどにおける麻痺や困難ないし不快も見逃してはならない。リズミカル，ステレオタイプあるいはオートマティックな動き，ふるえ，けいれん，不自然な柔軟性も報告すべき運動症状である。

呼吸

　呼吸は無意識的な機能であるにもかかわらず，その速さや深さは生体の酸素必要量を変える因子，たとえば感情の状態，運動，薬物などの影響を受ける。機械的な呼吸障害も呼吸の速さと深さに影響する。ナースは呼吸の特性に注意しなければならない。すなわち，胸郭，腹部，鼻の構造と動きの左右対称，呼吸に伴う音，患者の体位や表情や皮膚の色の変化，呼吸が困難であることを表す直接的な訴え，などである。

ナースは聴診することにより，疾病に由来する異常な呼吸雑音をとらえるばかりでなく，空気が鼻，咽喉，肺を通る正常な音を知る。異常な音を聞き分けるより先に，広範囲にわたる正常な呼吸音を聞く経験が相当必要である。異常な呼吸の特徴の1つがざわついた，あるいは管楽器様の音である（ラッセル音）。ラッセル音は気管支内の滲出液の動きや，気管支の炎症ないし狭窄が原因である。炎症を起こした漿膜表面のこすれによるきしみ音や，気道に液体や炎症のあることを示す捻髪音（断続性ラ音）もある。ジャッジとゾイデマ[14]は呼吸音の有用な分類および胸部聴診法を提示している。さまざまな呼吸は以下に記すような特徴をもち，しばしば身体的な疾患や情緒的なストレスの指標となる。すなわち，呼吸が困難であるという感覚や短い呼吸は呼吸困難と呼ばれ，呼吸の深さの亢進は過呼吸と呼ばれる。呼吸の深さの亢進を表現するより一般的な言葉が過換気である。臥位では楽に呼吸ができないのは起座呼吸，呼吸の速さが高まるのは速呼吸である。喘鳴は，吸気に際し急ピッチのニワトリの鳴くような音が特徴の呼吸困難である。無呼吸は呼吸の一時停止である。チアノーゼとは，血液の酸素不足に由来する口唇や爪床また皮膚の赤みを記すときの用語である。常時口を開いて呼吸するのも異常であり，報告の要がある。

飲食

レイバ・ルービン[15]によれば，食物は単に栄養源および生体を維持するものであるのみならず，養育の源泉であり，またわれわれが自分自身についておよび他者について知るにあたっての，相互作用的ならびに対人関係的な基盤である。M. F. K. フィッシャーはその著『美食の私』のなかで同じ見解をとっている。

> 食物と安全と愛情のそれぞれに対するわれわれの3つの基本的欲求は，あまりにも混合し一緒にからんでいるので，どれか1つの欲求だけを他の2つと切り離して考えることはできないと思う。[h]

食物には数々の象徴的な意味があり，与えられた食物に対する人間の反応は，その状況あるいはその対人関係における自分について彼ないし彼女がどのように感じているかによって異なる。[16] ヘルスケアを求めている人や現に病気を治療中である人を援助するにあたっては，食べさせたり栄養上の必要を教えたりをうまくやろうと思うなら，まずは食物および食べ方の社会的ならびに文化的意義を考えることである。食物摂取量はふつうその生体のカロリー必要量と釣り合っている。概して，人々は必要とするものを食べ，それ以上は食べない。それにもかかわらず，食習慣が必要以上の食物を人々に摂り続けさせていたり，食欲が必要以上の食物欲望につながっていたりする。[17] 食べ過ぎは不特定の情緒的緊張への反応，代用満足，情緒障害の症状，などである。低栄養状態ないし説明のつかない進行性の体重減少は病気の症

状とみなされるべきであり，またその人についての総合的なアセスメントにおいて重視されねばならない事項である。[18]

　健康および疾病からの回復が食物摂取に左右されることは明白である。患者が自分の栄養上の必要を知っていてかつそれを満たそうとする意志があり実行もできるのであればともかく，そうでなければ，彼らが適切な食物を摂取するのを確かめる役割は主にナースのものである。ナースは食欲や食欲不振の徴候，食物の好み，しきりに欲する食物，嫌いなもの，特異体質，病的恐怖などを観察しなければならない。患者が食事を楽しんでいないのであれば，その原因をつかむ努力をする。実際は空腹であっても，何らかの理由で食べることが苦痛であったり不快であったりすることがある。口内炎などの痛み，合わない義歯，嚥下困難，衰弱などが食べる喜びを妨げる。精神を病む人のなかには，自分は食物を摂るに値しないと思ったり，食物に毒が入っていると確信したり，あるいはまた食べ物ではないものを食物にしたりする者がいる。

排泄

　自分の身体の生理的要求に応えるやり方で，排便し，排尿し，排泄物を始末することは人間を満足させるとともに文化的期待に合致する。排泄という行為は自己と環境のコントロールをめぐる感情を伴う。西洋の文化においては，排泄物への一般的な態度は，嫌悪ではないにしても，よそよそしいものである。排泄物の臭いは不快とされ，また排泄にかかわる身体部位は隠すのがふつうである。排泄行為を通じてのセルフケアはきわめて高く評価されており，西洋の文化においては年少早期から子どもに教えられるのであるが，自発的に排尿や排便をする生理的レディネスが無視されていることが少なくない。

　排泄に帰属する文化的価値は，規則正しさ，清潔，慣わしに従った行動，従順，プライバシー，つつましさ，などである。われわれは身体の完全な状態の主観的な指標として排泄に関心をもつ。大人にとっても子どもにとっても，排泄という行為は感情を表現するための媒体の1つである。たとえば子どもは，弟や妹が生まれたときの家族のなかの自分の新しい立場など，理解できない出来事に対する感情の表現手段として，便秘を起こすことがある。

　排泄の量，頻度，特徴についての報告はあらゆる患者の観察事項に含まれる。分別のある正常な歩行患者であれば，排便，排尿，発汗の異常をナースや医師に報告する責任を果たせるであろう。患者がこの責任を果たすことができない場合は，排泄物の特性や排便，排尿の頻度をナースが書き留める。排泄行為が疼痛や不快を伴うときには必ず書き留めねばならない。排便や排尿の停止に対しては直ちに手配がなされるべきである。皮膚ないし患部の発汗や異常な乾燥は報告しなければならない。汗が尿のような異常な臭いをもつ場合も記録の要がある。水分の摂取量と排出量のバランスは，容易ならない成り行きが起こっていない限り大きくくずれることはない。したがって，

摂取量と排出量がどれほど一致しているかを推定するにあたっての根拠となる記録をとり続ける。くぼんだ目，乾いた口腔，張りのない皮膚，濃縮尿などは脱水症状であり，危険な徴候である。水分が組織内に保留されている徴候も危険である。ふくらんだ目のまわり，ふくれた手指や腫れた足（浮腫），患者が腰かけているときの背部組織内の水分蓄積，などが要注意である。腹水は，流動性の水分が腹腔を膨張させている場合を指す用語である。時に，ある種の薬物の使用や中毒に際し，排泄物が脱色されたり異常な臭いを放ったりすることがある。薬物が組織内に堆積し，粘膜，皮膚，眼の強膜に不自然な外観をもたらしている場合も注目し，記述しなければならない。

体温の調節

　体温の正常域内保持は，化学的ならびに物理的な熱の移動を含む数々の生理学的なプロセスによって達成されている。これらのメカニズムの作動を伝えるのは中枢神経系である。

　体熱の第1の源は生体内における食物の燃焼である。筋肉の活動が産み出す熱は一定の体温を保持し，その活動は必要に応じて容易に亢進したり減退したりする。体熱は放散，蒸発，対流の各プロセスにより排出される。発熱は，疾病あるいは高温環境に由来する体温の上昇である。発熱の意味するところを判断するには，体温調節およびそれを妨害する可能性のあるさまざまなルートについての知識が必要である。[19]

　口腔あるいは直腸に用いるガラスの水銀体温計は，自分の体温を測りたい者誰もが手に入れることができる。これは，家庭および病院の外来，病棟において体温を測定する際のもっとも一般的な道具である。この旧来の体温計が測定に何分かを要するのに対し，ポータブルの電子体温計は何秒かで口腔温ないし直腸温を測定し，同時に体温計上の画面にその測定値を表示する。電子体温計の温熱ゾンデには使い捨てのカバーがついている。定期的に体温を測定する必要のある集団が対象の場合，電子体温計は非常に有用である。

　体温の測定値は測定を行なう身体部位によって異なる。[20]　たとえば，口腔温は身体の深部体温をもっともよく反映しているとは考えられていない。重症時やある種の手術に際しては深部体温を知ることが重要である。それゆえ，病院のクリティカルケア病棟では，深部体温測定のために直腸ないし食道に差し込んで体温を持続的に測る装置が各種実用化されている。

　未熟児や病気の乳児の場合，腹部の皮膚温がモニターされるが，これは，それが深部体温の最近似値だからである。[21]　新生児では，最適の環境（温熱不変）が保持されないと酸素欠乏状態や代謝性アシドーシスなどの代謝障害を起こす。[22]　新生児のための温熱不変な環境では，児は腹部皮膚温ないし腋窩温を36.6〜37.5℃（97〜99°F）の間に保つことができる。

　体温の測定およびコントロールが，われわれにとってより便利で違和感のないものとなっていくであろうこと，また健康時および病気に際してのデータ収集上より正確なものになっていくであろうこと，これは確かである。と

はいえ，体温上の何かの妨害徴候を注意深く観察することが，技術的な進歩の結果軽視されるようになることはありえない。皮膚の状態は熱い，紅潮，冷たい，じとじと，などと記述される。明らかな悪寒や本人が訴える感覚もある。患者の鼻や口が乾燥していると，嚥下が困難になり，口唇はひび割れて乾ききり，舌苔が生じたり舌の色があせたりする。これらはすべて発熱に伴う脱水症の徴候であり，ナースが観察し，記録しなければならない。

疾病過程全体の観察・記録

　身体が異常に機能するのが疾病であるが，ここまでで使ったような機能的な見出しのもとでは強調されなかった病理的なプロセスがあり，ナースはこれに目を留めねばならない。たとえば，発赤，熱，腫脹，不快，疼痛などの炎症の徴候はすべて報告すべきである。皮膚や粘膜の変色，腫脹，肥大，組織に増大や裂け目のある徴候，身体開口部や損傷部からの流出物，異臭，手で触れたときの痛み，その他患者が訴えるすべての主観症状に目を留め，報告する。疼痛，触れると痛い，かゆい，焼けるよう，ひりひり，ちくちく，無感覚，胸がどきどき，悪寒あるいは過熱，頭痛，嘔気，目まい，目の前の点，耳の中が鳴る（耳鳴），耳が聞こえない，充満感，圧迫感，気が"遠くなる"，無力感，などがそうした主観症状である。これらのすべてにつき，局所的なものの場合はその感覚のある部位を患者の言葉を使って報告し，患者が語るとおりにその特徴を述べる。患者は，胃に"痛烈な痛みが来たり去ったり"する，"痛みは物を食べると和らぐ"とか，胸の上に"重しが乗っているような感じ"がする，"息ができない"などと言う。患者のこのような説明はそれをきく医療者1人ひとりによって違った受け取り方をされる可能性があり，そこで言葉どおりの報告が望ましいのである。

　"先生はすぐ来てくださいますか" "先生は私の状態が非常に悪いと考えておられるのでしょうか" "癌ではないことは知っています" "血圧180は危険ではないんですよね" "私が元気になるとお思いになりますか"といった質問や語りには気持ちや感情が表れている。ナースは，この質問には患者の診断や予後あるいは治療に著しく影響を及ぼす感情状態が出ていると思ったならば，それを患者の言葉どおりに記録するのがよい。すべての症状は重要であるものの，すべてが同じように重要ではない。したがって，言葉を含め患者の行動から，意味があると思われるものを選び出す必要がある。何であれ患者のすることはみな，彼ないし彼女を心配させていること，行なったケアの効果ないし無効，患者の病気の本質，などの徴候なのである。

報告と記録の方法

　繰り返し言われてきているように，患者の観察は絶えず続き，看護ケアの刻々の，また日々の修正の根拠となる。ナースが自分の観察したことすべてを記録するのは当然ながら不可能なので，患者本人やナース，医師，ソーシャ

ルワーカー，各種の療法士に役立つと思われる項目を選び出すための手引きが必要である。

ナースは，見当識障害，意識喪失，不安，恐怖の徴候のすべて，何らかの激しい感情，またとくに気分の不安定，他者との関係の悪化，あるいは著しい人格変容，などは必ず報告しなければならない。何らかの機能の障害や制限に気づいたら，直ちに報告しなければならない。一般には，以下の特徴のどれか1つでもが認められる症状は報告すべきである。

1. 激痛などのように，強烈ないし重度である
2. 重度ではないが長びいている
3. 脈拍亢進，減退など，正常からの逸脱がある
4. 食事と食事の間に痛むなど，繰り返している傾向がある
5. 体重の減少など，進行性の動きがみられる
6. 穿孔した消化性潰瘍の場合の鋭い腹痛などの，よく知られた危険信号である
7. 術後の咳嗽など，合併症の発症を示している
8. 発疹など，発病をさし示している
9. 食べる，眠る，排尿する，排便するなどの機能に不全があり，看護の手段では治らない
10. ほっておかれた歯並び，眼鏡の必要，よりバランスのとれた食事の必要など，看護ケアでは矯正できない，間違った衛生習慣や健康習慣を示している
11. いずれかの器官ないし身体部分の機能障害をさし示している
12. 良い方向あるいは悪い方向への変化がある

報告は口頭で，患者のチャートへの記録により，あるいはその両方をもってなされる。重大事や急を要することはすべて，口頭ならびに診療記録（患者のチャート）上で直ちに報告しなければならない。書面の報告は，ことの起こった状況を確かに通告することになるうえ，過失の罪での告訴から医療職員を守るので，決して省略してはならない。ナース，医師，栄養士，ソーシャルワーカー，リハビリテーション責任者，各種の療法士などによる患者中心のカンファレンスは，書面では十分に報告しにくい観察事項や意見を交換するための非常に貴重な機会である。初心者ナースは，看護サービスの責任をもつナースや患者の医療プログラムの責任者である医師に，重大な成り行きになるかもしれないと自分の思う観察事項の全部を報告することに，決して熱心すぎるということはない。その用心が99回は無駄であって，そのナースの判断力に疑問がもたれたとしても，100回目にその彼女ないし彼が1つの命を救うことがある。

患者記録すなわちチャートは，いまなお観察した事柄（患者の行動の徴候と症状）を報告するためのもっとも普及している媒体である。ナースたちの書いたことの有用性は，彼らの看護能力のかなりすぐれた指標である。ナー

スは観察と記録の技法を徐々にみがいていく。彼らは患者のそばへ行く前に，自分以外の者が記録に何を書いているか，また医師の処方した処置は何かをきちんと調べる。他の人たちから得られる口頭報告は何であれ手に入れ，患者の家族や友人の意見を勧迎する。そのうえで，患者をケアしながら観察を行ない，およそ自分が重要だと思うこと何でもを報告，記録する。この記録は，看護ケアに対する患者のニーズとそれに当てることのできる時間とがどうであるかによって，毎日，毎時，あるいはより短い間隔で行なわれる。

5

診断，意思決定，および自律ということについて

訳者解題

診断，意思決定，自律（人々の，そしてナースの）と3つ並べた章題は，一般の，あるいは単純な著者ナースであれば"看護診断について"とするところであろう。ヘンダーソンは，医学の疾病分類にならって看護診断分類をつくり，医師の診断とは別にナースが診断を下すことに懐疑的である。これはすなわち the 看護過程に対する懐疑であって，「看護の"過程"と（従来の）医療の"過程"の違いは実体の違いではなくむしろ強調点や表現の違いではないだろうか。どちらの過程においてもヘルスケア提供者たちの協力は強調されず，患者や家族の役割も重視されない」*ア と彼女は心配し，the 看護過程なる概念をいうなれば無視して，本書のあちらこちらに登場するローレンス・ウィードの，すべての専門職ヘルスワーカーが患者の抱く問題を協働的に見分ける問題志向型システムを支持するのである。彼女はまた，ナースたちの，より独立度高く実践することができるようになりたいという願望に合点しながらも，ナースの現実の役割は，日本でいえば保健師助産師看護師法に表されている以上に独立している，と指摘する。もちろん業務法を修正すべきなのだが，"実を取る"行き方もあるのである。

本章は『看護の原理と実際』第Ⅱ部第5章の8である。

診断の定義，この言葉の意味

*ア The Nursing Process-a critique；Holistic Nursing Practice, May 1987。邦訳；再び看護過程について，ヴァージニア・ヘンダーソン論文集［増補版］，日本看護協会出版会，1989。

診断という言葉は特定的にも一般的にも使うことができる。これは，見分けかつ知ることを意味する動詞を語源とするギリシア語である。ウェブスター辞典によれば，診断の第1の意味は，症状から病気を判別する"術ないし行為"および"到達した決断"であり，第2の意味は"科学的な決定，批評的な精査ないしその結果である判断"である。"科学的な決定"や"批評的な精査"が診断の正統な意味として認められるのであれば，この言葉は，症状から病気を判別するという特定の意味でのみならず，保健医療の領域のものであってもなくても何か問題を解決する過程における批評的な精査および科学的な決定という，ごく一般的な意味で使うことができる。

健康上の事柄についての診断および意思決定における患者，家族，友人の役割

　自分の身体が異常に機能していると感じたり，あるいはなかでも，痛みや不快があったりすると，われわれはふつう，その理由，すなわち"どうしたのだろう"を知りたく思う。乳幼児の場合などは，両親その他保護者が不調や痛みの徴候に気づいて，"どうしたのだろう"と知りたく思う。時折，機能の変化がゆっくり起こり，本人は気づかないことがある。身内や友人に"どうしてそんなに息切れするの"とか，"いつからそんなに耳が遠くなったの"と言われてショックを受けるのである。しかし，一般には変調のある本人が自分の病気や障害に気づき，自分よりもその方面の知識があると思われる誰か——街かどの薬屋，部族の祈とう師，医師，ナース，その他のヘルスワーカー——のところにその問題を持ち込むときには，1つや2つの"診断"を心中に抱いている。実際，どこが悪いか自分はわかっているとの仮定のもとに，ひそかに自分で手当てをしていることもあろう。たとえば，胃のあたりの痛みを"胃酸過多"のせいだとし，その"胃弱"ないし"酸性消化不良"を治そうと重炭酸ソーダを服用し続けていたところ，正しくは悪性貧血であると診断され，自分の消化不良は，必要だと思っていたアルカリ塩ではなく酸（塩酸）を毎食後のむことによって回復するのだと知るに至る人々は少なくない。一方，アルコール依存症の妻をもつ男性が，自分の消化不良の原因は感情的なものだとうすうす気づいていても，自分自身や医師に対して自分のその問題を認めたくなく，正しく診断してもらわなかったり治療を受けなかったりすることがある。

　それゆえ，効果的な治療というものは数多くの事柄，たとえば正確な健康歴，十分な診察（身体面，精神面，心理面），正しい診断，患者とその家族によるその診断および治療の受け入れ，などに左右される。したがって，ヘルスワーカーズとしては，患者とその家族が健康問題であると思っていること，およびそれを解決するために彼らがこれまで踏んできたステップ，を明らかにすることから診断過程を進めはじめなければならない。"神経症の人"や"心気症の人"の場合は，自己認識が回復のために不可欠である。実は誰にとっても，自分の問題を理解し，その解決過程に加わり，意思決定をすることがきわめて重要なのである。

　今日，治療を開始する前の患者からの"インフォームド・コンセント"が法律上強調されている。しかし，これはほんの手始めである。患者が十分にもとに戻る，ないし自立を取り戻そうとするのであれば，意思決定への参加は欠かせないといってよい。

　一部の医師は，自己診断および自己治療の必要性をはっきりと認め，しろうとが日常的な病気をそれと認めて治療するのを助けるように仕立てた家庭療法のテキストをいろいろ書いた。1973年に出版された1冊，マイク・サ

第5章 診断，意思決定，および自律ということについて

ミュエルズ（医師）とハル・ベネット（教育者）による『元気な身体の本』[1]には，自分や友人の身体をどのように調べるか，にきび，かいせん，耳あかの詰まり，インフルエンザ，枯草熱，痔疾，腰痛，静脈怒張，伝染性単核症などの状態をどのように確認・治療するかが，しろうと向けに述べられている。著者らはふつうの人々に，"コンサルタント"として医師をどのように活用するか，また，どのような時にはどんな検査を医師に依頼できるか，あるいは，どんな薬ないしどんなタイプの薬の処方を医師に頼めるか，を語っているのである。彼らは明らかに，疾病の予防，診断，治療において患者が主導的役割を取ることを期待している。

本章および他の数章で論及するのは，診断過程ならびに意思決定過程におけるナースおよびその他のヘルスワーカーズの役割である。実践内容は国により，州（あるいは地方）により，また施設により大きく異なる。以下はそのさまざまでかつ急速に変化する役割の傾向を読み取る試みである。

医師の役割

あらゆるヘルスワーカーのなかでも，病気を診断することにかけてもっともよく教育されているのは医師である。病気を予防することに職業人生をかけている医師やもっぱら研究にうちこむ医師もいるが，病気の診断と治療こそ医学の有用性を形成している機能なのである。医療法の文言は，病気を診断し治療する権利を医師（および歯科医師）だけのものとしている。このことがこれまで，医師の数が非常に少ない国々や，医師が偏在していたり高度専門分化しすぎていたりするために，国民全体にプライマリー医療ケアを提供できない国々においては，ヘルスケア供給の障壁であったし，いまもそうである。多くの国の医療制度は妥協の方向へ，すなわち，医師が他のヘルスワーカーたちと診断・治療の責任を共有することができるように医療法を変える方向へと動きつつある。複数州の医師会が，看護の機能に"診断"と"意思決定"を含める看護師業務法をすでに支持している。エリオット・フリードソン[2]は論文『職業上の優勢』において，医師たちが目下経験しつつある競争は"まともなもの"であるという意見を述べ，また長年ナースを同僚にもち働いてきた医師，バーバラ・ベイツ[3-8]は，他の保健医療専門家たちが伝統的な医師の仕事の一部を引き受けるので，医師が"医療費収入"，働く場，働く施設内での特権を彼らと競いあわざるをえないのは当然だと言っている。彼女とその仲間は，医師とナースの仕事の重なりを図で示しつつ，同僚関係と責任分担とを強く訴えるのである。リノーとベイツ[9]は，医学と看護とでは強調するところも用語も異なると指摘し，医師とナースはそれぞれが単独で仕事をするよりも，同じ問題を両者がみるほうがよりよい解決が得られるのではないかと示唆する。

西洋医学はかなり最近まで，健康のアセスメントや病気の予防よりも疾病の診断に力を集中させてきた。デゴウィンとデゴウィンは診断の意味を次の

ように説明する。

　　　患者の疾病あるいは変化してしまった機能の状態，の名前を the 診断ないし a 診断と呼ぶ……。しかし，患者の疾病が何であるかを探ったりそれを決定したりする行為が，一般には診断（冠詞なし）であるとされている……。[a]

　ジャッジとゾイデマによれば，診断という論法をつくりあげている要素は，観察，記述，解釈，確認，診断，行動であるらしい。彼らは，"診断には……最終的なラベルを貼ることが必然的に含まれる。意思決定は，どの病気あるいは病気群がそのぐあいの悪さの原因であるか，を決めるのである"という。行動については，"ここには診断に基づいての方針の決定が必然的に含まれる。意思決定は，外科的なものであれ内科的なものであれ，適切な治療法を選び出すことである"[b] という。エンゲルとモルガンが言うには，"診断する過程は頭脳による作業であり，それによって疾病（アンダーラインは筆者ら）が見分けられ，そのぐあいの悪さが査定される。"[c] エンゲル[10] は 1960 年に，健康と病気を 1 つにした概念が必要であるとしていた。

　アルヴィン R. ファインシュタイン[11] は『臨床判断』で，患者へのケアは臨床家を特徴づける究極の特定的行為であるとして，医師はもっと患者中心に診断せよと主張するが，診断は "病気に名前を与え，何が悪いかを述べる" ことであると言う。

　最近になってウィード[12,*イ] は，その診断，つまり患者が現にそれゆえに苦しんでいて治療を要するその疾病や状態に名前をつけること，に関心を集中するような診断過程からぬけ出る運動の先頭に立っている。このような考えによる医療管理計画のもとでは，ほとんどの健康問題が複数の医師やその他の専門家によってそれと見定められることになろう。患者はそれら専門家の一部あるいは時に全部の援助を受けることになろうが，問題はすべて記録され，その解決の進行状況が査定される。

　医療管理におけるこの問題志向型システムは注目を集め，各方面からの支持を得ている。これは，医学教育が，病気に名前をつけることから健康問題をもつ家族を助けることへと重点を移しつつあり，また人間行動を見分けることは身体症状を見分けることと同様に重要であると認めつつあるとする "高等教育についてのカーネギー委員会"[13] の見解と一致する。内科医のジョン B. ディロン[14] は，"どうしてそういうことが起こったのか？" と題して医学教育が科学技術研究を過度に強調するさまを非難した論文のなかで，医学教育を "改革した" 報告書[*ウ] を 1910 年に発表したエイブラハム・フレクスナーは，実のところ，予防医学ならびに患者に教えることの 2 つが医学実践のもっとも重要な局面であると考えていた，と指摘している。

　数々の研究発表が証明しているように，医学はこれまで，病気を見分けて分類することに途方もない時間を投入してきた。[15,16] 何百年にも及ぶその努力は，世界保健機関の後援で作成され，同じくその手で出版された『国際疾病分類』[17] として実を結んだのである。以下に示す分類区分に収められた疾病

[*イ] Lawrence L. Weed：内科医。コンピュータ化した問題志向型医療記録システムを開発。患者に何らかの診断名をつけるのではなく，患者のもつさまざまな問題を明らかにし，それらに焦点を合わせて患者の健康管理をすることを提唱した。まず患者が自分で質問票に答えることによって作成される記録に，共に働く各種のヘルスワーカーが自分が明らかにした患者の問題などを書き込んでいく。ウィードはこの記録の写しを患者に与えることを主張。ヘンダーソンはこれを強く支持する。

[*ウ] 『合衆国およびカナダの医学教育』。フレクスナー・レポートと一般に呼ばれる。1923 年の『合衆国の看護と看護教育』，通称ゴールドマーク・レポートはこれにならって作成された。

と外科手術の一覧が，671頁からなるその第8版（1963）をうめつくしている。

包含疾病および第4次デジタル下位分類

伝染病ならびに寄生虫病；新生物；内分泌，栄養，代謝の疾患；血液および造血器の疾患；精神の障害；神経系および感覚器の疾患，循環系の疾患；呼吸系の疾患；消化系の疾患；泌尿生殖系の疾患；妊娠，出産および産褥各期の合併症；皮膚および皮下組織の疾患；筋骨格系および結合組織の疾患；先天異常；周産期の病的状態および死亡の特定原因；症状および不明確な体調；事故，中毒，暴力（外的原因）。

外科手術，診断的およびその他の治療的処置

神経外科手術；眼科学分野；耳鼻咽喉科学分野；甲状腺，副甲状腺，胸腺，副腎の各手術；血管および心臓の手術；胸部の手術；腹部の手術；直腸肛門の手術；泌尿器の手術；乳房手術；婦人科手術；産科の処置；整形外科手術；形成外科；口腔および顎顔面手術；歯科手術；生検；診断のための内視鏡検査；診断のためのX線撮影；放射線療法とその関連療法；理学療法およびリハビリテーション；その他の非外科的処置。

国際的な，また国，州ないし県，郡，市，施設の罹病率と死亡率の統計のためには，一定の分類命名法が不可欠である。

診断および意思決定のプロセスを，その患者が現にかかっている the 疾病ないし状態とその疾病ないし状態に対する the 治療を決めることであるとみなす医師たちは，医師の役割を the 分析屋と考えているらしい。診断および意思決定のプロセスを，各人ないし家族の健康問題を見分けて，彼らがそれに対処するのを助けることであるとみなす医師たちは，診断および意思決定を，協働仕事の1つであると考えているようである。ベーツ，[18,19] アラジンとプライダム[20] らは，時にはナースとの共同執筆で，ナースとの協力が実際にどう行なわれるかを説明する努力をしてきた医師である。

医学生やインターン，レジデント，高度な資格をもつナースなどのいる病院やクリニックでは，身体の検査はそうした人々のうちの誰かが行なうことが多く，医師はその全コースあるいは一部をもう一度繰り返して行なったり，まったく何も行なわなかったりするのだが，実際に検査を実行した医学生やナースなどとともに検査の結果について検討はする。レジデントのような医師のいない病院やナーシング・ホームでは，一般には患者をそこへ入れようとするに先だち，その患者のかかりつけの医師が一連の身体検査を行なう。学校や事業所では，提供しているヘルスサービスの質は場所により大きく異なるものの，全部がとはいわないが多くの場合，ナースその他のヘルスワー

カーが，医師が自分で行なおうとしない類の身体面の検査を行なって医師の時間を浮かしている。[21-25] このやり方は徴兵センター，健康維持機関，その他類似のヘルスサービスにおいても使われている。ガーフィールド[26]が言ったように，健康のためのスクリーニング・サービスは科学技術に著しく依存しており，医師の役割はといえば，技師と機器が集めたデータの分析者，その結果のクライアントへの説明者，ヘルスアセスメントの過程で認められた障害のフォローアップないし修復にあたってのそのクライアントのコンサルタント，といったところなのである。

ナースの役割

診断や意思決定におけるナースの役割には，彼らが働く環境が常に影響してきた。医師が不在の島しょや遠隔の農山村地帯などで働くナースは，サービスの対象である人々のさし迫った必要のために，病歴をとり，診察をし，所見を分析し，"現にある問題"ないし問題群を"診断"したり見分けたりし，行動を起こす，あるいは"治療"を開始することを余儀なくさせられており，多くの場合それは非常に有効なのである。たとえば，ケンタッキー州の山岳地帯においてほとんど常時医師ぬきで独立して仕事をしているナース＝助産師たち[エ]の成功ぶりが，よく知られていよう。[27-29] カナダおよび合衆国でエスキモー[オ]の人々や先住アメリカ人に対するヘルスサービスのなかで，医師の協働はほとんどなしに仕事をしているナースたちの有効性も以前から認められてきた。[30-34] 学校，事業所，回復期施設（および夜間は医師に来てもらうのが容易ではない多くの病院）のナースは，当然ながら"診断"を下し，行動方針を決めなければならない。英国の保健省医官 J. J. A. リードは，ナースが診断を役割とすべきかどうかについてはまだ議論の余地はあると述べ，しかしこの問題は診断という用語が何を意味するかに大きく左右されるだろうと次のように言っている。

[エ]第1章の訳注[ソ]参照。

[オ]現在は彼らの自称であるイヌイット Inuit と呼ぶ。

地区ナース[カ]は長年の間人々に対し，ちょっとした具合の悪さについて相談にのったり，……その状態は医師に診てもらうほど重大であるかどうかを尋ねられて助言したりを習わしとしてきた。病院では……病棟師長や夜勤師長はあいかわらず，患者の状態に変化がみられるがさて医師を呼ぶべきかどうか，を決断しなければならない。同じように……産業保健ナースはこれまでずっと，少々具合が悪いあるいは負傷をした……患者をその場で手当てをすべきかどうか，患者のかかりつけの医師のところに，それとも病院の……救急外来に行かせるべきかどうかの判断をしてきた。ナースが診断過程にかかわる先例は十分あるのである。[d]

[カ]district nurse : district は英国における教区の1区域。1つの教会を中心にした地区。訪問看護活動の単位。

カナダのナース，ジェーン・ヘンダーソンの言葉が報道記事に引用されている。"……われわれは，病理中心のものからライフスタイルや環境中心のものへとケアの定義を広げながら，同時に，診断の定義を広げているのである。"[e]　J. フライは同じように，大部分の健康問題は解決のために医師やその

代わりとなる者のところへ持ち込まれることなく，実際にはその症状のある当人やその家族が"診断している"のだと主張する。

　ヘルスサービスに近しくかかわる人々は，ナースはどこにあっても診断者や意思決定者の役割を果たさざるをえないはめに置かれていると知っているが，そうした役割は10年前までは看護師業務法に書かれていなかったばかりか，病歴聴取や身体（あるいは臨床）アセスメントの方法は看護基礎教育のカリキュラムにおいて教えられていなかった。もっとも大学院課程においてはある程度教えられてきてはいた。

　ニューヨーク州看護師業務法が看護業務についての以下のような記述を含むように修正された1972年以降，他の諸州はそれにならったり，あるいは自州の業務法の修正案を検討する委員会をもったりしている。

　　登録専門職ナースの行なう看護という専門職の業務は，ケースの発見，保健指導，保健カウンセリング，生命と安寧の支持ないし回復のためのケア提供，有免許の，あるいは免許以外の方法で法的に認められている医師ないし歯科医師が処方した医学的療法の実施，などのサービスを通して，現にある，あるいはこれから起こる可能性のある健康問題に対する人間の反応を診断し，手当てすることである。看護の療法は現行のいかなる医学的療法とも矛盾してはならず，またそれを変えてはならない。[f]

1974年2月，ナースに関係のある"職業および専門職条例の第2725条と2726条を修正する法案"が，カリフォルニア州議会の保健委員会に付託された。その一部は次のようである。

　　看護の業務とは，人々が自分の現にある，あるいはこれから起こる可能性のある健康ないし病気に関する問題，また，相当量の科学知識や熟練技術を必要とするそれらへの手当，に関連する日常生活上の諸困難に対処するのを助けるはたらきを意味し，以下の各項すべてを包含する。
　(a) 患者の安全，安楽，衛生，保護を保証するような，直接的ならびに間接的患者ケア，および疾病予防と疾病回復方法の実施。
　(b) 医師，歯科医師，足専門医の処方した治療法，疾病予防，リハビリテーション方法などの実行に伴う与薬や治療材料の使用を含む，しかしそれだけに限るわけではない，直接的ならびに間接的患者ケア。
　(c) 皮膚テスト，予防接種等免疫技術，静・動脈からの採血を含む，しかしそれだけに限るわけではない，基本的レベルケア，検査，予防的処置の実施。
　(d) 病気の徴候と症状，治療に対する反応，行動一般，一般的身体状態，の観察，および（1）それらの徴候，症状，反応，行動，一般的外観が異常の特性を示しているかどうかの判断，（2）観察されたそれら異常を踏まえて，標準化された手順に従う治療的養生コースにおける適切な報告，紹介，所定手順，変更などの実施，あるいは救急手順開始。

　提案された看護師業務法が"診断"や"診断する"および"治療"という言葉を使っていることが，法の制定を遅らせまた医学界の抵抗を引き出しているようである。しかしながら，診断と治療におけるナースの役割を限定す

るような用語修正がなされれば，この抵抗に打ち勝つことができよう。アイリーン M. ジャコビは，1973年の看護師業務法と，そこにあるようなナースの拡大役割についての質問紙調査への回答とを分析し，"2つの州において，看護業務の定義は (1) 緊急時，あるいは特別な訓練を含め特別な事態にあっては診断と治療を認める方向に，(2) 看護局および医務局が共同で公布した規則と規定どおりに，修正されてきた"g と書いている。ジャコビは，合衆国の諸法における看護業務の定義にはナースが自らの役割を拡大するのを認めるほどの柔軟性があるかどうか，疑問を呈した。彼女によれば，18 の州の定義では，診断し治療を処方するナースの権利は制限されている。『看護の原理と実際』の第 1 章で筆者はヴァージニア C. ホールによる全米共同業務委員会*キの調査報告『看護業務の範囲についての法定規制——批評的調査研究』を引用した。彼女は次のようにみなすのである。

*キ National Joint Practice Commission。

　看護の独立業務が医の方向へと拡大するのを許し，同時にそれぞれの独立業務の明らかに別個の本質についての伝統的な見解を法律上に留める唯一の道は，定義により看護であるものはすべて，それが看護である<u>ゆえに</u>，たとえそこにもし医師が行なえば疑いもなく医の仕事になるであろう行為が含まれていても，医であるものの範囲内に入れることはできないとする考え方——言い換えれば，誰がそれを行なうか，つまり実践者の種類がその行為の種類を決めるとする考え方——の採用である。この考え方はあまりにも思弁哲学的で信頼できないように思われる。加えてこの考え方は，事実上，医の独占的な職分すべてを消し去り，その言葉づかいのために，医のどこへでも看護が広がり入っていくのを許すように思われるところから，あまりにも多くを言い過ぎている。医学診断その他の医療行為を禁じるあらゆる明示あるいは暗示の法的措置は，こと看護の場合はまったく的はずれであろう。
　万一，どこかの州で上記のような解釈の仕方が司法上認められるというありそうもないことが起こるとしても，望みどおりの成果を得るまでには，まだまだ回り道やむだに複雑な行程があるだろう。伝統的な医/看護二分法がもはや現実的ではなくなったいま，それが保持されるべき理由はない。したがって，政治的現実が特別に要求する場合を除き，それを完全に捨て去って，もっとも望ましくは，看護と医，両専門職のそれぞれ独自の実践の部分的重複を明示的に認めることにすべきである。h

　ホールは，医療のなかでの医業務禁止からナースを自由にすることが，ナースの役割拡大に伴う法律上の問題を解決するもっとも単純な方法となると考えるのである。
　ルーシー・ヤング・ケリーもまた，看護師業務法を研究し，1974 年に次のように述べている。

　全面的な医師の監督および治療計画を口実に，関係者の誰もがしてほしいと思いかつしてもらうと都合のよいようなサービスをナースに託そうという，病院管理者，ナース，医師の間の無言の陰謀が，より巧妙になってはいるがここ 100 年間あいかわらず続いた。ナースが ICU で効果的に仕事をし無数の生命を救ったのは明らかであった。これ以上ほかに知りたいことがあるというのだろうか。i

フォークスとハン[35]は，1973年にナースプラクティショナーの行なう臨床アセスメントにおける"法的考慮事項"を検討し，州看護師業務法を提案されているように改訂すれば，"責任の範囲"が決まり"法律上の保護範囲が規定されるであろうと述べている。

カナダでは，カナダ看護師協会とカナダ医師会とによるナースの拡大役割についての共同声明が，以下のようにうたう。

　……プライマリー・ヘルスケアの現場で医師と直接かつ密接に連携して働いているナースの役割を拡大することが優先されるべきである……。
　……プライマリー・ヘルスケアとは……地域において主に外来を基本として，あるいは外来を使う人々の家庭において，各人に提供される……サービス……をいい，開業医のところやクリニックないし保健所でなされる診断・治療サービス……を含む……。

上記の声明を出した共同委員会は，ナースと医師それぞれの役割は"相互依存"しており，そうした連合的な役割は"徐々に発展するもの"であって，"1つの場で複数の専門職の者が混在して働くことは，ナースが日常きまって行なう仕事を変えていくであろう"と結論している。共同委員会は，"診断および医学的治療計画確定の最終責任は依然として医師にある"という。このカナダの報告は，2年ないし3年の看護基礎教育課程の卒業生は，特別の覚悟のもとに，"医師と連携して"働くのであれば，"現在は医師が処理する傾向のある責任のうちのいくつかを"引き取ることができるかもしれない，と暗示しているように受け取れる。[j]

社会が急速に変化する時期には——今がまさにそうであることに誰も異存はないだろうが——医師とナースそれぞれの役割が変化すること，およびその変化が両者の関係を変化させること，はよくわかる。ある種の施設や機関においてナースがすべての患者，あるいは一部の患者のヘルスアセスメントを引き取るにつれて，ナースたちはそれに看護の重きを置くようになるだろうと期待されているとも考えられる。もちろん看護の重点はこれまで，人々の身体の内にある特定の疾患にではなく，生きること，すなわち日常の生活行動に人々がどう取り組むかということに置かれてきたのである。[k] これが理由で，看護は医療管理へのウィードのアプローチを歓迎したのであった。ウィードのアプローチは，特定の疾病の確認すなわちその疾病の診断ではなく，患者の問題の確認に重きを置いているのである。[36-38] ナースにばかりでなく医師にも役立つテキスト『患者のケア，考え方と方策』（オックスフォード大学出版局，ニューヨーク，1974）の著者マック・リプキンは，ウィードの方法について次のようにコメントしている。

　その利点は多々ありいずれも重要である。正しく使えばよりよいデータを，より組織的なそれを，生み出す。この方法は，患者の抱える問題についての一段と明確な認識，およびそれら問題の論理的な評価を助成する。これは，患者のニーズによりも病態生理学のほうに教える時間を多く割いている現行の方式を変え

るための強力な刺激剤になっている。(108頁)

　一部のナースは，看護ケアを行なうにあたって自分たちを導くような，医学診断以外の何かが必要であると思い，ナースが患者1人ひとりにつき"看護診断"をつけることを提唱している。彼らはナースの診断を，医師の診断とは別の何かだとみなすのである。
　クリスティン・ジービーとメアリー・アン・レイヴィンは，1973年10月にセントルイス大学で開かれた第1回全米看護診断分類会議の報告書のなかに，以下のような"[34]の看護診断仮リスト"[1]を提示した。1つの分類システムを採ることについて会議参加者の意見の一致をみることができなかったので，これらの看護診断はアルファベット順にリストされている。

　信念の変更
　自己および他者との関係の変貌
　変貌した自己概念
　不安
　水分欠乏
　排便の異常
　認識機能レベルの変化
　安楽レベルの変化
　混乱（見当識障害）
　喪失
　消化障害
　病気に対する家族の適応障害
　適正を欠く家族作用
　恐怖
　悲嘆
　理解力の不足
　意識レベルの変化
　栄養不良
　ごまかしの小細工
　可動性の障害
　運動失調
　ノンコンプライアンス
　疼痛
　皮膚の調節機能障害
　呼吸障害
　呼吸困難
　セルフケア実行力の変化
　感覚障害
　皮膚損傷

非効果的な睡眠＝休息パターン
危険に対する過感受性
思考過程の障害
排尿障害
言語的コミュニケーションの障害

　これら診断の多くは，当の患者が対処するにあたってナースの援助を必要とするであろうような，心理社会的な問題である。ジービーとレイヴィンは，医師たちが"国際疾病分類ならびに系統病理学命名法"を練り上げるのに300年をかけてきたことに言及し，看護は"他の学問分野から学ぶ"べきであると提言するのであるが，同様の看護診断リストを開発すべきであると暗示している。看護はこの方向を進むかもしれないし，あるいは，看護と医が完全に協働的な役割を新たにつくり上げ，患者は特定の病理への医の注目，および心理社会的なニーズへのナースの感受性，の恩恵を被るようになるかもしれない。このテキストは後者の行き方をとってきており，これは，すべての専門職ヘルスワーカーが患者の抱く問題を見分けて当然であるとするウィードら医師たちの著作によっても，また，"ナース-医師チームワーク"を通しての患者ケア向上を呼びかけるベイツとその仲間によっても，提案されていることであろう。[38-40]

　診断すなわち患者の抱える問題は患者，担当の医師，ナース（およびその他の専門職ヘルスワーカーら）によって協働的に明らかにされるはずであるのとまさに同じく，意思決定，治療，すなわち作用行為の方針も，共同して行き着いたものであるときに効果的である見込みが高い。

　英国の王立看護協会および全国看護師協議会に代わってイヴリン R. アンダーソンが行なったナースの役割についての調査研究の報告書には，"医師はナースの仕事の技術的側面にもっとも関心を寄せている"とあるが，アンダーソンはのちに，"ナースは，患者のコメントが明示しているように，きわめて強く求められている情緒的な支援を持続的に行なうことを犠牲にして，技術的有能さを強調してはならない。であるからして，医師およびナースの教育訓練に入院患者の情緒的な問題を扱う方法を含めるべきである"と言っている。アンダーソンは別のところで，"地域社会におけるヘルスチームというかたちでの医師/ナースパートナーシップは現在進められつつある。1980年代にはナースが，家庭医に近い役割のもとに一群の家族に対して責任をもち，家庭と病院の間を自由に行き来しているのではないか。今後，こうした変わりゆく役割が看護という職業に多大な改造を要求するであろう"と言うのである。[m]

　ヘルスアセスメント，診断，意思決定をめぐるナースの役割は，メキシコで開かれた1973年の国際看護師協会4年ごと大会のプログラムをみてもわかるように，世界中で論議されている。ヨシヤ・メーシー，ジュニア財団は，世界各国でヘルスケアに従事中の各種ヘルスワーカーの役割についての2つのカンファレンスのスポンサーとなった。[41,42]　合衆国の全米科学財団は，

新しい保健関係実践家（ナース・プラクティショナー，医師助手，その他）に関する研究文献の批評注釈つき目録作成のスポンサーとなった。1974年の時点で約200の研究文献が取り出されている。[43]

　一般の認めるところ，20世紀を通じてナースの現実の役割は看護師業務法に表されている以上に独立したものであった。また，ナースがより独立度高く実践することができ，自らの行為を説明できるように看護師業務法を修正すべきであるということも，衆目の一致するところである。と同時に多くの人々が，看護教育は，独立業務，とくに臨床アセスメント，診断，意思決定ができるように専門職ナースを正規に養成しなければならないと考えている。

　本章の各所で指摘してきたように，意思決定あるいはケア計画については常に，最終的にはその人本人に，乳児や子どもの場合はその両親ないし後見人に権利がある。ヘルスワーカーの"意思決定"は健康上の助言や治療処方のかたちをとることができるが，いずれも患者ないし両親や後見人に受け入れられることもあるが，拒絶されることもあるのである。

　本当に病気の予防のほうが治療よりも重要であるならば，そして数々の著者が言うように"医療費"は治療によりも予防に使われるべきであるならば，助言のほうが治療よりもはるかに重要であるということになる。マレソン[44]は著書『医者を無用にするには』で医療を批評し，この結論に達したようである。彼はこれまでに考案されたシステムはどれも実際には有効でなく，"治療が死を招くことがある"と考えており，また医師が薬物を使いすぎると思っている。彼が引用した研究文献に明らかなのは，医師は患者のそばにほとんどいないので，薬物を，なかでも劇薬や，周到な医学的監視を要する薬物を処方するに十分なほど患者の状態について知っていないということである。マレソンは医師の薬物乱用は多くの場合，人々が医師に薬物処方を期待する，時には要求さえする事実が原因であるという。医療者がどのような治療を行なっても，それは，治療の目標であるはずの自立ではなく依存を生み出しがちである，と彼は総合判断するのである。マレソンもサミュエルとベネット[45]やイワン・イリッチ，[46a] リック J. カールソン[46b]と同じように，今日の増大する医療とうなぎ昇りに増える医療費が確実に迎えるであろう不幸な帰結を逆転させるための唯一の希望として，問題意識をもちかつ教育のある自立した患者に注目するのである。

　<u>健康カウンセリング</u>は，望まれない子どもや病気あるいは障害のある子どもの出生を予防する人口コントロールから始まる。何人かの書き手によれば，"被虐待児症候群"の事例がふえているのは人口過剰のしるしの1つである。望まれない子どもの出生を予防することは児童虐待をなくすための有効なアプローチの1つではあろう。この問題を攻めるいま1つの道は，障害のある子どもが虐待を受けやすいことから，遺伝カウンセリング[n]によって障害児の出生を予防することである。

　遺伝学は急速に発達中の学問であり，DNA（デオキシリボ核酸）の意味することは専門誌ならびに一般誌で広く取り上げられてきた。周知のように，

この世界的な主題は議論のうず中にある。これに関する最近の著作のタイトルがまさにその証拠であろう。いわく，すばらしい新ベビー，生物学的革命の明と暗（David M. Rorwik, 1971），[47] 組み立て人間，遺伝子コントロールの倫理（Paul Ramsey, 1970），[48] ヒト遺伝子欠陥の早期診断，科学的ならびに倫理的考察（M. Harris 編，1971），[49] 避妊法の発達における道徳的葛藤（R. F. R. Gardner, 1973）。[50] 人間の遺伝学（L. L. Cavalli-Sforza, L. L. Bodmer, 1971），[51] 遺伝学の原理（E. J. Gardner, 1971）[52] のような一般向けのテキストもあれば，アラン C. スチーヴンソンら[53] やジェームス R. ソレンソン[54] によるもののような遺伝カウンセリングに関する書物，M. バルトロスによる診療における遺伝学の本[55] などもある。ケイ・コーマン・キンツェルの臨床看護における先進的発想のような一般的な看護の書物のなかに，遺伝学とナースといった章が入っていることもある。[56] 1966 年からは，ナースが遺伝カウンセリングを行なう機会を指摘する論文が看護雑誌に載るようになった。[57-60]

1971 年，テオドール・フリードマン[61] は「サイエンティフィックアメリカン」誌に論文"遺伝病の出生前診断"を発表し，1,600 以上の疾病が遺伝的に生じると述べた。のう胞性線維症，鎌状赤血球貧血，フェニルケトン尿症がその例である（フェニルケトン尿症がもっともよく知られているだろう）。[62-64] フリードマンによれば，40 の疾病は羊水を用いて出生前に診断可能である。35 歳以上の妊婦は遺伝学的な診察を受け，その結果しだいでカウンセリングを受けるべきである，というのが大方の見解である。

クレア O. レオナルドら[65] は，医師の行なう遺伝相談の有効性を"利用者の見方"を示すかたちで評価した。彼らの調査結果は，遺伝相談は複雑な内容を擁するものであり，人々に必要十分な援助を行なうに足る力量を備えた保健医療専門家はほとんどいないこと，および，遺伝の問題はごく限られた数の親たちの問題であること，を一段と確かにしている。看護教育課程は，遺伝カウンセラーの役割を負うナースたちに，この問題を特別に勉強する機会を与えるべきである。ナースが遺伝クリニックに職を得たり，その分野を専攻したりすることがありうるのである。遺伝の原理の応用の結果である動植物の改良を思うと，あたかも人間には人類の改良に遺伝の原理を応用するすべをもつことができるかのようである。

実際には，保健相談はすべて，診療と同じように専門分化しているので，ナースは皆，一般化された援助活動をするものと期待されているかもしれないが，子どものケアについてのもっとも効果的な相談は小児科のナースが，高齢者の問題をめぐるそれは老年科のナースが，それぞれ引き受ける。諸検査を受けて診断が下ったあとは，癌の患者であれば癌専門ナースから，心疾患の患者であれば心臓病専門のナースから，結核患者は胸部疾患専門のナースから，それぞれ最良の援助を得るべきである。

診断および意思決定におけるナースの役割は，常に患者や家族を巻き込むものである。ナースはほとんどの場合，ヘルスワーカーズ・チームのメンバーである。クライアントや患者を助けるにあたり，他の専門職者と共に診断および意思決定のプロセスに加わる。他のヘルスワーカーズが居合せない

ときや，ナースがプライマリーケア提供の責任を負っていたり，主たるセラピストとして，あるいは個人開業者として行為するときには，ナースは医師，歯科医師，臨床心理士，結婚カウンセラーなどと同じ独立役割をとることになろう。古くからの，しかし新しく語られるようになったナースのこの役割を扱った引用に値する論文は何百とある。本稿は既出版の文献および出版準備中のもの，特定の報告書類を参考にした。[66-74]

6
ケア計画

訳者解題

　いわゆる看護理論つまり看護の概念枠組みを扱った専門書の索引で"看護過程"をみると"看護の実際をみよ"とある」、には笑ってしまう。昔、小さな国語辞典で"岩"を引いたら"石のこと"とあり"石"と引いたら"岩のこと"とあったのを思い出していっそう笑ってしまった。ヘンダーソンは、看護だけに特別のものであるかのような、the のついた看護過程に疑問をもつが，「効果的な看護には必ず，問題解決と計画と評価がある」ことを，the 看護過程なる概念が出現する以前から人一倍強調していた。とくに計画については，チームナーシングの普及とともに看護ケア計画がことさら言い立てられた 70 年代初めに彼女はこう書いた。「1 人の患者を看護する複数の人々のはたらきを，何らかの形の書面計画を用いて調整することがこれまでも"常に"重要であった。……ケア計画を立てることが今重要であるならば，それは今までもずっと重要であったのだし，型にはまった計画が今危険であるならば，それは過去においても常に危険であったのである。そして現在，ケア計画を立てる作業に患者とその家族を参加させるべきであるならば，それは過去においてもそうすべきであったのである。」*ア

　章題を"ケア計画"として彼女がわれわれに念を押したいのは，ケア計画はナースばかりでなくすべてのヘルスワーカーが使うもの，これだろう。

　本章は『看護の原理と実際』第Ⅱ部第 8 章患者受け入れ，ケア計画，リハビリテーション，ケアの終わり，の 3 である。

統一計画の重要性

*ア On Nursing Care Plans and Their History：Nursing Outlook, June 1973。邦訳：看護ケア計画とその歴史について，ヴァージニア・ヘンダーソン論文集，日本看護協会出版会，1982。同[増補版]1989。

　病院や看護ホームの患者のためのケア計画（看護ケアを含む）の重要性は，病院認可合同委員会や合衆国政府社会保障庁がいまや認識している。[1,2] この 2 つの機関は，公的資金供給の認可と認定のために，各施設が完全な患者記録のなかに書面のケア計画を含めることを求めている。しかしながら，著者らがここで説明するような患者ケア計画書がどこの保健医療機関にも，あるいはそこまでいかなくても大多数の保健医療機関に存在するかというと，そんなことはないのである。ルーディ L. シュウカ[3]は 1972 年に，合衆国西海岸の 6 病院から無作為に選び出した 235 の看護ケア計画を調べ，それらの

記録の約75％は与薬，行なった処置，バイタルサインズのチェック，摂取と排泄（患者が摂取ないし排泄した水分量），診断のための検査など，機能的な職務に関するものであったと報告した。看護ケア計画上の記録のわずか1.7％が，リハビリテーションや退院計画に関係していた。

看護ケア計画がうまく活用されてこなかった理由は数々あるが，その1つは，それが必然的に複雑であり，広く受け入れられるような単一の様式が未だ開発されていないことである。ここで説明するようなケア計画を立てること以上に，洞察力，知識，技術，協力を病人とその家族とヘルスワーカーズに求めるほかの何かを思い浮かべるのは至難である。

ある患者へのケアを計画し行なう責任が複数の者にあるとき，彼らの尽力を調整して共通の目標に向かわせるためには何らかの手段が講じられねばならないことは言うまでもない。病院などの施設や機関のなかには，患者のケアや経過を話し合うための決まった時間を用意してあるところもある。"ケース"カンファレンスあるいは患者カンファレンスと呼ばれるそうした会合には，医師，ナース，栄養士，ソーシャルワーカーなどが出席する。患者やその家族が招かれることもあり，彼らはカンファレンスに寄与するとともに，そこの話し合いから，退院後のセルフケアの方法を学ぶことができる。患者や家族が参加すればヘルスワーカーズは，参加のない場合に比べてはるかによく，患者が自分のヘルスニーズにあわせて生活パターンを変えるのを助ける方法を学ぶことができる。おそらくは精神保健機関がカンファレンスへの患者と家族の参加をいちばん求めており，患者が自らの目標を設定するのを励ましているので，カンファレンスのもっとも建設的な活用はその種の機関およびそこの職員によってなされているに違いない。スペシャリストナース，主任ナース，あるいはチームリーダーなども加えた全看護職員が入る看護巡回は，病院によっては，患者の問題を明らかにし，看護計画について話し合い，患者への看護ケアを調整する一手段として活用されている。そうした"巡回"がベッドサイドでなされるわけである。[4,5] 他の患者に聞こえるところで自分の問題を話し合うのが平気な患者はめったにいないので，同室者のいる場合は当該の患者をカンファレンス室に連れ出すことが望ましい。情報交換とケア計画立案のための手順も踏まれねばならない。さもないと，患者のニーズのあれこれが考慮されなかったり，それらへの対応が計画されなかったりすることがある。

少なからぬナースが，患者についての必要な情報を集め包括的なケア計画を書くことは，すでに満杯のスケジュールになおまた多大な時間を要求する，と思っている。が，それを行なうためのさまざまな道具を使ってきたナースたちは，計画を立てると事実上時間が有効利用されることに気づいている。L. メイ・マクフェトリッジ[6]は，"看護歴"をとる面接はたいてい30分ほどを要し，また情報は数日かけて手に入るものであるとはいえ，患者の入院後早い時期にそれをすることの利は大きいことを見出した。フィロセア R. スウィートとアールマジーン・スターク[7]は，看護情報記録が産科患者用に作成されて最初の受診時に使われ，以後出産前，出産後の期間を通じて患者が

それをもっていると（すべてのナースがその情報を使い，またそこに情報を加えていく），情報の重複が少なくなり，したがって対象の女性たちのために計画したり彼らをケアしたりするさまざまなヘルスワーカーズの労力の重複も少なくなった，という。同時に，患者はより十分に情報を与えられ，自分の妊娠に対する不安が少ないようにみえ，母となることへの準備がより完全であった。ケアの継続性が保証されたのである。

効果的な看護には必ず，問題解決と計画と評価がある。ここ数十年間，看護の定義，看護の理論（あるいは諸理論），看護学を確立すべく，皆で申し合わせたかのような集中的努力が払われてきた。ある人たちは，"看護過程"[イ]という言葉を使うとよいと言う。1961年，アイダ・ジーン・オーランドは『ダイナミックなナース-患者関係：機能，過程，原理』を発表した。彼女は言う。"看護場面は3つの基本的要素によって構成される：(1) 患者の行動，(2) ナースの反応，(3) 患者のためになるように考案された看護行為。これらの要素の相互作用，それが看護過程[ウ]である。"[a]　オーランドは明らかに，看護過程という言葉を，分析的に看護を行なう者であれば誰もがしている瞬間的な，毎時の，毎日の働きを説明するものとみなしている。看護学の発達に対する彼女の最大の貢献は，著者らの思うに，ナースは自分が患者の行動にどう反応し，その行動をどう解釈しているかを患者に話すべきであると主張したことである。それをすれば，ナースの解釈が実行に移される前に患者はそれを正すことができるのである。

1973年，看護向上カンファレンス・グループは『看護における概念形成：過程と産物』[7a]を発表し，フロレンス・ナイチンゲールから当代の諸構想までの看護の概念における"優勢な主題"を論じかつ図式化した。この本の索引の"看護過程"をみると，"看護の実際をみよ"とある。このことから，"看護"はある人々にとって適切な用語であり，"看護過程"は別の人々にとって看護より有用な用語であり，"看護の実際"はその両方と同義であるらしい，とわかる。

患者ケアを計画する過程のなかの段階あるいは時期を記述したナースたちもいる。[8,9]　すなわち，(1) 健康歴を採る，(2) 健康問題を見分ける，(3) クライアントあるいは患者と共に，また彼らのために目標を設定する，(4) 看護行為（すなわち介入）を記述する，そして (5) クライアントあるいは患者の経過を（精選した規準を使って）同時進行で，およびケアの終息時に，評価する。

患者ケアを計画する上記プロセスの各段階に，ヘルスケアチーム全員がどのように共にかかわるかを知る1つの方法が，患者ケア計画というものを勉強することである。問題志向型医療記録（problem-oriented medical record：POMR）を使っている病院などのなかには，ナースがケア計画のデータベースの作成に参与しているところがある。看護歴は病歴や心理社会的ケア歴と別になっていることもあれば，一緒になっていることもある。POMR方式の場合は，クライアントや患者の経過記録には，その人のケアにかかわるすべての専門家職員の報告と観察が，経時的に組み込まれている。[10-14]　この特殊

*[イ] the nursing process：the がついていることにヘンダーソンは違和感を抱く。

*[ウ] nursing process：the はついていない。

な方式が，ナースが医の診療とは別の看護ケアを評価したり監査したりするのを助成するかどうかは，未だ不明である。

健康問題と，患者の看護ニード特定

　健康問題とは，その人の，何かのニードを満たす力が妨害されている状態である，と定義され，看護ニードとは，その人が日常の行動をするうえで，また自分のために処方された治療法などを実行するうえで，知識，意思力，体力の面でその人が必要とすること何でも，と定義されたり，"それが満たされればその人の……苦痛が緩和ないし減少するような，あるいは，その人の……充足感や身心のよい状態が向上するような，その人の要求"と定義されたりする。[b]

　その人の健康問題とニードを明らかにするにあたり，ナースは観察や面接を通して得た情報を分析し，人間の諸機能を妨げうる，あるいは向上させうるような人間行動についての看護の知識を総動員しなければならない。健康問題とニードを構造化するためのモデルがいくつも提案されているので，役に立つかもしれない。[15-20e]

目標設定

　患者のケア計画の一部として目標ないし目的を確立することは，到達すべき特定のポイントをナースと患者にもたせることになるばかりでなく，患者の経過と，ナースや医師，その他のヘルスワーカーズが行なったケアとを評価するための基準を設けることにもなる。患者ケアの目標のうちあるものは，ナースが自らの専門的知識技術と関心の領域内で設定するが，ある種の目標は，適切な言語化および目標達成の手段についてヘルスワーカーズのチームが協議する必要のある，複雑なものである。バーニース M. ワーグナー[21]は，目標は（看護行為としてではなく）患者の行動のかたちで述べるべきだと主張する。明確な用語で述べられねばならず，患者の未来を患者の現在と同じように扱うべきなのである。彼女の考えでは，ナースは目標を記述するのに生理学や病理学の用語を使うのをためらってはならない。マーリーン G. メイヤーズ[22]は，短期目標の場合がとくにそうであるが，設定された目標に期限が付されていないことが多すぎる，と指摘する。その目標はいつ達成されるべきかを声明することは，ある意味で患者の経過を決定することである，と彼女は考えるのである。目標が達成されないようであれば，看護行為の修正が必要となろう。

　ドロレス E. リトルとドリス L. カーネヴァリ[23]は，時にあまりにも特定的ないし限定された目標は問題のごく小さな一部分にしか注意を向けないので，より大まかで一般的な目標にしておいたほうが患者のためになり，また

多様な看護行為を可能にするのではないか，と警告する。たとえば，あるとき，肺炎で入院してきて母親のついていない4歳の男の子のための看護目的が"オペラント条件づけを用いて泣くのを減らす"であった。[c] この場合，より一般的な，しかしこの基本的な問題に焦点を合わせた目的は，"見捨てられる，および，罰を受ける，という恐怖を緩和する"であったろう。

どのような目的や目標（それらに関連の問題とともに）が設定されても，それらが達成される順序がまた，患者，家族，ナースによって検討されねばならない。フェイ L. バウワー[25]の考えでは，個人，家族，あるいはコミュニティの生命と完全性を脅かすような問題は第一に優先されるべきであり，その次には個人，家族，あるいはコミュニティに破壊的な変化をもたらすおそれのある問題が，そのまた次に，個人，家族，あるいはコミュニティの正常な発達に影響を及ぼすような問題が優先されるべきである。

目標や目的に優先順位がつけられていくうちに，短期目標と長期目標とがはっきりしてくる。その人についてよりよくわかるようになるにつれて新しい目標が出てくることもあるだろうし，また，当面の目標が達成されると，最初の計画では優先順位の低かった目標の順位が上がってくることもあるだろう。ナースのほうも，個々の状況で1つ以上の目標が達成されうることを考えねばならない。たとえば，学齢前の子どもへの経口与薬時には，その子どもがセルフコントロールの面で成長し，かついやなことを実行するのを助ける，という目標を同時に達成させることができるはずである。

長期にわたる病気，あるいは慢性の病気，生命を脅かしたりボディイメージを脅かしたりする病気は，その人の依存性を高めることが多い。したがってナースは，自立を促すような看護ケア計画のもとに，その人が早期にはっきりとした目標を立てるのを助けねばならない。

計画のタイプおよび計画に使う書式

患者のためのケア計画には，各患者の問題とニーズ，および彼ないし彼女が暮らす環境条件との関係で作成された当面の，および長期のプログラムが含まれる。場合によっては，長期プログラムだけがあればよい。プログラムないし計画は，医師が，患者とその家族，時には友人，ナース，栄養士，ソーシャルワーカー，各種セラピストなど，その患者のケアにかかわるヘルスワーカーたちと共同して作成する。時には牧師などの聖職者が重要な役割を果たすことがあろう。計画の当該者があまり重症ではなく，また理性をはたらかせることのできる年齢に達していれば，計画の成功には本人の計画受け入れが不可欠であるから，本人が立案および実行に参加する。そのケアプログラムに関係する者全員が，中心となる治療目的と関連の目標とを知っていることが肝要である。同じように重要なのは，手抜かりや重複を避けるために，計画の実行に責任をもつ者全員が知っているケア予定表があること，である。

書面計画にどれほど詳しい内容を盛り込むかについては異論がある。[26-28]

経験の豊富なナースのなかには，"1日1,500mlまで経口水分摂取を増やす"といった目標に添えて，患者の好きな飲み物，飲むのを助けてもらう必要があるか，また助けてほしいのかどうか，紙コップを嫌っているか，種類を問わずコップは使えないのかどうか，水分摂取についていつも首尾一貫した注意喚起が必要なのかどうか，などの詳細が書かれているべきであるとする者もいる。かと思えば，その種の情報は健康歴にあるし，たとえそこになくても看護カンファレンスで入手すればよいと考える者もおり，またこの種の情報を書くのは時間のむだ使いであり計画の柔軟性をそこねることにもなると思っているナースもいる。しかし，詳細が書かれていれば，ケアの継続性は高まり，ナースたちが自分という個人を認めてくれているという保証を患者に与え，その後患者は好きか嫌いかやできるかできないかを繰り返し訊かれなくてすむ。日常的にはナースもその他のヘルスワーカーも，患者および彼らの置かれている状況について完全情報をもっていることはまずないが，それがそろうまで待つことは，必要なケアを極度に限られたものにしてしまう。したがってナースは，患者をはじめ関係者とも協議のうえ，有利の見込みと危険の見込みを比較検討して行動を起こすための意思決定をしなければならない。この意思決定過程については，バウワーの『看護ケア計画立案の手順』[29]にすぐれた記述がある。

　ヘルスワーカーズ間の協力および処置やケアの一貫性を強化するのは，患者カンファレンスと，カルテに付されている書面ケア計画の活用である。書面のケア計画は，関係者全員にその患者のスケジュールを知ってもらうもっとも確かな手段であろう。個別に処置やケアの計画を立てるには，それをする人たちは，各人の問題とニーズを分析するために，当該患者について一定量の情報を手に入れねばならない。そうしたデータが，医学，看護，ソーシャルワークの患者研究を完全にする。患者の世話にあたるすべての専門職ワーカーに，患者のニーズを継続的にアセスメントする責任がある。であるから，それぞれの所見や観察事項が誰にも利用可能であるような記録システムが使われねばならない。あるゆる職種のヘルスワーカーは，その患者のケアの計画と実行との関係で，自らの機能を明確に理解しているべきである。それがはっきりされていないと，重複と手抜かりが起こりやすい。

　特定の患者について関連の情報を網羅的に集めることを患者研究と呼ぶことがある。ウィリアム・オスラーおよびあらゆる時代の偉大な医師たちは，個々の事例の研究を通して医学を教えるという実践参加を強調する。ナースがそのような研究をすることなしに患者のケアのための有効な計画を立てることはできないのは，自明であろう。この患者研究は必ずしも書面のかたちをとる必要はない。しかしながら，ナースたちがカンファレンスにおいて患者ケアにつき討議するのであれば，とくに目立つ事実やそれらが看護ケアにどう影響するかは書き留めておくとよいだろう。あるいはまた，ある患者についての研究を，出版するもしくは他者が読むことを見越して行なうのであれば，この情報を語りのかたちで提示することになるだろう。

7 科学技術の時代に看護の真髄を守り続ける[1]

訳者解題

　本章と，第2章ハイテクノロジー時代にあって，看護とは，とが，本書のなかでヘンダーソンの看護をもっとも直接に語っている。看護の真髄とは，『看護の基本となるもの』のあの基本的看護，看護の独自の機能，である。基本的看護がきちんと行なわれていれば，ヘルスケアから人間味を奪いがちな科学技術の洪水のただなかでも，人々本位のヘルスケア現場を保持することができるのだ。各方面の文献と各地での実験を踏まえて，どうしたら看護の真髄を守り続けることができるかを説くヘンダーソン。実践の場ではどのようにして？　看護教育においてはどのようにして？　研究においては？　と3つの側面からアプローチする手法は，『看護の基本となるもの』の看護を，実践で，教育で，研究でどのように具現するかを展開した『看護論』と同じである。ケアの画一性を排して個別化を徹底すること，学生に役割モデルナースを十分にみせること，平均的ナースの日常の実践こそが看護の価値を証明するのであること，つまり，ナースは今や知っているほどのことは確実に実行しなければならないのだということ，などに今さら痛烈に打たれるのは何としたことか。個人的には，ナイチンゲールと「その仲間が基本的看護ケアを用いてクリミアの諸病院の死亡率を劇的に減少させた」に目が止まる。ヘンダーソンはやはりナイチンゲールを研究したのだ。

　西洋社会におけるもっとも一般的なヘルスサービス批判は，非人間的というものであるが，われわれは看護の真髄はその個人的で個別的で人間的な特性にあるとほのめかす。われわれのこのほのめかしが事実をもって立証されればと私は願う。つまり，そうした"看護の真髄"に価値を置く人々が実際にそう行動することを，病気中心のケアではなく全人的なケアを提供することを，私は期待する。

　私は1976年に，ヴァージニア州リッチモンドのコモンウェルス大学で看護の真髄について話をした。私の信じるところを述べたのであったが，ここにはそれをそのままもち出すことになる。

　人も情報も迅速に運ばれることで世界が小さくなったゆえに，また人間の幸せは国際的な競争にではなく国際的な協力にかかっていると信じるゆえに，私は看

*ア 編者はこの講演を米国の Journal of Advanced Nursing 誌から採っているが，英国看護協会機関誌の Nursing Times 誌にも同年（1980）掲載された。前者には若干の加筆がある。

*イ 「医師は1日に1回ないし2回……一般的には条件つきの指示を出す。ナースは24時間を通じて，その条件を理解しつつその指示を実施しなければならない。」フロレンス・ナイチンゲール，『病人の看護と健康を守る看護』，1893。「ほとんどの国において24時間サービスを，それを必要としている人々に提供しているのはナースだけである。」『看護の基本となるもの』，1960。

*ウ 「内科的治療は治癒作用であると考えられている場合が多い。しかしこれはそういうものではない。内科的治療とは機能の外科手術であり，本来の外科手術は四肢および器官に行なわれるものである。そのどちらも障害となるものを取り除くこと以外には何もなしえないし，どちらも癒すことはできない。自然のみが癒すのである。……（外科手術，内科的治療の）どちらの場合にあっても看護のしなければならないことは，自然が患者にはたらきかけるように最善の状態に患者を置くことである。」『看護覚え書』結論。

護あるいはヘルスケアについて，一国家のことよりも地球規模のことを考えたいと思う。加えて私は，われわれが看護を社会の情況の一側面としてみない限り，いつの時代にあってもわれわれは看護をとても理解できまいと思うので，看護がそのなかにある社会というものとの関連なしに看護の真髄を語ることができるとは思えない。私はまた，いかなる種類のヘルスワーカーズも，自分たち以外のワーカーズが主張する仕事持ち分についてや，ヘルスケアを構成する必須の仕事のどれかを全員が放棄したり回避したりしたら人々の福祉にどんな影響が出るかについて考えずに，自分たちの職種の仕事持ち分の所有権を主張すべきではないと――自分たちはこれはするがあれはしないなどと言うべきではない――と思う。（ヘンダーソン，1977）*ア

したがって，"看護の真髄は何か"という問いに対するでき上がった答など私はもっていないこと，がおわかりであろう。

私はかねて，看護は他のヘルスサービスとは異なる，別個の実体であるのか，看護は医学，社会科学，健康教育その他の学問分野とどの程度重なっているのか，を問い続けた。そしてここに得た結論は，看護は数多くの他の分野と重なってはいるが，おそらくは，看護は唯一，1日24時間で年中無休のヘルスサービスであるゆえに，*イ 独自の機能を実際もっているというものである。

1977年に話したことの一部を繰り返さざるをえないのだが，私がナースの独自の機能，あるいは看護の真髄と考えていることを明らかにしておく必要があるだろう。すなわち，病人であれ健康人であれ人々が，生まれてから死ぬまでの間，もし彼らにしかるべき体力，意思力，知識があれば他者の助けなしに行なうであろうような日常生活行動をするのを助けること，というのがそれである。同時に，そうした人々との関係のどこにおいても，ナースは人々各人が自立を獲得ないし取り戻すのを助け，自立が不可能な場合はハンディキャップや不治の病気に対処するのを助け，最終的には，死が避けられないときには尊厳をもって死にゆくのを助ける。ナースのこの独自の機能は1つのヘルピングアートであり，同時に1つのサイエンスである。この考え方は決して新しいものではない。オスラー博士の師の1人であったR.P.ハワード博士は，医師に対してなされているのと類似の高等普通教育を，3年制の職能教育に先立ってナースに与えることを提唱した。看護は科学的なアートであるべきだ，と彼は言うのである（マックダーモット，1950）。ナースは卓越した人間復権施行者なのであり，もしも彼らがより十分に教育を受け，より分析力に長け，社会における自分たちの役割可能性をよりよく知っていたならば，その，科学的なアートといった言い回しをつくり出して人間復権施行のプロセスを記述したかもしれないではないか。

フロレンス・ナイチンゲールは，ナースのすることは自然が人々を癒すための最善の状態に人々をおくことであると言い，自然だけが癒す――医師もナースも癒しはしないと加えた*ウ（ナイチンゲール，1969編集版）。ミス・ナイチンゲールの声明と，今日われわれが"看護の真髄"と呼んでいるものを記述する私の試みとの間に矛盾はない，と私は思う。しかしナースは，看

護のこの"真髄"ないし独自の機能（これについてはナースは支配者である——つまり自ら計画し処方する実施方法をもっているのだが）に加えて，医師が処方した治療法を人々が実行するのを助けることもする。そして，医師が不在のときには人々はみな自分で手当てをするか医師以外の誰かに手当てしてもらうかするのと同様に，医師が不在のときにはナースは通常は医師のものとみなされている機能を果たすのである。同じく，多くの医師はナースが不在のときにはナースの機能を果たすし，ソーシャルワーカーが不在のときにはナースや医師が人々の社会的な問題を手助けする。英国，カナダ，合衆国ではナースの数が医師のそれよりはるかに多い。インドではそれが逆である。インドのナースと医師が，西洋工業化諸国のナースおよび医師のように機能しているとは思えまい。（ナースの機能についてのこのような私の分析に賛成しない人もいる。彼らは，たとえば，ナースは患者の代弁者である，とか，ナースは健康の増進者である——キュアよりもケアに関心がある，などなどと言っている。しかしながら，ここに提示した考え方は状況次第の大まかなものであるから，そのようなより狭い看護の定義やこれまでに提案された数々の定義のいずれもを当然包含しているのだ，と私は主張する。）

ナース＝助産師の役割がもっともはっきりとナースと医師の機能の重なりを証明している。子どものケア，高齢者や慢性疾患患者のケア，それどころか，医師のところに行かない人々すべてのケアにおいての，ナースのいわゆる拡大役割は，ナース＝助産師の役割と同じように完全に受け入れられつつある。ナース＝助産師はナーススペシャリストの定評ある典型なのである。

この稿ではナースの機能についての論議を長々とするわけにはいかない。理論上はともかく実際上は，"看護の真髄"とわれわれが言うときはここまでの論議と同じことについて話していくのだと私は考える。

本稿で問われるのは，われわれはどうしたら，ナースが患者ないしクライアントの"皮膚の下に入り込んで"彼らが必要としかつ活用できる援助を見出すようにすることができるか，すなわち，患者とその家族に対して，自立，最適の対処行動，あるいは平和な死をはぐくむはずの，どのような養生法ないしケア計画をそのときその場で明らかにすることができるか，ということと，ナースはどうしたら，そうした基本的な機能をもちこたえる一方で同時に，専門的なスキルを求めるいやましの要求に応えることができるか，ということである。イングランドにおけるナースの役割についてのイーブリンR. アンダーソンの調査研究（1973）は，ナースと患者はナースの感情面での支援を重視するのに対し，医師はナースの技術的力価を重視することを明らかにした。とはいえ，ナースが技術的力価に無関心であるように思われるとしたら，それは残念であることはいうまでもない。専門的スキルは数の上でも複雑さの点でも増強している。そこには，身体的ならびに心理的な査定や診断用のテスト，高感度で危険性もある機器類の操作を含む術前，術後のケアを助けること，絶え間なく数が増え続けまたその人間の安寧への脅威可能性がそれを与える者とそれを服用する者を悩ませずにはいない薬物の投与，などが入っている。

看護の人間的な面と技術的な面との対立を例示すべく，読者の多くには目新しくもないであろうエピソードをもち出す。ある夏の日の午後，集中ケア病棟にいる重篤な友人のそばで2, 3時間を過ごそうと思い，私は病院へ行った。不安顔の見舞客でいっぱいの小さな待合室でしばらく待ったあと，5分間だけ友人に会ってよいと言われた。ベッド，背がまっすぐな椅子，不気味なモニター装置その他機械類が配置された大きく，寒く，ほとんど窓のない部屋のなかの12人の男女の1人が友人だった。首に聴診器をかけた精力的な若いナースたちは誰もが知るとおりの忙しそうなようすで，患者たちとは対照的に，けしからぬほど快活，それに多少なりとものん気にみえた。訪れてくれる親族のいない老いた男やもめの友人に私がしてあげられることがあれば，と思う私に，ナースはいっこう近づいてこなかった。友人はおびえ顔をしており，触れるととても冷たかった。ずっと"一日中凍るようだ"と彼は言った。ナースに言ったら，と私が言うと，"だめだめ，ナースは忙しいのだよ！"と。不安に満ちた，機械支配のこの環境で12時間はたつであろうに，それでも患者たちは，回復室に欠かせない条件として人間的な単純な恐怖と身体的な不快とをあらかじめ見越しているのだった。私がそこにいる間に，人道的実践家である主治医が友人のようすをみにきた。彼と私は一緒にそこを出たのだが，彼は悲しそうに言った。"ここにはとてもよくない何かがあるけれどもそれをどうしたらよいか私にはわからない。"

　ヘルスワーカーズが皆，人間味のあるサービスをするかどうかは，結局のところ，社会が何に価値をおくかによって決まる。ナースはその社会の一員であり，社会の価値観に影響を及ぼすことは言うまでもない。ナースたちが，社会のごく少数の人々の，高度技術的熟練を要する治療の要求に応えるのと同じように，全人類の基本的にして普遍的なニーズに応えることが重要であると思うならば，科学技術的に確実な治療を供給する以上にたっぷりと惜しみなく人道主義的ケアを供給するヘルスサービスを人々に支持させることができるだろう。

　英国のナースは政治的意識があり実際にも政治的に動くという長い伝統がある（エイベル＝スミス，1960；シュライオック，1977；ホワイト，1978）。人間の権利としてのヘルスケアという考え方を明確にしている英国のような国では，保健および社会福祉にかかわる法律が，ヘルスワーカーの種類と数や彼らの機能，彼らが行なう諸サービスにどれほど出費がなされるかを決めている。したがって言うまでもないことだが，よき市民であることと効果的な法律の制定を助けることとが，ナースを含めあらゆるヘルスワーカーにとっての優先事項でなければならない。

　英国看護協会はその役員，職員，専門調査作業班ないし委員会などの政治的手腕を示す数々の文書を発表してきている。私がとくに感銘を覚えたのは"ナショナル・ヘルス・サービスについての王立委員会への証言"文書である（英国看護協会，1977）。それを知っているので，私は本稿では政治の分野に踏み込むことは避けた。私がここで政治に言及するのは，政治の重要性を無視するのは愚直なことだからである（全米看護連盟，1978）。私はむしろ，

看護サービスを管理するなかでの，ナースを教育するなかでの，ナースが研究を行なうなかでの，そしてもっとも重要な，看護を実践するなかでの，科学技術の時代に看護の真髄を守り続けるうえで助けとなると私が思う指標をいくつか，指摘したい。

可能な限り，それら指標を主唱する人の名前，彼らがそれらの有効性を証明した場所，あるいは実験が進行中の場所，を私はあげるつもりである。

どのような管理が，科学技術の時代に看護の真髄を守り続けることを可能にするか

私が思うに，"全人的"ないし人道的な看護ケアを促すような管理の指標には以下が入るだろう。

1. ヘルスケアの提供者集団においても受益者集団においてもグループ決断と個人の発議権とを奨励し，管理者による独裁的な意思決定ではなくグループ決断を助成するような民主的な形態。
2. 患者ないしクライアントをケアする人々が彼ら1人ひとりを見分け，彼らおよびその家族や友人に関心をもつことができるほどの小さな臨床単位をつくり，権限を分散させている。
3. ナースに仕事，機能，持ち場，活動を割り当てるのではなく，患者あるいはクライアントを割り当てる。
4. ナースに，医師，歯科医師，ソーシャルワーカー，言語聴覚士，理学療法士など他のヘルスケア提供者が与えられているのと同程度の，患者ケアに対する職業上の責任と責務を与えるような組織構造である。
5. 看護サービスを行なう者が，もし望むならば，教えるあるいは研究をすることもできるような，病院と学校の共同任用（ジョイント・アポイントメント）の制度がある。

上記のリストをもっと拡大して，そこに取り上げる指標の1つ1つを論じることはできないほどにすることももちろんできよう。このリストは多分私の偏見を例証しているのであって，管理の勉強をした人々には異議があると思う。

私が民主的な管理を第一にあげたのはジェファソンの原則，民主主義の原則を強く信奉するからである。大学教授会はその構成員のなかから5年間任期の学部長ないし学長を選ぶという考え方や，管理が個々人の発達可能性をどこまで促すことができるかを示唆する見解，などがトーマス・ジェファソン*ェ流である。

病院管理，とくに看護サービス管理はかねて抑圧的であり，もし紙幅があればその本質を歴史的に説明することができる。何十年もの間，看護学生が看護ケアのほとんどを行なっていた。学生たちの学習段階はさまざまであ

*ェ Thomas Jefferson：米国第3代大統領（1743-1826）。中央集権を抑え，基本的人権を強調した。

り，またその多くは未成年であった。管理の仕事はそもそも，十分に教育訓練された大人の職業人による創造的な看護を助成するためにではなく，病院，患者，それに学生自身を守るために組み立てられたのである。かつてと異なり学生の労働が問題でなくなったこの時代にふさわしくない抑圧的諸要素をわれわれが捨て去ることができるまでには，まだまだ年月が要るであろう。

　20世紀に入って以来，評論家たちはナースに家父長的，女家長的支配に反抗せよと言ってきた。読者にとってこれはもちろんニュースでも何でもないのだが，若いナースたちはなぜ変化がかくも遅いのか，理解に苦しむだろう。40年代に，オーストラリアのある医師とイングランドのやはり医師とが，ナースたちは"不当に利用され，あまり認められていない"と言い，"何よりも先に捨てるべきは時代遅れの考え方だ"と提言した。ナースたちに，企画において積極的な役割をとり，"神々の侍女"の役割を引き受けるな，と助言したのである（ウォーカー，1944；スミス，1942）。

　進歩は確かになされだが，状況がまったく変わるということはなかった。一患者の妻であったジョイスリン・エヴァンズは1971年にロンドンのある病院について書き，部下を女学生か家事使用人のように扱っておきながら，いかなる職業においても高く尊重される献身というものを当たり前のことと思っているような圧政を行なっていた"シスター"*オを批評している（エヴァンズ，1971）。アメリカのナース，ジョーン・アッシュレイは1974年に，病院にはいまなお家父長的統制がまかり通っている，と明記した（アッシュレイ，1976）。

　地域保健機関の看護サービス管理は病院や診療所，ナーシングホームのそれに比べてこれまでもはるかに民主的であったのだが，病院はあらゆる保健医療職者の訓練の場であるので，病院で働くということは，医師，ナース，ソーシャルワーカーその他，一般的にいって病院システムからはずれている歯科医師を除くすべてのヘルスケアワーカーにいわば病院印をつけてしまうのである。しかしそれも変わりつつある。今日われわれは至るところで"参加型の管理"を賞揚する声をきく。管理者は"ファシリテイター"と呼ばれ，彼らの値打ちは働く人々の潜在能力を助長する力価の点で測られる。しかしながら，患者あるいはクライアントのセルフケア潜在能力や，病気や障害をもつ家族メンバーを助ける家族の潜在能力を高めるような管理概念は，ほとんど見受けない。いくつかの精神病院は例外で，これはおそらく，患者参加型管理の模範であろう。ブルーノ・ベトロハイムの『心のホーム』(1974)に，患者が第一級の扱いを受ける住民であるシカゴの病院のことが書かれている。また，エリザベス・バーンズは，患者が病院の方針作成を手伝うロンドンのカッセル病院での調査報告書をまとめている（バーンズ，1968）。これら精神科施設における数々の実践は他のタイプの病院やホスピス，ナーシングホームに応用できよう。

　自治権のある，比較的小さな臨床単位をつくって権限の集中排除をする方式は決して新しくはない。合衆国西部にあるカイザー・パーマネント方式*カの諸病院は1950年代にこの方式を確立し，患者グループを8床と縮小，ま

*オ 英国では病棟師長をシスターと呼ぶ。

*カ 第3章の訳注*ア参照。

たいわゆる師長職をなくした。私が最近訪れたカナダおよび合衆国の比較的新しい病院は，それほど革命的とはいえないまでも，類似の集中排除方式を実施している。マーサ・ハーバーは，カリフォルニア大学サンフランシスコ校の大学病院における看護サービスについて書いたなかで，権限の集中排除の長所を論じる（ハーバー，1979）。1978年の時点で，そこの看護スタッフの81％が登録ナース，その半数以上が学位をもっていた。この病院では，患者ケアを個別化するための，また，アセスメントし，計画し，計画を実施し，看護ケアを評価する責任をスタッフナースに与えるための，真剣な取り組みがなされている。私のみるところ，患者ケアについての意思決定をその臨床単位内に委ねるという行き方が急速に広まりつつある。患者やその家族についての知識を踏まえての意思決定をすることは，組織の中枢部には往々にして不可能であるとわかってきたのである。

　私の考えでは，仕事を割り当てるのではなく患者を割り当てるやり方は，先にあげた他のいかなる管理の特性にもまして，科学技術の時代に看護の真髄を守り続けることに寄与する。マリー・マンシイはこれを"プライマリー・ナーシング"と呼び，"「私の患者」，「私のナース」への回帰"と言っている（マンシイ，1970）。機能別看護すなわち仕事割り当ては産業時代の産物の1つであり，生産性向上の方策として奨励されてきた。（患者割り当て方式を表すのに"プライマリー・ナーシングという言葉を使ったことを私は残念に思う。というのは，この言葉はプライマリー［ヘルス］ケアといとも容易に混同されるからである。プライマリー［ヘルス］ケアは，医師あるいはナースのところへの患者の最初の来訪を意味し，その医師ないしナースがその最初の来訪をフォローアップして，必要なサービスを提供するかあるいはしかるべきヘルスワーカーへとその患者を紹介するかする。）ヘルスケア提供者たちは産業経営で使う方法をヘルスケアのシステムへと無批判にもち込むことの危険性をまだよくわかっていない。（"ヘルスケア産業"という言い方をすること自体に私は違和感を覚える。）

　患者割り当て方式を再導入ないし採用している医療センターは合衆国に無数といってよいほどあり，紹介しきれない。しかし，マサチューセッツ州ボストンのベス＝イスラエル病院の看護スタッフが最近，その方式が患者と看護満足度にもたらしている好ましい効果をみせる映画を作成したので，同病院のプログラムを取り上げてみたい。最先端の科学技術を用いる医療実践をハーバード大学医学部が展開しているこの急性期ケア総合病院では，患者へのケアは個別かつ人道的である。看護は大学卒のナースがほとんどを行なっている。ここのスタッフナースにみられるほど高い士気を私はほかに知らない。看護部長のジョイス・クリフォードはプライマリー・ナーシングの利点を論議するために，マリー・マイシイとともに遠くドイツまで出かけた。

　患者割り当て方式を論じるにあたりもう1つ言及しておくべきは，イリノイ州シカゴのラッシュ大学付設の医療センターである。そこの看護学部は学部長ルター・クリスマンの指揮のもと，"優秀センター"を立証するためにケロッグ財団から多額の助成金を得た。ジョンL. ならびにヘレンのケロッグ財

団から450万ドルが出ている。"優秀センター"は上質な臨床ケア，完璧な看護学部，継続教育，臨床研究，実地教授プログラム，多領域関与プロジェクト，国際プログラムなどの実現を約束しているのである。プライマリー・ナーシングの理念は1972年に導入され，以来程度の違いはあるもののすべての病棟に取り入れられてきた。看護学部は，学位をもつナースが構成する自主独立した有能な看護スタッフの開発と，看護ケアの連続的監視とを引き受けている（クリスマン，1978；プリマ，1978；ヘジベリィ，1978）。（ラッシュの副学部長スー・ヘジベリィが1人の患者について面白い話をしている。プライマリー・ナーシングを導入していない病棟に入院したその患者は，以前，プライマリー・ナーシングを行なっている別の病棟に入院したときの"自分のナース"に会いたいと申し入れた。会うやいなや患者は言った，"ねぇ，きいてください，私はいまあの専門フロアにいるんです。私の体温を測る人が1人決まっていますし，身体をふいてくれる人，血圧を測る人がそれぞれいて，また別の，薬をくれる専門の人がいるのです。でも，私の靴のひもを結んでくれる人はいないのです。"）

　ナースが各患者の看護ケアを計画しその多くを実施することに責任を負っている上記のような医療センターでは，ナースたちは医師や各種療法士やソーシャルワーカーが恵まれているのと同等の職業上の地位に恵まれている。上部管理層の規模は最小限に押さえられ，看護の力の向く先が管理から患者ケアに変わったのである。このような現場が看護をしたいナースを苦もなく採用できるのは当然であろう。

　経験を通して獲得した臨床判断能力ならびにスキルの向上と，継続教育によって増やすことのできた知識とを奨励するような様式の組織のもとでは，スタッフナースは，教えることに関心があれば，看護学部教師陣の貴重な一員となることができる。スタッフナースに学歴があれば，臨床医が医学部教師陣に迎えられるのと同じように，看護学部に非常勤の教員ポストを得る道が開かれるのである。研究に関心のある臨床ナースが臨床の問題を自由に研究できるのも同じく妥当なことであろう。これまでにおけるもっとも一般的な看護研究批判は，たとえそれを応用しても実践には何の効果もない，なぜならば研究される問題が患者ケアの場でほとんど出会うことのないものなのだから，というものであった。実践家ナースが自由に研究することができれば，彼らの研究にこうした批判が向けられることはまずないだろう。

　そのようなわけで，要するに，実践しているナースたちに看護のアートとサイエンスの両方を実行できるような場を与えることによって，管理者は，科学技術の時代に看護の真髄を保持することを助成できるのである。

どのような教育が，科学技術の時代に看護の真髄を守り続けることを可能にするか

　1．バランスのとれた教育背景という入学時必要条件を看護学生に求め

る。看護教育には，自然科学，生物学，心理＝社会学ならびに看護と医学のアートとサイエンスなどばかりでなく，語学，歴史，宗教，哲学，政治，経済などのいくつかも含める。
2. 看護基礎教育課程の冒頭で人間の基本的欲求を強調する。疼痛の診断にもっぱら結びつく患者のニーズよりはむしろ患者の全体的なヘルスニーズのアセスメントに重きを置くのである。
3. 健康と疾病についての代表的な理論に焦点を置く。とくに，スピリチュアルな健康，感情的な健康，身体的な健康の相互依存性，および世界的にみるヘルスケアへのさまざまなアプローチ，に焦点を置く。
4. 看護基礎教育課程において，探究の習慣と技法に重きを置く。本能的な，あるいは直観的な行動のとっさの必要性や，行為の根拠としての権威筋の価値を一方で認めつつも，問題への接近法，科学的研究の価値に重きを置くのである。
5. 臨床の熟練ナースである役割モデルが患者ケアを行なうのを観察する機会がある。それら熟練ナースがケアを行なうのを手伝い，最終的には，看護ニーズをアセスメントし，計画を立て，それを実施し，ケアを評価することに対し，効果的なケアを提供する満足を経験し非効果的なケアをそれと認めることができるほどの責任を負う，そうした機会がある。
6. ナースの働く年月の至るところに継続教育（患者中心ということのさまざまな様相についての）の機会がある。

　ここでまた私は，科学技術の時代に看護の真髄を守り続けることができるような看護教育の指標の，きわめて不完全なこのリストに，私の偏見の存在を認める。これらのうちのいくつかは，医の実践家が人道主義的価値観を守り続けることを期待する医学教育者たちによって，指摘されている。その著作に注目の価値ある現代の合衆国の医学思想家といえば，ルネ・デュボス，エドマンド・ペルグリーノ，ルイス・トーマスである。彼らはそろって医学校に，私が看護学校に勧めたいと思っているのと同様に，ヘルスケアを学ぶにあたり人道的な教育背景をもつ志願者を選ぶよう勧めている（デュボス，1959，ペルグリーノ，1979，トーマス，1979）。
　現在医学部の最終学年に籍を置く私の友人のナースがクリスマスカードにこんなふうに書いてきた。"私は医学について多くを学んでいますが人間の人間的な側面が残念ながら欠けています。私は自分が，疾病の状態の代わりにその欠けているものに専念することを自分に思い出させようとしていることを自覚しています。人間を忘れることはいとも簡単なのです！"
　最近実際あったことなのだが，ランチを楽しんでいる患者に看護学生が，血圧を測りますのでお皿をわきへどけてくださいと言っているのを目のあたりにして，看護教育も同罪ではないか，と私は疑うのである。
　『看護論』および『看護の原理と実際』の第6版に一般看護のカリキュラム，すなわち看護基礎教育のカリキュラムの概要を載せているが，それは看

護のアートとサイエンスに等しく重きを置いている（ヘンダーソン，1966；ヘンダーソンとナイト，1978）。自然科学，生物科学，心理社会科学が強力な構成要素ではあるが，看護教科課程の臨床看護面の勉強への人道的アプローチがかなり詳細に扱われているのである。学生は疾病や障害に由来する特殊なニーズの学習に集中するよりも，まずはあらゆる患者に共通のニーズを学習することに集中するよう促される。学生は最初に，各人の日々の生活行動について各人をどのように援助するかを学ぶ。すなわち，呼吸する，飲食する，排泄する，姿勢を保持し移動し運動する，眠り休息する，衣服を着脱する，体温を正常範囲に保つ，身体の清潔を保ち身だしなみを整える，環境の危険を避ける，コミュニケーションをとる——感情，ニーズ，恐怖，疑問，考えを表現する，礼拝する，働くあるいは生産的に活動する，遊ぶあるいはレクリエーションをする，とくに健康に関連しての学習や発見や成長をする，などの生活行動についてである。

　患者とその家族がこれらの基本的ニーズを満たすのを助けることに集中する学習期間を終えたのち，学生は次に機能の異常の結果として生じる問題を学習する。呼吸，排泄，動き，コミュニケーションの異常のゆえの問題である。この臨床カリキュラムの段階においてもなお，重点は疾病診断にではなく普遍的な機能あるいは日常の生活行動に置かれる。もしも学生が，自分に割り当てられた患者1人ひとりにつきこうした路線に沿って勉強するならば，そしてこの勉強が習慣となるならば，彼らは個別ケア以外の何ものもできなくなるだろう。臨床カリキュラムの第3段階に入ると，特定の疾病，たとえば麻疹，糖尿病，筋ジストロフィーなどといった疾病が余儀なくさせる変容形のケアに重点が置かれることになる。看護における健康の理解を論じるルース・ハバードはウィリアム・オスラー卿の言葉"患者ぬきでは教科書には何も教えることはない，患者自身が教えるのが最善の教育である"を引く。彼女は重ねて，患者は誰も自分の診断名それ自体を心配するのではない，自分にとってまた自分の仕事にとって自分の病気がどんな意味をもつかを心配するのだ，と述べている（ハバード，1943）。

　イェール大学看護学部は，看護基礎教育課程で学生に公衆衛生看護の教育訓練をすることができるかどうかを確かめる実験校として発足した。初代学部長のアニー W. グッドリッチは，どのようにしてその目標を達成させるつもりかと問われて，学生に自分に割り当てられた患者1人ひとりについて十分な勉強をさせることで，と答えた（グッドリッチ，1973）。イェールの当時の卒業生はそうした患者研究の抜粋をそれぞれのフォルダーに入れて学部事務局に残した。それらを検討すると，学生が自由に家庭訪問をしたり，病院や家庭で想像力豊かな創造的なケアを行なっていたことがわかる。イェール大学病院の医療は今日の学生には高度技術的とは思えないものだったが，その時代としては高度技術的であった。当時アメリカ外科医協会の会長であったマルコム T. マッキーチャーンはイェールの看護学部の教育プログラムに感銘を受け，将来性のある病院とない病院とを論じるなかで，将来性のある病院は"人間的"でなければならないと言った。イェールの看護学部は"学

生各人に自分の受け持ち患者について社会的な勉強をさせることによってこの問題をほとんど解決している"と彼は続ける（マッキーチャーン，1926）。

　西洋社会の医学校および看護学校は疾病や治療法についての優勢な西洋理論だけを教える傾向があった。西洋は物質的にまた実質的に豊かであるが精神的には弱く，自らが理解ないし説明できないもろもろの力の存在を認めることができない，とよくいわれる。いずれにしても，最近までは，哲学的な性向の治療法は西洋ではあざ笑われてきた。それが今では，もっとも"科学的な"セラピストたちでさえ，少なくとも批判はしていない。西洋の医師たちが"呪術医"と共に仕事をしている。催眠術，針療法，深遠な瞑想などを，一般に受け入れられた治療法として認めているのである。"笑って健康になった"といわれもするノーマン・カズンズは，しろうとであるが，カリフォルニア大学医学部の上級講師であり，またニューヨーク市のコロンビア大学における内科医外科医協会が発行する「人間と医学」誌の編集顧問でもある（カズンズ，1979）。たとえばWHOが報告するヘルスサービスへのさまざまなアプローチを勉強することは，ヘルスケアを学ぶすべての学生のためになると思われる（ジョカノヴィクとマッハ，1975）。WHOは，西洋の科学技術をそれと相いれない国に移し入れようとする当初の行き方をほぼ断念した。

　もしも読者が，この私が科学的に探究することの重要性を見くびっていると思うようであると困るのだが，私は，看護学生にもナースたちにもその探究をもっともっと期待しなければならないと考えている。多くは直観的に行動することの必要性を認め，また時には行動の根拠としての専門家の意見に価値あることを知ってはいるが，研究結果を踏まえての意思決定なしに科学技術の時代を生き抜くのはむずかしい，と私は確信する。これまで看護という職業は適切なデータを見つける方法や応用する方法を知ることにあまりにも力を入れずにきたうえに，ただ科学者ないし研究者の資格を得るためにナースたちが行なった無意味な研究に過大な敬意を表してきた，と私は思う。ある行為がなされたり勧められたりするときの根拠を明らかにするという習性をもつことは，私に言わせれば測り知れない価値のあることであり，看護学生（学部生も院生も），教育者ナース，実践家ナースに期待してしかるべきことである。

　教育者が学生に与える経験のうち，まず熟練ナースの実践をみて，次にその実践に参加し，最終的には熟練ナースの支援のもとにできる限り効果的に自分で実践する機会をもつ，という経験以上に重要なものはほかにない。現行の看護教育への，もっともよくある，そして私が思うにもっとも妥当な批判は，教師が役割モデルとなっておらず，学生は受け持ち患者を看護するにあたり，何らかの達成感を得たり，ケアの継続性を感じ取ったり，あるいはなんと，基本的看護ケアの実施にあるところまで熟達する，などに足るだけの時間を与えられていない，というものである。

　教師陣にサービスの場との共同任用を行なっている看護学部は，臨床の熟練者である役割モデルを学生に与えることができる。ケース・ウェスタン・リザーブ大学看護学部と提携しているクリーブランド大学病院は1966年，

教育と臨床サービスの融合を発表，これは同病院の高い評判に大きく貢献した。1つ1つの臨床看護部門の監督者ナースが，看護教育と看護ケアと看護研究のプログラムに責任を負うのである（クリーブランド大学病院，1966）。ケース・ウェスタン・リザーブ大学看護学部は博士課程において看護基礎教育を行ない，看護のアートと健康の科学に重点を置いている。

要するに，教育者ナースは，技術的スキルばかりでなくケアの人道的ならびに心理社会的な側面に焦点を当てることにより，科学技術の時代に看護の真髄を守り続けることを助成できるのである。なんといっても彼らは役割モデルとしてケアのそうした側面をしてみせることができるのであり，また学生が自分の行なうケアを個別化するのを助けることができる。

どのような研究が，科学技術の時代に看護の真髄を守り続けることを可能にするか

1. 健康にかかわる基本的な人間のニーズについての研究
2. 基本的看護ケア，あるいは人々が自分の基本的ヘルスニーズを満たすのを助けること，にかかわる問題についての研究
3. その応用が基本的看護の有効性に影響を及ぼすであろうような研究
4. 関連の諸研究の価値を認め，その学問分野が心理学，社会学，生理学，薬理学，物理学，化学，経済学その他の何であれそれら研究に基礎をおくような看護上の問題についての研究

研究者ナース，および看護は"研究に基礎づけられた専門職"であるべきだと思うナースは，管理，教育，実践の技術的な側面についても非技術的な側面についても，データを見つけたり産み出したりすることによって，あるいは，人々が彼らの普遍的なヘルスニーズを満たすのを助けるなかでナースが直面する問題は治療の科学技術的側面と同様に深い研究が可能であることを実証することによって，看護の真髄を守り続けることができる。研究者は基本的看護ケアの複雑性と人道的な看護の価値との実証を促進することができるのである。

床上安静に伴う危険を実証する研究，自然な睡眠と薬物がもたらした睡眠を比較する研究，褥瘡の原因と効果的な予防法を明らかにする研究，バイオフィードバックについての研究，その他あまたの臨床報告は，基本的看護ケアを行なうなかでナースが直面する問題に関連する。人々が呼吸したり，食べたり，眠ったり，運動したり，意思を伝達したり感情を表現したりするなどを助けるなかでナースが直面する問題は，疾病の診断と治療にあたり医師が直面する問題と同様に，深く研究することができる。

看護学生が看護の基礎を学ぶ教科書の多くはこれまで，方法の選択という問題含みの実践を示してこなかった。研究成果を踏まえた方法を提案することもしていない。医学生は，たとえば血液凝固についてのいくつかの理論と

それを予防したり誘発したりする方法を知っていることを求められるが、看護学生が睡眠についての理論とそれを遅らせたり誘発したりする方法や、疼痛についての理論とそれをコントロールないし除去する方法を知っていることを求められることはめったにない。看護の教科書の多くは、"なぜ"をほんの皮相的に扱い"どのように"を独断的に扱うという、マニュアルあるいは料理の本なみのものだったのだ。近代看護の創始者であるフロレンス・ナイチンゲールが、何か変化を勧告するにあたり根拠としてデータを提示することにおいて達人であったという事実があるにもかかわらず、今日のナースは概してその方面での教育訓練を受けていない。フロレンス・ナイチンゲールは1858年に王立統計学会の会員に、1874年にはアメリカ統計協会の名誉会員に選ばれた（グリアとグリア, 1978）。彼女は統計調査によって、自分とその仲間が基本的看護ケアを用いてクリミアの諸病院の死亡率を劇的に減少させることができた事実を示した。説得力のある統計調査により、陸軍病院やインド駐留軍の兵士たちの生活状況に変革をもたらした。彼女がそのすべてをなしとげたのは、ただ基本的な衛生ケアを改善しただけでなく、その有効性を実証するのにしっかりとした研究方法を用いたからである。健康科学*ｷについてはほとんど何もわかっていないと彼女は言ったが、その時代に、彼女は健康科学の大家であったのだ。

　レオ・シモンズと私は、共著『看護研究、その調査と評価』において、1900年から1960年までの期間には臨床の問題を扱う研究がきわめて少ないことに読者の注意を促した（シモンズとヘンダーソン, 1964）。最近の調査によれば、現在は研究資金を出す機関のほうに臨床研究を好む傾向があり、また臨床に焦点を当てた大学院プログラムでは臨床研究をすることを選ぶ学生が増えている、とのことである（ゴートナーとナーム, 1977）。1978年に開かれた王立看護研究学会集会で出された"抄録集"で私が調べたところ、実践を扱った研究16、研究方法の研究9、教育についての研究6、管理に関するもの5、どの分類項にも入らないもの1、であった（RCNR, 1979）。

　慢性病者、精神発達障害者、服役者、施設で暮す高齢者など、著しく無視されており熟練専門家による人道的な看護によってその運命は激変すると思われる人々、社会のグループとしては数少ないというほかない人々、の基本的ヘルスケアに、実行してみせることおよびその確実な評価研究をすることによって革進的な変化をもたらすことができるような、想像力に富む勇敢な研究者ナースをわれわれは必要としている。そのような研究は一般の人々にばかりでなくナース自身に、なるほど基本的看護は医療の科学技術的進歩に勝るとも劣らず重要である、と納得させるであろう。

　ドロシー・ジョンソンは看護における理論開発の発達状態を論じて"看護科学として広く認められ受け入れられている知識体系領域はまだはっきりしていない"と言った（ジョンソン, 1978）。*ｸ私がそうであるように、あらゆる保健医療関係学問は応用科学であって、医学、看護学、栄養学、理学療法学などなどはみな必然的に、物理学、化学、生理学、微生物学、心理学などの基礎科学を利用しているのだ、と考える人々もいる。

---

*ｷ the science of health。『看護覚え書き』では、"身体を健康あるいは不健康なものにする法則"すなわち"生命の法則 the laws of life"は少しも理解されていない、と。

*ｸ邦訳：「看護理論の発達状態」、INR日本語版、Vol. 4, No. 3, 1981。

要するに，ナースたちが研究する習慣と技法を向上させれば，既存の研究成果を応用すれば，また，看護の基礎となる"理論"を境界線で区切られたものではないと考えるならば，彼らはより徹底的な影響を基本的看護の質に及ぼすことができるのである。

どのような実践が，科学技術の時代に看護の真髄を守り続けることを可能にするか

1. 疾病の治療やコントロールに焦点を合わせるばかりでなく健康問題をもつ患者とその家族を助け，依存性と施設入所を促すのではなく各人の自助，家族やコミュニティの援助を強調する。
2. 効果的であるとともにケアの受け手と提供者が共に受け入れることのできるような目標と合致するように，各人個別のケアを査定し，計画し（患者や家族とともに），計画を実施し，評価し，修正する，という一連の過程に看護ケアの基礎を置く。
3. ある生活環境から別の生活環境へ，ある施設や機関から別の施設や機関へ，ケアを継続させる用意がある。
4. 法的な看護の定義の範囲内で意思決定し有効に行為する責任を果たす一方で，看護ケアをヘルスケアの他の側面に調和させる。

　結局のところ，看護の真髄を守り続けねばならないのは看護実践家たちである。看護を高く評価し，その価値を証拠をもって証明しなければならないのは看護実践家たちである。
　看護界では，どうしたら人々一般の抱くナースのイメージを改善できるかが盛んに言い立てられている。私が思うに，それをすることができるのは実践しているナースだけである。人々が思い描く看護とは，平均的なナースがしていること，あるいは大多数のナースがしていることなのである。そうであるならば，そして看護の真髄を守り続けることが重要であるならば，平均的なナースが，あるいは大多数のナースが，人道的な看護を実践できるようでなければならない。実践家が先々も実践家であり続け，経験と継続教育とを通していよいよ熟練の度合を高めていくために，そうした実践に対する報酬は，看護を管理したり教育したりあるいは研究したりすることに対する報酬と同程度でなければならない。
　他者の助けになりたいと思って看護を職業に選ぶ人たちがいるのは当然であろう。彼らは人間を脊椎損傷とか心不全とか，あるいは悪性貧血の症例などとしてではなく，まるごととして，"われわれが精神と呼ぶ，人間の中にある神性の輝きによって生気を与えられた"（と，ミス・グッドリッチは言うのだった）心と身体としてみる。若い学生たちには人格としての患者に個人的に，また人間味をもって近づく傾向があるのである。これを言うと異議が出るとは知りながら言うが，医学生や看護学生は，医師やナースという職業が

他者を支配する機会をくれるから，自分の寛大ではない感情をうまく処理する機会をさえ与えてくれるからそれらを選ぶのだ，と思っている人たちもいる。

　どちらの説をも私は証明できないが，看護の教育プログラムおよびヘルスケアの場の状況は，人間味のあるアプローチを助成し非人間的な，冷淡なあるいは否定的なアプローチにストップをかけるようであるべきことを強調したい。

　一般的な意味で"実践家"という言葉を使うならば，看護を実践する者は，患者とその家族や友人を個人として理解しまた彼らがどのように生きているかについていくらかなりとも知るに足るほどの時間を彼らと共に過ごすことができる，これが必須である。看護だけが1日24時間1週7日のサービスであるという事実が，ほかのどのヘルスワーカーズよりもナースに患者を本当に理解しやすくさせている。（先にも言ったが，この事実が看護に看護独自の機能を与えていると思われる。）

　1人のナースが1人の患者を続けてケアすることはできないものの，1人ひとりの患者のケアにおいて――強み，弱み，ニーズの査定において，計画を立てることにおいて，計画を実施しケアを評価することにおいて――際立って有力な役割をもつナースを1人置くことはできる。（仕事割り当てではなく）患者を割り当てるこの方式については本稿の別のところでも論じた。患者とその家族にとっての，またケア提供者にとってのその利点は多くの人が認めている。ますます多くの医療センターがこの"私のナース"，"私の患者"方式（いまではふつう"プライマリー・ナーシング"と呼ばれる）を採用しつつあるとの指摘もある。上出来の実践家あるいはプライマリーナースは患者の，回復，ハンディキャップに対処する能力の向上，あるいは平和な死によって報われる。不出来に終った実践家は少なくとも，自分の失敗を確認し，自分の実践を向上させるために自分が必要とする援助を得る機会を手にするはずである（アメリカ看護アカデミー，1977）。

　患者との1対1の関係において有効に機能する役割モデルを目のあたりにし，そうしたシステムのなかで創造的に実践する機会をもつ実践家が，機械的に仕事をしたり，看護の人間的な側面を技術的な側面よりも軽視するとは，とうてい思えない。

　自分の患者は退院時には独立独行でなければならないとわかっているプライマリーナースは，自助の諸方法にもっぱら力を注ぐだろう。退院したら家族，友人あるいは隣人が患者を助けることを知っているプライマリーナースは，どのようにして必要な援助を与えるかをそれらの人々に教えることにもっぱら力を注ぐだろう。ニューヨーク市のニューヨーク大学病院には，親族や友人が患者といっしょに入院して，患者をどのように看護するかを学ぶ病棟がある。病院によってはスタッフナースが家庭訪問をすることができ，患者の退院後に家族や訪問ヘルスワーカーズのコンサルタントをしている。

　近年もっとも注目されつつある主題は自助である。イワン・イリッチの，（ヘルスワーカーズによる）"健康の没収"についての本が論議を呼んでいる

（イリッチ，1975；トーマス，1979）。彼の考えは，ルイス・トーマスも同意しているが，われわれは人々を，揺りかごから墓場まで一生を通じて，いわれなく患者にしたてている——われわれはヒポコンデリーを助長している，というものである。ナースのサービスも含めヘルスサービスは，自立の感動的な価値のみならず，不必要なサービスを排除することの経済的必然性をも考慮に入れねばならないのである（マクスウェル，1974；レヴァイン，1976）。多くの発展途上国は，セルフケアと親族や友人や隣人によるケアに力を入れることによって，また健康問題を扱うコミュニティを組織することによって，国民の健康に驚くべき向上をもたらしつつある。そのようなアプローチの1つが，耳の聴こえない者に目の見えない者を助けてもらう，感情的に障害のある者に身体障害者を助けてもらう，などなどである。時には，もっとも有効に働くナースとは，誰かが看護の真髄を守り続けるのを助けることができる人たちであるのかもしれない。

ケアの継続性は，あるヘルスケアの場から別のそれへの患者の移動ができるようにしたり，保健医療施設や機関の内外でナースと他の人々との間によりよいコミュニケーションを確立したりすることによって，実践家ナースが解決に助力すべき問題である。ナースはいま，患者が自分の健康記録や医療記録のコピーを所有する権利，患者が治療に同意するあるいは治療をやめさせる権利を支持しつつある（ケリー，1976）。ケアと治療を患者やその家族が理解できるようにすることがこれからは必要であるから，ナースのその支持は，科学技術的側面の保持と等しく，あるいはそれ以上に，基本的看護ケアの保持に資すると思われる。

ナースの役割が拡大し，以前は医学のものとされていた活動をますますたくさん包含するようになってくると，ナース，医師，その他ヘルスケア職者それぞれの責任と説明責任の明確化が必要である。これはこの稿では論じきれない複雑な問題である。合衆国では全米共同実践委員会（医学と看護）が，看護実践の守備範囲についての法定規制を調査し，その報告書を出版した。そこには，医療法の類は医学の実践を禁止する対象からナースを除外すべしとする驚くべき勧告が述べられている（ホール，1975）！確かにナースは医師のいない地域社会で"医学の実践を現にしており"，それは20世紀を通じてのことである。

人口に対するナースと医師の割合は国によってまた時代により上下するから，彼らの機能は必然的に変わりゆく。人々が損害をこうむることがないかぎり，ナースと医師（およびその他のヘルスワーカーズ）は，それぞれの職権の役割ないし機能を継続的に査定するために，機関，コミュニティ，州，郡，県，国の各単位で委員会，評議会ないし調査委員会を設けるべきである。

結論

ヘルスワーカーの種類はあまりにも多く，たとえば6種ほどに減らすとよ

第7章 科学技術の時代に看護の真髄を守り続ける

いのではないか，とエドマンド・ペルグリーノ（1979）その他が言ってきている。*ケ　われわれがヘルスケアおよびそのなかのわれわれの役割を客観的に評価することができれば，ナースの機能を再定義することによって社会とわれわれナースの両方が得をするとわかるはずである。しかしながら，将来のナースの役割がどのようなものであれ，看護の真髄，あるいは基本的看護ケアが人類の幸せにとって不可欠とみなされなくなるようなことは決してない，と私は思う。人間が自立の状態で生まれ，生き，そして死ぬようになるまでは，つまり，ナースの特別の知識とスキルが誰もの知識とスキルになるまでは，われわれナースはわれわれが基本的看護ケアと考えているものを見捨てることはできない。

*ケ 1982年11月，国立京都国際会館における講演のなかでヘンダーソンは次のように言っている。「著名な医師であり教育者であるペルグリーノは，ヘルスワーカーにつけられている現在のすべての名称を廃棄し，職種の数をたとえば6つくらいに減らし，それぞれの機能を現在配分されているよりももっと妥当に再配分することにしたほうがずっと賢いのではないかと考えています。彼は，私たちが今ナースと呼んでいる人たちは，ニューヨークのローブセンターにいる人たちのように，コンサルタントとして医師と一緒にすべてのプライマリー・ヘルスケアをすればよいと提案しています。」

8

死にゆく人のケア

訳者解題

ヘンダーソンの終生の仕事場であったイェール大学看護学部における彼女のおそらくは無二の知己フロレンス・ウォルドとの共著であるこの章は，『看護の原理と実際』の第5版(1955)の該当章に比べて著しく増大しており，両著者協同の打ち込みようがしのばれる。ヘンダーソンは『看護の基本となるもの』に，ナースは「各人が，健康あるいは健康の回復（あるいは平和な死）に資するように行動するのを助ける」と記したその"平和な死"をめぐる看護援助の実際を，満を持してのち，いわば括弧を取り去ってここに語ったのである。それにしても，人々やナースに何とも親身な語り口である。『看護の原理と実際』第6版第Ⅰ部看護サービスにおける看護の場，第3章ナースの機能する場の状況，に，コネチカットホスピスの図面があり（213頁），ミス・ヘンダーソンその人の，見知らぬ誰彼の，また自分の，最後の日々を思い描かせてくれる。

本章は『看護の原理と実際』第Ⅴ部一般的な問題——対症看護，第50章死および死にゆくこと，の3, 4, 5である。

どのようなケアを実行できるかを決める場の条件

ほとんどの人が自分の家で死ぬことを望むのであれば，ほかのどこでケアを受けるよりもそれがよい。[a] 合衆国では，ほかのどこよりも病院で亡くなる人が多く，またナーシングホームで亡くなる人の数が増えつつある。

よく知られているように，総合病院で亡くなる患者は，大胆ともいえるような救命手段を行なうべく準備され，かつ機器を備えた救急室あるいは集中ケア病棟にいることが多い。患者のなかには，医師が彼らの死を確認ないし"宣告する"ために救急室に運び込まれる者もいる。それ以外の者は致命的な病気ないし傷害状態でやってきて，彼らのためには，即座に診断を出すように考案されている諸手段および猛烈な蘇生術が駆使される。患者が救急体制下で管理されるとき，医師もナースも，今が彼の命の最後の時間となるかもしれないこと，付き添う家族や友人を直ちに呼び出さねばならないこと，彼らには専門家の支援が必要であることなどに気づく余裕がない。多くの病院

には，そのような救急スタッフが患者や家族のニーズを満たすことができるように手助けするオンブズマン，あるいは聖職部門のスタッフである牧師などがいる。病院によっては，患者の家族や友人を支援するための訓練教育を受けたソーシャルワーカーや精神科医を用意している。

　救急室のクライアントのうち少なからぬ者が，彼らをそこへ運び込ませた心臓発作や事故が起こった瞬間までは健康であったはずである一方，まさに病気でやってきて，しかも自分の死を知っており覚悟をしている患者もいる。呼吸困難，衰弱，出血などの症状に対する援助が必要なゆえに，あるいはまた，生命の本当に最後の時期を看取るにあたり家族その他ケアする者が身体的，心理的に支えを必要とするゆえに，ナーシングホームなどの施設や自宅にいた患者が救急室へ来ざるをえない場合もある。このような次第で，救急室のスタッフは死者にも死にゆく者にも向き合うのだが，それら人々の死に至る経緯を彼らはふつう知らない。救急室のスタッフは，ほとんど情報なしに，その患者を蘇生させるか，それとも支持的なケアだけを与えるかをすばやく決めねばならない。

　急性期病院の救急室の対極には，病気はもはや治療処置に反応しない時期にきていることを患者とその家族が認めるのを助けるような，広範に及びかつまったく個別なケアがなされる小規模の専門病棟がある。ケアを担当するナースが戸口で患者を迎えるその瞬間からして，アプローチは人間対人間である。英国にはこの種の施設が20～30あり，その一部はホスピスと呼ばれている。もっとも広く知られる1つがロンドンの聖クリストファーホスピスである。そこでのより抜きの手当ては緩和的なもの，すなわち疾病の症状の巧みな管理である。疼痛，衰弱，不安，悪心などの症状をできる限り少なくすることによって，死に直面している患者は安楽で，また周囲のようすに気づいている状態を保ち，活動や社会的関係をもち続けることができる。そのような場の状況下で，ナースは，死にゆく人の特別なニーズに葛藤や混乱なく専心することができ，患者とその家族は，最期のときまで十分に生きるのを助けてもらうことができる。これら施設の多くは入院サービスばかりでなく在宅ケアも行なっており，どちらを選んでもよい。

　このような対照的な施設のいずれにおいても死が訪れる。どこで死が訪れても，死にゆく患者の家族や友人は，そこに居合わせるのであれば，援助を要する。あとで論議するつもりであるが，家族の参加が重要である。大方の人々は自分の愛する者たちがそばにいることに慰められるのであるから，自分たちのためばかりでなく患者の利益のために，家族や友人は死にゆく場面の一部とならねばならない。ナースも医師も患者をもっぱらみつめるが，死にゆく患者の親族や友人が苦悩していることを，あとに残されたときには身体的に心理的に援助を必要とするであろうことを，忘れてはならない。実のところ，そうした援助は患者の死後のみならず存命中も提供できるようになっているべきである。

　患者が死に甘んじ，生を放棄する用意ができても，周囲の者はまだその域に達していないことがある。患者が用意のできる前あるいはできたそのあと

に，家族や患者の援助者（ナース，医師，その他）の"往かせる"用意ができることもあるだろう。このことを理解していれば，ナースは，自分たちと他の人々との見込みが異なることがもたらす葛藤から生まれる緊張を感じ取り，やわらげ，取り除くことができよう。そのような葛藤を知る手がかりはさまざまである。たとえば，ある子どもは"お母さんがもっと頑張れば"死ななかったのに，と言った。もう1人，6歳の子どもは自分の父親について，子どもらしい失望を込めて，"お父さんはひどいよ，僕の目の前で死んじゃった"と言った。この子どもたちは，自分の人生におけるきわめて重要な人間への失望，その喪失という自然な感情を表した。

あとに残された，あるいは見捨てられたという思いはしばしば苦悩の原因であり，また親族や友人が患者にしがみつく理由である。あわせて理解できるのが，目的のない存在となってしまった生命の終わりを確認したいという家族の気持ちである。たとえば，手術台の上で心停止となり，以後1か月間昏睡状態にある妻に回復の望みがないことを知っていた40歳の夫は，妻の死を先に延ばしたくなかった。彼とその10代の娘たちにとっては，妻も母もすでに死んでいたが，ほかの患者は皆65歳以上であるそのナーシングホームのスタッフにとっては，若くて美しい彼女はまったく生きていたのである。経管栄養法を用いて患者を延命させるスタッフの，よかれと思っての努力は，家族には見るに耐えない，役に立つとは思えないものであったのだが，ナーシングホームのスタッフは，その若い女性には反応がなく高齢の患者たちには反応があっても，年寄った人々よりは彼女のほうが自分たちの注目を集めるに値すると思っていた。

亡くなりつつある人にかかわりのある人々の予想や態度の相違は，感情の充満した緊張状態をつくり出す。意思決定はむずかしく，正しいことと間違っていることとの違いは明白ではない。そこが病院であれ家庭であれ，ナースは，誰を呼ぶべきか，専門家や友人，家族はどのような援助をすることができるか，スタッフを含め関係者全員がどのような援助を必要としているかなどにつき，示唆を与えることができねばならない。ナースや医師は患者を失うことが自分に及ぼす影響をしばしば見過ごすうえ，自分は専門家として感情を表出すべきではないと思っている。グレイザーとシュトラウスの研究やクイントらの研究においてこの現象は繰り返し観察され，スタッフの患者や家族からの退きとみなされることが部分的には明らかにされた。自宅あるいはホスピスなどの家庭的な施設では，大病院におけるよりも，誰しもがより自然に，より個別的に，より人間的に振舞うことができる。人が（この場合は子どもが）安心できる場の状況について，ソーンダースは次のように言っている。"おしゃべりすることが大事ですし，また私が思うに，子どもと遊んだり本を読んでやったりするのもそれに劣らず大事です。うれしいこと，美しいものやファンタジー，それにお仲間などの重要性をあえて強調する必要はありますまい。"[b]

聖クリストファーホスピスの副医局長T. S. ウェストは，個別化ケアについて次のような見解を示している。

死は，話したり書いたりのはやりのテーマとなった。死は"尊厳"などの言葉を着せられ，死のテーマを扱う人々の多くは，"尊厳"を現実のものとするために次々と回し使うことのできる公式のようなものを，"死の専門家"がもっているのだと信じている。

そのような公式はない。

末期疾患による苦しみのさなかにいる人々をケアすることにもっぱらの関心を注ぐ施設職員は，どのような公式も1人の患者にしか適用できないことを誰よりも知っている。聖クリストファーのわれわれは，1人ひとりの患者がそれぞれ自分のやり方で死に近づいていくように，スタッフ各員も患者1人ひとりに近づいていく自分だけの特別なやり方を見出さねばならないのだということを，学びはじめて久しい。患者とスタッフは，互いにどう対するかだけでなく，自分にどう対するかも学ぶべきであることをわれわれは知っている。c

末期の患者をどこでケアするにせよ，<u>環境</u>が重要である。私宅の場合は，患者ができるだけ長い期間，歩くか車椅子かで外に出たり家族と共に食事したりができるように，1階に部屋をとることが望ましい。浴室とトイレが近いところにあり，部屋の家具やカーテンが気持ちのよいものであることも重要である。しかし，住みなれた部屋の，慣れ親しんで愛着のある品々のために，明らかにより適切である部屋へ移るのを拒む患者もいる。

一般病院やナーシングホームの場合，患者とその家族にプライバシーが必要なときには，それを提供すべくあらゆる努力がなされてしかるべきである。患者が今にも亡くなりそうというときには，個室が好まれることが多い。しかしながら，数週間，もしかしたら数か月の生命が期待できるのであれば，家族や友人の訪れの間合いに孤独感を抱かなくてすむような多床室のほうが，患者は幸せかもしれない。訪問者のいないさびしい患者の場合は多床室はことのほか好ましい。

ホスピスおよび終末期患者のための特別病棟の建築デザインを研究しているヘンリー・ウォルド*ア は，全部とはいわないまでも大部分の患者に個室を用意する急性期ケア病院の方針はホスピスには当てはまらない，と考える。彼は1971年にコロンビア大学建築学部に提出した修士論文において，合衆国保健教育福祉省の次のような4床部屋勧告を支持した。

生命の終末段階をめぐっては，客観的な方法による研究が始められたところであり，いくつかの驚くべき心理学的な論点が生まれている。差し迫った死に対する反応は，慣れ親しむ生活環境に対する反応と同じくらいさまざまである。しかし，研究によれば，生命の最後の数か月の間に，各人は自分の身体が無力であるという気持ちをつのらせている。死にゆく人は，周囲への影響力を失うために無力感の高まりを経験するが，他者への関心を強くする。(1) 1年以内に亡くなった人との面接と，(2) 1年後も生存した人との面接とを比較したある研究によれば，死の近い人ほど自分にごく近い環境に強い関心を示した。この種の情報は，死にゆく人になされる可能性のあるもっともひどい仕打ちは彼を孤独にさせることである，と示唆している。

終末を迎えようとしている人にいろいろな人たちとの接触を許さず，したがって彼のそれまでの環境の情報が届かないようにすることは，彼が尊厳を保って自

---

*ア第1章の訳注*チ に取り上げた本章の共著者フロレンス・ウォルドの夫。夫婦して米国ホスピス運動を推進。また夫婦してヘンダーソンを最後までケアした。

らの旅立ちを決意する可能性をひき下げるのではないだろうか。死にゆく人を隔離するのは，解決できない己れの葛藤のために平静心を失った若い専門家たちの態度の表れであろう。死にゆくことに付随して起こるさまざまな状況は，身体的なことばかりでなく心理，社会的なこともあわせ，終末期の人々のための計画一式のなかで慎重に考慮されねばならない。[d]

クレイヴァンとウォルドは，コネチカット州ブランフォードのホスピスの設計について次のように言っている。

多床室にいることが有利ではない人々，たとえば，大勢のにぎやかな仲間が必要な若者，仕事をやり遂げたい著述家，生の終わりを同時に迎えることになるカップル，などが選べるように，個室を4つ用意する。[e]

彼らはホスピスの評価尺度は"人間らしさ"であり，患者が"いつもの生活"を続けられるように，つまり人生は依然として続いていると感じられるように設計されているかどうかだと言う。患者は，チャペルなど，ホスピスの居室以外の場所はもちろん，戸外にも簡単に出て行くことができ，また，職員の子どものためのホスピス内保育所を子どもたちが出入りする様子や，ガーデニング，リネンたたみ，お茶サービスなどさまざまな仕事を，さまざまな年齢層のボランティアがせっせと行なう光景を目にすることができる。

一般の病院では死の場面や気配を隠すのが通常である。ソーンダースはロンドンの聖クリストファーホスピスにおけるプログラムを講ずるなかで，病棟での死が受け入れられることを利点の1つに数えている。最期のときには，家族ばかりでなくスタッフの1人2人がそこにいて，多くの場合祈りがなされる。おそらくはそれまで一度も死を見たことのない他の患者たちは，死はたやすく訪れるものであること，自分たちは死ぬときに1人ではないということ，を知る。患者たちは時に互いに助け合うことができ，またしばしばそうしたがる。死に臨む人は誰かがそばにいることが支えであり，一方，まだ遠い先のことだが決して避けることのできないものとして死を知る人々は，死に臨む患者が適切に手当てされることを知って安心する。

人生の最後の日々に，ゆっくりとではあるが，平安，平穏，美を楽しむ力が患者のなかでしばしば高まる。患者の目に入る身近な場所に花や患者の好きなものを置き，喜びを与える。患者を訪ねる人々が自分は求められているのだと思えるように，十分な数の安楽な椅子を用意し，患者が訪れた人々の顔を見たり話をきいたりがしやすいように配置する。状況がどうであれ，部屋のなかに不快な臭いが生じないよう，あらゆる努力を払う。どうしても防げない臭いを紛らすために何かを使うのであれば，つんとくる香りや甘い香りではなく，アンモニアや樟脳のような，芳香族のにおいがよいだろう。患者とその家族のためを思い，環境に美をもたらすものすべてを最後の日まで絶やしてはならない。音楽は死の近い人々の多くに安らぎを与えることができる。死にゆく人はその最後を，自分の好きなものに囲まれて過ごすべきである。

死にゆく人のケア――原則および目標

それがどこでなされるにせよ，終末ケアが貫くべき原則および目標

　終末ケアの原則および目標は，ホスピス，病院，家庭，ナーシングホームなどで現にケアを行ないかつ評価している人々のなかから浮かび出てきつつある。それら原則と目標は，どのようなケアの場にも当てはめることができる。

　学際集団である"死，臨死，死別についての国際研究会"はケアの基準を実用文書にしており，それらの基準を作業仮説として使い，ケア効果測定法を開発しようとしている。[f] この実用文書に記された基準が扱っているのは，質の高い緩和処置の必要，霊的支持の必要，家族へのケアと配慮，率直なコミュニケーション，意味を問う家族を支え，意思決定を共に担うこと，などである。文書はまた，学際的なチーム，および気づかいかつ支える環境の必要を強調している。

　ソーンダースは，子どもの不治の病の取り扱いと，それがスタッフに課す尋常ではない緊張について書き，"われわれは皆，死の前での罪悪感や恐怖と……折り合いをつけようとしつつ……心を痛める。われわれが，自分は1人ではないと知ると，それが楽になる。われわれには……頻回の，打ち解けた会合が必要である。私は，<u>終末ケアの第1の原則は協力，あるいは共同体と言ったほうがよいかもしれないが，とにかくそれであると思う。</u>"（下線は著者）。[g]

　エドワード・ヘンダーソン医師は，不治の病をもつ患者への接近法を論じて次のように指摘する。

　　要約すれば，不治の病をもつ患者をケアする人々は，(a) その疾患が彼に強いる筋の通った見込みおよび限界について教えるべきである，(b) 自分の先のない生存から可能な限りのボーナスを得ることができるよう，彼を徹底的にかつ思いやりをもって援助すべきである，(c) 病気になる前の彼の社会的状態とできる限り一致した心理的，社会的環境を保持すべきである，(d) 毎日のさまざまな意思決定場面において発言することや，何か役割を果たすことを，彼に許しかつ要求することによって，彼の自尊心と自己認識を，彼の病気が許す限りできるだけ長く保つべきである。[h]

　以下本章では，上記を実現する方法をいくつか，試み的に述べさせてもらう。

死にゆく人のケアと年齢の問題

　重要なのは生の長さではなく質であるとよく言われるが，誰もが，待ち望

まれて生まれた赤ん坊やいとしい子どもの死をとりわけ悲しむ。子どものケアを専門にしていこうと思った医学生，看護学生のなかには，治る見込みのない病気の子どもや死に瀕した子どもを前にして，彼ら自身の苦悩や無力感への対処不能ゆえに，それをあきらめる者がいる。ヘルスワーカーズは，もっとすることがあるのでは，治療法が見つかるかも，治療法が発見されるまで生命をもたせられるか，といった不安を子どもの両親と共有する。両親が死を避けられないこととして受け入れるのを，またその子とともにそのことにいつ，どのように直面するかを知るのを助けるのは容易なことではない。アイダ・マーチンソン[i]は死に臨む子どもとその両親に看護ケアおよび心理的支援を行なってきた。彼女の患者のほとんどが白血病である。彼らの多くは彼女の支援のもとで，比較的長期にわたり自分の家にいることができ，家で亡くなることも可能だった。もしも両親が，医学の奇蹟が彼らの子どもを救ってくれるという希望にしがみついていなければ，多くの子どもたちが家庭にあってより幸福に死ぬことができるだろう。しかし，病院等施設が両親を励まして子どものケアに参加させ，両親に宿泊の設備まで提供するようになるにつれ，病気の子どもの入院生活はずっと耐えやすいものとなりつつある。

5歳を過ぎたなら子どもたちは死が何を意味するかを知っている，と一般に考えられているようである。5歳にならない子どもは，死を永久の別れとは思っていまい。子どもたちは，おとなと同じく，死の切迫していることを感じとり，適切にまた誠実に答えてもらえなければ，死の恐怖とともに彼らを孤立させてしまうような質問をしてくる。ウェッセルは，"深く悲しんでいる子どもが基本的に必要とするのは，信頼するおとなと率直で正直な関係をもつことである"という。[j] 子どもたちにとって，恐怖は死の現実よりもはるかに有害であるから，彼らに臨終の時や死をみせないようにするのはひどい仕打ちであるといえよう。ソーンダースが，ナースと死にゆく子どもとの次のような会話を報告している。

　　少し前になりますが，肉腫症の男の子が私どもの病院で亡くなりました。4か月の入院が終ろうとする頃になって，師長はその子に何か処置をしながら，直接に話すべき時がきた，と突然わかったのです。師長は静かにただこう言いました。"ディヴィッド，あなた，死ぬのが怖い？"。"うん"と彼。"あなたはここでいろいろな人をみてきていますね……。私たちがあなたを見捨てないのはわかっていますね。大丈夫よ。""うん，大丈夫です"と彼は言い，ほかに何を言う必要もなかった。[k]

この会話は，やすらかに，愛する人々に支えられて人が死ぬのを子どもにみせることの重要性を気づかせてくれる。マリア H. ナジ，[1] デルフィー J. フレドランド，[2] アーナ・ファーマン[3]は，他の研究者ともども，子どもにとっての死の意味を研究している。[l] 彼らの報告を読むとその有用性がわかるはずである。小児ケアのテキスト類には特別な章立てがあって，ここに述べうる以上に詳しく，死んでいく子どものケアおよび両親への援助が書かれている。

十分に生きる機会をもたなかった子どもの死はとりわけ悲しいのであるが，若い大人，なかでも若い親の死もまた受け入れがたい。グレイザーとシュトラウスが強く主張した社会的価値のスケール上では，彼らは非常に重い。致命的な病気を負う子どもたち同様に，彼らはふつう，一般病院で手に入れることができる最高の身体的ケアを受ける。スタッフが救命手段はもはや有用ではないとわかってからもなおしばらく，荒療治的なそれらが使われることが多い。

　当該の親や子どもと共に死に直面することがむずかしいことから，死の話がまったく遠避けられてしまうことがある。これは，死が迫っていることを直感的に知っているその患者を，孤立させる。W. E. ワイナント[4]は牧師として，臨終の妻と共に死に向き合う夫に自分が与えることのできた援助と，母親であるその臨終の彼女からずっと引き離されてきて，愛されてもいず見捨てられたのだと思っている子どもたちと会う彼女をどう支えたかを記している。

　中年や老年における死には，若年における死ほどの痛ましさはないといえよう。しかし，年齢は歳月だけではないのである。国によっては，人々は 45 歳ないし 50 歳で老年であり，別の国々では，70 歳をはるかに超えた非常な高齢者も，生きる欲求を燃やしている。どの国にも，80 歳あるいはそれを超えての死がその社会の損失である人々がいる。ライフワークが今にも実を結ぼうとしている政治家や科学者，円熟期にあって傑作を生み出しつつある芸術家，さまざまな事情で，家族をまとめつつある男女，などがその例である。レオ W. シモンズは 1945 年，原始社会における老人についての研究を発表，[5] 1970 年にはドロセア・イエガーと共同で合衆国の老人のケアについての研究を報告した。[6] これらはその表題についてのデータとして読まれるべきであるが，死にゆく者のケアにおける分離や撤退という現象が高齢者にはとくに当てはまる，と一般化することもできるのではないだろうか。一方，高齢者は，呼吸機械や経管栄養などによって死の時を長びかせられることはないのかもしれない。ケステンバウムは，"ある老人の死の時：高齢者に対するわれわれの葛藤姿勢" と題し，互いに理解し合うことができなくなっているときに父の死をその目で見た息子の思いを描く。

　　核心となる問題は，専心するという問題である。すなわち，われわれの多くは自らの加齢および死の見通しに不安を抱いており，身近な高齢者に対して複雑な感情をもっている。われわれは自らの考えていることや期待することいろいろを老いた人々に向けてすぐに投影してしまう。この主観の投影は，一般にはわれわれのほうが社会経済的に力のある立場にあるので，老いた彼らの生と死に強い影響を及ぼしうる。われわれがある老人を，死んで当然ないし死ぬのはやむをえないと考えていると，われわれは彼が生きるのを途方もなくむずかしくしてしまうだろう。われわれは彼がよい健康状態をもち続けるためのきっかけを支えそこなうかもしれないし，実際，彼の終末期が始まろうとしているその時を見過してしまうかもしれず，また，われわれ自身が決めてかかっていることにあまりにもすっぽり入り込んでしまい，最後の何時間かに彼が本当に必要としていることを

見出そうともしないかもしれない。
　そのうちある日，われわれが悟らせた無知の善意のありったけを手にして，彼はわれわれの向こう側にいる……。[m]

　こうした経験は，ある人生にとっての満たされざる終末をばかりでなく，それを見ていた者にとっての，絶えることなき不幸の源泉を語るものである。
　スタッフが老人たちに，苦痛や不快を緩和するケア，自分は必要とされているのだと思わせるようなケアを与えることができるならば，また，病院などの施設が家族ら（大人でも子どもでも，ソーンダースによれば"犬であっても"）がそばにいるのを促すようであれば，老いた親の死がこのような心理外傷的な記憶を残さずにすむであろう。同じように，老人を家でケアする家族は，平和と尊厳のうちに死ぬ機会を彼に与えるべく，ホームケアスタッフの牧師，医師，ナースに助けてもらうことができる。自分たちの一員である老人が平静のうちに死を迎えるのを目にする家族は，究極の偉業を見ることができ，力強さと誇りを覚え，また，そのようにして亡くなった人は，生き続ける人々にある種の霊感を与えると思われる。

ケア提供者たちの役割

患者が"身の回りを整理する"のを助ける[n]

　最期を迎える人が，やりかけの仕事を完成させようともがいている限り，自分が傷つけた人々がいて自分はまだ彼らに償いをしていないと思っている限り，自分を頼りにしている親族や友人が十分な面倒をみてもらえないでいる限り，平和な死はむずかしい。そうしたいわば人生の仕事を完成させる機会を，それが可能なぎりぎりまで，死にゆく人に与えることは，残っている時間についての専門的な最善の判断を彼に伝えるべきだとする論拠の主要な1つである。ソーンダースは，死にゆく人のケアについての論文を"真実の時"と題し，以下のように書く。

　この表題には，"死が近いことを誰が患者に話すべきか，そもそもそれを患者に話すべきだと思いますか"という問いかけをはるかに越えた意味が含まれている。そうした状況の事実と手ごたえをたくさん包含する表題だと私は思う。それは，それぞれ医師，ナース，精神科医，心理学者，ソーシャルワーカー，神学者などであるわれわれ全員に心を砕かせる状況である。（私は上記職種を故意にアルファベット順に並べた。重要性は誰もが同じだからである。）家族の1人や友人が死を前にしているとき，その状況のおそらくは何もかもがわれわれを心配させる。これが"真実の時"であり，あるいは"真実の時"であるべきであり……その中心にいるのは，あるいはいるべきなのは，患者である。問うべきはは患者の問いである。なぜならば，それは彼の置かれた状況であり，彼が重要人物であるからである。[o]

"身の回りを整理する"の実際面の1つは，遺言を作成すること，あるいはよくあるように患者がそれを変更したいときに変更すること，である。各州の法律は，遺言は2人ないし3人の証人の前で署名されるべきであると定めている。ナースは証人として遺言に署名するよう頼まれることがあり，またその立場上1人ないしそれ以上の人を連れてくるよう求められもする。ほかに誰かがいないのでない限り，医療職員が遺言に署名するのは賢明ではない。その先には，彼らが法廷に出ざるをえなくするような，また彼らこそがするにふさわしい仕事を中断させるような訴訟が起こる可能性があるからである。病院のナースであれば，その患者の事務弁護士のほか，病院のオンブズマン，病院の事務弁護士，ソーシャルワーカー，管財人などを頼ることができる。病院の外でのことであれば，患者あるいは家族が事務弁護士をもっていない場合，ナースは彼らに法律扶助協会やそれと同種の機関を紹介する。

身の回りを整理し，穏やかに死を迎えることができる境地に達する——人によっては感謝の気持をさえ抱いて死を迎える——には，家族，友人，専門家の援助が必要だろう。死にゆく人のケアにかかわることになるであろう各種のヘルスワーカーの役割については，次の節で触れる。各種ワーカーの役割は重複しており，援助の必要時に対応可能な者が動くようにして，互いに代わりをつとめあわねばならないはずである。共に働くのであること，1つのコミュニティのなかで表現されるさまざまな職能を調整すること，それに，協調して意思決定を行なうこと，の重要性はいくら強調してもしたりない。ソーンダースが言うように，死にゆくその人を誰もが"重要なこの人"とみるとき，調整はもっともうまくいくだろう。

家族や友人の役割

死にゆく人がそばに付き添ってほしいのは何といっても家族である。患者のもっとも身近な存在である家族は，ひと言で，1つ尋ねるだけで，ひと目で，多くを語ることができ，患者と無理なく通じ合える。家族がみせる愛と誠は，とくにこれといって誇れるような何かを成し遂げたわけではない人たちに，自分の人生が無駄ではなかったこと，自分はこれからも親族の心のなかに生き続けるであろうこと，を実感させる。親密な友がそばにいることも同様に重要である。死にゆく患者をケアした人々が言っているが，患者と家族は一体として遇されるべきなのである。クレイヴァンとウォルドは次のように観察した。

> 1つの家族集団は，1本のひもにぶら下がった数も種類も計り知れなく多い構成片からなるモビールにたとえることができる。各構成片はある程度までは独自に動いたり変化したりできるが，あらゆる位置移動は他のすべての片およびモビール全体の動きを引き起こさないわけにはいかない。終末期の病気はこのモビールのような家族の平衡に，即刻，かつ長期にわたる影響を及ぼす。[p]

誰かが自分の家で死ぬ場合，その家族がその人の身体面のケアのある部分，時にはほとんどをすることになろう。これに関しての専門家ヘルスワーカーズの役割は，彼らのもつ技術を家族と共有し，疼痛や不快を緩和する方法を家族が学ぶのを助けることである。と同時に，病気がもたらしている緊張や対立を把握し，その家族が自分たちの問題を解決もしくは問題に対処するのを助けることである。病院やナーシングホーム，ホスピスなどで死ぬ人の場合は，それら施設のスタッフは，家族や友人が患者のケアに参加するよう促す。彼らが今は自分たちだけでいたいと思っているのかどうか，彼らがしなければならないあるいは言わねばならないことをしたり言ったりができるようにするには第三者がそこにいるほうがよいのかどうか，を感じとるべく，全力を傾けねばならない。

患者たちおよび家族はこれまで，率先して，自力で，相互支援の態勢をつくり上げてきた。合衆国ではオーヴィル・ケリーとその家族が，死に直面している患者と家族の全国的なネットワークをつくっている。そのメンバーは，相互に支え合うだけでなく，（とくにオーヴィル・ケリーとその妻ワンダは）地域社会のグループやヘルスワーカーズを対象に講演を行なってきた。この組織は"今日がある"と呼ばれている。

サナトロジー協会の創立者，オースチンとリリアンのカッチャー夫妻は，両者共に配偶者を失った経験があることから協会を設立した。

患者がみせる安らぎの程度を測る一助となるホスピスの特徴の1つは，そこが患者の家族や友人を喜んで迎え入れているということ，すなわち，死を前にした患者の生をそうした人々が共有する機会があるということ，である。家族の誰彼が泊まることのできる部屋が用意されており，ソーンダースが言ったように，死にゆく青年の病室に，遊び道具やペット，その他彼の最後の日々をできる限りいつもの通りで満足なものにするような品々何でもを持ち込んで家族が"移り住む"。

死によって肉親を奪い去られる人々への手当ては，当の患者が生きているうちに開始される。亡くなってしまった者のためにできることはすべてしたと思える人々においては，死別はトラウマとはならないからである。

ジョン・ガンサーの『死よ驕るなかれ』[7]やジョスリン・エヴァンズの『死にゆく者との暮し』，[8] C. S. ルイスの『悲嘆という仕事』[9]などの著作は，別離の苦痛を共有しつつも最後まで可能な限り全き1日1日を送るという充足を述べている。

聖職者の役割

聖職者は重要な役割を負う。死は人々の生の根元に一撃を加え，彼らの信念をぐらつかせもするが強くもし，彼らに考える時間があるときには，差し迫った死は彼らに自らの倫理観を問わせる。来世を信じる宗教もあれば信じないそれもある。E. S. シュナイドマン[10]は1971年にアメリカ人3万人を標本に調査し，43％の人々が死後の生命があると確信している，あるいはそう

信じている傾向がある,と報告した。来世を信じない者は11%にすぎなかった。ニニヤン・スマート[11]はアーノルド・トインビーらの編んだ『死への関心』に執筆し,英国の人々の約半数は死後の命を信じているとみている。アラン L. バーマン[12]は諸氏の研究と自らの研究データをもとに,"宗教的に行動的なカトリック教徒およびプロテスタント教徒"は,行動的ではないそれらの教徒に比べて来世を信じる傾向が強いと推断した。行動的であろうとなかろうとユダヤ教徒に来世を信じる者はごくわずかである。リフトンとオルソンは象徴的不死についての彼らの著述のなかで,フロイトとユングの教義を以下のように対比している。

　ユングは,原型的な事実に合わせて暮らす"原始の"人間の霊魂の活気を記述した。また,根拠の薄い通念が死の近い人間に与えるプラスの効果を観察した。理性的な思考が,根拠の薄い通念のなかに姿を現す無意識という深遠な事実と調和するとき,死の恐怖はもはや決して不可抗力的なものではない,と彼は言った。であれば,生命は最後まで最大限に充実して生きることができる。ユングはそれゆえに,フロイトとは対照的に,宗教の教えるところを信じることを奨励した。そうした信仰は,彼の言葉を引けば"健康的に生きるに不可欠,つまり衛生的"なのである。彼は書いている——"2週間以内に自分の頭上に崩れ落ちるであろうとわかっている家に住むときは,私のあらゆる生存機能はこの考えによって損なわれるに違いない。しかし,反対に,自分は安全であるという感じがあるとすれば,私は日常的で居心地のよいやり方でその家に住むことができる。"[9]

　人々それぞれの信仰を助ける一定の儀式や宗教上の慣習がある。宗派を問わずおよそ聖職者たる者は,臨終の者にその教会の礼拝式を提供することを期待されており,また,その患者が自分の家にいるか施設に入っているかにかかわらず,患者の求めに応じて礼拝式をとり行なう。儀式をもたない宗教も,きわめて重大な儀式をもつ宗教もあるが,病人が自分の宗派の聖職者に会いたがるのはそれだけが,あるいはそれが主な,理由ではない。病人とその信仰上の代理人である聖職者との間に関係が成立するとき,病人は信仰を強くすることができる。牧師などの聖職者は死に臨む人と,彼の希望と恐怖,家族のための彼の計画,死につつあるという事実,彼の死という帰結,を語りあう友人,腹心の友となりうるのである。危機にある患者と家族を聖職者がどれほど助けることができるかは非常にさまざまであり,宗教的また社会的な問題の影響を受ける。会衆の多くが礼拝の形態の変更や現時点の出来事への教会のかかわりについて聖職者と不和である事例もあるようである。礼拝の形態についていえば,カトリックやプロテスタントの礼拝式の現代風な刷新をめぐる不和がその例であり,現時点の出来事への教会のかかわりについていえば,女性の権利や,イスラエル,ヴェトナム,アイルランド,レバノン,アンゴラなどにおける戦争に関する教会の姿勢をめぐる不和がその例である。聖職者のなかには,重症の病人や死に臨む人々と接した経験がほとんどないために,適切な援助のすべを知らない者もいる。死に臨む人々をその病気にかかったときからずっと続けてみてきていれば,司祭,牧師,ユダ

ヤ教のラビ，ヒンズー教のスワーミーその他人々の信仰上の代理人にとって，患者を助けることは一段と容易になろう。病院に病院付きの牧師がいる場合は，彼らは日課のようにして患者のもとを訪れる。病院付き牧師がいないのであれば，家族，医師，ナースなどが，牧師であれ平信徒であれ患者に霊的な慰めを与える誰かをみつける努力をすべきである。

患者には牧師などが会いにくることを知らせておかねばならない。患者が自分の病状の重さを理解しておらず，牧師が訪問すれば自分が死ぬと思われているからだと思うだろう，と確信するに足る理由があるときには，牧師が患者を訪ねるのは病院のサービスの1つである，というふうにナースは彼らを安心させる。カトリック教会は"最後の秘蹟"という表現の決定性を避けるために，1968年，"臨終の聖餐"（最後の秘蹟）に換えて"病者の聖餐"という用語を採択した。

宗教信条を問わず人々の必要に応えようと聖職者が手をさしのべる病院などは，患者や家族やヘルスワーカーズにあらゆる信条に及ぶ支援を提供し，患者の要求が儀式を伴って，あるいは儀式なしに，満たされるべきであることを認めている。牧師などの聖職者，当の患者，その家族，各種のヘルスワーカーズが互いを知るためにできる限り時間をかけるべきであることを繰り返し強調したい。

牧師の初回の患者訪問に際し，ナースは患者の身体面の状態，問題，ニーズについて役に立ちそうだと思うことを話して協力することができ，次いで牧師がもつ関連の情報を尋ねることができる。牧師，司祭，ラビ，スワーミーその他宗教上の代理人は患者のところへ連れなしに行きたがるであろうが，彼らを患者のもとへ連れて行き紹介するとナースは申し出るべきである。初回訪問は患者ができるかぎり機敏で理性ある状態のときを見計らってなされることが望ましい。キリスト教のなかでもカトリック（ローマカトリック），西方教会非ローマカトリック，東方正教会は聖餐の儀式に非常な重きを置く。エピスコパル（英国国教），ルーテル，モラヴィアの各教派はカトリックとプロテスタントの間の"橋渡し信仰"と言われており，聖餐儀式や秘蹟の一部は共通である。患者がこれらの教派に属している場合は，儀式をとり行なうにあたり聖職者が必要とするいくつかの物品，一般には白布でおおったテーブル，その上にグラス，水を入れた小ボウル，スプーン，麻のナプキンもしくはタオル，をあらかじめ用意しておくとよい。床頭台にはグラス，吸管，新鮮な飲み水を置く。聖職者はふつう必要物品を持参するが，そうでない場合，ナースにその種の物品を求めることがある。宗派経営の病院であれば，聖香油，キリスト受難の像のついた十字架などの儀式物品は特定の場所に保管されている。患者と同じ宗旨のナースが病院にいれば，彼らは患者と家族，および聖職者の特別の助け手となるであろう。

関係者には，プライバシーを大事にしたいかそれとも儀式に他の人々が入ってもよいかを尋ねる。たとえ宗旨が自分のものと違っても，儀式を見守りその一員となる経験は，スタッフや他の患者にとって有意義かつ感動的であろう。宗教的儀式は，周辺にいる関係者外の人々が患者とその家族の苦悩

および彼らにさし出される援助を共有するための懸け橋となることができる。プライバシーを守りたい場合，オープンな空間にスクリーンやカーテンを用いたり，個室のドアに表示をするなどして対応する。

ローマカトリックはとりわけ，"恩寵に浴し"天国に迎え入れられるために諸儀式が不可欠であるとしている。死を前にした人に対して行なわれるそれら儀式とは，"洗礼"（その人がまだ洗礼を受けていない場合），"告解"，"聖餐"（聖体拝領），従前は臨終者が受けるときは"最後の秘蹟"と呼ばれていた"塗油式"である。死にゆく人がローマカトリックであってまだ洗礼を受けていない場合（幼児の場合など），ナースは全力をつくして洗礼を施す司祭を探さなければならない。どうしても見つからないときは，スタッフのなかのローマカトリック教徒に洗礼の儀式を行なってもらうようにする。それも不可能であれば，カトリックではない者がそれを行なってもよいのである。

プロテスタント各派，カトリック，ユダヤ，ヒンズー，イスラムその他の宗旨の信者に対する霊的助言者の務めをここに説明することはできないが，ナースはこれら主な宗教のそれぞれについていくらかは知っているべきである。信仰療法や按手祝福を信じる人々はたくさんいる。ナースはそうした人々それぞれの宗派のしかるべき代理人を探し出し，職務を全うするのに必要である，あるいは助けとなるとその牧師などが言う場の設定をできるかぎり整えて，臨終者のために最善をつくす。牧師などの患者訪問は記録に残す。儀式をとり行なった者の氏名，それらが行なわれた時刻は必ず記録に留める。

かなり以前になるがディクス[13]は死に臨む患者に付き添う人々に，患者を自分たちのもつ神学上の信念に従わせようとすることを戒めており，この点を強調する今日の著述家もいる。[14-16]

医師の役割

医師の役割についてはこれまでも本章の各所で触れた。医師は伝統的に，生命を延ばす手段，いうところの最後の手段の続用をいつやめるかを決断する職責を負う。この問題については多数の見解が引用されてきており，読者には1972年までの関連文献のレビューを含むヒントンの書『臨死』[17]を勧める。オーヴィル・グリム・ジュニアら編の『死に臨む患者』[18]には，オスラー・ピーターソンおよびアンセルム・シュトラウスとバーネイ G. グレイザーによる医師の役割についての論考が載っている。長年にわたり臨死の心理社会的側面の研究に打ち込んできた医師，エィブリー D. ワイズマンは次のように発言している。

　　死について医師にできることには，専門的なものと個人的なものとの2面がある。専門家としての医師は診断し治療することに努める。それができなければ，苦痛を緩和する。しかし，これもうまくできなくても，医師はなお自分の身を捧げ続ける。やがて死が近くなると，いつでも行動できるように待機して，指導し，支援し，少しでもよりよい状態をつくり出す。これは医師の"専門家として

の"責任であり，他の者に割り振ることはできなくはないが，当たり前のようにしてそうするわけにはいかない。倫理上の理想の多くがそうであるように，この責任がめったに果たされないのである。教育訓練の不足に加えて時間がないために，医師は自分の技能の主なところを行ない，有能なパラメディカル職者があとを引き取るのを許す。しかし，当の医師が，自分が自らに課せられた倫理的責務を果たせないでいるとは自覚しないかもしれない。医療職ピラミッドの頂上に位置する彼の伝統的な役割が，自分は自分の仕事を誰にも割り振ってはいないのだからすべては自分のコントロール下にあるのだという幻想を生み出すことがあるのである。ほかの義務があって医師は臨終の人への義務を全うすることができない，というしだいになるのである。彼は責任を他に委任しない。すでにして失っているのである。^r

患者とヘルスワーカーズとの，とくに医師との人間的で信頼ある関係の重要性について広く語りかつ書いてきているエドマンド・ペルグリーノが，1975年の講演で次のように語る。

医師と患者の関係は，その歴史のほとんどすべての期間，医師の観点に支配されてきた。倫理綱領の類は，患者が医師に課してよい義務を基準にしてではなく，医師が感じる義務を基準に設けられてきた。医療職内および一般社会で優位を占める医師のイメージは，いまなおヒポクラテスの理想を基盤とする。……ヒポクラテス的な医師はヒポクラテス誓詞に述べられている責任……患者を害しない，堕胎を行なわない，安楽死術を用いない，機密を守る，精選された集団のメンバーとなるはずの弟子たちに父親的な関心を抱く，などを負う。……『法』，『礼節』，『医師』，『箴言』*^イ は……自らのふるまいによく注意し，威厳をもちかつ控え目で，常識をはたらかせ，節度を守り，医師仲間以外には，患者に対してさえも，秘密事項を一切明かさない，などを医師に言い渡している。

*^イ いずれもヒポクラテスの医を伝える著作。弟子たちを通して後世に伝えられた。"ヒポクラテス全集"と呼ばれるもののなかに収録されている。

われわれは医師および医学に期待することについて，もはや国民としての共通認識をもっていない。専門家集団の権威，特権，優越についてのわれわれの考えは徹底的に変わってきている。民主主義社会においては，誰もが自分たちに影響するであろう意思決定に加わって当然である。

民主主義社会においては……どうしたら人々が自由な個人として自分に影響の及ぶ選択に参加することができるか，がきわめて重大な問題である。

とりわけ人間的な生をとことんまで生きるための患者の力を，衰えさせたり妨害したりする特定の病相がある。そうした病相は，2人の人間，医師と患者の間に固有の不平等関係をつくり出す。

病気という出来事のおかげで，そうした患者は行為する自由を失う。理性的な選択をするために必要な，あるいは行為する自由を取り戻すために必要な知識が不足しているのである。彼らは自らの人間性，完全性すなわち自己イメージを取り戻すために，請願者として，他者の強い力に自らをゆだねなければならないのである。……病人は，自らの生のためにこの上もなく重要な理性的選択や意思決定をするのに必要不可欠な情報のほとんどすべてを知らない。彼は何が間違っているかを知らず，どのようにして病気になったのか，なぜ病気になったのかわからない。自分の問題がどれほど深刻か，自分は回復できるのかどうか，どんな治療を受けることができるのか，それらは効果があるのか，どんなリスクがあるのか，費用はどうか，痛いのか，尊厳を失うようなことがあるのか，彼はわからな

い。
　〔それゆえに〕医師は，そのもてる力を患者が利用できるようにするには，病気がもたらしているこれらその他の欠けたるところにも注意を向けねばならない。医師の技術上の意思決定は，教育程度や時間や環境事情が許す限り自由にかつ理性的に，その意思決定に参加する患者のニーズと合致していなければならない。病気の事実の明示，重症度，隠し立てのない代わりの方法，それらの相対的な有効度，費用と危険，他の医師と比較しての医師自身の経験と技能，成功ないし失敗の可能性などすべてが詳しく説明されるべきである。情報のギャップを埋めることによってはじめて，患者は真に確かな同意，1人の人間としての参加を認め，自らの価値体系のなかにその意思決定を組み入れることができるような同意，に近づきうる。[s]

　医学教育者のクラントは以下の発言において，意思決定の責任を他の者たちと共有することができ，かつそうする意思のある医師の養成を切望している。

　　死を迎えつつある患者とその家族のケアは明らかに広きにわたる各種領域の専門的な働きからなるものであり，多くの場合，最良のケア提供者はナース，看護助手，心理士，ソーシャルワーカー，それと，その患者および家族と近しくなっているその他の人々である。しかしながらどのようなメンバー構成の場合でも最高の有力者は医師であり，彼は隠しだてのないケアのプログラムを事実上妨害することもできるのである。医師は自らを，意思決定とケア提供における孤独なさびしい存在だと思っているかもしれない。ある意味では，彼が受けてきた医学教育がそうした排他性を助長しているのである。[t]

　患者の家族と死の切迫について話し合ったり死の訪れを家族に知らせたりするのが医師の伝統的な役割の一部ではあるものの，患者に告知する責任を医師が単独で負うようになっているシステムについては厳しく批判する人々がいる。ヒントン[19]は，いくつもの研究が面接調査の対象となった患者の80％は死の告知を望んでいることを明らかにしていてもなお，医師の大多数（80〜90％）は，病気が終末期に入ったと自分の患者に告げることはめったにない，という研究報告のあることに注意を促した。
　ヘルスケア従事者のなかには，真実が開示されると患者はぼろぼろになってしまうだろうと言う者がいる。一方，これに反対して，真実を隠すことがもたらす実際的な問題，たとえば患者が身辺の整理をせずに亡くなる，などと言う者もいる。そればかりでなく，倫理的，道徳的な問題もあるわけで，患者の知らされる権利，自分に関係する意思決定に参加する権利が侵害されるということが生じる。最後の時まで会話ができる人々は，自らの生に重要な広がりを加え，死にゆくとはどのようなことかを周囲の人々が理解するのを助けるのである。
　ソーンダースは実際的かつ明快な言葉で原則を提示する。"患者は誰も，自分の治療に協力しようとするのであれば，あるいははっきりしない恐怖から解放されたいのであれば，自分の病気について理解可能で納得のいく説明を

必要とする。医師が希望のある事態で診断を下すにしろ，好ましくない予後を確認するにしろ，このことは本当である。"[u]

医師たちは今，患者に知らせることについての見解を変えつつある。たとえば，ハーバード大学の外科の名誉教授オリバー・コープ[20]は，乳癌が疑われるとき，診断のための手技についてをはじめさまざまな意思決定に患者は加えられるべきである，と言っている。診断過程はいくつものステップが続くが，その最初に，生検がなされてその病理報告を内科医，外科医，腫瘍専門医，放射線科医，病理医からなるチームが検討するまではいかなる治療法も処方されないということを患者に話すべし，と彼は勧告するのである。チームは病理の特徴と程度を論議し，次のような疑問に答を出す。血管に浸潤はあるか？ リンパ管を通して病変が広がる可能性はどうか？ 利用可能な治療法（形態）の相対的な利点は何か？ これらにつき考慮してのち，協議する医師および病理医らは，どのような治療が最善であるかおよびその理由につき合意する。この時点で主治医は患者とその結論について話し合い，両者は1つの意思決定に達し，したがって患者は治療への"十分な情報を与えられたうえでの同意"をすることができる。

進行した癌に対する外科医のアプローチを述べるアルフレッド S. ケチャンは，次のように言う。

　　家族を抱えていたり財政上の責任を負っていたりする精神明敏な癌患者に対し，決して正直にものを言わないことを自分の義務とする医師は，人知の及ぶところではない神の領域に深く踏み込みつつある。"先生，私を治してくださってありがとうございます"や"私は生きています，先生が妻に私は死ぬとおっしゃったときから5年たちました"といった言葉ほど医師の耳に心地よいものはないとはいえ，"先生，私が自分のこれから先に起こることに対してしかるべく準備をするならば知っていなければならないことを，正直に，ありのままに話してくださって，ありがとうございます"という患者の心からの言葉をきくことも，それとほとんど同じくらい満足を覚える，うれしいことなのである。[v]

このように変わってきた考え方を，患者の，治療処置とそれにかかわるリスクについて知る権利，および勧められた治療処置を拒否する権利に言及するアメリカ病院協会出版の"患者の権利宣言"[21]が詳細に支えている。

英国，ホックニーの聖ヨセフホスピスの在宅ケアサービスで働く医師，リチャード・ラマートンは，"治療をやめる"（看護をではない）時を決定する責任は，"この人は死ぬということを決めねばならない"当該の医師にあるとする。彼が言うには，次なる疑問は"誰に言うか，それはいつか"である。ラマートンは，患者は上級の医師にではなく新人ナースや医学生に質問する傾向があるとし，次のように観察する。

　　医師が現実的でない場合，……ナースは，だまされていずに，自分はどんなうそを信じていると思われているかを前のシフトからのナースに尋ねるに違いない，そんな患者をあざむかねばならないことを自覚する。

病棟師長は，それがよいと思ったときには完全に自分の裁量で患者に確証を与えたり安心させたりすべきであり，若いナースは自分たちはどう対応すべきかをあらかじめ話し合う機会をもっておくべきである。患者は……遅かれ早かれ……それが誰であれ自分をあざむく者を信頼しなくなるだろう。

　患者へのこの種のアプローチは，ナースと医師の間，および患者が事を打ち明ける友として選ぶ可能性のあるケアチームのメンバー誰でもの間の，コミュニケーションがよいことを必要条件とする。

　ラマートンは，ケアチームは，牧師やソーシャルワーカーも含め，診断や予後についての現存情報のすべてを手に入れていなければならず，定期的なカンファレンスが不可欠である，という。"互いに信頼し，患者に正しくはたらきかけるようになり，チームとしての真の機能発揮を可能にする方法はこれ以外にない"と彼はいう。[w]

　生命の長さについて診断し予後を測って患者とその家族に告げることに加え，症状への医学的介入を処方したり死を宣告したりすることも医師の伝統的な役割である。医師は疼痛，嘔気，呼吸困難その他の症状に対して薬物を処方するが，それら薬物を投与し，その効果を見守る最良の機会を手にしているのはナースである。ケアの心理社会的な側面の場合と同じく，ナースに割り当てられている役割のいかんにかかわらず，経験豊富なナースの判断を共同利用し，頻繁に協議し，彼らの意見を求めることによって得られるものがたくさんある。

　死亡宣告は法律により医師のすることとなっている。ロバート H. モーゼルは，医師の役割を論じ，彼の言うところの"新しい倫理"を語る。彼は生と死の境界ならびに現代の諸問題を明らかにすることをめぐり，次のようにみてとるのである。

　しかし，今は新しい局面を迎えている。現代の技師や技術者は，死に神を刺激して未知の不案内な地形へと押し出すことになった機械の類をわれわれに提供した。かつては確かに在った生と死の間の，微妙ではあるが明らかな境界線が，今では，哲学や倫理学との間の，新しい，はっきりしない境界面をもっている。われわれには単純な生理学上の終末としての死は許されない。臓器移植のための生存ドナーを選ぶにあたってはどのような道徳が適用されるのか？ 1つしかない臓器のドナーが死ぬのはいつか？ 虚血を起こしつつある重要臓器を取り出す前に，任意の待ち時間をいくらかでも指示しなければならないか？ 移植目的でその腎臓を守るために，頭部外傷で死につつある患者に透析を行なったりマンニトールを注射したりするのは，ヒポクラテス的倫理に違反することか？ あらゆる基準に照して，完全に，決してもち直すことなく死んでいると判断されてはいない患者から，われわれはあえて生命維持に不可欠な器官を取り出すのか？ 誰がその意思決定をするのか？ ドナーになる可能性のある人およびレシピエントになる可能性のある人，たとえば，子どもの1人が末期段階の腎疾患であり，その子以外の3人の子どもが最適合のドナーになりそうな母親，に対するわれわれの義務ははっきり言ってどのようなものか？

モーゼルは同じ論文のなかでこうも述べている。

　人々の目に映る医師のイメージが，おそらくはいささかぼろぼろなものへと移りゆくようすが，あまたの思案とコメントを呼び起こし続けている。この騒ぎが静まってみれば，その昔原初の母親が死にゆくわが子を村のシャーマンのもとへ連れて行ったとき以来，生と死の判定者としての医師の地位に変化のないことがわかるだろう。医師の数ある役割のうち，この役割がいつでも，医師にとってもっともむずかしいものであり続けてきた。[x]

　ソーンダースは，臨終患者のケアにおける医師の不可避な難儀についても論じ，それは，手を使い患者のために何かをしてあげることのできるナースの役割よりもむずかしい，と言う。身体の触れあいは相互の苦しみをやわらげ，ナースは自分が患者にとって有用であると思うことができるのであるが，医師はあれほどの権威をもちながら挫折と無力を覚える。"告知された患者"とその家族には最終判断を知らせねばならないということを銘記して，医師とナースが意思決定を共にすること，おそらくはこれが答であろう。

　医師のなかでは，死についての研究にもっとも関心を寄せるのは精神科医である。精神科医は，死の意味，死にゆく人の心理社会的ニーズ，死にゆく人に対する人々の反応，死別の影響などを研究する目的で，各種施設やホームケアサービスの職員となる。精神科医はまた，患者やその家族に近づくことができ，あるいは他の医師やナース，その他患者ケアに関与する誰彼の相談役となることができるので，そうしたところの職員となることもあろう。いうまでもなく，精神科病院の精神科医は終末期患者の医療ケア全体の責任を負う。職員各人も支援を必要とするので，精神科医はケア提供者を助けて間接的に患者を助けるのである。

薬剤師の役割

　症状の医学的管理は多くの場合薬物とその作用や相互作用についての知識を頼りにしているので，終末期ケアを行なう施設や機関において薬剤師には特別な役割がある。[21a] とくに癌の患者の場合にそれが顕著である。現代の特色は薬物が急増していることにある。医師にとって薬理学の進歩に遅れをとらないでいることは困難事である。医師もナースもこれまで以上に，薬物の調合や薬物の相互作用の査定にあたり薬剤師に相談しその専門の力を頼りにしようとしている。薬剤師がその日の仕事を終えたあとの午後や夜間にナースが調剤をまかされることがあった時代もある。今日では，専門家以外の者が調剤したり与薬したりする危険が広く認められているので（薬物は常にそこにあるのである），薬剤師は24時間就業して仕事にあたる。患者カンファレンスに参加することもしばしばである。多くの医療センターが，関連のデータを迅速に集めることができ，コンピュータを使って総合的な最新情報を利用可能にすることのできる研究者薬剤師を所持している。医師やナースが諸

症状を緩和するのを薬剤師がいよいよ助けるようになり，結果として患者はより意欲的で安楽な生活を送ることができるのである。

ナースの役割

　死にゆく患者のケアにおけるナースの役割は，患者が家にいるのかそれとも施設にか，および家族や友人が望みかつ実行可能なケアの量，によってさまざまである。ナースの機能の仕方は，他の者がナースにどう機能することを期待しまた認めているか，施設の管理部局がつくり出している風土，制限や抑制，規則や規制，死にゆく患者のニーズに応えるためにナースが使うことのできる時間などによっても左右される。

　ナースの機能は，直接にあるいは人に教えることによって，日常生活行動上患者が必要とする援助を与え，患者ができる限り長い間自立性を保持するように手を貸し，自らが考えるよい死を患者それぞれが迎えることができるようにすることである。[y] 医師の処方した処置などを患者と家族が効果的に用いるように助けることによって，死にゆく過程に伴う苦痛や不快を最小限にすることもナースの機能である。医師がいない場合には，多くの緊急時の場合と同様に，ナースが責任をもって，あらかじめ処方されていない救急処置をほどこす。医師の指導（いわゆる指示）に，特定の手当てに関するナースの自由裁量の役割が明記されることもある。

　施設において，また多くのホームケアサービスにおいて，ナースは他の職種のヘルスワーカーよりも患者と共にいる時間が長く，したがって患者のニーズや願い，症状や治療への反応，恐怖や不安，希望，患者の望む死に方などを感じとる機会をもっている。ソーンダースは患者が"ナースに打ち明ける"傾向のあることに繰り返し言及する。英国の医師ロナルド・ギブソン[22]は，自分が患者とその家族にとってどんな意味をもつかを認識しているナースはほとんどいない，という。ナースはすぐそばにおり，彼らの提供する身体面のケアは信頼関係を呼び起こす。

　死にゆく人々の看護ケアについての論文などが最近の「アメリカン・ジャーナル・オブ・ナーシング」に非常に数多かったことから，メアリー H. ブラウニングとエディス P. ルイスがそれらを『死にゆく患者：看護の視点から』にまとめた。[23]　ANAの臨床学会に出された報告は死にゆく人のケアにテーマが集中していた。[24,25] ジーン C. クイント（ブノリール）の研究[26]とワシントン大学看護学部で彼女が教えている科目，ラモウナ・パウエル・デヴィッドソンが記述したフロリダ大学看護学部のプログラム，[27] 終末期看護ケアの調査研究[28]への言及もみられる。アメリカのこうした論文などと同じような内容の記事を世界中の看護雑誌にみることができる。[29-35] 1950年代から始まったソーンダースの著述はナースの（"シスター"の）役割の重要性を強調しており，彼女はアイルランド慈善修道女会のナースたちに特別の賛辞をささげる。彼女たちはロンドンの聖ヨセフ病院において死にゆく人々にすぐれた技術と感性とをあわせもったケアを行なったのであった。ソーン

ダースは彼女たちのそのケアを，ロンドンの聖クリストファーホスピスの創設者としてホスピス・プランの基礎に置いたのだった。

聖クリストファーホスピスの在宅サービス部門の看護幹部であるバーバラ J. マクナルティは，〔効果的な〕終末期ケアを提供することがすべてのナースの技能の一部となってほしいと思っている。彼女が強調するのは，ある種の患者にとって自分たちはもっとも重要な人であるであろうが，ほかの患者にとっては，他のヘルスケア・ワーカーズの"支援者"であるだろうことを意味する"チーム"というもののメンバーであることを，ナースたちが理解することの重要性である。マクナルティは，ナースが死に対する自らの考えをわかっていること，自分の行なう患者ケアと家族や親族への援助を個別的なものとすること，"圧倒されることなく感じとり，降参することなくケアをし，自分の存在を識別されることなく参加すること"ができるようになること，が必要不可欠であると考える。[z] マクナルティはこれ以前に，アメリカの聴衆を前に，聖クリストファーホスピスとそのホームケア・プログラムについて語っている。[36] その記事にはホスピスのクリスマスの様子が図入りで描かれており，ナースが他のスタッフメンバーといっしょになって"喜ばしい"雰囲気をつくり出していることがわかる。[36a]

聖クリストファーの看護スタッフのもう1人 D. H. サマーズは，1974年にホスピスのナースの役割を論じ，フロレンス・ナイチンゲールを引いて，ナースにとってもっとも危険な格言は"治せないものは我慢しなければならない"[*ウ]であると言った。

*ウ「"治せないものは我慢しなければならない"とは，ナースにとってこれまでにつくられたもっとも悪くもっとも危険な格言である。」『看護覚え書き』部屋と壁の清潔。

　　（できることはもう何もない）というこの声明を論破し，延命のためではなく，残りの時間（の生命）の質を向上させるために，この瞬間に何でもできかつしなければならないのだという挑戦に応じよう。[aa]

ナースがそこにかかわり，関心を寄せるグループの1人として機能するならば，ナースの役割を有効に果たすことができるとサマーズは考える。彼女はナースが当の患者，家族，他のナースたち，医師，牧師，ソーシャルワーカー，栄養士，作業療法士や理学療法士など，患者に仕えるさまざまなヘルスワーカーズと"分担する"行き方を論じるのである。

終末期の患者とその家族に対するナースの態度や彼らのためにナースのすることについては，同じような状況が2つとあるわけではないから，決まりを定めることはできない。患者の年齢，突然の死か長い病気のあとの死かどうか，死が訪れる物理的背景，他のヘルスワーカーズが手近にいるかどうか，に非常に多くのことが左右される。たとえこれまで死の場面を経験したことがなくても，自らの注意のすべてを看護援助の仕事に向けているなら，ナースは自意識過剰や当惑を恐れることは何もない。ナースの人々に対する感じやすさ，分別，言い換えればナースのパーソナリティに多くがかかっているのである。誰しも自分のもっていないものを与えることはできない。患者の身体的不快やそれゆえの家族の苦痛をやわらげたり少なくしたりする看護の

技術は学習できるのだが，関係者の誰もは，その死との出会いと経験のすべてを進んで彼らと共にしようとするナースの心持ちに支えられるのである。この心持ちは，言葉よりもはるかに多く思いやりのある行為に現れる1つの姿勢である。それがあれば，患者と家族はそのナースの職業的な支持する力を利用することができる。ナースのカロル・レン・クナイスルは，死にゆく人への思いやりのあるケアを論じて，ただ患者のそばにいることの重要性を強調する。彼女が思うに，死にゆく人々は孤独感と見捨てられた感じにもっとも苦しむ。"もっとも恐ろしいのは死にゆくことではなく1人で死にゆくことだと古代ギリシア人は思った"[bb]と彼女は書く。だいぶ前に，精神科ナースのイルザ S. ウルフは，患者と並んで歩こうとするその気持ちを，臨床のエピソードによって例証した。彼女はそれを"最高の理解"と呼んだ。[37] 言うまでもなく，聴くことは理解することの必須要素である。死にゆく人をケアした経験が本当に深い人たちが言い続けているのだが，多くの患者は，ケアする者たちがだまって座って耳を傾けていれば，自分のニーズを直接的にあるいは間接的に彼らに伝えるのである。

死が差し迫ってくると，誰かがそばにいてほしいと患者が願うときには誰かが必ずそうするという約束以上に，患者とその家族を安心させるものはない。そして，その約束が実際に守られるような現実的なものでなければならないことは言うまでもない。病院での孤独な死の報告および関係の文献には，そこにいない医師，病院のなかにさえいない医師への非難が多々ある。[cc] ナースは誰よりもたくさんの機会をもっており，したがって，近づきつつある死の徴候に気づく責任を負わねばならず，また医師を呼ぶ権限，医師が不在の場合あるいは医師の同意を得て家族や患者の望む牧師その他精神上の助言者を呼ぶ権限をもつべきである。ナースは法的には死を宣告できないものの，医師が不在のとき，家族との隠しだてのないコミュニケーションの当たり前の流れのなかで，生命が終わるとみてとったことを伝えて当然である。ナースは遺体をしかるべく整えて葬儀社の手に移す準備をする。これについては，遺族を助けるナースの役割として後述したい。

ソーシャルワーカーの役割

ルース D. エイブラムによれば，多くの医療現場において，ソーシャルワーカーはもっとも活用されるカウンセラーである。彼らはさまざまな問題をもつ患者とその親族を助けようと，牧師，医師，ナースその他と協働する。国や時代によっては，公衆衛生ナースとソーシャルワーカーの教育および仕事は一体となっている。たとえば合衆国では，訪問看護師協会のスタッフにソーシャルワーカーがいることが多い。

エイブラムは，彼女が以下のようにみなす機能をもつソーシャルワーカーの役割について，一般に誤解があると思っている。

多くの人々は，ソーシャルワーカーとは病気の経済的な面の扱いについて助言

する人であると思っている。人々がその方面での援助を必要としない場合，ソーシャルワーカーを利用できるという示唆に対する彼らの最初の反応は拒絶である。私が思うに，"ソーシャルワーカー"という言葉を"家族カウンセラー"に変えることにより，各種ヘルスワーカーズや家族の受け入れは確実に前進する。ソーシャルワーカーの援助にはいかにも実際的な事柄が含まれるのであるが，しかしそれ以上の作用が働くのである。[dd]

エイブラム[38,39]は事例研究を引いて問題を浮き彫りにし，マサチューセッツ総合病院においてソーシャルワーカーが癌の患者およびその家族に行なっている援助のいろいろを述べている。ソーシャルワーカーは，経済的な問題や，片親を亡くしたときの生活方法の変化に家族が対処するのを助けることができる。ソーシャルワーカーは地域社会の諸資源によく通じており，患者や家族がそれらを活用するのを助けるに最適の人物といえよう。定期的な訪問および患者カンファレンスへの参加により，彼らは患者，その親族たち，友人たちをよく知るようになるので，患者の家族が終末の期間を可能な限り普通に暮らすのを，また，直後の悲嘆の時が過ぎたあと日常の地域社会生活に復帰するのを，見事に助ける存在なのである。

第Ⅱ部
看護教育

はじめに

E. J. ハロラン

　50代に入りコロンビア大学ティーチャーズ・カレッジの看護教育課程の押しも押されもせぬ教員となるまで，ミス・ヘンダーソンは看護を実践しようと，何度も病院や公衆衛生機関に戻った。彼女がそのように教職ポストを去った理由は，卒後コースの臨床看護系で教える機会を奪われていたからだと同僚はほのめかす。ボストン大学のマガー図書館にあるヘンダーソン文書資料のなかには，ティーチャーズ・カレッジでの彼女の学生が書いた臨床事例報告がたくさんある。ミス・ヘンダーソンは，実践している者が看護を教えるのがもっともよい，と信じてやまないのだ。

　デレク・ボック*ア（1991）は，学部の教務執行部のつとめは，誰が教えるか，何を教えるかを決めることだという。ミス・ヘンダーソンは『看護論』*イ（1991）においてこの疑問に答える。そこには，専門職看護教育課程で学ぶ学生の進歩を合理的に説明するカリキュラム案が示されている。彼女は，看護教育はプライマリーケアおよびプライマリー治療を教えることを包含する方向へと広がるべきだと主張する。

　臨床で教えることは看護教育のもっとも費用のかかる部分であるという事実，そしてその費用が理論と実践とを切り離すことを正当化している事実，これがいつでも彼女に不安を感じさせていた。彼女は，実践できるという特典を教員に与える病院との強力な提携を育てる学校を応援する。イェール，ケース・ウェスタン・リザーブ，ラッシュ，ロチェスターの各校が数少ないその顕著な例である。看護において教育という機能が実践から分離したのは比較的新しいことであり，病院看護学校がコミュニティ・カレッジ課程へとこぞって変換したのがその始まりであった。この2種類の教育課程の卒業生1人当たりのコストの違いは（病院看護学校は入学者が少なく，教員集団と建物は大きい。コミュニティ・カレッジは教員集団は小さく，入学者は多く，建物はごく限られている），病院看護学校からコミュニティ・カレッジへの変換は経済効果がなかったことの十分な証拠となる。このような変換が主として女性の活動分野である看護で起こり，一方，法律や医学の学校，ビジネススクールなどは隆盛であったことは，男性の教育への社会的投資が依然として重視されている事実を反映していよう。

*ア 本書第2章の訳注*ウ 参照。

*イ 『看護論，25年後の追記を添えて』，日本看護協会出版会，1994。

ミス・ヘンダーソンはコミュニティ・カレッジの看護教育課程をうまく使うナースたちを非難したことはなく，むしろ，すべてのナースたちにとってのしっかりとした教育的土台と強力な専門教育を擁護したのだった。たぶんわれわれは，教育と実践をより密接に結びつけるために，わが国の大学看護学部と教育病院との合体を考えるべきなのだろう。その意味で私はかねて，フランシス・ペイン・ボルトン看護学校の看護教育とクリーブランド大学病院の看護サービスとの結びつけに成功して，両者の活動を相互に支え合う効率のよいものにした前学部長のロジーラ・シュロットフェルトを信奉してきた。ことによると，看護という職業のリーダーは，例外としてではなく原則として，修士レベルの看護基礎教育を求め始めるべきかもしれない（230万人のアメリカのナースの5％がMSNs*ウをもっているにすぎない）。MSNsは，ナースたちが手に入れる機会のなかった学士号を飛び越えて取得できる。現在大学の修士レベルの看護基礎教育で提供されているタイプの，臨床看護に関するすぐれた教育背景を手に入れたナースたちにより，われわれの患者が受けるサービスは一段と向上するのだ。

　少数の特権的なナースに限らずすべての専門職ナースが求めるに足る看護教育を高く評価することは，今日のナースの責務である。看護教育はナースのサービスを利用する人々の福祉に資する，また看護学校はそこが育てるナースを通して患者の役に立っている，とナースたちが確信すればするほど，多くのナースが目標を上級専門看護に置くことが，他のいかなる活動にもまして，ヘルスケアに改革を起こす力をナースに与えるに違いない。ナースは，その受ける教育がその責任と合致しているならば，プライマリーケアをはじめヘルスケアの諸活動に今よりもっと積極的に加わることができ，それによって人々を，彼らの独立性を奨励するヘルスサービスへと導くことができるのである。

*ウ 看護学修士。

9

一般看護のための教育

訳者解題

　米国では，そして日本でも，看護基礎教育はいつも"実験中"であるような観があるのだが……。本章が書かれた当時，70年代の米国では，ちょうど現在の日本のように，ようやく看護基礎教育の主流となった学士課程教育が，カリキュラム上に混乱をみせていた。看護学校時代の（日本の今の場合であれば多くは看護短期大学時代の）教育パターンをあっさり捨て去ってゼロから出発するのは，職能教育の見地からして現実的ではなかっただろうし，看護学教育としても理論的に適わなかっただろう。看護基礎教育の教育理念と目的は，すでにかなりの程度看護界で共有されるようになっていた"看護とは"からそれなりに導き出されたが，あとはとりあえず科目の名前を一新して……という気配の実態が，全米17学部について行なった調査から浮かび出てきたのだった。ヘンダーソンはそうした科目名にどうしても皮肉な目を注いでしまうのだが，一方で，看護の大学教員たちの看護学教育とのまじめな取り組みを熱く支援しているのはいつもの通り。

　本章は『看護の原理と実際』第Ⅰ部ヘルスサービスにおける看護の持ち場，第1章看護の実際とナースの教育，の4である。

看護基礎教育課程

*[ア] 『看護の原理と実際』第6版。

　以下で扱うのは，主として，国際看護師協会が定義している登録"専門職"ナースの，北米における教育である。本書*[ア]を通じて，"ナース"とは登録"専門職"ナースである。ここに，免許取得実務ナース，ナース補助者，ナース助手，病棟夫，その他の呼び名の看護職員のヘルスケアへの貢献を無視したり軽視したりする意図はまったくない。あらゆる種類のヘルスワーカーがそれぞれ身につけるべき知識と技術を識別しようという今日の動向は，建設的であると筆者は考えている。筆者はまた，ある教育課程から別のそれへと学生が移ることができるのも好ましいことだと思っている。本章で論じるように，看護には，資格や呼び名が何であれそれを実践する者すべてが関係するのであり，またそうありたいと著者らは願う。

　1975年，全米看護連盟のドロシー・オザイムク[1]は，最近の研究を検討し

ながら看護教育の近年の変化を要約し，その将来に影響する主要な社会動向に言及しつつ，これからの看護教育を予言した。現代の看護を特徴づけているのは何といっても看護教育の実験性とカリキュラムの急速な変化である。合衆国および世界各地の多くの学校や病院などに，学生個々の事情に合わせた教育課程を用意し，学生が自分のペースで勉強を進めていけるような自主学習を促す試みがみられる。[2] 入学資格がゆるやかになってきており，さまざまな社会的あるいは民族的背景の男女が看護職に就く機会を等しく手にしている。[a] とはいえ，現時点では少数民族は全人口中の構成比に見合った看護職者を出していない。看護教育における"出入り自由のカリキュラム"および"はしごを登るという考え方"は広く論議を呼んでおり，試行的プロジェクトの実施に補助金が出されている。博士号でさえ"壁のない大学"で得られるようなのである。[3,4]

すべてのヘルスワーカーが継続教育を活用できるようにするという考え方は，かっちり組まれていてすきのない，行き止まりのある教育課程を過去のものにした。ソビエト社会主義共和国連邦[*イ]や中華人民共和国では，革命的ともいえる新しい，生産的なヘルスケア・システムが，驚くべき短期間に開発されている。これらの国は，比較的短期間の訓練を受けたヘルスワーカーズを使っているのである。とはいえ，そうしたヘルスワーカーズは国民のニーズが生み出し，国民のニーズにより添って存在し，それらニーズを理解しているので，また，ロシアや中国では継続教育および"はしごを登るという考え方"が社会制度に組み込まれているので，最初に受けた訓練が限られたものであってもまずは自分の知っているだけのことをうまく活用することができ，その後ヘルスセンターで何度も追加の教育や経験を積み，もって生まれた自分の能力の限りをつくすまで職業の"はしご"を登ることができる。一般の人々のための保健教育プログラムは，自助と，各種のヘルスワーカーおよび保健医療施設の活用とを促している。

カナダなどいくつかの国はこれまでのところヘルスワーカーがいろいろと増えてくるのを抑えてきており，ロシアの准医師や合衆国の医師助手のような"中間"ヘルスワーカーなる考え方も否定しているほどである。クロード・カストングアイは，提案された立法に関係して"ナースは……保健医療者集団の正に'主力'と呼ばれるメンバーとして存続するであろう"と言い，広く信じられている見解を表明した。彼はいかなる種類のヘルスワーカーも"つねに変わらず"補助者であるべきではないと信じるゆえに，医師助手（准医師の類）という考え方を否定した。[b]

合衆国その他いくつかの国のヘルスケア系の学生のなかには，ヘルスワーカーの分裂増殖はケアの断片化を促すと考える者がおり，種類は少なくしてそれぞれがより幅の広いサービス，あるいはより効果的なサービスを提供するように訓練されるとよいと思っている。合衆国における現行のヘルスケア階級機構を改造しようと，医師，ナースその他の現在の公共イメージおよび自己イメージを消し去ってしまうような，新しい言葉ないし称号を使うことが提唱されて久しい。現在のイメージは仕事上の好ましい対人関係の障害と

[*イ 現ロシア，以後ロシアとする。]

なる可能性があり，したがって効果的なヘルスケアの障害となるのではないか，というのである。

保健医療職を1つにする，あるいは，職種を減らすなり新たなヘルスワーカー職をつくる，という合衆国にみられる考え方は，ここで追究していくのはとうてい無理な，教育プログラムの革命的変化を暗示するものである。しかしながら，北米の一部の大学が医学，看護学，その他の保健医療分野の学生に学際的な科目を用意している事実は，この方向への一歩前進であり，すべてのヘルスワーカーのための継続教育が要求しているものでもある。ある保健医療職を目指す学生の多くが今は，選択科目として，そもそもは別の職業を目指す学生のために組まれた科目を取っている。看護学部教授会には医師，ソーシャルワーカー，臨床心理士などのナースではないメンバーがおり，一方医学部教授会には医師ではない多数のメンバー，時にはナースが入っている。医師，ナース，ソーシャルワーカー，保健教育者その他の機能と責任が重複していることがしだいに衆目の認めるところとなり，その重複がそれぞれの職業教育を変えつつある。

保健医療分野を急速な変化が襲っている今，看護職員の種類およびそれぞれの養成教育の明示は試験的なものにならざるをえない。世界保健機関（WHO）やICNの諸声明は間もなく歴史的な意味しかもたなくなるだろう。しかし，両者の声明は共に，登録ナースは専門職サービスを提供できるように教育されねばならないと謳うのである。

ほとんどの国では，登録ナースの養成教育とよく似たそれを受ける看護職員は，学校ないし病院に設けられた1年から2年の課程で学ぶ。この型のヘルスワーカーを合衆国では"免許取得実務ナース"，カナダでは"有資格看護助手"と呼ぶが，カナダの場合，1976年のある公報に実務看護学校という記載もある。

登録ナースよりも教育の少ないいわば第2種看護職員については，WHOによる次のような記述がある。

　　患者ケアに関する，判断力を比較的必要としないような特定の仕事を行なうことができる看護職員。この種の職員は，患者と上手につきあうことができ，またしかるべき監督のもとに，訓練された仕事を信頼に違わず遂行できねばならない。[c]

多くの国ではこのような職員は期間や内容がかなりまちまちな現職訓練を受けているが，アメリカ看護師協会（ANA）は，職場内の訓練ではなく職業訓練機関での短期集中コースのほうを勧めている。

合衆国においては，いま話題にしたいずれもをANAが"看護系職員"と呼び，免許取得実務ナースはそれ1つ別個の職業グループであり，ナース助手，病棟夫，ホームヘルス助手はそれでまた1つの職業グループであるとする。カナダでは，登録ナースよりは養成教育の乏しい看護職員は"補助看護職員"と呼ばれる。

合衆国においては，1972年の就業看護系職員（実務ナースを含む）の推定総数は132万7千人，就業登録ナースの78万人に比べてはるかに多数であるばかりか，登録ナースの総数112万7,657人より多いのである。カナダは，免許取得補助看護職員の総数が1972年に4万5,945人，就業登録ナース総数11万4,349人に比べかなり少ない。しかし，補助看護職員の一部は免許をもっていないので，この比較は誤解を招く可能性がある。[5,6]

合衆国でもカナダでも（その他の国でも），看護系職員あるいは補助看護職員はいうまでもなく看護ケアの非常に多くを行なっていることからして，この種の職員の養成教育の質を向上させることがきわめて重要である。ここではその問題は論議しないが，補助看護職員の教育は看護教育全体の一部なのである。

歴史的背景

[*ウ,*オ,*カ,*ク] 本書第1章の訳注[*キ,* セ,*エ,*コ]をそれぞれ参照。

現代の看護教育は，看護実践と同様に，急速に変化しつつあり，それら変化は看護教育の歴史を知る者によってこそ理解可能である。看護教育ほど数多くの書物，学位論文，雑誌論稿で取り上げられてきた看護の論題はほかにない。合衆国の看護学校全国調査および看護教育システムの批評分析は，M. アデレイド・ナッティング[*ウ]による1912年の研究から始まり，最近の，"看護と看護教育についての研究調査全米委員会"の研究に至る。この間に少なくとも5つの，これら以外の大規模調査研究が報告された。そのいずれもが，看護学校は本来サービス機関である病院にではなく，教育機関に設けられるべきであること，および，ナースの養成教育は教師，医師，弁護士などの専門職者のそれと同等であるべきこと，を勧告している。合衆国にあっては，これは看護学校を大学に組み込むことを意味する。何人かの識者は19世紀のうちからそれが望ましいことを知っていた。たとえばアビー H. ウールジィ[7]は，南北戦争時の独学ナースであるが，1876年に，ナースになるための師範学校レベルの教育をと勧告した。（当時の師範学校は現在のコミュニティ・カレッジといくつかの点で似ていた。その頃の合衆国の教師の大部分はそこで養成された。）イザベル A. ハンプトン[*エ]は規則などをゆるやかにした看護教育を熱心に訴えたが，メアリー・ロバーツ[8,*オ]によれば，彼女は看護学生を病院のコントロール下から救い出す必要性には気づかなかった。英国のベッドフォード・フェンウィック夫人[9,*カ]は1901年，"ナースにより高度な教育訓練を"という彼女の請願の理由を4つ提示した。[*キ] 医師のなかにもこれら看護のリーダーを支持する者がいた。1906年に，病院が看護学生を搾取していることを明示する地方的な調査研究を報告したリチャード C. キャボット[10]はその1人である。ある病院は，在宅の患者に看護学生が行なったサービスに対する病院への支払いを12,845ドル36セント受けていた。[d] リチャード・オールディング・ビアード医師[11,*ク]は1910年に，ミネソタ大学における大学を設置主体とする看護学校の設立を語っている。

[*エ] Isabel Adams Hampton (1860–1910)：1873年設立の米国の当初病院看護学校の1つベルヴューを卒業。ジョンズ・ホプキンズ病院看護学校の初代校長として看護教育の革新を主導。1893年のシカゴ博覧会に際して史上最初のナースの国際集会を開き，会長をつとめた。アメリカ看護師協会初代会長。ナッティングの師。著書『看護：その原理と実際』1893。一般には夫の姓Robbをつけて呼ばれる。

[*キ] 専門教育に入る前の教育の必要，卒後教育の必要，管理職ポストのための教育の必要，国家試験委員会の必要。

第 9 章　一般看護のための教育　　125

*ケ本書序詞の訳注*イ参照。

　1912 年，アニー W. グッドリッチ[12,*ケ]は，論考"完全なナース"のなかで，看護の複雑性およびナースにとっての社会的経験と徹底的な教育の重要性を論じた。彼女は生涯をかけて，看護学校を大学に組み入れるべく戦った。1921 年，カナダのナースであるエセル・ジョーンズ[13]は 1921 年に大学に看護学部を置くことの論理を提示し，カナダの 4 つの大学におけるナースのための学士課程について述べている。

*コ本書第 5 章の訳注*ウ参照。

　1931 年，ミネソタ大学医学部長 E. P. ライアン[14]は，州看護師協会のいくつかの会合で"看護教育により利益を得ることについて"と題する論文を読み上げた。医学部と看護学部とをもつ大学の大学病院においては，看護学生が年間"約 20,000 ドル"病院経費を助けていると言ったのである。フレクスナー・レポート*コの結果，またアメリカ医師会（AMA）の医学教育評議会の尽力により，医学部が"もうける大学に結びついている"ことをもはや黙認しなくなった医学職の先例に看護もならうべきだと訴えた。ライアンの論文はこの問題に公共的な関心を示した非医学系の雑誌にも載せられた。たとえばマーサ・ドライブラット[15]が，"賃金の安い労働者が欲しいのかそれともよいナースか"と問うたのである。

　1937 年には英国の医師ハロルド・バーム[16]が，無認可の看護学校の閉鎖と"看護のモデル大学"開設を勧告した。要するに彼はイングランドおよび北米の看護のリーダーたちの存在を高く評価していたが，それにしては，英国における看護の大学教育は当時ほとんど進んでいなかったのである。1976 年，ロズリン・エンブリンとミカエル J. ヒルは，イングランド，スコットランドおよびウェールズの 14 の看護学士課程についての要覧を作成した。彼らはその序文にこう書いた。"わが国では看護の学士課程はここ 15 年の間に発展してきたのであるからして，英国のナース教育全体のなかでは新顔である。"[e]

*サ本書第 1 章の訳注*ク参照。

　イザベル M. スチュワート*サは論文"ナースの教育"[17]において，学士課程看護教育の発展過程を追跡した。チャールズ L. ラッセルは，1958 年，"教養教育と看護"[18]という入念な研究報告を行ない，上記のような人々がその生涯をかけて世に認めさせた考え方を無条件に支持した。と同時に彼は，そうした動向を押し止める諸勢力のあることを指摘もした。

　1965 年，アメリカ看護師協会は初めて"看護教育についての見解"を発表した。そこには次のような声明が載っている。

　　看護を行なう免許を得る者の教育は高等教育機関においてなされるべきである。今日，専門職看護実践に就くための教育は少なくとも学士課程のそれである。技術職看護実践に就くための教育は少なくとも准学士課程のそれであり，各種保健医療職の補助者の教育は，職場内訓練ではなく，職業教育機関における短期集中型の就業前訓練とすべきである。[f]

　合衆国大統領の高等教育委員会が 1947 年の時点で同様の勧告を出し，また看護教育についてのいくつもの全国調査がこれら勧告のある部分をすでに繰り返し発表していたが，ANA の代議員会が上記声明を支持した事実は重き

*シ 看護専門職とは,教育に対する看護という職業のアプローチ,変革に対するナースの反応,実践基準を設定する看護という職業の権利,継続教育に対する看護という職業の責任,のそれぞれにつき見解がまとめられている。ANA編『看護業務の基準』,日本看護協会出版会,1979,所収。

をなした。[g] ANA看護教育委員会は1975年に,大学院教育,基礎教育(学士,准学士,ディプロマを授与する課程),継続教育のいずれをも対象とする"看護教育の基準"*シを出版した。委員会は"基準を作成し,しかるべきルートを通してそれが受け入れられ実施されるための方法を考える責任"を主張している。[h] ナースの教育および質保証ということに対するANAの関心の高まりが,あらゆる教育課程に影響を及ぼしつつある現状である。

看護基礎教育課程のカリキュラムの期間および特徴

およそ合衆国の登録ナースは,各州の看護師試験委員会の定めた基準を満たす基礎教育課程を現に終了していなければならない。カナダの各州,英国,その他の国々でも,同様の委員会ないし組織がこの規制機能を負っている。

看護の基礎教育課程ないしカリキュラムについての以下の記述は,合衆国の東西南北各地方において,看護に入る(登録ナースになる)ための学士課程を設けている17校の広報や便覧の調査を踏まえたものである。[i] ディプロマおよび准学士課程の便覧も調査したが,そのデータはここではあまり扱わない。

病院所有のディプロマ課程は一般には3年,短期大学の准学士課程は2年である。学士課程は4年であるが,看護の教育内容は後半の2年に集中していることが多い。総合大学の看護基礎教育課程のなかには,入学要件として学士号を求めるところがある。その場合,課程はふつう2年であり,いくつかの学部では学生に看護の修士号を与えている。

1974年,合衆国に1,372あった看護基礎教育課程のうち,461がディプロマ,598が准学士,313が学士のそれであった。しかしながら,1974年の秋にこれらの課程に入学した学生総数のうち,ディプロマ課程に入った者が26,943,准学士課程へが48,596,学士課程に入った者が32,672である。[19] 手元のデータによれば,ディプロマ課程の卒業生数は減少しつつあり,准学士課程と学士課程の学校数およびこれらの卒業生数は増加しつつある。卒業生数の増加がもっとも著しいのが学士課程である。

基礎教育課程の目的

ここ10年の看護学部の便覧を調べてみるとその大部分が,学部の理念,理念から導き出される目的ないし目標を明示し,理念には多くは看護の定義が含まれている。次の声明はシラキュース大学看護学部のものである。

専門職看護は,個人,家族,コミュニティの健康を,増進,保持,回復させるためにデザインされた計画的な人間相互作用である。これは,平和で尊厳を保った死を含め,効力のある適応状態に向かうためのストレス対処に,外的ならびに

内的資源を最大限に使うようなエネルギーの流れをつくり出すのを助けつつ，ケアと安楽とを与えることによって成し遂げられる。[j]

テキサス大学看護学部グループ（6つの市に分校がある）は次のような表現で看護を定義する。

　専門職看護実践とは，さまざまな状況下にある個人，家族，コミュニティのヘルスニーズをアセスメントし，看護ケアを計画，提供，管理，評価することである。これは，個人，家族その他集団がそれぞれのヘルスニーズを満たすにあたりそれぞれのもてる資源を最大限に活用するのを助けることに向けられる，科学的に基礎づけられた作用である。専門職看護実践はなおそのうえに，ナースおよび患者／クライアントの両方を1人ひとりの人間存在として組み込み，両方の考え，感情，価値観が相手に認められたときにもっとも効果をあげる。したがって，高度のコミュニケーション技法と，対人関係場面における感受性とが必要である。看護実践を進歩向上させるためになすべきことのなかには，知識と技術の活用はもちろん，人間の健康をめぐるこの実践の効果についての系統的な研究が含まれる。[k]

テキサス大学看護学部グループは，この学士課程の卒業生が身につける7つの"信念・知識"と，アセスメント，計画，実施，実践の面で彼らが習得する16の"技能"，および彼らの実践の4つの特性を便覧に載せている。ここの課程の目的は，学生がこれらの技能や特性を身につけるのを助けることなのである。

ロチェスター大学看護学部の教授会は，自らの基礎教育課程を説明するなかで次のように言う。

　本学部は，看護は有益な職業，人間が他者あるいは集団に与えるサービスであり，看護においては知識が健康諸科学から引き出されて人々の身体的ならびに精神的安寧の保持と回復のために応用され，その過程でナースはサービスを受ける各人ないし人々の利益のために行動する，と確信する。[l]

オレゴン大学看護学部は看護を"以下のような特性をもつ相互作用過程"であると定義する。

(a) 看護は自然科学および行動科学に寄与し，かつそれらを使う。
(b) 正常な成長と発達について理解することは看護の原点である。
(c) 看護は対人関係の過程である。
(d) アセスメント，計画，介入，評価は看護の構成要素である。
(e) ナースはヘルスチームの一員として，個人，家族，社会の最大の福祉の達成に向けてはたらく。[m]

メリーランド大学看護学部は，自らの学士課程を，"各人の総合的な福祉に寄与し，人々の尊厳，価値，自律，独自性の尊重を実地に示す。本学部の卒

業生はさまざまな状況下において，各人や特定の小集団が，いかなる健康状態にあっても彼らにとって最高水準の健康を獲得ないし維持するのを助ける"と表現している。n

ケース・ウェスタン・リザーブ大学フランシス・ペイン・ボールトン看護学部教授会は，"専門職看護実践"は協同作用であるとするその学部の"考え方"を述べている。

　　専門職看護は，社会のヘルスニーズに応じる責任を他の保健医療職と分担している。看護は，ヘルスケア供給システムの不可欠な一分野として，すべての人々の最高の健康達成を目指して協力的にはたらく責任を分担しているのである。o

以下長く続くなかで，次のくだりは，病気に対立するものとしての健康の強調を述べている。

　　専門職看護は，各人，家族，集団およびコミュニティの最高の健康状態の増進，回復，保持に責任を負う。専門職看護実践には，人々が健康への生理学的，心理学的，社会文化的脅威に対処するのを助けるという看護行為が含まれる。
　　専門職看護は，各人の健康状態についての系統的なデータ収集を踏まえた看護診断を下す責任を負う。ケア計画およびそれに伴う看護行為は目標を目指しており，看護診断から引き出され，社会科学，行動科学，生物科学，物理科学，医学，および看護学の知識に基づいている。人間的かつ的確になされる看護行為はまた，対人関係の形成と，最高の機能達成の助けとなるような環境を踏まえている。それら看護行為およびケア計画は，書面になっている目標および対象の反応に照らして，継続的かつ系統的に評価される。p

これが載っている大学便覧の"学部教育の理念"の項には，看護基礎教育の目的が簡潔明瞭に表明されている。

　　ケース・ウェスタン・リザーブ大学の学士課程看護教育は，ゼネラリストとしての専門職看護実践の初学者に必要な最低限の教育となるものである。この教育課程は，あらゆる年齢層の人々に対し，さまざまな状況下で，プライマリーケア，急性期ケア，長期ケアを行なう実践家ナースを養成する。q

合衆国の東西南北各部ならびに中部の6つの大学看護学部の便覧から取り出した上記の声明文が示唆するのは，看護基礎教育についての考え方の一致ではなく多様である。もっとも，内容における多様よりも形式におけるそれのほうが主であるといえよう。少なくともこれら声明文は，学士課程看護基礎教育プログラムが，あらゆる年齢層の人々にあらゆる場で看護ケアを提供する卒業生を育てるために設けられているということを明らかにしている。

言うまでもなく，"看護"は病人のケアばかりでなく健康の増進と病気の予防をも含むと考えられている。一部の大学は看護基礎教育プログラムを，"プライマリーケア，急性期ケア，長期ケア"を行なう"ゼネラリストナース"

や"ナースプラクティショナー"を育てるものであるとみなしていた。

　病院のディプロマ課程看護教育の便覧に載った理念や目的についての声明文は，学士課程の場合のそれに比べて練り上げられていない傾向があり，このたび調べたそれらは，プライマリーケア，急性期ケア，長期ケアを行なう"ナースプラクティショナー"を養成するとは表明していなかった。タイプを問わず看護基礎教育プログラムは皆，継続教育やディプロマ卒業生のための学士課程教育，あるいは大学院（修士）課程への進学など，さらなる勉強にそなえた卒業生を送り出すと書いていた。

基礎教育課程の主な構成要素

　最新の便覧によれば，17校の学士課程看護基礎教育プログラムのカリキュラムは，(1) 人文科学，(2) 生物・物理科学，(3) 社会科学，(4) 医学および看護の学と術，に分類できるような科目を置いている。

　看護の学士号を出すプログラムは一般に4年制である。看護の科目は後半の2年間に集中していることもあれば，4年間に配分されている場合もある。看護の科目は，学生が人文科学と自然科学の知識をある程度身につけたことを前提に開講される。

　便覧を分析した17校の約半数が<u>人文科学</u>という包括的な言葉を使っているが，17校すべてが英文学の科目や作文（あるいは"スピーチ・コミュニケーション"や"語法"）を明記しており，数校が倫理学，哲学，論理学，宗教，歴史，音楽鑑賞を明記していた。

　<u>生物・物理科学</u>は，看護学のカリキュラムの一科目として，ないし必修科目として，例外なく置かれている。これらの科目の名称は20種類に及んでいた。どこの課程にも人体解剖学および生理学が，別々に，あるいは結合科目として入っている。病理学は生理学と一緒にされ，病態生理学と呼ばれているようである。調査対象のすべての課程に化学があった。2校は生化学，ほかは栄養生化学，生物物理学と生化学，生命の化学と物理，が各1校ずつ，物理学の選択を勧めてはいるが必修とはしていないところが1校，であった。数校に動物学と生物学があり，また"サイエンス，エレガンス，発見"と名づけた科目が1校に置かれていた。微生物学，あるいは細菌学（より一般的な用語）はすべての課程にあった。1校は上級微生物学および免疫学を置いていた。標準栄養学にせよ治療栄養学にせよ，栄養学をもつのは10校だけであった。そのうちの1校は食物と栄養，もう1校は栄養と食養学，という科目であった。体育を必修科目にしていたのは5校である。このように科目はさまざまであるが，看護基礎教育のカリキュラムのなかではほかの何よりも生物学と物理学が考慮されている点に画一性がはっきり認められるようである。

　必修ないし選択必修の<u>社会科学</u>には43の科目名があがってきた。そのうちのいくつかは，伝統的な用語による分類を無視しているので，科目説明さ

えが漠然ないし不明瞭であった。すべての教育課程にストレートな社会学が入っていたが，社会変化，アメリカ社会，社会制度分析，結婚と家族，といった科目名は社会学のなかに入れることにしたのである。心理学も17課程のすべてにあり，次の各科目も，必修あるいは選択必修であるが，心理学に入れてよいだろう——ライフサイクル，成長発達，人間性発達，成長発達逸脱，異常心理学，グループダイナミクス，健康と病気における心理学的適応，行動科学，人間行動，行動社会学，児童心理学，青年・成人心理学。

人類学は8課程で必修であった。上記のいくつかの科目，たとえばアメリカ社会などは，社会学ではなく人類学に入れるべきかもしれない。

看護学部が，ヘルスケア・システムの裏に潜む政治力や，ヘルスケア・システムに変化を起こす方法を卒業生に理解させようとしている徴候はほとんどみられなかった。しかしながら，ある課程には経営原理，他の1つにはアメリカ社会の健康と病気があり，社会制度分析，ヘルスケア・システムもそれぞれ1つの課程にあった。4課程で必修科目であった統計学，および1課程で必修科目であった"人間とコンピュータ"は，ヘルスケアの政治によりは，健康と疾病，保健科学，医および看護の学と術などの研究活動のほうに関連しているのではないかと思われるが，ここに取り上げておく。

<u>看護あるいは医の学と術</u>の分類項に入れた科目は17便覧中に140，これらを衛生学，疫学，公衆衛生学，病理学，治療学，母子ケア（産科および小児科看護），老年看護，精神衛生，神経科および精神科看護などの伝統的な科目名でくくるのはむずかしい。そればかりかそれは，病院，クリニック，学校，家庭，事業所などさまざまな場の看護としても分類できないのである。看護教育課程を考案する人々の一部は明らかに，病院という場を強調するのを避けようとしており，病人の看護よりも健康増進に重きを置いていた。医学用語は，まったくとはいわないが部分的には拒否されているようである。

ほとんどの州の試験委員会の要件は学生のもつべき臨床経験について依然としてかなり具体的なのであるが，便覧の分析からは，学生がどのような場でどれほどの経験をするのかはみえてこない。これについては各学校の記録類から知ることができるであろう。

以下に，この調査分析において，一群の科目名が分類不可能であるために，われわれが勝手に"医と看護の学と術"と呼んだ分類項のなかみをもう少し細かく分けてみたい。かつて看護学生は，衛生学，衛生設備，疫学，公衆衛生などの名称の科目で健康の増進と疾病の予防への導入を受けていた。しかし，そうした表現はいまや使われなくなったようで，次のような科目がそれらに関連するものであるらしい。すなわち，公衆衛生学入門，疫学の原理と研究，健康と社会，ヘルスケア供給，健康増進，保健医療職における人間意識，総合保健計画，公衆衛生概論などである。これらの科目は，何らかのかたちですべての看護学士課程にみられる地域（病院外）看護なる領域の学生の実習に結びつけられている場合もあった。

これまで，あるいは伝統的に，看護学生は，"医科学概論"といった科目のもとに，病理学や治療学の手ほどきを受けてきた。今回，2校が病理学と名

づけた科目を設けていたが，分析対象の 17 便覧にリストアップされている別の科目のなかにも病理学ないし治療学に関連すると思われる次のような科目があった。すなわち，医学，生物医学，病態生理学，看護実践の病態生理学基礎（2 課程にあった），基礎看護学，臨床看護学，全身検査，病気の基礎概念概論，"患者，専門家，社会"と称するおそらくは学際的科目，などである。

　看護学生はこれまで，基礎的看護技術の習得を目的とする科目によってと並行して，病院の内，外，母性，小児各科サービスの場において特定の患者にさまざまなケアを行なうことによって，看護実践あるいは看護の学と術を学んできた。しかしいまでは，病院あるいは病気が中心ではない，また技術的ではなくむしろ創造的な早期体験学習を学生に与えようとの努力がなされていることは明白である。"手順"，"技能"，"技術"などの用語はあまり使われなくなった。いくつかの学部は，人間と健康，人間とストレス，人間と適応，家族および地域社会生活に影響を及ぼす健康問題，看護のダイナミクス，看護過程，健康危機の看護，健康危機の看護介入，危機理論といった諸概念を中心に置いてカリキュラムを組んでいる。1 つの学部は，看護学という総合的なタイトルのもとに 7 つの科目をあげており，別の 1 学部は看護基礎というタイトルのもとに 4 つの科目をあげていた。今日的諸概念や看護理論を検討ないし学習する科目を置いている学部も 1 つあったし，また多くが"看護過程"の科目をもっていた。しかし科目概要をみるに，看護過程なる言葉は教授陣が異なれば意味も異なるようである。

　非常に特定的な看護入門科目を置く学部がいくつかあった。5 校に看護学概論，4 校に看護基礎学，ヘルススキル，看護ケアの原理，基礎看護学，臨床看護学が各 1 校に，である。学生が健康なクライアントあるいは病気の患者のケアに関与するのがどこであるかは見つけにくい。

　明らかに，すべての学部に母子のケアが，授業としても実習としてもあったが，ここでさえも，用語はおよそ統一とはかけ離れていた。以下は母子ケアと明確に結びついた科目名である。すなわち，母子看護（6 つの学部がこの科目を置いていた），母性・新生児看護，子どもの看護，ライフサイクル初期看護，ライフサイクル発展期看護，健康時および疾病時の家族・グループ単位の看護，などである。そのほか母子ケアに関連した科目には，健康時および疾病時の家族・コミュニティのパターン，成長と発達，産科看護および同実習（2 学部にあった），母性看護，小児科看護（2 学部にあった），小児科看護臨床実習，成人および小児の看護ケア，家族中心成人＝小児看護，家族およびコミュニティの生活に影響を及ぼす健康問題，などがあった。1 つの便覧にのみ，ヒューマン・セクシュアリティという科目があった。

　一方，老年看護は成人患者のケア（内科外科老年病学）のところに 1 度だけ登場したにすぎなかったが，出生から死までの人間の発達をめぐって組まれていた科目の多くに，その内容は含まれていると思われる。臨死患者のケアについての教育は，いくつかの科目説明のなかにトピック的に扱われてはいたが，調査対象の学士課程はこれをとくに取り上げてはいなかった。

これら看護学部の学生が皆，病院の内外科病棟で実習していることは確かである。しかし，大学院課程には内外科看護の科目があげられていたが，学士課程の載っている17の便覧のうち，内科および外科看護，あるいは内外科看護を科目として置いていたのは4校のみであった。6校が薬学を，各1学部が与薬入門，手術室＝継続ケア実習，慢性疾患患者ケア，をそれぞれ置いていた。

精神科看護は5校に，精神病治療および精神衛生看護は2校に，それぞれあった。次にあげる名称はおそらく，精神科看護に代わる科目，あるいはそれに関係した科目であろう。精神科看護における最新概念，精神科看護を読み込む，コミュニケーションとインタビュー，危機理論，対人関係ダイナミクス，看護における行動の考え方，看護のダイナミクス，人間の行動，人間関係，精神病理学，人間とストレス，人間と適応，人生上の危機介入，精神衛生のための治療的対策，治療的コミュニケーションと精神病理学，看護における心理社会的ダイナミクス，看護コミュニケーション（2校），人間関係ダイナミクス。

公衆衛生看護は3校のみに，コミュニティヘルス看護が2校にあった。しかしながら，ほとんどの看護学部は，病院外のヘルスケアのなかの看護学実習およびそれに関連した学習の機会を設けている。このことを示唆する科目は，健康と病気における家族およびコミュニティの行動パターン，社会構造と看護，看護生態学，家族単位の看護，健康と病気における集団の見方，総合保健計画，基礎公衆衛生学，社会における看護，公衆衛生学入門，家族とコミュニティの看護，家族カウンセリング，農山村看護，ヘルスケア・システムにおける看護，などである。学生に提供されている病院外看護学実習の種類と範囲を評価するのはむずかしいが，各校のカリキュラムはこの点ではまったくまちまちであるといえよう。

7校の便覧に自主学習という科目があり，その多くが，学生は何か1つの"領域"を選んでそれに専念する，と謳っていた。1校が上級臨床看護をあげ，ほかには，上級看護，看護学自己学習，上級臨床看護実習，主要保健領域の上級看護過程，上級セミナー（自主学習支援，看護の専門分化的トピックス）があった。看護研究という名の科目があったのは4校であるが，学生を研究に導入することを意図していると思われる科目としてはほかに，看護の探究，文献講読・研究指導，最終学年論文があった。学士課程看護基礎教育の多くが学生に（確かに定義は不十分ではあるが盛んに論じられている）"拡大役割"を身につけさせようとしていることは明らかである。2校が看護アセスメントを，各1校がヘルスアセスメント，臨床判断の過程，病気の概念，臨床保健技術，身体検査，全身検査をあげていた。臨床諸科目および自主学習についての記述は，学生が自立して臨床判断を下すことができるようになるのを助けるという意図を強調している。便覧の1つには，プライマリー・ヘルスケア入門および二次ヘルスケア入門の2科目があった。

看護基礎教育は伝統的に看護史，今日的動向，看護という職業の抱える問題と好機，といった科目をもっていた。今回の調査では，看護の歴史を科目

にあげていたのは1校のみであったが，3校が看護およびヘルスケアの問題点と動向，2校がヘルスケアの法的側面，1校が社会構造のなかの看護，3校が看護におけるリーダーシップと管理，をあげており，また各1校が管理とリーダーシップの原理，変わりゆく体制のなかの看護，看護という職業の研究，社会のなかの看護，看護の背景，看護リーダーシップのための組織の型，看護の展望，マネジメントとリーダーシップの原理，をそれぞれ科目としていた。

学士課程間の相違

　合衆国の看護に通じていない読者には，ここまでの記述は混乱をもたらすに違いない。その混乱像は，ここに取り上げた看護学部が現在，新しい型の看護教育を開発すべく実験中，試行中であることに由来している。看護は新しい専門職であり，合衆国の看護教育は明らかにいまもたついている。いずれも教育者ナースであるクレール M. フェイガン，マーガレット・マクルア，ロゼラ・シュロットフェルトは，「アメリカン・ジャーナル・オブ・ナーシング」誌の1976年1月号において，"看護教育のこの混沌から秩序を生み出すことができるだろうか" という問いに答えようとしている。彼らは，期間が2年から4年と幅のある3種のプログラムが，登録ナースになるための州試験を受ける卒業生を教育していることに言及した。准学士（2年），ディプロマ（3年），学士（4年）のそれぞれを得る卒業生の機能あるいは能力は，これまで納得のいくように識別されてきておらず，人々はその違いを知らないでいるとフェイガンは思うのである。（著者の意見であるが，実際のところ一般の人々には，合衆国の登録ナースと実務ナースとを識別するのはむずかしい。）

　フェイガンとマクルアの結論は，登録 "専門職" ナースは少なくとも大学の学士課程の卒業生であるべきであり，実務ナース養成課程は第2種看護職員を養成する短期大学准学士課程と合併されるべきである，というものであった。この結論は，1948年このかたの看護教育についての全国的な調査研究が繰り返し出してきた，と彼らは指摘する。彼らは学士と准学士の2つの看護免許はそのままにしておき，人々をいっそう混乱させるだけと思われる新しい免許は設けないつもりである。学士課程は "自発的" な働き方のできる専門職ナースとして免許を得る者を養成し，准学士課程は "技術的" な，すなわち実務的なナースを養成することになる。フェイガンもマクルアもこうした表現が適切ではないことを認めており，われわれが思うに，彼らは技術的ないし実務的ナースの役割と専門職ナースのそれとの違いを明瞭にしていない。

　シュロットフェルトはこの2人と見解を異にした。専門職ナースは，医師がそうであるように自分の特定の機能のために徹底的に教育されるべきであるとし，当初の学位として看護学博士（D.N.）を勧めるのである。ナースの

特別な力の入れどころである健康の増進と疾病の予防は，医師の特別な職分である治療に勝るとも劣らず重要でありまたむずかしい，と考える彼女は，ナースの役割についての自分の見解を，"近代"看護の創始者であるフロレンス・ナイチンゲールのそれと一にした。彼女は次のように語る。

　健康で生産的，生きがいのある幸福な生活を人々に与えることができるような未来を創造する看護の権利は，看護の偉大な遺産に内在する。
　1世紀以上も前に，看護の特性をその目標と成果に及んで詳細に説明したのはフロレンス・ナイチンゲール，才気とビジョンに満ちた近代看護の創始者その人，であった。彼女は，あらゆる世代，あらゆる国籍，あらゆる民族，あらゆる種類の環境条件の人間の健康状態，健康上の利点，健康に向かう潜在力，をアセスメントしかつ助長するという，看護の実践の焦点を確証した。[8]

　ニューヨーク州看護師協会は，専門職ナース免許は学士課程教育が基礎でなければならないとする法案を出している。アメリカ看護大学協会は，"ナース"免許の基礎は理学士（B.S.），"看護関係職員"免許の基礎は准学士とする免許法モデルを作成した。このような提案でさえ抵抗に出会っていることからして，たとえナース，医師，一般の人々が，健康増進と疾病の予防は病気の治療とは別の機能であるという仮説を認めても，シュロットフェルトの意向を近い将来満たすのはむずかしいと思われる。ナースがケアにおいて医師よりもエキスパートであり，医師がキュアにおいてナースよりもエキスパートであることは一般に認められているであろうものの，現在はナースも医師も両方の機能を果たしている。ナースが，人々が身近で利用可能な"もっともよく訓練教育された"ヘルスワーカーである，という事態が存在する限り，ナースはキュアする役割をとらざるをえない。また，まれにではあるが，ナースがそこにいないという事態では，医師はケアする役割を果たさねばならない。いずれの場合も，そうしなければ患者は死亡するかもしれない。

　看護教育は長年の間医学教育をモデルとしてきた。患者のケアは，現に入院している患者の場合，医師の診断・治療計画を中心に用意されるのが普通であった。たとえば，結核や癌の患者は年齢を問わずかつては区分されたし，手術を受ける患者は，手術部位によって，あるいは整形外科医や神経外科医など手術を行う専門外科医によって，しばしば区分されていた。疾病は冒された<u>器官ないし系統</u>によって分類され，公式の教育指導はそれに沿って組み立てられてきた。各州の看護当局は，系統分類のもとでの医師の便宜のために確立されたといってよい病院の各科における，一定週数の実習を要求している。

　これまでずっとそうであったし，いまもそうだが，泌尿器科医にとっては，男でも女でも，年齢がどうでも，寝たきりであっても歩行可能であっても，すべての患者を1か所に集めておくのがもっとも便利なのである。心臓医や眼科医，皮膚科医にも同じことが用意されている。近年，こうした患者区分システムに疑問がもたれるようになり，別の分類法がこれに代わり始めた。たとえば一部の医療センターでは，そこのスタッフから受ける必要のある援

助の量によって患者を区分するようになった。診断を求めてセンターに来た患者で，自分で身をまかなえる者は，ほとんどホテル同様に管理されている病棟に滞在すればよい，歩行可能ではあるが何らかの援助が必要な者は別の病棟に，という具合で，多大の援助を必要とする者は集中ケア病棟に入ることになる。いくつかの大規模な州立精神神経科病院は自主運営の小病棟に区分けされており，患者は自分が居住者である郡や市，町によってそのいずれかで暮す。乳児と小児は区分される場合もあればされない場合もある。

　一部の大学学部が内外科看護や小児科看護はもはやカリキュラム中の妥当な科目ではないと考える理由の1つは，この患者再区分である。もう1つの理由は，そうした科目はこれまで病院志向，疾病志向であったことである。ナースである教育者は，家庭，学校，事業所，地域健康維持単位，さらには刑罰施設にまで及ぶ病院外ヘルスサービスの場において学生に観察者および参加者としての体験をさせようとしており，ヘルスケアは地球上のすべての人々の生まれつきの権利であるという今日主流の考え方を伝える科目を指す用語を探しているのである。

　看護の科目，あるいはそれらを表すのに使われている呼び名が多様であるさまは，各看護学部が，看護学および医学の教育を支配してきた病院志向，疾病志向という型を破ろうと努力しているものの，今日の看護基礎教育にとっての新しいパターンを見つけるのは容易ではないことを示唆している。

　伝統的な看護教育パターンは非難を受けているようであるが，このたび調査の対象となった17大学課程はいずれもそれを捨ててはいない。ケース・ウェスタン・リザーブ大学のフランシス・ペイン・ボールトン看護学部は"代表的な課程プラン"に以下の科目をあげている。一般化学，有機化学，一般生物学，解剖学，人間生理学，微生物学，社会学あるいは人類学，成長と発達，病気の基礎概念入門，薬理学，栄養学，統計学，基礎看護学，内科外科看護，母性・新生児看護，小児看護，社会のなかの看護，公衆衛生看護，精神科看護，上級臨床看護。[t]

　以上，この章では現在の看護基礎教育カリキュラムの実に混乱したあり様を述べたので，筆者は以下にいくつかのカリキュラムを提案したい。いろいろな考え方があるなかで，それらが学際的な勉強を促し，あらゆる場で人々の健康問題に力を貸すことを（入院中の病人を看護することよりもむしろ）強調し，患者あるいはクライアントの独立独行を（依存を助長するのではなく）励ますであろうことを願っている。

10

看護基礎教育のカリキュラムについて

訳者解題　前章で"混乱している"看護基礎教育を広く見渡したヘンダーソンが自らのカリキュラム案を提示するのが本章である。『看護の原理と実際』第Ⅰ部ヘルスサービスにおける看護の持ち場，第1章看護の実際とナースの教育，の5に当たる。ヘンダーソンが支持し，たびたび言及する，各種の保健医療職を目指す学生が多くの科目を一緒に学ぶことができるような学士課程であることが前提となっていることをわれわれは銘記しなければならない。看護専門科目は，基本的看護ケア，対症看護あるいは看護における一般的な問題，疾病志向看護および母親・乳児・小児のケア，の3ブロック編成，というカリキュラム構造は『看護論』でおなじみのものである。要は，「卒業生が特定の患者や特定の状況に看護ケアを適合させることができるようになるためには，どんな種類の経験がどれほど必要か」であり，彼らが条件の変化に応じて基本的看護の無数の変化形を自在につくり出していく力を身につけるように導くことである。まこと「患者中心の臨床教育は決して"時代遅れ"にはならない」のだ。

看護基礎教育のカリキュラムに関する提言

学際的アプローチ

　世界保健機関（WHO）の保健人材開発部は，ヘルスワーカーズの教育の相互関係を認識しているようである。そこの出版物のうちの2つのタイトルが，"保健専門職者の教育プログラムの開発"（1973），[1] "保健専門職者の教育戦略"（1974）[2] なのである。この2冊では多方面からの寄稿者が，課程計画，教育目的，カリキュラム・デザイン，教師の養成，教育方法を論議している。報告された研究の大部分は，WHOの協力センターが設けられているイリノイ大学医学部の教育開発センターで行なわれており，医学生の教育についてが中心であるが，WHOの保健人材開発部長のトマーシュ・フュラープは，WHOの"医学および関連保健科学の教師を養成する総合的で調整された長期課程"[a] を強調している。医学部教授会は実体として存在しなくなる

*ア 本書第7章の訳注*ク 参照。

のではないか，とリパードを引いて61頁に記すのである。ペルグリーノ[3,*ア]は1972年に，"健康関係専門職の教育を向上させる"ために126行政区画の保健教育センターを設立するというカーネギー委員会の勧告を論じた。彼は学部長として，この考え方の実施例である保健科学センター内医学部，つまりストーニィブルック在のニューヨーク州立大学センターの保健"共同体"について述べたのである。そこでは"医学，歯学，看護学，保健関連諸科学，保健基礎科学，ソーシャルワーク"の学生が数多くの科目を一緒に学ぶことができ，また同じ施設設備を使うことができる。著者らはこれこそが将来におけるヘルスワーカーズのための学校の模範であるべきと考えるので，保健科学センターに組み込むにふさわしいと思われる看護のカリキュラムを以下に提案する。専門科目に先立つ必修科目は他の専門の学生と共に学ぶことができるであろうし，また，特定の疾患ないし健康状態の患者のニーズにケアを適合させることに焦点を当てている第3段階の看護は部分的に，"臨床実習"中の医学生と一緒に学ぶことができよう。ある種のケア側面を学ぶに際しては，ソーシャルワーク，理学療法，臨床心理，時には歯学の学生も加わるかもしれない。患者に行き届いたサービスを提供しようというのであれば，これらの学部の卒業生が実践家として共同して働かねばならないのであるから，彼らが共に学ぶことは非常に好ましいのである。

看護科目に先立つ必修科目，あるいは看護科目を支える科目

看護の学習に先立つ必修科目として，あるいは看護基礎教育プログラムに組み込まれているものとして，学生の効果的な言語活用能力，歴史に照らして現在を考える力，推論法および世界的に知られる哲学と宗教についてある程度理解する力，を確かなものとする人文科学の科目を用意すべきである。[b]看護学生が音楽鑑賞もその1つである芸術鑑賞力をもち，また彼らにあるかもしれない何か特別な芸術的才能をみがき続ける機会を手にするのは文句なしに好ましいことである。社会科学のなかでは心理学が突出して重要であり，とくに発達心理学（出生から死に至る人間の発達）は欠かせない。社会学と人類学の学習は社会を理解するために不可欠といってよい予備知識をもたらす。保健医療職分野の学生が自国内の行政機関システムのみならず，国際法を含め世界各地のそれを知るのは望ましいことである。行政が国民の福祉――国民の教育とヘルスケア――を促進するやり方を彼らが理解することはとくに重要である。これは必然的に経済学と政治理論への導入につながるであろう。

看護学生にとって生物学と物理学の確かな素養が有用であることは疑いない。筆者の考えるところ，このことはいくら強調されても強調されすぎるとは思えない。この種の科目は別個に教えるにせよ合体させて教えるにせよ，化学，物理学，解剖学，生理学が含まれるべきであり，生理学はとくに重要である。電子顕微鏡と特殊撮影技術の活用により細胞の構造と機能についての知識が豊かになったことから，現在看護学部で学ぶ学生が身につける解剖

学や生理学の諸概念は，最新技術が開発される以前に専門家がもっていたそれよりも高度であると思われる。看護学生が活用できるようにする生理学には，細胞生理学および細胞内の酸塩基平衡理論の一部が当然含まれねばならない。

　よい栄養は健康にとって必須であるところから栄養生理学はふつう特別な1科目として重要視されているが，神経刺激が筋肉に与える影響に関する生理学，および生活習慣や医療処置によって修正できるその他の重要諸機能にも，同じく重点を置いてしかるべきである。保健分野の学生が人間の他の生物体との関係を知るのは望ましく，生物学と動物学の概括的な科目を置くことを推奨したい。微生物についての学習には，流行性ならびに散発性の疾病の原因となるその機序ばかりでなく，微視的生物の本質的性質もが含まれねばならない。

　1955年改訂の『看護の原理と実際』第5版には，クライアントないし患者のニーズを中心にして看護教育を構成する試みを示唆した。そこで述べた考え方は『看護論』（マクミラン社，ニューヨーク，1966)[*1]においてさらに細かく練られている。以下は部分的に，その2冊で論議したことの統合である。看護実践の基礎に置かれる看護の定義と当初看護教育すなわち看護基礎教育とのかかわりを示そうと試みた。

[*1] 邦訳：日本看護協会出版会，1967。

総合的な目標として患者のニーズに治療および看護ケアを適合させる

　好結果を生む医師やナースの技能と大胆さをみていると，患者がどれほど重症であれ，どんな病気であれ，またどんな年齢であれ，自分がみている患者個々のニーズに治療や看護ケアを適合させる彼らの能力にしばしば驚嘆させられる。いうまでもなく，幅広い経験をもつこれらの医療従事者であってもいつも同じような状況に出会っているわけではなく，人はそれぞれ独自の存在であるから，クライアントないし患者各人はそれぞれ独自の問題を提示している。したがってヘルスワーカーズの成功は，諸原理を導く知識と，患者たちを研究し1人ひとりが必要とするケアと治療を供給する彼らの能力とに由来するのである。[c] この能力の開発がすべての看護カリキュラムの大目的であるはずである。看護の教員たちは絶えず次の疑問に満足のいく答を出そうと努めている——卒業生が特定の患者や特定の状況に看護ケアを適合させることができるようになるためには，どんな種類の経験がどれほどの量必要なのだろうか？

主題の分類と編成，および医の思考と看護の思考へのその影響

　かつては看護および医の科目はほとんどの場合疾病の解剖学上の分類に基づいていた。臨床分野の科目には"呼吸器系疾患の治療と看護"とか，泌尿生殖器系の，神経系のそれといった名称が付されていたのである。医学生も

看護学生もできるかぎり多くの手術や症状あるいは疾病をみて，それら患者のケアに加わることができるようにと手が尽くされたのだった。このような教育方針で育てられた医学生と看護学生が，"2番ベッドの心臓病患者"とか"15号室の子宮摘出患者"などと言うようになるのは無理もない。何かの症状や困難事をもつ個人にではなく疾病や手術に重きを置いていると，医学生も看護学生も，同じ疾病をもつ患者はみな同じやり方で治療するのだと思ってしまいがちであったのは驚くにあたらない。

　看護教育ばかりでなく医学教育にも著しい変化がみられる今日である。たとえば，健康の増進と疾病の予防を強調し，患者を診る医学生がその人のニーズに気づく力をもつようにしむけ，ケアを個別化する，といった努力がなされている。人々の自力本願を高めることに力が入れられている。これは多くの場合"自助活動"と呼ばれる。医師は治療に際して"インフォームド・コンセント"を得る必要があるという事実は，人々の側に病気についての知識と治療の理論的根拠についての知識があることを暗示している。テレビの番組によって人々誰もが，癌の徴候，麻薬中毒，性病，うつ病その他の病変，およびそれらの予防手段の知識をもつようになった。

　このように保健教育と疾病の予防が強調されているにもかかわらず，アメリカのほとんどの大学の医学カリキュラムは依然として医師の診断，予後，治療という機能に焦点を合わせている。診断は生体の解剖学的系統の身体検査を基礎に置く。しばしば"系統別点検"と呼ばれるものである。疾病は系統別に分類され，テキストも科目も系統のもとに編成される。経験豊かな医師ウィリアム・ヒューストン[4]は1936年の著作に，こうしたやり方は治療法を教えるためのもっとも効果的なやり方では_ない_との見解を示した。彼はその著『治療術』に，鼻中隔異常や咽頭炎を肺癌と一緒に分類するのは，これらがいずれも呼吸器系の疾病ないし障害であるとはいえ，学生にとって学びやすいものではない，と指摘している。彼は治療の主要方針に従って疾病を分類することを提案した。彼によればその主要方針とは，特効薬の投与，精神療法，生活パターンの制限ないし修正，生理機能の改造，看護提供，あるいは支持的ケア提供（ほかに効果的な治療法がなければ），実験的ないし一時的働きかけの適用，である。

　最近，医学への健康中心で個別的なアプローチの開発を試みるいくつかの医学部が，出産が予定されている家族を初級の医学生に割りふることをした。[d] 学生は妊娠に伴う心理学的ならびに生理学的な問題を勉強し，その家族を対象に，やはりその家族に関心を寄せるナースやソーシャルワーカーと共に働きながら，医学部内のしかるべき人的資源に支援を求めるのである。しかし，医学のカリキュラムは，講義や教科書中心に構想を練られたものであろうと経験割りふりのなかから生まれたものであろうと，通常は医師の主要な機能に焦点が合わされている。看護のカリキュラムは，構想を練られたものであろうと経験割りふりのなかから生まれたものであろうと，ナースの主要な機能に焦点を合わせるべきである，と筆者には思われる。医師の機能とナースのそれが重なるところについては合同学習が適切であろう。たとえば，

医学生と看護学生は，国および彼らが働く地域社会のヘルスケア・システムやヘルスケア資源について同じ知識を必要とする。両者共に，健康状態を査定したり身体検査を効果的に行なったりができねばならない。医学生は診断実施手順についての幅広い知識を必要とするのに対し，ナースはもっと普通の知識を現に使っており，またそれを求めている。医学生は病理学的変化（病態生理学）を徹底的に勉強するが，看護学生はそれらについて少なからぬ知識をもたねばならず，それらを集中的に勉強することになるだろう。医学生も看護学生も人間が罹患する何百という疾病を勉強するのは無理である。が，細菌の侵入に対する生体の反応，持続的な感情面のストレス，ビタミンやタンパク質の欠乏症，失血，酸素不足などの疾病過程を勉強することはできる。

　治療法は医学カリキュラムの中心に置かれるものの，卒業生がプライマリーケアを提供できるように教育する看護学カリキュラムもまた，治療に役立つことを学ぶ機会を学生に与えねばならない。患者が医師の処方した治療法を実行するのを助けるために，ナースはこれまでもずっと治療に役立つことについての理解を必要としてきたが，今日その必要は一段と強くなっている。治療に役立つことについての勉強がどの程度まで学際的であるべきかは議論の余地あるところである。産科医とナース＝助産師は共通の知識と技能を必要とし，小児科医と小児科ナース，精神科医と精神科ナースもしかりである。内科医療サービス，とくに高齢者と慢性疾患患者へのそれに従事する医師とナースの知識ニーズもまた共通である。1つ外科医療サービスにおいてのみ，外科医の教育と外科ナースのそれとはまったく違う。

　医学生と看護学生が学際的なやり方で診断と治療法を勉強することがあるとしたら，教員はそれら科目の内容を，両者にとって意義があり，病気を治すことばかりでなく病気の原因と予防にも重点が置かれ，守るべき規定よりも原理を教え，症状や疾病の扱い方よりも人間の扱い方を強調する，そうしたユニット群に分類し編成すべく努めなければならない。

　看護基礎教育カリキュラムの看護の科目は，学習の3段階に対応する次の3ブロックに編成するとよいであろう。すなわち，基本的看護ケア（表10.1），対症看護，あるいは看護における一般的な問題（表10.2），疾病志向看護および母親，乳児，小児のケア（表10.3）である。いずれのブロックも，可能であればクライアントあるいは患者の自立ないしリハビリテーション，また不治の慢性疾患に対処する，あるいは治癒も"コーピング"も不可能であれば"よき死"（第8章参照）を全うする力，という最終目標のもとに，患者が日常の生活行動を行なううえであるいは処方された治療法を実行するうえで彼の体力，意思力，知識を補足するというナースの第1の機能に焦点を当てる。

　第1ブロックの学習経験（看護Ⅰ．基本的看護ケア）およびそれに関連する教育指導は，日常の生活行動について人々を助けること，あるいは彼らがそれらを自力で行なうことができるような状況を用意すること，を中心に編成される。この学習経験は病院のほとんどすべてのヘルスサービスの場や病

表10.1　看護Ⅰ　基本的看護ケア——この内容は，人間の基本的欲求，ケア計画立案，患者が日常の生活行動を行なうのを助けるというナースの独自の機能，を中心に組み立てられる

1. 正常に呼吸する。
2. 適切な飲食をする。
3. あらゆる排泄経路から排泄をする。
4. 身体の位置を動かし，またよい姿勢を保持する（歩く，すわる，寝る，これらのうちのあるものから他へ変える）。
5. 睡眠と休息をとる。
6. 適切な衣類を選び，それを着たり脱いだりする。
7. 衣類の調節と環境の調整により，体温を生理的範囲内に維持する。
8. 身体を清潔に保ち，身だしなみを整え，皮膚を保護する。
9. 環境のさまざまな危険因子を避け，また他人を傷害しないようにする。
10. 他者とコミュニケーションをもち，感情，欲求，恐怖，疑問，考えなどを表現する。
11. 自分の信仰に従って礼拝する。
12. 何かをやりとげたという感じをもたらすような仕事をする。
13. 遊ぶ，あるいはさまざまな種類のレクリエーションに加わる。
14. "正常"な発達および健康を導くような学習をし，発見をし，あるいは好奇心を満足させる。

　ここには，そのような援助のための計画を立てること，患者のニーズを左右し，かつ常時存在する以下のような因子を考慮することが含まれる。
1. 年齢：新生児，小児，青少年，成人，中年，高年，晩年
2. 気質，感情の状態，一過性の気分
    ① "正常"あるいは
    ② 上きげん，活動過多
    ③ 不安，恐怖，動揺，ヒステリーあるいは
    ④ ゆううつ，活動低下
3. 社会的ないし文化的状態
    家族の一員であり友人をもち社会的地位のある人，比較的孤独および/あるいは適応不全，貧窮した人
4. 身体的ならびに知的能力
    ① 正常体重
    ② 低体重
    ③ 過体重
    ④ 普通の知力
    ⑤ 普通以下の知力
    ⑥ 普通以上の知力
    ⑦ 聴覚，視覚，平衡覚，触覚が正常
    ⑧ 特定の感覚の喪失
    ⑨ 正常の運動能力
    ⑩ 運動能力の喪失

注：Henderson, Virginia：*The Nature of Nursing*. Macmillan Publishing Co., Inc., New York, 1966, p.49 から許可を得て転載（邦訳：『看護論，25年後の追記を添えて』，湯槇ます・小玉香津子訳，日本看護協会出版会，1994，97頁）

棟，ナーシングホーム，個人の家，で手に入れることができる。クライアントないし患者のニーズは年齢，気質，社会的ならびに文化的状態，身体的ならびに知的な能力に応じて分析される（**表10.1**）。カリキュラムのこの第1段階では患者の診断や治療計画は強調されない。もっとも，探究心の旺盛な学生はそのいずれについてもかなりを学習するであろう。この学習段階において学生は，患者が日常の生活行動をしたり処方された治療を実行したりするのを助けている上級生や卒業生の，参加観察者あるいはアシスタントであ

表 10.2　看護Ⅱ　対症看護，あるいは看護における一般的な問題——この内容は，ナースが多くの場面で出会う症状，症候群，状態（いずれも多くの疾病に共通してみられるもの）を中心に組み立てられる

1. 酸素投与などの医療処置を必要とする，ガス交換の著しい障害状態
2. 栄養と水分・電解質平衡の著しい障害状態，飢餓，肥満，命にかかわる嘔吐，下痢
3. 便秘，尿閉，便および尿の失禁などを伴う著しい排泄障害状態
4. 動作制限をもたらしている運動障害状態，治療上の固定を含む
5. けいれんやヒステリー症の有無にかかわらず活動過多の状態
6. 失神，目まい（平衡の喪失），一時的あるいは連続的昏睡，あるいは意識喪失，見当識障害，精神錯乱
7. 不眠，不安，抑うつ
8. 環境温度による，あるいは治療処置による充血もしくは貧血状態
9. 感染を伴う局所損傷，創傷
10. 発熱の有無にかかわらず，さまざまな経路で媒介される全身感染症，伝染性疾患
11. 出血の有無にかかわらず，ショック，あるいは虚脱
12. 先天的な視覚・聴覚・言語障害（聾，唖を含む），および疾病や治療が原因で生じたこの種のハンディキャップによるコミュニケーション不全
13. 手術前状態
14. 手術後状態
15. 持続的でがんこな疼痛
16. 危篤状態

注：Henderson, Virginia : *The Nature of Nursing*. Macmillan Publishing Co., Inc., New York, 1966, p.52 から許可を得て転載（邦訳：『看護論，25 年後の追記を添えて』，湯槇ます・小玉香津子訳，日本看護協会出版会，1994，100 頁）

る。"看護Ⅰ. 基本的看護ケア"の学習終了時には，学生は，患者が援助を必要とするときに彼らの生活行動を助け，またできる限り早く独立してそれらができるようになるのを助けるために，**表 10.1** にある 14 の日常的な機能について患者と共に計画を立てる能力に加え，数多くの技能(スキル)を身につけるはずである。

臨床カリキュラムあるいは看護カリキュラム提案上の第 2 の段階は"看護Ⅱ. 対症看護"である。学生の学習経験は，**表 10.1** にある 14 の機能の 1 つないしそれ以上に明らかな日常性逸脱があるときは，患者が自分の一時的な，たびたびの，毎日の，あるいは近いうちに生じるであろうニーズを満たすのを助けることに焦点を当てている。それら日常性逸脱は，診断された病気が何であるかとは関係なく，患者および患者を看護する人々にとっての困難状況を引き起こし，またそれらは，症状を和らげたりがまんできるものとするには，患者があるいはナースがあるいは両者が実行しなければならない日常生活修正を要求する。**表 10.2** は，患者とナースにとっての困難状況をつくり出す 16 の症状ないし機能の日常性逸脱である。これらは男性にも女性にも，どの年齢層にも，またほとんどあらゆる状況下で起こりうるものであるが，こうしたよくある看護上の問題を経験するためには，学生は救急，内科，外科，精神科，小児科を含むいくつかの部門に割り当てられねばならないだろう。患者は，現に特定の症状や病状があるかどうかで選ばれる。学生は患者の生理に生じた病理学的変化，および症状を緩和するためあるいは耐えられるものにするために処方された治療法の理論的根拠，を勉強する。よくある看護上の問題のなかには，がんこな痛みのある患者や死の近い患者のケア

表10.3 看護Ⅲ 疾病志向看護および母性，乳児，小児のケア——この内容は，疾病あるいは生理学的発達状態が指し示す治療，および日常生活行動の変容形，を中心に組み立てられる

内科系

- たとえば以下のような一般的状態に関する治療
  - 長期療養を必要とする病気
  - 代謝障害
  - 内分泌障害
  - 機能障害
  - 新生物
  - 感染症
  - 退行過程

- たとえば以下のような特定の疾病に関する治療
  - 関節炎
  - 骨軟化症
  - アジソン病
  - 貧血
  - 白血病
  - 結核
  - 心臓血管障害

外科系

- たとえば以下のような一般的状態に関する治療
  - 術前，手術時，術後の状態
  - 手術部位
    - 頭頸部
    - 胸部
    - 腹部
    - 骨盤腔
    - 四肢

- たとえば以下のような特定の疾病に関する治療
  - 脳腫瘍摘出
  - 甲状腺切除
  - 肺葉切除
  - 人工肛門形成術
  - 腎摘出
  - 肢の骨折整復固定

母性および小児ケア

- たとえば以下のような一般的状態に関する治療
  - 胎児
  - 出生
  - 出生直後
  - 新生児
  - 乳児
  - 就学前児童
  - 少年期
  - 思春期

- たとえば以下のような特定の疾病に関する治療
  - 子癇
  - 帝王切開
  - 乳腺炎
  - 胎児赤芽球症
  - 湿疹
  - 脳性小児麻痺
  - 脊髄性小児麻痺
  - リウマチ熱

精神神経科系

- たとえば以下のような一般的状態に関する治療
  - 知能障害
  - 病的人格形成
  - 不安状態—精神神経症
  - 自殺傾向をもつ急性抑うつ症
  - 躁状態
  - 偏執状態

- たとえば以下のような特定の疾病に関する治療
  - 脳水腫
  - アルコール依存症および薬物耽溺
  - 躁うつ病
  - 統合失調症

注：Henderson, Virginia：*The Nature of Nursing*. Macmillan Publishing Co., Inc., New York, 1966, p.54 から許可を得て転載（邦訳：『看護論，25年後の追記を添えて』，湯槙ます・小玉香津子訳，日本看護協会出版会，1994，103頁）

などのようなきわめて複雑なものもある。そうした問題については幾多の本が書かれ，また多くのヘルスワーカーたちがそのような状態の研究に専念しつつある。看護基礎教育課程の学生に，それらについての知識すべての学習を期待してはならないが，登録ナースは皆そうした問題に人々が取り組むのを助けることができる，と社会は期待しているので，およそ看護基礎教育課

程なるものは，ここに記したようなことをする機会を学生に提供しなければならない．教員たちは学生が経験すべき身体機能の異常，人間の状態，すなわちよくある看護上の問題の1つ1つの違いを適切に見分けるはずである．フェイ G. アブデラとその仲間[5]は1961年に発表した『患者中心の看護』のなかで，学生が経験すべきであると彼らが考えた21の問題を取り出した．[e]

あらゆる種類の専門家や設備，物品がそろっている病院およびクリニックのなかばかりでなく外の現場も使って，これらよく出会う問題を抱える人々を学生が援助することが明らかに望ましい．これらの問題に対処するために患者とナース（どちらかのこともあれば両方のこともある）が学ばねばならない技能が明らかにされ，看護学生がそれら技能を身につけるのを助けることに力が注がれてほしいのである．今日の登録ナースに対するよくきく批判は，雇用主が彼らに期待しているある種の技能を彼らがもっていないというものである．[f] それよりもいっそうわれわれの心を乱すのは，一部の基礎教育課程の卒業生が，必要な手技を行なう能力，必要な手技を患者に教える能力を含め，患者に与えることができたならと彼らが思う援助を実際に与える能力が自分にないことに気づき，自信を失っているという事実である．たとえば，ナースには呼吸の生理ならびに酸素欠乏にかかわる一般的な病理を理解していることが必須である一方，患者への酸素供給を高めるための機械装置を使うことならびにその使い方を患者や家族に教えることができる，これも必須である．昏睡の原因やそれにかかわる病理についての知識は，意識のない患者を看護する者にとって確かに必要であるが，そうした患者の口腔を清潔にしたり身体を動かしたりもち上げたり，褥瘡を予防したりする技能もまた，欠くことはできない．看護のカリキュラムのこの第2段階は症状への手当てに焦点を合わせているものの，カリキュラムの第1段階で強調される14の日常生活行動について患者を助けること，および，第1と第2の両方の段階に必須である技能，能力，適性のすべて，を含んでいる．この段階では看護学生は医学生と共に勉強することもあろうが，とくにありうるのは，やはり患者の日常生活行動を助ける理学療法，作業療法，言語療法の学生との共同学習である．

臨床カリキュラムあるいは看護カリキュラム提案上の第3の段階は看護Ⅲ．"疾病志向看護および母性，乳児，小児のケア"である（**表10.3**）．この段階の焦点は，必要とされるケアの修正変更，すなわち，特別な疾病あるいは特別な準備や術後ケアを要する手術のゆえに，あるいはまた彼らが他者に依存せざるをえないような生殖ないし成長サイクル上の段階にあるゆえに，患者が直面している個別の問題，に合わせられている．

看護（および医学の）学生が何らかの経験をもつべきとされる疾病，状態，手術をはっきりさせようとする数々の試みがこれまでなされてきた．前述したように，どちらの学生の場合も，彼らが医師としてあるいはナースとして出会うことになるであろうすべての疾病，状態，手術について患者のケアを勉強するのはいうまでもなく不可能である．それゆえに，**表10.3**に示したようなタイプの状態に関連したケアと治療に教育者が力点を置くことが提案

されるのである。医療サービス上では，これらタイプのあるものは長期疾患，代謝や内分泌や機能の障害，腫瘍，感染症，退行過程である。それぞれのタイプの症状をもつ何人かの患者のケアにつき，学生に経験を与えることができよう。学生があらゆる年齢層の男性と女性のケアを経験できるように患者を選ばねばならない。母性ならびに子どものケアの経験には正常な場合と異常な場合を含めねばならない。臨床カリキュラムの第1，第2段階では発達上のニーズを強調しなければならなかったが，この段階においてはそこに特別力を入れる必要がある。教授会によっては，小児科学の特別科目と同じように老年学の特別科目を設定するだろう。より重要なのは，すべての臨床科目において発達に注目したアプローチをとることであり，それにより，患者は誰もがその年齢によって余儀なくされるケアや治療の修正を必要とするのだということを学生が理解しやすくなる。

臨床カリキュラムの第3段階においては，特定の患者たちをめぐって"授業"（討議，セミナー，カンファレンス）がもたれる。リパード[6]は医学教育について，学生は今日の疾病と治療に関して勉強しているのであるから，患者中心の臨床教育は決して"時代遅れ"にはならないと言う。クリストマン[7]はシカゴのラッシュ大学の新しい看護教育課程の特徴を語り，"自分の患者たち"について学生に教える実践家＝教師の重要性を強調する。

外科医療については手術部位別の患者のケアを経験するようにできよう。なぜならば，たとえば，腹部手術を受ける患者たちのケア，あるいは四肢の手術を受ける患者たちのケアにはそれぞれ共通性があるからである。母性，乳児，小児の看護においては，産前・産中・産後，乳児期，小児期，思春期それぞれの代表的な病理学的状態にある患者のケアを経験するように用意できよう。神経精神医学領域では，学生はあらゆる年齢層の，精神遅滞，人格発達異常，不安状態ないし神経症，うつあるいは自滅的状態，躁状態や偏執症の患者のケアを経験することになろう。2つ目の欄（**表 10.3**）にこれら一般的な区分に入る診断名の例があるが，ただの例にすぎない。もっとも一般的な，あるいはもっとも重要な例を示すつもりではないのである。どこの学校においても，入手可能な臨床経験，教員の判断，そして学生の関心が，病院，クリニック，ナーシングホーム，ホームケアプログラムその他の医療の場での学生への患者割り当てを決めることになろう。

看護学生の臨床プログラムのこの第3段階においては，学生は，計画立案を含めケアのすべての側面につき患者を助ける機会をもたねばならない。言い換えれば，卒業してナースとなったら期待されるはずの看護実践と同じものを行なう機会をもたねばならない。それは現時点では，身体検査を実施，健康状態を査定，診断過程上の諸手順を決定，および指定されている他のヘルスワーカーズへの紹介，場合によっては治療計画の提案などを包含する。

学生は自分のできる最善のケアを行なう機会，処方された治療とそれに対する患者の反応を十分に学習する機会，をもつべきである。学生が治療手当の全段階，たとえば術前，術中，術後のケア，あるいは産前，産中，産後のケア，を通して少なくとも数人の患者に伴うように実習を計画しなければな

らない。家族中心の看護という概念を身につけて卒業させようというのであれば，学生は入院前の患者を訪問し，退院時の患者ケアを行ない，地域社会や学校や職場あるいは刑務所のナース，またホームケア・プログラムに所属する病院ナースと一緒に家庭訪問をする。

臨床看護プログラムのこの第 3 段階においては，学生は男性にも女性にも，またあらゆる年齢層の患者に，可能な限りのほとんど"理想的な"看護ケアを提供する機会をもたねばならない。同時に学生は今日行なわれている現実のヘルスサービスを知り，比較的よいサービスは保持しよくないサービスは改善すべくなされている効果的な努力を見るべきである。学生が理想的な状態だけを見ていると，現にある機関や施設での仕事に適さなくなるかもしれない。言うまでもなく，学生が学生である限り，学生が下す判断や行なうケアの責任は教師が負う。どのようなことにせよ，患者の福祉に反する場合は教員が学生にその旨を助言し，学生にしかるべき訂正をさせ，あるいは，学生が学習していないことについては教員自身が判断したりケアを行なったりしなければならない。

臨床看護のカリキュラムは，どのような編成でどのように教えられるにしても，実践に対する探究的な態度を育てるものでなければならない。学生は自分たちがやり方を習うケアが現在の知識に照らして安全かつ効果的であるという保証を必要とするものの，知識の限界は確実に広がり続けていること，ヘルスワーカーズは，実際誰にせよ，新しい考え方を受け入れねばならないこと，つまり物理学や生物学や社会科学の新発見が現行の実践を無効にすると同時に実践を修正しなければならないという事実，を認めるべきである。

看護学生は臨床上の問題に答がほしいとき，関連の研究を見出し，読み，評価し，応用することができねばならない。したがって，看護学生になる前に彼らが受けた教育が研究を使うということを扱っていないのであれば，調査や研究という科学的方法へと彼らを導く科目が必要である。看護基礎教育にはある程度の臨床研究実施体験と，できれば統計学およびコンピュータ使用法が含まれているとよい。しかしながら，看護実践に変化を起こす根拠となる看護研究に学生が思考を及ぼすのは，現に学んでいる場で彼らが実際にそのような経緯での実践の変化を目にしない限りむずかしい。

最後に 1 つ，看護基礎教育カリキュラムは，看護という主要な保健医療専門職の一員として建設的な役割を果たすような卒業生を送り出さねばならない。彼らは，ヘルスケア一般の歴史，とりわけ看護の歴史についてのある程度の知識をもってはじめて，今日の看護の機会，義務，諸問題を理解することができる。看護学生は，効果的なサービスを維持している，あるいはヘルスサービスの構造に変化をもたらすのを助成している人々の仕事を見たり論じたりする機会をもつばかりでなく，看護およびその他のヘルスケア職能団体の会員，准会員あるいはオブザーバーとしての直接経験をしなければならない。医学および看護の倫理学または法律学の知識はますます重要なものとなっている。保健関係の法律制定過程を目のあたりにしたり，法律を制定する努力に参加したりする機会を学生がもつと，卒業後さまざまな方面で変化

の引き起こしをいっそう助成しやすくなるであろう。g 今日では世界中でヘルスケアが人間の権利の1つと認められている。合衆国は自由診療体制をとっていることで先進国の間では特異な存在である。ヘルスケアを受ける機会は均等であるべきと考え，それを目的に働きたいと思うナースは，すべての国民をカバーする国民健康保険につきものの政治的ならびに法的な手順について知識をもたねばならない。合衆国は自らの自由診療体制を保持する特異な存在であり続けるべきだと考えるナースにとっても，政治的ならびに法的な手順についての知識は必要なはずである。

　看護基礎教育のカリキュラムは，どのようにデザインされているにせよ，実践ナースにとっての生涯を通じての勉強の初めの一歩にすぎない。以下の節で卒後学習，大学院課程，継続教育，現職教育を取り上げる。

ディプロマあるいは准学士の学位をもつ登録ナースのための学士課程

ディプロマあるいは准学士の学位をもつ登録ナースのための学士課程の必要性

　看護基礎教育課程を論ずるなかで触れたが，専門職ナースの免許交付にあたり学士の学位を必須とする動きがあり，合衆国その他で勢いを得ている。これが実現したら，そしてその要件がさかのぼって効力をもつことになると（まずはありえないが），ディプロマあるいは准学士課程の学校を出たナースは，すでに免許を得ているナースに学士号を与える学校に行かねばならない。

　おそらくより重視すべきは，学位をもったナース，つまり自主的かつ創造的に働くように教育されたナースを雇用者たちが求める傾向が強くなっていることである。総体的なナース不足についての論議の余地はあるだろうが，十分な教育訓練を受けたナースの不足を問題にする者が少なすぎる。合衆国とカナダでは，病院の利用率が下がり，病院の数が多すぎるのではないかとの見方から，病院の閉鎖が進んでいる。その結果ナースの失業が生じ，ナース過剰の印象をもたらす可能性がある。経済不振の国はどこも，あらゆる労働者同様にナースも失業を恐れる。仕事に備えた十分な教育訓練が（不相応な昇給の要求を伴わないならば）失業に対する最善の保障となる。北米では，有資格ナースは学士号をもつことが経済の見地からして望ましい。学士号をもつことによって彼らは普遍的な看護の場でより効果的に仕事ができるようになり，大学院に進んで専門分化看護を学ぶことも可能になり，また経済的な防衛を図ることができる。

有資格ナースのための学士課程の目的

　有資格ナースのための学士課程の目標はいずれにおいても，彼らがディプロマあるいは准学士課程の学生としてはもつことのできなかった学習機会，

学士課程看護基礎教育が提供するそれを彼らに与えることである。その不足な学習機会が何であるかを見極めるのは簡単ではないため，合衆国内にある有資格ナースのための学士課程にはかなり相違がある。この種のプログラムを開設している大学は，そこの卒業生が少なくとも大学課程看護基礎教育プログラムの卒業生に匹敵する能力をもつことを期待する。この種のプログラムで学ぶ学生が入学時に身につけている看護経験しだいでは，彼らはそれ以上の能力をもつに至るだろう。

上記各課程の特徴

　ディプロマおよび准学士の課程は学士課程看護基礎教育では必須の人文科学や自然科学を開講できず，また必修科目に設定することはまず不可能であるから，有資格ナースの学生のためには，それぞれの学習経験により，すなわちそれぞれの教育背景上の強いところと弱いところがどうであるかにより，この両領域のいくつかの科目が開講され，必修とされることになろう。医学と看護の理論および技術は，ディプロマおよび准学士の課程では学士課程とは違ったやり方で教えられている，というのが一般の見方である。したがって，有資格ナースの学生が母子ケア，内外科看護，精神科看護，コミュニティ看護などの科目をすでに学んでいるからといって，それらの科目の履習を免除されはしない。

　一部の総合大学では，そこの大学課程看護基礎教育の学生のクラスへ有資格ナースを入れている。これを筋が通っているとみる教育者はほとんどいない。このやり方では多大の繰り返し学習が生じ，有資格ナースの学生を遠ざけてしまう。ほとんどの学校に既習得単位認定や各自の学習進度に合わせる行き方が用意されており，学生は教員の助言のもとに自分が学ぶ必要のある単位やモジュールを選んだり，自己学習のための各種媒体を使ったりすることができる。また多くの学校が有資格ナースの学生のために考案された特別の臨床実習科目を用意している。彼らは臨床の場に精通しており，基本的な看護技術は通常すでに身につけているから，臨床経験（"実習科目"と呼ばれることもある）は大学課程看護基礎教育の学生のそれとは違った性質のものでよいのである。経験のある有能な有資格ナース学生は，大学課程看護基礎教育の学生よりも，数多くの選択科目をとることができ，より自主的に学ぶ課程をもつことができるであろうし，各自の特別な臨床上の関心事をもってよいと思われる。彼らが学ぶ科目は，彼らがそれらを類型的な要件を満たすものとみなすのではなく，有用で興味深い学習の機会とみなすことができるように，学生個別に計画されねばならない。

11

専門分化看護のための教育：大学院課程

訳者解題

歴史的展望，とくに起源展望から始めるというヘンダーソンの流儀がここでも手際よく読者をこのテーマに導く。大学院課程は基礎教育課程ほどは当時，たぶんその後も，混乱していなかったとのことで，記述は坦々と進む観があるが，修士課程が充実していくプロセス，ナースが"博士レベル"の教育をもつ必要と"看護の博士号"の必要のそれぞれを意識していくプロセス，は今日の日本のわれわれを刺激すると思う。看護の大学院課程については，学位につながらない基礎教育や卒後教育の各種ルートや補助職者の存在などを視野に入れて看護という職業全体のなかに位置づけて評価しなければならない，それにもちろん，ヘルスケア全体のなかに位置づけて評価しなければならない，という彼女の示唆にもわれわれは刺激されねばならないだろう。保健医療系の学際大学院構想は今となっては日本でもかなりの現実味をもって語ることができるのではないか。

本章は9章および10章と同じく『看護の原理と実際』第Ⅰ部第1章から採られており，その7である。

学位をもつスペシャリストナースの必要

合衆国における全国規模の看護関係調査はここ何十年も，教育，管理，研究にそなえて専門分化実践の教育を受けたナースの必要を強調してきた。初期の学士課程は，その多くが一般的なプライマリー・ナーシングを行なう卒業生を育てているものの，母子保健，内外科看護あるいはその分枝領域看護，精神科看護などのスペシャリストを養成するようには設計されていない。学士課程は，教育，管理，研究について，あるいはまた公衆衛生（地域保健）機関，学校や大学，産業機関，刑務所，その他の場における特別な看護問題については，入門程度以上には何も教えていない。[a] あらゆる場に応じる資格のあるナース，すべての年齢層や臨床分野の患者ケアについて上級の教育を受けたナースの需要が高いのである。看護基礎教育の卒業生のほとんどは病院のスタッフナースになるが，これは単に彼らが病院で必要とされているからばかりではなく，看護基礎教育課程の多くが他の何よりも病院看護の経験

を学生に与えることに力を入れており,それらの卒業生は病院外にいるよりも病院内にいるほうが居心地がよいからなのである。新卒ナースの大多数が,たとえ基本的なケアであっても病院内で看護ケアを行なう経験を積み,基礎的な技能の場数を踏むことが有利であると思っていることもまた,事実である。

学士号をもつナースが修士課程,さらには博士課程に入学し,卒業する数が増えている事実は,自らの仕事のためにより徹底的な教育を受けたナースの需要が合衆国内に定着したことを示している。

あらゆる新しい専門職の例にもれず看護も,すでに確立している専門の学部の教師陣と同等の教育背景をもつ教師陣を看護学部にそろえるのは容易なことではなかったし,それゆえに大学院課程の設立も困難であった。1972年の時点で看護学部に奉職するナース 28,820 人のうち,7,128 人(24.7%)は学士課程レベルの教育を受けておらず,8,953 人(31.1%)は学士号を取得しており,9,810 人(35%)が看護またはその他の分野の修士号をもち,601 人(2.1%)が博士号をもっていた。[1] 1974 年に修士課程に入学した看護学生は 7,924 人,博士課程のそれは 312 人である。[2]

看護大学および大学看護学部の教師陣のナースたちはみな修士あるいは博士の学位をもつという日がくるまでは,大学院出のナースの必要は緊急であろう。また,管理職にあるナースたちや研究および専門分化臨床実践にたずさわるナースたちが修士あるいは博士の学位をもつまでは,ナースが大学院で学ぶ機会を増やさねばならない。ロゼラ・シュロットフェルト[3] がよく言っているように,すべての"専門職"ナースが博士号につながる大学院課程で学ぶことができるようになるまで,そうした機会を増やさなければならないのである。マーガレット A. ニューマン[4] も同じ主張をしている。

修士課程の目的および特徴

1972 年には合衆国にナースのための大学院修士課程をもつ看護大学および総合大学が 86 校であった。[5] 1940 年代後期以前における有資格ナースのための修士課程の展開は,有資格ナースのための学士課程のそれと大差なかった。両者ともに教育や管理,あるいは公衆衛生看護を教え,ところによっては学校看護あるいは産業看護を教えていた。ごくわずか助産看護の科目をもつ課程があり,あとになってから小児看護,内外科看護,結核や癌の看護の科目をもつところが生まれた。有資格ナースの学生が看護の学士号を取得していれば,修士課程に臨床科目が立てられたのであろうが,その種の科目は学士課程の科目の一部でもありえたのであった。臨床看護分野の上級教育は 20 世紀の半ばまでは,教育や管理のための上級教育に比べるととうてい一般的ではなかったのである。

1940 年代後期になって,NLN が上級臨床科目についてのシリーズ本を出し,その必要を強調し,科目の立て方を示唆した。ANA は 1969 年には"看

護の大学院教育の主目的"として以下を示した。

　　……看護の理論と科学の振興を通して看護ケアを進歩させることのできる臨床家ナースの育成……。これまでは，看護の大学院教育は，主として教えることおよび管理という特別な仕事とその方面のポストのための人材育成であると考えられていた。残念なことには，このような重きの置き方が，看護基礎教育である学部教育に含めることができる看護知識以上の看護知識は存在しないという暗示をもたらし，それによって，看護ケアと看護実践の価値を低からしめてきた傾向がある。[b]

1974 年に NLN が出した以下の声明は，修士課程においても博士課程においても，上級臨床科目を置き研究のための教育をすることを強調している。

　　大学院教育は高等教育機関において学士号の上に積まれる教育である。看護の大学院教育が特徴とするところは，興味ある臨床領域への専門分化，その領域の知識への精通，知識追究と技能習得における研究の自由，研究する力，などである。教育課程は 1 つの概念体系に従って組まれ，選択した学習領域の修士ないし博士の学位の授与に至る……。[c]

今日，専門分化した臨床看護の能力をもちかつ責任を負うことのできるナースが必要であることから，合衆国における有資格ナースのための修士課程は変化に富む各種科目を提示している。たとえば，メリーランド大学は 1974 年から 75 年にかけて 50 以上の科目をもっていた。テキサス大学の 1975 年から 76 年にかけての科目数は 40 を超えていた。[6,7] 看護史，看護の概念，大学院レベルの看護過程，などの科目をもつ課程もある。すべての修士課程が母子保健，小児保健，内外科看護，精神看護といった臨床専門を全部開講してはいないが，調べた限りの最新大学便覧によれば，流れはこの方向であった。いくつかの課程には発達看護，すなわち乳児，小児，青少年，中年，老年の看護ケア研究があった。"学際的看護"および"リエゾン看護"はあらゆる臨床領域ないし保健領域の看護の精神保健面を研究する機会を与える科目である。

　看護が機能する場ごとの看護を扱う科目は，今なお公衆衛生看護と呼ばれることがあるとともに時には家族保健看護[d]と呼ばれている地域保健看護を除き，普及していなかった。各種のクリニカル・スペシャリストにつながるかたちで行なわれる"実習科目(プラクティカム)"あるいは臨床経験について述べたなかで，学生はさまざまな施設や機関でそれを行なうのを選択できるという含みのある大学案内もあった。

　地域保健看護には産業の場および学校における看護が入っており，刑罰施設の看護を含む場合もあった。これらの場の看護について勉強することは，公衆衛生看護の修士課程 308 のうち 9 課程が学校看護に"焦点を合わせている"とする ANA 報告はあったが，多くの場合無視されているようである。[8] 地域保健の課程は州，郡，市の保健部局や訪問看護師機関におけるナースの

働きに力を入れていた。大学に公衆衛生学部があれば，看護の修士課程の学生がそこの科目をとることができるだろうし，看護学部自体が疫学や公衆衛生管理などの科目を提供することもできるだろう。

　教育，管理，あるいは研究という機能に焦点を合わせた修士課程はほとんどなかったものの，教育と管理の理論およびシステム分析の科目をもつ修士課程は数多く，なかには教育あるいは管理の実習，あるいはその両方の実習を置く課程もあった。すでに述べたように，雇用する側は修士号をもつナースたちに，科学的な調査研究方法に通じていること，研究報告を読むことができること，研究の結果を応用できること，を期待する。大部分の修士課程には，通常は修士論文となる，何らかの種類の研究を行なう経験が組み込まれている。統計学の諸科目とコンピュータ活用も行きわたっている。

　調査対象となった修士課程には実にさまざまな選択科目があった。大学院生ナースはその大学の他学部あるいは他学科——公衆衛生学部，教育学部，医学部，法学部，経営学部，生物学科，自然科学科，社会科学科，などの科目をとるよう促されていた。もしもいつかこの合衆国が今日の混乱状態を脱して，明確で有効なヘルスサービスの様式を打ち立てる日がきたならば，すべての大学が，あらゆる保健専門職者にとって得るところ大の学びが可能な上記各領域について，学際的な科目を設けるのではないだろうか。

博士課程の目的および特徴

　看護学の博士課程の目的と特性についてはかねて議論のあるところであり，今もそうである。よく知られているように，博士号を取得した合衆国最初のナースはエディス S. ブライアンと考えられ，彼女は心理学の Ph.D. をとった。彼女が 1928 年にジョンズ・ホプキンズ大学に提出した博士論文の題は"新生児の反応についての心理学的研究"[9] であった。ナースが看護の博士号を取得する機会を 2 つの大学に得たのは 1946 年であった。1946 年以前は，ナースは教育，哲学，法学，生物ないし自然科学，公衆衛生学，あるいはその他の研究領域で博士号をとるほか道はなかったのである。シモンズとヘンダーソンは，1928 年から 1955 年までの期間にナースが取得した博士号（ナースが取得した医学博士号は除く）は 4 種類に分けられることに気づいた。すなわち，教育学博士 46, Ph.D. 32, 法学博士 1, 理学博士 1 である。[e,10] 合衆国保健教育福祉省がナースのための博士課程の将来的方向についての会議の報告書を出したが，それによると，1969 年には 25 種類の博士号がナースに授与されており，そのなかには，看護学博士（D.N.），看護科学博士（D.N.Sc. あるいは D.N.S.），公衆衛生看護学博士（D.P.H.N.），看護教育学博士（D.N.Ed.）などがある。[11]

　先に引用した NLN や ANA の出版物は，関連諸分野での上級学習の価値を疑うわけではないが，看護の博士号につながる課程を選ぶことをナースの院生に促している。スーザン・テーラーらは 1971 年までに博士号を取得した

ナースについて，以下のように報告する。47%は行動科学の学位を，33.8%が教育学，8.3%が生物科学，6.4%が看護学，1.9%が疫学および公衆衛生学，2.6%がその他の学問分野，の学位をそれぞれ有していた。[f]

NLN は 1974 年，修士および博士課程の学生について，ケリーが言及している次のような特色を示した。

> 上級専門課程に学ぶナースは，(1) 臨床専門分化の 1 領域を追求する，(2) 役割開発の 1 領域を選択する，(3) 看護諸理論を開発し，検証する，(4) 系統的な観察と実験によりその分野の知識を前進させる，(5) 基礎的な科学理論を臨床上ならびに職務上の領域の知識開発に関連させる，(6) ヘルスケア供給システムにおける看護のリーダシップ役割を見極め，実行する，(7) ヘルスケアに関心を抱く他職者との共同役割に従事する。[g]

ロゼラ・シュロットフェルト[12] とマーガレット A. ニューマン[13] は，ナースは人々にもっとも利用価値のある，また，プライマリーケア，とくに健康増進と疾病予防に的をしぼったサービスにもっとも関心を抱きかつそれをすることのできる，ヘルスワーカーであると主張する。こうした活動をするにふさわしい資格をナースたちに与え，彼らが広く人々に認められかつ他の主要な保健医療職のもつ権威を手にするためには，博士レベルの教育が必要であるとも言っている。

専門職ナースは"ケア"に，つまり患者の心理社会的な問題にとくに関心を抱き，これに対して"キュア"および手当ての技術的側面は准学士のナースや実務ナースに特有のものである，といった仮説がいくつもの最近の研究によって裏付けられているようである。しかしながら，ボニー・バラとコリーン・スパークス[14] は"ケア‐キュア 2 分法"に疑問を呈した。1965 年の ANA の方針書で使われたこの論法は，教育者ナースや理論家ナースが"考案"した看護基礎教育課程に意見の不一致をもたらすかもしれない，と彼らは考えている。違った働きをする 2 種類の卒業生を出せば，"治療"ナースの上方可動性は妨げられるであろうし，主に"ケア"にかかわるナースは，ケアとキュア両方の力をもって機能することがナースに期待される現場にあって欲求不満に陥るであろう，と彼らは示唆する。マーリーン・クレーマー[15] は，専門職ナースたちは現行の学校において，人々の期待に応えかつ有効に実践したいという自らの望みを満たすように教育訓練されているのかどうか，疑問を抱く。ドロシイ A. メレネス[16] は，"専門的に実践する能力の証拠"が修士課程志願者ナースの必要条件であるべきだ，と言っている。

各臨床領域のナースが実行力を身につけるべき特定諸機能，つまり彼らが教育課程において実地証明すべき能力，を明確にするためのカナダの努力は，ケアとキュアは分けることができるだろうか，あるいは分けるべきなのかどうか，および，専門職ナースの教育訓練は期間の長さ，深さ，幅の広さにおいて医師や歯科医師のそれと同等であるべきか否か，といった疑問への実際的なアプローチの 1 つである。

さまざまな現場で教育研究の指揮をとってきたウィリアム K. セルデンは，大学院看護教育の諸問題は珍しいものではないと言う。彼は以下のようにみてとった。

　看護は，病院などサービス機関における教育とはまったく違った学究施設における授業を奨励し支援すればするほど，高等教育の教育学上の習慣を取り入れるにあたってもそうだったようだがそれよりもいっそう，授業の違いをはっきりさせねばならない。看護は，ヘルスケア提供のなかで看護実践家が自らの能力を向上させるのを助けるような教育活動をのみ選ぶべきである。[h]

セルデンがある大学の"明快で単刀直入の……理念声明"をほめているのでその一節を引用する。"本学の博士課程の第 1 の目的は，確実な根拠のある看護実践の基盤となる看護の知識体系の開発を通しての臨床能力の強化である。"[i]

高等教育についての地方ごとの委員会は，ここ数十年間，看護の大学院課程を奨励してきた。各州間の企画合議の結果，課程の重複がなくなり，よりよい課程がつくられた。民間の財団や USPHS[*ア] からの基金がさまざまのプロジェクトを支えたのも事実である。カリフォルニア州とネヴァダ州の 12 大学が加わっている看護の共同大学院教育は，USPHS の 5 か年助成金（1971-1976）を受けて進められた。これは，修士課程の学生が複数の大学で同時に科目をとる可能性を実証している。[17]

パトリシア A. モクスレイとドロシイ T. ホワイト[18] は，ジョージア医科大学の看護学部における"大学院課程を学生に合わせたものとし"，"入学の障壁を取り去る"ことを論じた。キャリー B. レンバーグ編の『通信教育と看護のキャリア可能性』は，"学習する社会のための多様性"を求める。彼女は，看護の基礎教育および大学院教育を人々のニーズに合わせようとする今日の努力を再吟味した。それによれば，"通信教育は合衆国に特有の現象ではなく，世界のあちらこちらの教育の場にみられる国際的な動向である……"。"ロンドン大学は 1836 年に学外学習により学位を得る課程を発足させ，138 年の長きにわたって就労学生の教育ニーズに応えてきた"[j] とも彼女は述べている。

合衆国では現在，連合大学院——1975 年 10 月の時点で 31 大学をメンバーとする，単科大学と総合大学の実験的連合——が博士号を授与している。そこの Ph.D. 課程（1969 年開始の，キャンパスをもたない大学院課程）には"目下 300 人以上の学生が在籍し，すでに 200 人以上の卒業生をもつ。"[k]

合衆国における看護の大学院課程は基礎教育課程ほどには混乱の様相を呈していないと筆者は思うが，安定しているとはとてもいえず，上述した発展の諸動向はそれぞれいくつかの違った方向を暗示する。ヘルスサービスおよびそのなかで働く実践家ナースの役割にどんなことが起こるかによって，大学院教育は，20 世紀を通じてそうであったように，劇的に変化し続けるのではないだろうか。

[*ア] 合衆国公衆衛生局。

20世紀初頭の卒後教育はまずは病院や保健機関での何ブロックかの実地体験から成り立っていたが，これは，その"既卒の学生"がほとんどあるいはまったく賃金を支払われていなかったということのほかは，それらの施設に雇用されているナースたちの実地体験と少しも違わなかった。ニューヨーク市コロンビア大学のティーチャーズ・カレッジに設けられた病院の管理職ナースのための課程は，当時の一大革新であった。管理者のためのこの課程は教員のためのものでもあった。その後すぐ，有資格ナースを特定の場で仕事をすべく教育するいくつかの課程がつくられた。最終的には臨床スペシャリストと臨床研究者を育てるように課程が設計された。臨床研究者のなかには研究史家が含まれている。[19,20] 今日では大学院教育が臨床スペシャリストの教育に重きを置く。

　以上，合衆国における看護の大学院教育の発達を強調してきたが，カナダでもそれは数を増やしつつある。1969年には修士号を出す大学が8，卒業生は18，[21] 1972年にはそれが11大学，45卒業生，159在学生，であり，[22] 1974年になると修士課程は16大学にできていた。[23] 1954年，フロレンス・ナイチンゲール国際財団*ｲ は看護教育の上級課程の国際的な一覧表を作成，以来補遺を出版している。[24]

　看護基礎教育課程以上の教育にはいくつものかたちがあろう。主な看護関係調査はすべて，幅広い社会経験とより高い学位をもつナースが求められていることを強調している。1973年になされたある会議の報告書の表題は，<u>公衆衛生のための看護教育再編成</u>である（合衆国保健教育福祉省公衆衛生局保健資源管理局公衆衛生部看護課，メリーランド州，ベセスダ，〔1975〕，保健教育福祉省出版 No.〔HRA〕75-75）。他の分野の教育関係会議も類似の変化を示唆したと思われる。

*ｲ FNIF。ICNと赤十字社連盟が協力して1934年に発足させた。当初から看護卒後教育を支援することを主な事業としていた。1950年にICNの公式組織に組み入れられる。

要約

　この章では，ますます多くの男女をひきつける不可欠のヘルスサービスである看護を描いた。もちろん看護という職業ではまだまだ女性が優位を占めており，また，合衆国においては少数民族はその数に見合っただけのナースを出していない。看護職員の種類は増え続け，わが国でも他のいくつかの国でも，"関連"や"補助"の看護職員の数が登録ナースの数を超えている。ヘルスワーカーズの国際基準についてのある権威者が400種類はあると言ったとして引用される。ヘルスケアの調整は日に日にむずかしくなり，ケアの断片化と非個別化が人々の共通の不満である。

　ヘルスワーカーズの役割は互いに重なり合っているうえ，場所と時代によって変わるので，看護の発達を理解するには医学の発達についてのある程度の知識が必要である。また，ヘルスワーカーズは人々に対する保健教育の責任を一般の教育者たちと分担しているのであるから，その関係も認識する必要がある。声高なヘルスケア評論家たちが，健康に関してはいま以上に，

予防と自助力開発，あるいは独立独行ということに力を入れるべきだと強調する今日，健康教育はとりわけ的を射ている。

登録ナースの役割は間違いなく"拡大"してきたが，彼らがいつでも"医療の施し手"であること——ロシアでは准医師と，合衆国その他いくつかの国では医師助手と分け合っている役割——はこれまで以上に認識されるようになった。

ナース，医師，各種療法士，医療ソーシャルワーカー，その他すべての保健医療職員は，健康の水準を上げること，また無用の苦痛を減らすことにおいて同じ目標をもつものの，それぞれの職種には他の職種に比べてもっとも熟達している機能ないし役割がある。ナースの機能についてはさまざまな定義があり，書かれてきたが，本書全体に行きわたる考え方は次のようである*ウ——人々が，しかるべき体力と意思力と知識とをもっているならば助けなしに果たせるであろうような（健康にかかわる）機能を果たすのを助け，この助けを，人々ができるだけ早く助けなしにやっていけるようになり，取り除くことのできない健康上のハンディキャップに対処するすべを学び，あるいはまた，死が避けられないときには尊厳を保って死ぬ，そのようなやり方で行なう，そうしたことをするのに，他の誰よりも適格であるのがナースである。[1] 医師がそこにいないとき，また一般の人々の誰かが被害者の手当てをするような救急事態では，ナースが治療法を決める。ナースは医師が処方した治療的養生法を患者が行なうのを助ける。看護がどの程度まで専門職であるかについて本章*エで吟味し，自主的に働くナースプラクティショナーを認め，つまるところ，およそ登録ナースなる者は自らの行為に法的に責任を負うという結論に達した。

1つの職業として看護を研究するならば，大部分の国においてこれが保健医療分野での最大の存在であることがわかる。何人かの社会科学者が，人々が抱くナースのイメージとナースの自己イメージとには相違があり，ヘルスケアにおいてナースが果たしている役割についての人々の理解には遅れがある，と指摘している。国の（税金でまかなわれる）ヘルスサービスを全国民が利用できるようになっているかどうか，あるいは民間のサービスと公的サービスの混合がなされているのかどうか，を問わず，多くの国でいま，ヘルスケアのコストが高すぎるという印象が広まっている。合衆国においては，ヘルスケアを助成しかつ統制するための質的ならびに量的基準の設定が研究されつつある。もっとも一部の評論家は，合衆国の現行システムはいかなる熟考統制策をもってしても救えるものではないと言っている。合衆国，カナダ，英国，スウェーデンその他のヘルスケアコストは納税者あるいは当該個人の負担であるが（各国のシステムによる），国際的ならびに国ごとの研究によると，看護に対する報酬は他の職業，たとえば教育に比べて少ないのである。

看護基礎教育課程を卒業した登録ナースは，看護のディプロマ，あるいは准学士，学士，あるいは修士をもつことになる。基礎教育以後の課程においては，登録ナースは学士号を，大学院課程では修士号と博士号を取得する。

*ウ ICNが『看護の基本となるもの』により世界的に普及させたヘンダーソンの看護の定義。

*エ 『看護の原理と実際』第Ⅰ部ヘルスサービスにおける看護の持ち場，第1章看護の実際とナースの教育。本書の9, 10, 11, 19章がこの第1章から採ったものである。

関連ないし補助の看護職員はさまざまな教育課程において養成され，さまざまな呼び名のもとに仕事をしている。なぜ看護教育は"混沌"としていると言われるのか，その理由についても本章で論じた。

合衆国とカナダの登録ナースの役割に重点を置いたが，関連の保健医療職員や他の国々のヘルスケアにもかなり言及している。

ナースの仕事はきわめて重要であり，その性質は単純ではなく，その複雑性と関心をかき立てるところがあるゆえに，看護はたくさんのさまざまな人の心に訴えるのである。成功を遂げたナースについてのある研究が，彼らにはいくつもの共通の特性があることを示しているようであるが，これは決して，成功するナースに"あるタイプ"があることを意味しはしない。看護の科学はある。しかし，それと等しく重要なのは，看護のアートがあることである。看護はその最高の姿において，他の専門職分野ですばらしい仕事をしている人々の多くにみられるのと同じ資質を必要とする——人々および人々の気持ちへの敏感さ，人間性への洞察力，本当のことと偽りのこととを見分ける力，努力しつづけることのできる能力，関連の諸技術の熟達，がそれである。

12

ザ・ナーシング・プロセス
──この呼び名はこれでよいだろうか？

訳者解題

『看護の原理と実際』第6版は看護過程を取り上げていなかったので売れなかった，と本書の編者は言う。1978年の時点を振り返れば，さもありなんと思う。ヘンダーソン自身も来日のとき，そう言って首をすくめたのだった。が，患者の入院期間が極度に短くなりつつある今，the看護過程を何が何でも使うという行き方はおのずから失速していくのではないか。ともあれ，看護過程を日常語にしているナース，とくに教員ナースにとっては，一度はじっくりと読むに値する本章だと思う。ヘンダーソンは，問題解決プロセスとしてのthe看護過程はナースの問うという習慣の育成には貢献した，と認めるほかは，疑問に疑問を重ねてぶつける。看護を"工程"にするとナースの直観と主観が切り捨てられるのでは？ 医のプロセスと看護のプロセスが並び立つとき，ある診断を下したナースと別の診断を下した医師とが診断について話し合うとは思えないが？ 他の専門との相互依存を認めず看護の独り立ちをみせつけるようだ，全能のナースという印象を与えるのでは？ 看護に"の過程"とつけるような言葉の使い方はまっとうだろうか？ などなど。

ヘンダーソンは『看護論』への25年後の追記（1991年）に，the看護過程に疑問のあるのは事実だとしたうえで，「もし今『看護論』を書くとしたら，看護過程と看護理論についての論議を含めざるをえないだろう」と記したのであった。

言葉の使い方

看護過程について話そうとするとすぐさま2つの疑問が浮かんでくる。それはthe看護過程（the nursing process）なのだろうか（つまりそれは"看護"と同じ意味なのだろうか）？ もう1つ，それは<u>看護の過程</u>（the <u>nursing</u> process）なのだろうか（つまり看護に独特の過程なのだろうか）？

およそ1900年頃，ヴァージニア大学にノアK.デイビスという教授がいた。彼は表向きは宗教史を教えていたのだが，内々では，そしてより情熱をこめて，用語法を教えていた。私は子どもの頃，叔父がこの"ノアK."のものまねをするのを見物したものである。叔父はほんとうに教室で生徒たちを前にしているかのように，立って大きな声で熱弁をふるった。

　　　　The Acts of the Apostles（使徒行伝）！　この表題は間違っている！　それは使徒全員の行為全部ではなく，一部の使徒の行為の一部ではないか！

　聖書の言葉づかいを云々するデイビス教授のこの推定は，当時の学生たちを唖然とさせた。そして「看護」という言葉に代わるものとして広く受け入れられているある言葉について，今から評論していくなかでの私の推定もまた，読者を唖然とさせるかもしれない。国際看護師協会（ICN）の 1981 年大会のある報告には，世界中からのナースが参加した 36 の分科会において「世界的規模でのケアの改善向上にきわめて意義ありとみなされる進歩の産物として，看護過程とプライマリー・看護ケアとが出現した」とある。この文章によれば，看護過程とプライマリー・看護ケアとは相互依存性のものだということになる。この問題についてはここでは論議しないが，そのような関係を認めるのが妥当かどうか私は疑問に思う。

　私はこの小論で，なぜ私が看護過程を，一般に理解されているように the 看護過程，あるいは看護過程のいずれでもなく，あらゆるヘルスケア提供者が，自分たちの"介入"，すなわち提供する援助が問題解決型のものであるときに使用すべき分析的過程の 1 つであると考えるかを説明したい。そう考えてもなお，the 過程という言葉は修正されるべきだと私は思う。私は看護過程なるものが発展してくる様子を 50 年以上にわたってじっとみてきているので，その概念の発達経過を追い，その言葉の使われ方に見受けられるいくつかのくい違いを指摘したいのである。

"看護過程"*ア の今日的定義

　看護理論検討グループ*イ が 1980 年に出版した書物によれば，看護とは「クライアントの問題が何であるかを判断し，それらを解決するための計画を立て，その計画に着手するか，あるいはその実行を誰かに割り当てるかし，初めに明らかにした問題の解決にその計画がどの程度有効であったかを評価する……そうした過程」であるという。

　その前年の 1979 年に，カレン C. ソレンセンとジーン・ルークマンはアメリカのある教科書のなかに，本質的にはこれと同じ言葉で看護過程を記述し，またイギリスの教科書のなかにはシャーロッテ R. クラッツが同様の記述をしている。以上から私は，この小論を進めるにあたり，看護過程はすでに確立されている問題解決のステップのなかに現に明示されていると考えてよかろうと思うのである。実際，ソレンセンとルークマン（1979）による教科書の看護過程の章には，問題解決という副題がついている。この 2 人の著者は読者に向けて，この章を勉強したならば 53 の関連用語*ウ を定義できなければならない，と言っている。シャーロッテ・クラッツ（1979）の教科書はアメリカの看護理論家たちが使ういわゆる"メタ言語"あるいは特殊用語は使っていないが，彼女が提示しているものは形のうえで違うだけで，意味のうえではアメリカの著者たちのものと違わない。

*ア "the nursing process" には原文と同じ " " をつけた。

*イ オハイオ州のライト州立大学看護学部の関係者によって 1975 年に結成された。この書物（邦訳：『看護理論集，看護過程に焦点をあてて』）の著者は 19 人。代表は J. B. George

*ウ それら用語の大部分は社会科学の用語だった，とヘンダーソンは後に語る。『ヴァージニア・ヘンダーソン――90 年のあゆみ』，日本看護協会出版会，1972。

看護過程の出現

　私の60年以上に及ぶ看護職人生のあいだ，ナースたちは人々の健康を増進させ，疾病を予防し，病人をケアし，人々が平和に死を迎えるのを助けるにあたっての，効果的な，そして自ら納得できる役割を常に探し求めてきた。強調されることがらは，国際連合（UN），世界保健機関（WHO），国際労働機関（ILO），ICN などの影響力とあいまって世界中の看護を動かしている振子の大きな振幅につれて，10年ごとに変わってきた。今世紀の大半に及ぶ看護の歴史を私が要約できると思っているわけではないが，看護過程なるものは主として次のような動向のなかから出てきたのではないかと私は考える。すなわち，

1. 看護ケアを個別化する，
2. 人々の身体面の問題ばかりでなく心理面の問題も明らかにし，援助する，
3. 看護のアートに対するものとしての看護の科学を強調する，
4. 独立した，専門職としての，独自の役割に対するナースの権利を確立する。

　<u>クライアントあるいは患者へのケアを個別化ないし個人化する努力は</u>，私たちが知るかぎりの看護の起源にすでにあったといえよう。それが，医師もナースもいかに実践するかをもっぱら病院のなかで学ぶようになってからというもの，病院における看護の役割が他の場面でのナースの役割をも支配するようになった結果，ナースたちは，患者やクライアントや彼らの家族の特定のニーズや要求に合致したケア・プログラムを進めようとはせず，患者やクライアントを病院看護のルティーンにはめ込もうとするようになった。病院看護は軍隊，宗教，行政などの規制や，効率を重んじる産業管理の原則の影響を受けてきている。生産速度を上げるためには，職務割り当て方式や組み立てライン方式が活用されるようになる。今やヘルスケア産業は大企業であり，いくつかの国際的企業が病院の管理を引き受けつつあるが，そうした企業の精巧なテクノロジーの限界について誰も予想できないばかりか，その標準化効果や非人間化影響についても予測できないでいる。
　病院で業務割り当てではなく患者割り当てになじんできた私たち，また家庭にいる患者を看護したことのある私たちナースは，最良のヘルスケアは患者に焦点を合わせたものであり，さらによいのは家族に焦点を合わせたものであると確信している。このことは第一次世界大戦のあと，日常生活行動を行なうにあたってのクライアントのニーズへの援助量に基づいてケア計画を立てるリハビリテーションセンターにおいて，非常によく実証されてきた。そうしたケア計画は必然的に個別化されたものであった。

リハビリテーション

　1937年に全国看護連盟のカリキュラム案内が改訂になったが，その改訂作業を受けもった私たちは，部分的ないし全面的な回復が可能な患者の場合，看護の目的はケアにおけるその患者のリハビリテーションであると考え，カリキュラムのなかに<u>患者ケア計画</u>を学習する単元を導入した。そこには計画を立てる作業の基本となるものとして事例検討*ᴱ が含まれていた。これらを盛り込んだ看護の教科書が出回り始めるとまもなく，病院や家庭場面での，医師の処方を取り込んでのケア計画の具体例を示す書式の類が提案されるようになった（ハーマーとヘンダーソン，1939)。*ᴼ この種の計画はふつう，あらゆるヘルスケア提供者による治療とケアを1つに組み合わせたものであり，そこでは患者や家族に<u>代わって</u>ではなく，患者や家族と<u>一緒に</u>計画を立てることの重要性が強調された。40年代には家族中心のヘルスケアの実験的試みがあちらこちらでなされた。たとえばイギリスのペッカム実験（ペアースとクロッカー，1944），合衆国ではニューヨーク市の地域サービス協会の試みがそれである（シェトランド，1943）。この2つともが，個別化された計画および自助に重きを置いた家族保健指導の価値を実証したのであった。

　現在ヘルス・サービスに対して実際にもっともよくあびせられる非難は非人間的ケアというものであるが，原則としては今ではケア計画の個別化ということが病院のヘルスケアの質を判断する基準になっている。合衆国病院合同委員会が看護ケア計画を非常に重視しているため，評論家のなかには，日ごろ書面計画の価値をわかっていない病院のナースたちが，よい評価を得たいばかりにこの委員会の視察に先立ちにわかにそれを用意するようなことがある，と思っているものもいるようである。

　国内外でたいへん効果的に患者割り当て方式（<u>プライマリー・ナーシング</u>と呼んでいる）を進めてきた病院管理者ナースであるマリー・マンジイは，1980年に出版した本のなかで，病院の看護ケア計画について次のような意見を述べている。

　　看護におけるいかなる論点，思想，技術，問題，現象といえども，看護ケア計画ほどにたくさん書かれたり，教えられたり，話しあわれたり，勉強されたり，読まれたり，嘆かれたりして，しかもほとんど何の成果もあげえなかったものはほかにあるまい。看護における論点で結果的にこれほどうしろめたい思いを残したもの，すなわちエネルギーを空費した論点はほかにあるまい。それにしても，病院合同委員会が現に訪院中とか，その病棟で最近学生を実習させたとかでないかぎり，<u>看護ケア計画</u>と名づけられた書類ほど情報に欠けた書類は病院中を探してもほかにはみつからないだろう（マンジイ，1980)。

　地域保健機関，家庭，学校，産業の場などで働くナースたちは，何らかの点でケア計画に通じる記録をつけていると思われるが，これは付添看護をしているナースの記録についてもいえることであろう。しかし，そうした記録

*ᴱ case study。

*ᴼ『看護の原理と実際』第4版。ハーマーの教科書のヘンダーソンによる最初の改訂版。

第12章 ザ・ナーシング・プロセス——この呼び名はこれでよいだろうか？　165

をつけていようといまいと看護の優秀性を測定する1つの方法は，患者とその家族が<u>自分たち</u>の健康のためになる療養法を計画してそれに従うのをナースとしてどれほど援助できるか，その程度を測ることである，と私たちは知っている。もしかしたら書面での計画などは必要ないのかもしれない。というより本当は，現実に役立つような書面ケア計画は未だかつて作成されたことがなく，また実践するナースたちは患者ケアに計画以上の責任を果たしているので，計画の価値がわかるのは"これから"なのかもしれない。書面計画はケア記録としても役立ち，<u>時間節約型のケア計画</u>として勧められてきた経緯もある（ハーマーとヘンダーソン，1955）。*カ

*カ『看護の原理と実際』第5版。ここに載ったヘンダーソンの看護の定義にICNが注目し，『看護の基本となるもの』が生まれた。

患者割り当て方式

　患者割り当て方式，すなわち"プライマリー・ナーシング"は合衆国中至るところに急速に広まりつつある。サービスを受ける者とケアを提供する者とに最高の満足を与えるそれなくしては，個別化されたケアはほとんど不可能である。看護過程は，業務割り当て方式ではなく患者割り当て方式をとることを，またケア計画実施にあたり，互いに協力する，あるいはクライアントや患者に協力するヘルスケア提供者全員に情報を与えるような何らかのかたちの書面ケア計画を用いることを，前提としている。

　国により，また時代により強調度は変わるにしろ，人々の身体的な問題ばかりでなく精神的な問題をも明らかにし，それについて援助することがナースたちの目的である。国によっては，あるいは施設によっては，ソーシャルワーカーは同時にナースでもある。しかしながら，40年代末期および50年代における精神医学ならびに精神科看護の重視，とくに精神的，情緒的，身体的にそれぞれ好ましい状態というものは相互依存性のものであることを強調する傾向は，すべてのヘルスケア提供者および一般の人々に，精神身体症状の重要性を意識させるようになった。人間まるごとを手当てすることがいかに大切であるかは，"全体論的（ホーリスティック）医学"なる言葉の氾濫からも今や十分に立証されている。（この言葉は保健医療界にあって世の大勢に遅れまいと思う人々の"開けゴマ"の感がある！）

　今世紀に行なわれた臨床看護研究全体を見わたすと，精神科サービスに従事する人々の業績がとくに目立つ。社会科学者は他の学問領域の学者にくらべて一段と多数がナースと共に仕事をし，当然ながらナースおよびナースの仕事について研究を重ねてきた。合衆国およびイギリスのナースたちの学位の多くは大学の社会科学部門で取得したものである。精神科施設や一般病院精神科のサービス向上を求める社会の声はしだいに高まった。多くの国々では，看護基礎教育のカリキュラム全体を通して看護の心理社会面が強調されるようになり，同時にそのカリキュラムのなかに精神科看護実習が加わった。精神科ナースがコンサルタントとして看護学校や一般看護サービスの場に迎えられるようにもなった。

　イェール大学では，精神科のナースであるアイダ・オーランドが，一般看

*ᵏ邦訳:『看護の探求——ダイナミックな人間関係をもとにした方法』。

護の心理社会的側面の研究に取り組んだ。彼女は1961年にそれを『ダイナミックなナース-患者関係』*ᵏ と題して発表した。この本のなかでオーランド（現在はロバート・ペラタイア夫人）はこう述べている。

> 看護の目的は，患者が自分のニーズを満たすために必要としている援助を与えることである。ナースは，患者のニーズのなかでもさし迫っているニーズは何であるかを確認し，それに直接的にあるいは間接的に応えるべく援助する，という<u>過程</u>を創り出すことによって自分の目的を達成する（下線は筆者）。

彼女はさらに続けて，ナースは自分の行為なり反応なりが患者への援助をいかに助成するか，あるいは助成しそこなうかを確認できなければならない，と言う。やはり精神科のナースで当時イェール大学看護学部学部長であったフロレンス・ウォルドと，同学部教職員の1人であった社会学者のロバート・レオナルドは，「看護実践理論の開発に向けて」と題する論文のなかで，その頃イェール大学で解釈されていた看護過程を論じている（ウォルドとレオナルド，1964）。同じ主題をやはりイェールの教員ナースであったアーネスティン・ウィーデンバックが，同僚の2人の哲学者パトリシア・ジェームズおよびウィリアム・ディコッフと一緒に追究している（ディコッフら，1963）。ウィーデンバック（1969）はのちに『臨床看護—援助技術』のなかで，オーランド（1961）が看護過程の不可欠部分とみなした患者とナースの間のコミュニケーションについて詳述している。そうした相互のやり取りは患者およびナースの認知，思考，感情をあらわにするものであった。看護過程はその時点でカール・ロジャーズ（1950）の内省技法やL.トーマス・ホプキンス（1954）の考え方のある部分を取り込んだのであった。

50年代になされた看護研究を調べてみると，たくさんの看護学部教員が人間関係の研究を行なっていたことがわかる（シモンズとヘンダーソン，1964）。しかし今日の看護教育評論家たちが言っているように，今となっては，ナースがクライアントや患者に何を言うかは依然として非常に強調されているが，彼らのために何をするかはあまりにも無視されるようになってしまった。（看護学生についての最近のジョーク。出血の続いている患者のベッドのそばに椅子を引き寄せて学生が言っている——出血しながら死んでいくのがどんな気持ちか，よろしかったらお話ししていただけませんか？）

ヘルスケア・システムにどんな変化を起こしたらよいかを，統計学的データをもとにして考えたフロレンス・ナイチンゲールという先達がいるにもかかわらず，ナースたちは看護の科学的側面を開拓することにも，また自分たちの仕事は研究を踏まえたものであるべきだという考えを受け入れることにも，実に腰が重かった。このような見方をするナースは最近までほとんどいなかったのであるが，M.アデレイド・ナッティング*ᶜ（1927）は統計家としてのナイチンゲールの業績を評価していた。

*ᶜ本書第1章の訳注*ᵏ参照。

第12章 ザ・ナーシング・プロセス——この呼び名はこれでよいだろうか？ 　167

研究開発

*ケ本書第1章の訳注*ク参照。

　イザベル・M・スチュワート*ケは20年代の終わりにコロンビア大学ティーチャーズ・カレッジに研究所を設立しようと運動した。彼女の生前にはこの夢は実現しなかったものの，彼女が学部長をしていた時代，教員たちは研究を行なうよう励まされ，またほとんど全部の学生が科学的研究法の初歩を学ぶ科目を選択させられた。この科目の目的は，単にその種の方法を使う機会を学生に与えることだけにあったのではなく，有資格ナースである学生の，報告されている研究文献を見つけ出し，それらの研究成果を自分の実践に結びつけるような学習を助成することにもあったのである。"私たちはいつもそれをこのやり方でやっている"という言い方は，何かの方法を用いるにあたっての最良の理由にならないし，何かをするに際しての権威あるよりどころとして先輩ナースや医師の意見にいつも従うというのでは責任をもって行動することにならない，と学生たちは納得させられたのであった。やがてアメリカの大学に看護の大学院課程がつくられるようになると，そのすべてが何らかの研究訓練を提供するようになり，博士課程の学生だけでなく修士課程の学生にも学位論文が要求された。

*コ本書序詞の訳注*イ参照。

　アメリカ・カトリック大学，ティーチャーズ・カレッジ，そしてアニー W. グッドリッチ*コ学部長が医科学の恩恵に変わらぬ信頼をもち続けていたイェール大学看護学部，この3か所以上に研究に力を入れてきた研究機関はほかにない。これらの研究機関の教員や学生に現れたその効果はといえば，人々のニーズに応じるための土台となる姿勢として，疑問をもつ習慣，分析的アプローチをとる看護実践，旧来のやり方の廃棄，が目立ってきたことであった。こうした進歩の傾向はアメリカ以外の国々，たとえば，エジンバラ大学に看護研究講座を設置し，ロンドンにはダン・メイスン研究委員会をもち，また保健社会保障省が資金を出した一連の看護ケア研究が看護協会のなかで行なわれた英国においても同じようにみられた。1951年にはICNが看護研究計画に関する国際会議を開催した（1957）。50年代，60年代を通じて看護研究は隆盛をきわめ，看護過程についての最初の学会がもたれた1967年になると，看護科学という考え方が看護界を風びするようになってきた。そして研究に類似した問題解決手法の1つであるとする看護過程の解釈が，あっという間に広く受け入れられていったのである。

看護の独自の役割および他専門との相互依存的役割

　有給の職業としての看護が存在する国ではどこでも，他専門との混同のない独自の，独立した看護の役割を明らかにすることが長い間一部のナースたちの目標であった。20世紀にはいって看護師業務法が成立して以来，看護の

定義が非常に重要になったのである。しかしながらごく最近まで，看護業務を統轄する法律に書かれていたのは，ナースは（法的には）医師から独立して働くことはできず，ヘルスケア・システムに人々を迎え入れる役を負ってはならず，疾病を診断したり治療したりしてはならないということであった。これはすなわち，ナースはプライマリー・ヘルスケアの提供者ではなかったということである。しかし今日では，医師のいない地域ではナース＝助産師をはじめその他のナースがプライマリー・ヘルスケアを行なうことが認められ，また国民のすべてにプライマリー・ヘルスケアを提供できるほど十分な数の医師を供給できる国はたとえあったとしてもごくわずかであることがわかって，プライマリー・ヘルスケアを行なう者，それを行なうにふさわしい教育訓練を受けている人材としてナースが容認されるに至った。

2000年までにすべての人々がヘルスケアを利用できるようにするという決議をWHOが発表している*^サ以上，そのようなケアを提供するための新しい方法が見つけ出されねばならず，またそれを行なう各種のヘルス・ワーカーズの機能はかなりの程度まで，その数，その受けた教育訓練，そのサービスの価値可能性しだいで決まって当然である。各職種間の機能の重なりが認められ，各種サービス間の境界は移動しつつあり，ナースが急性および慢性の疾患に関しても，疾病の予防や健康増進に関しても，もっともっと責任をとることが期待されているという声明*^シに疑問を抱く向きはほとんどないであろう。大部分の国で経済的に実行可能なヘルス・プログラムは，もしそれを成功させようとするならば，健康保持や疾病予防の面での自助について人々を教育することをそのなかに含めるべきである。今やヘルスサイエンス図書館は一般の人々に公開されつつあり，また医師は治療を行なうに際し，患者に情報を与えたうえで患者から同意を得なければならない。

多くのナースは，医師の役割に類似はしているがそれとは別のものである看護の独自の役割を表しているのが看護過程であると思っている。看護歴は診療歴と，ナースの健康アセスメントは医師の医学診断検査と，それぞれ類似している。看護診断は医師のする診断に相当する。看護指示は医療指示に相当する。看護ケア計画は医療管理計画に，また看護評価は医療評価にそれぞれ相当する。こうしてみると，看護はまるで治療におけるナースの役割を法的に正当化できるように言葉の部分的変更をするだけで，あとは医学モデルにそっくり追従してきているかのようである。

内科医であるローレンス・ウィード（1971）もまた，患者のもつ諸問題を明らかにすることを提案し，単一の診断名ではなくそれらの問題に焦点を当てて医療管理することを勧めた。私は彼の仕事をみてきているが，彼はナースを共働者の1人として遇し，彼とナースはその他の保健医療職者と共に，患者の問題を明らかにし患者がそれらに対処するのを助けるうえで共同して働いている。バーバラ・ベイツ（1970）は医療と看護の重なりを認めているもう1人の医師であるが，共同作業は競争ではなく互いに応答することであると考えている。医師やナースの一部は，あらゆる実践分野でのクリニカル・ナース・スペシャリストは医師に近い働き方ができると考えるようになって

*^サ 1978年に当時ソ連のアルマ・アタで開かれたプライマリー・ヘルスケアについてのWHO・UNICEF合同会議に代表を送った134か国が，2000年までにすべての人々に健康を与えることを社会的目標にすると宣言した（Health for All by 2000）。

^シアルマ・アタでのプライマリー・ヘルスケア会議（訳注^サ）におけるICN声明。プライマリー・ヘルスケアの実現のために，看護の教育，業務および管理の変革を考えていることを会議の参加者に語った。

第12章 ザ・ナーシング・プロセス——この呼び名はこれでよいだろうか？　　169

きているが，これは英国のナース＝助産師が現に実践していることで，周知のように英国の出産の大多数は産科医ではなくナース＝助産師の立ち合いのもとに行なわれている。しかし，ナースがクライアントや患者に24時間サービスを提供する唯一のヘルス・ワーカーであるかぎり，医師の手助けをしようが医師と共同して働こうが，あるいは彼らと競争しようが，サービスの対象である人々の分身としての私たちナースの持ち場は，看護独自のものであり続ける。

現在使われている意味での"看護過程"論評

　純粋に語義のうえからいって看護過程は論争の余地ある言葉である。theがついていることでこの言葉は非常に特別のものとなり，この過程の問題解決ステップにおける活動以外の活動は，看護に固有のものでも特徴的なものでもないということになってしまう。

　50年代に行なわれた看護業務分析は，ナースは病院内で400を越す仕事をしていること，*ス　また病院以外の場ではこれとは別の一群の仕事をしていること，を明らかにした。これらの仕事の多くは実際にはナース以外の者が行なうべき非看護の仕事であるにしても，今日順法的と考えられている数多くのナースの仕事は，看護過程という問題解決ステップにはまりにくいと思われる。

*ス『看護論』によれば，カリフォルニア州の全病院を対象になされた看護の業務に関する調査研究の結果である。報告は1953年。

臨床判断

　人々のニーズに対するナースの反応のほとんどは，ナースの即座の決断を要求するものであろう。救急外来や集中ケア病棟においては，これはもう間違いのない事実である。そうしたナースの反応は，一部では臨床判断と呼ばれているものによって規定される。臨床判断は理論的な知識や経験から引き出されるものであろうが，同時にそれは直観的なものでもある。複数のヘルスケア提供者が同一の臨床場面で実際に下す判断が実にさまざまのレベルであることをみると，臨床判断にはいささか不可思議なところがある。と同時に看護相互作用は，患者の行動に対するナースの情緒的な，あるいはきわめて主観的な反応とまったく切り離すことができない。臨床判断はそのナースの過去の経験や価値体系に方向づけられるともいえよう。ナースは先入観をもたないわけにはいかない。たとえば，見当識を失った人に対する彼らの即座の反応は，患者の年齢，性別，人種，宗教あるいは見当識喪失の原因と思われることがら，つまり発熱，外傷，アルコール中毒，老衰などによって違ってくるであろう。

　最近の「ニューヨーク・タイムズ」の漫画にロダンの"考える人"を2つ並べたものがあった。1人の"考える人"はDNA分子の上に，もう1人は多分大学であろうと思われる建物の塔の上に腰かけている。絵は同じ大きさ

*セ Carl Edward Sagan, 1934年生まれ。天文学者, 著述家。

である。この意味するところは明らかである。すなわち考える人は, 自分の遺伝子すなわち彼のもって生まれた人間性から引き出すものと, 彼が自分の受けた学校教育から引き出すものとの両方を踏まえて結論を出すのである。

カール・セーガン*セ（1978）は, 人間の知性の進化について書いたもののなかで, 人間は非常に大きな図書館に貯えられた知識をもって生まれてくる, と言っている。都市生活者が常々思い知らされているのは, 遺伝子に由来する能力と経験から得た教訓しかもたないゴキブリが, 自分を撲滅しようとする人間の攻撃を今まで巧みにかわしてきている事実である。たとえばバクテリアのような, ゴキブリよりももっと単純な生物でさえ, バクテリアに起因する疾病の根絶が人間にとって困難かつ終わりのない闘いになっているように, 私たちの理解を越えた適応力をもっているのである。

以上, 私の考えるところは主張できたと思うが, ナースの働きを分析的な, 個人的感情のはいる余地の少ない一連の工程のかたちにすることは, それを直観的, 主観的な反応と切り離すことになるのである。科学とアートの類別については, どのような分類をするにせよ異議を唱える人々がいるが, 私たちの大半はこの両者を区別している。一方は客観的で, 不可思議な要素を最少に減らしたもの, もう一方は主観的で, 不可思議な, 定義しにくい, あるいは記述することさえ不可能なような属性をそなえたもの, と思っている。現在の看護過程は, 看護の科学的側面に重きを置きすぎて, その直観的, アート的側面を軽視しているように思える。この過程は, ナースがそれまでに修得した知識にかなりの程度左右されるが, ナースの直観的な看護介入は, ナースがどういう人間であるかによって左右される。古い表現を用いれば, その決め手となるのは人格である。A. バシリキ・ラナラ*ソの最近（1981）の著作『看護の価値としてのヒロイズム』は, 看護評論家の何人かがナースの生来の資質を重視していることをほのめかしている。

*ソ Vassiliki A. Lanara：ヘンダーソンが親しく交わったギリシアのナース。アテネの福音病院看護学校に学び, ボストン大学で学士号, コロンビア大学で博士号（Ed.D）。古代ギリシアの哲学を踏まえて現代の看護哲学を説く。『看護の価値としてのヒロイズム』は彼女の博士論文。ヘンダーソンは1982年11月の来日京都講演で, 看護についての信念を明確に語っているとしてこの本を聴衆に勧めた。

今日では看護実践の根拠として権威に基づく意思決定に重きが置かれることはめったにないが, 法律を守る秩序だった社会では, それは必然的なことである。ナースを含めすべてのヘルスケア提供者は, 自分たちの実践に制限や境界を設ける何らかの体制の範囲内で働いている。そうした諸制限, たとえばヘルスケアを左右する法律などを無視するのは好ましいことではない。ナースはヘルスケア・サービスを支配する正当な法律の成立を促すために闘う人々の先頭に立って当然であるが, 実際には, その法律についての知識, その法律への関心が, 看護の全体概念から遊離した断片的なものになっている。

熟練専門家の意見

ナースは熟練専門家の意見をもっと踏まえて行為すべきであると私は思う。時間のかかる分析的な過程を踏んで直面する疑問のすべてに答を見出すことはナースにはとてもできないことである。クライアントとナースの結びつきは, 問題解決ステップを踏むには往々にして短時間でありすぎる。もし

も看護学生たちが，これが the 看護過程です，と教えられるとすると，それを使わないとき，彼らは罪の意識や不十分感を抱くであろう。時間的理由だけからいっても，ナースが看護介入するにあたっての最良にして唯一の活用可能な指針は，自分より経験のある者の意見である，という場合が始終みられる。

私たちナースは自分の研究に着手するに先立ち，関連の研究を探したり応用したりを今よりももっともっとできるはずであるし，またその意向がなければならない。このこともまた，看護過程のもつ非常に重要な問題点であり，私が思うに，現在のその定義が見過ごしているところである。

しかし今日説明されている意味での看護過程が実用的かつ効果的であるとすると，それはそのナースがはなはだしく全能の役割をもっているとみなすことにならないだろうか？　私は，ナースが患者の問題を明らかにし，それを解決するための計画を立てるということに疑問を抱く。ナースは患者や家族ができあがったプログラムを実施し評価するのを助けるのと同じように，患者や家族が問題を明らかにし解決のための計画を立てるのを"助ける"ことができるにもかかわらず，と思うのである。最近上演された芝居『それはそうと誰の人生なのか』は，選択権はいつもクライアントあるいはその家族にあるべきだということをヘルスケア提供者たちが認識していない事実に，人々がどんなふうに気づいているかをほのめかしている。この事実を前提にして活動しているアルコール依存症者匿名会（AA）に似た自助組織の類は現在たいへん成功している。

ルイス・トーマス，ルネ・デュボスなどの医哲学者の書いたものに一貫したテーマは，人間の心身の復元力である。デュボスは科学技術を踏まえた現代の価値観と，遺伝的な資質に由来するより永続的な価値観とが原因となる葛藤を強調している。アメリカの内科医，チャールズ・ルイスは，1981年ICN大会の"未来型ヘルスケア開発におけるパートナーとしてのナース"と題する分科会で講演し，医師たちは「人間らしい思いやりのあるサービスをするようには十分教育されていない。科学の傲りのほうをたっぷり教えられている」と語った。看護はその実践の根拠を研究に置こうとして熱心であるが，人道主義的なケアをないがしろにする危険はぜひとも避けねばならない（個人的情報）。

フレデリック・レボイアーはこれまでに約1万人の赤ん坊をとりあげたといわれている。気品ある語りのついた彼の絵本は，多くの国々での出産をめぐるさまざまの状況を根こそぎ変えてしまった。彼は，自分は科学者ではない，どちらかといえば詩人である，と言っている。彼は，おだやかな出産というアイディアをどこから得たか，と尋ねられ，赤ん坊が自分に教えてくれた，と答えた。彼は「赤ん坊は知っている」という表現を好んで使う（個人的情報）。もしもそのままにしておけば正常な出産になるはずの分娩を人工的に誘発することは，科学の傲りに基づく介入の最たるものである。

問うという習慣

　看護過程は，看護実践をしていくかぎり物事を問う習慣をもち続けるべきであるということをナースたちに気づかせるうえで効果をあげてきた。しかしながら，それがクライアントへのサービスにおける問題解決と同じことを意味する以上，医療や歯科医療や社会福祉事業や理学療法にくらべて，とくに看護に独特なものというわけではない。そして応用科学のどんな分野でも，あるいは純粋科学の分野においてさえ，研究が不変の真実を生み出す，と考えるようなことがあってはならない。アルバート・アインシュタインの神の啓示を受けた洞察は，優れた研究であると考えられていたものを踏まえた物理学の法則を修正ないしくつがえしたと私は聞いている。

　しかし，たとえ看護過程が現実的にあるいは観念的に看護を特徴づけるような一連の活動を包含するものであると解釈されようと，この言葉の使い方にはまだ異論がある。私たちは，看護，医療，歯科医療，社会福祉事業などについての理解を，これらの言葉のあとに「の過程」とつけることによって助成できるだろうか？

要約

　看護過程は現在ではしばしば看護に代わる言葉として使われる。それは，

1．クライアントの問題を明らかにする。
2．それらを解決するための計画を立てる。
3．その計画を実施する。
4．その計画の成功度を評価する。

というように説明される。この小論では，問題解決が看護のすべてなのかどうか（つまりこれは the 看護過程と呼ばれうるものなのかどうか），また問題解決は看護に固有のものなのかどうか（すなわちこれは看護の過程と呼んでよいのかどうか），に関して問いを重ねてきた。

　私が知っているところでは，看護過程という言葉が使われ始めたのは50年代からであり，当時私は，クライアントとナースの間の相互理解を助成する両者間のコミュニケーションを記述する一方法としてそれが論じられていると聞いたのだが，現在では，患者の利益のためにナースの行なう問題解決を意味するものとしてこの言葉が使われている。一般の解釈では，看護過程という言葉には，看護歴，身体的な，しかしとくに心理社会的な問題に対する看護診断，看護介入のための計画，その効果の評価が含まれている。これらの各ステップの活動は他の保健医療専門職者，とくに医師の行なうこれらと似た活動から独立して行なわれているようにみえ，ナースは他のヘルスケ

ア提供者と相互依存の関係にあるというよりは1人独立しているような感がある。このような看護過程は，ナースの仕事の問題解決的側面の効果，探究する習慣，看護の科学的基盤を開発するにあたっての研究技法の活用，の重要性は認めているが，看護の主観的あるいは直観的な側面や，看護実践の基盤となるものとしての，経験や論理や専門家の見解がもつ役割を無視している。そのことについてはナースがもっとも有力でありかつ他の何ものにも従属しないで独立している，というようなナースの機能を強調していく途上には，保健医療専門職者たちが協力することの価値をないがしろにし，またクライアントの独立独行を助成することの重要性をないがしろにしてしまう危険があるようである。

13
看護の本質

訳者解題

本章の原題 The Nature of Nursing は『看護論』の原題でもある。『看護論』は,『看護の基本となるもの』が日本のナースたちを刺激しつつあった60年代後半に,"看護の本質"を"より深く一般に論ずる"気運を助成するという意味を込めて,そう名づけられたのだった。

本章は『看護論』出版(1966年)に先立ちICN機関誌INRに掲載されたその要約である。著者自身が要約したとはいえ,このうえなく必要十分であるのみならず,世界中のナースたちへの親しみあふれる"手紙"という『看護論』の特性もそのまま生きている。

ここには1つ,ヘンダーソンその人のなかで,『看護の基本となるもの』に書かれたような"看護とは"がどのようにして形成されていったか,を語るドキュメンタリーがある。そしてもう1つ,われわれが彼女の"看護とは"を手に,どのように実践し,教育し,研究することができるか,その具体的な手引きがある。

職業というものは,とくにそのサービスが人間の生命にかかわる専門職は,自らの機能を定義しなければならないこと,自明である。看護は長い間それをしようとしてきており,まだ終わっていない。

看護についての公式な声明各種は,それらが意図する目的にかなう場合もあるかもしれないものの,誰をも満足させなかったという証拠も数多い。また近年はさまざまなタイプと等級の看護要員が生まれており,看護の機能を定義することがいっそうむずかしくなった。時代の移り変わりおよび文化や各社会の特徴によって状況は変わるので,おそらく,1つのまとまりとしての看護の,自らの機能を公式化する作業は,いつまでたっても終わらないのではないだろうか。しかし,今ある諸定義がナースたちにとって満足できるものでない限り,あるいは実践,研究,教育を導くにはあまりにも一般的である限り,各人はそれぞれのニーズを満たすような声明を探し続けるだろう。

ある概念の開発過程

　ナースの機能についての私の考え方は，あまたの影響力あるもの，時に建設的な時に非建設的なそれ，の合成物である。

　私はある総合病院で基礎教育の大部分を受けたが，そこではナースの技術的力量，行為の速度，"専門家としての"（実のところは非人間的な）態度が強調されていた。われわれは一連の相互に関連のない諸手順として，空床のベッドメーキングにはじまり，たとえば体腔からの吸引へと進んでいく諸手順としての看護の手ほどきを受けた。当時は患者の導尿ができれば，サービス管理の経験のまったくないその学生に，30人の患者の心とからだをそっくりケアすることになるような"夜勤"がつとまる，と思われたのだった。

　その病院では権威主義的な医療と看護がなされていた。教育は教科書に基づいていた。"患者中心のケア"，"家族ヘルスケア"，"包括的ケア"，"リハビリテーション"などは口先だけのこととしてさえも存在していなかった。

　しかし，こうした学生時代の初期に，そのような機械的な患者ケアのやり方を否定するような考え方を私に示してくれた人がいた。それは私が在学していた陸軍看護学校の校長であったアニー W. グッドリッチ*ア である。われわれが仕事をしている病棟へ見回りにくるたびに，彼女はわれわれの視界を技術の数々や日課的な仕事から離れたより高いところへ移してくれた。彼女は看護を"世界的な社会活動"であり社会における創造的にして建設的な力である，とみなしていた。高い知性と人類に対する限りない愛をもつ彼女は，われわれに"看護の倫理的意義"を確かに認識させてくれた。[1] 自分が加わっていた規格化された患者ケアおよび単に医学の補助的なものにすぎないというような看護の概念に私が不満を抱き始めたのは，彼女の影響のゆえであった。しかし，ミス・グッドリッチはわれわれに看護の最高目的を提示してくれたものの，それをどのようにして具体的な行動に移すかという課題はわれわれに託した。私は，あのリザ・ドゥリットル*イ が言葉だけでは満足できなくなって歌ったように，誰かが"してみせて"と求めた。私はそれまで卒業生であるナースたちが看護をしているのをほとんど見たことがなかった。私の先生たちが看護をしているのも見たことがなかった。教師が教えるのは教室のなかに限られていた。

　しかしながら，まだ学生であった私がヘンリー街訪問看護機関*ウ で過ごしたある夏が，私の決定的な看護体験となった。ここで私は，一般病院で可とされていた型どおりの患者へのアプローチを見放し始めた。実際私は，自分の身にしみついている病院での医療のあり方に疑問を抱くようになった。入院生活を終えて自宅に帰っていく患者を見ているうちに私は，一見成功しているように思える施設医療は，そもそもその人を入院させる原因となったその人の生活様式を変えさせるという点では成果をあげていないと悟った。今でも私は，病院の因襲的な日課仕事と医療看護は患者の健康回復のために

*ア本書序詞の訳注*イ参照。

*イバーナード・ショー作『ピグマリオン』の主人公である花売り娘エリザ・ドゥリットル。愛称リザ。ロンドン訛りの彼女にヒギンズ教授が標準英語を教える。1913年ウィーンで初演。『マイ・フェア・レディ』はそのミュージカル版。

*ウリリアン・ウォルドがニューヨークのヘンリー街に1895年開設したナース・セツルメント。

本当に役立つのかどうか，疑問に思う。学生であった時期のいずれにおいても，私は，個別化されたケアを見たりしたりする機会——私が必要としていた対人関係技法を身につける機会，をもてなかったように思う。私の精神科看護経験も疾病の実体とその治療に全力を注ぐもので，ナースはどのようにして個々の患者を助けるのかを考えることはなかった。また，小児科看護にたずさわっていた期間に私は初めて満足を覚えたのだが——"仕事"割り当てというやり方に対する"患者"割り当ての素晴らしさをこの目で見たのだが——，ケアそのものは，私が患者中心のケアの真の価値を学ぶにはあまりにも機械的に過ぎたのだった。

こうした経験のあと訪問ナースを1年間つとめてから，私はある看護学校*エのただ1人のフルタイム教員となった。ここで私は，教えながら学ぶことを余儀なくされた。とにかく私は，もっと知識を増やす必要，自分の思考を明確にする必要を痛感し，関係者すべてにとって幸いなことに，再び学生になることができた。

*エヴァージニア州，ノーフォーク・プロテスタント病院看護学校。

短期間臨床で師長をしたり，ストロング記念病院の学校で教えたりもしたが，私はその後ずっと，学生として，また教師として，20年間，コロンビア大学ティーチャーズ・カレッジに籍を置いた。この間に，看護についての私の考えは変わったというよりは明快になったというべきだろう。それが誰のおかげであるか，どのような経験のゆえなのかをすべて見極めることは不可能だが，いくつかは明白である。

キャロライン・スタックポールは，健康は細胞周囲液を一定に保持することによって維持できるとするクロード・ベルナールの言葉を基本において生理学を教えた。[2] 構成単位に重きを置くこの考え方は私に，そのときまで頭のなかでばらばらに位置していた健康の諸法則の相互の関連性を教えてくれた。

治療食に由来する栄養失調，ホルモン療法に由来する精神的ならびに生理学的危機状態，薬物による皮膚障害，コーチゾン投与に由来する種々の合併症などの報告を読むにつけ，"細胞周囲液の恒常性が危うくなったのだ"と私は今もひそかに思う。この危険状態に目が開かれて以来私は，看護の定義は生理学的平衡の原理を踏まえたものでなければならないと信ずるようになった。生理学的な平衡の原理が，水分をとらせること，昏睡患者に食事をさせること，酸素欠乏を緩和することなどの重要性をはっきりさせてくれたのである。

やはりティーチャーズ・カレッジにおけるエドワード・ソーンダイク博士の心理学の研究は，上記の生理学からの学びに対応する心理社会学領域の一般原理，もしくは定点とでもいうべきものを私につかませてくれた。人間の基本的欲求についての彼の研究は私に，病気というものはあまりにもしばしば，生活環境からの避難という基本的必要だけが満たされる状況にその人を置くのだと悟らせた。大部分の病院では患者は自分の望むように食べることはできず，行動の自由は阻まれ，プライバシーは侵害される。奇妙な病衣を着せられてベッドに入れられた患者は，叱られた子どものように自らを情な

く思わざるをえない。愛する者たちから引き離され，楽しみごとのほとんどを奪われ，仕事を奪われ，加えて，自分よりも年下であることの多い，ことによると自分よりも知性や礼節の劣る人々に頼るはめになる。

　入院という現象をこのようにとらえるようになってから，私は看護の日課仕事の1つ1つあるいは束縛ということに疑問を抱くに至った。つまり，保護されたい，食べたい，誰かと交流したい，愛する者たちと共にいたいなどの各人の基本的欲求，また，賛同を得たり，支配したり，支配されたり，学んだり，働いたり，遊んだり，礼拝したりなどの機会がほしいといった各人の基本的欲求，に相反するやり方に疑問をもったのである。言い換えれば，それ以来ずっと私は，各人の1日をできるかぎり普通の1日にしておくこと——医師の治療計画に反さない限度いっぱい，その人の"生活の流れ"を保つこと，が看護の目的であるはずだと考えている。

　1937年のカリキュラム指針[*オ]作成，卒後教育臨床科目に関するNLNE特別委員会の仕事，ミス・エスター・ブラウンの調査研究[*カ]に伴う地域会議，などに私が加わったことは，上記のように徐々に明らかになっていく看護の概念を書いたものにして発表せざるをえない立場に私を追い込んだ。しかしながら，私が自分の考えを実地に確かめてみることができたのは1940年代に入ってからである。その頃われわれはティーチャーズ・カレッジにおいて，内科＝外科看護のユニークなタイプの——少なくとも当時は——上級コースを発足させたのだった。

　このコースがユニークであったのは，医学診断および身体系統別疾患をではなく看護上の問題を中心に組み立てられていたからである。ここの連合臨床実習は有資格ナースである学生たちに，長期療養を要する病気，差し迫った手術，伝染性疾患により余儀なくされる隔離，腕や脚の切断後のうつ状態，といった問題に患者が対処するのを助ける能力を高める機会を与えた。これは，学生が実際に患者を看護し，看護外来を開き，自分たちが看護した患者のケアをめぐって学際的なカンファレンスを運営するという，史上初の上級臨床コースの1つであった。

[*オ] Curriculum Guide：ティーチャーズ・カレッジで世界最初の大学教授となったアデレイド・ナッティングと，のちにその後継教授となったイザベル・スチュワートを中心にNLNEが作成した。1917年のものは Standard Curriculum for School of Nursing, 1927年の改訂版は A Curriculum for School of Nursing, 1937年の最後のものは Curriculum Guide for School of Nursing と名づけられた。

[*カ] 第二次世界大戦直後に全米看護評議会が社会学者ブラウンに委託した看護と看護教育についての調査研究。1948年に発表されたその報告書はブラウン・レポートと一般に呼ばれる。邦訳『これからの看護』1966。

独自の機能

　1958年，私は国際看護師協会の看護業務委員会から，基本的看護についての私の考えを書いてほしいと頼まれた。もろもろの結果として生まれた声明が，1961年にICNが出版した小冊子に載ったが，これはハーマーとヘンダーソンの教科書第5版の看護の定義の翻案であり，この主題についての私の思考の最終的な結晶である。[3]

　ナースは，疾病を診断したり治療したり予後を見通したりしないかぎりにおいて——なぜならばこれらの機能は医師の守備範囲である——独立した実践家であり，また法的にもそうあるべきである，というのが私の主張である。しかし，ナースは基本的看護ケアについては随一の権威者である。そして私

のいう基本的看護ケアとは，患者が以下の諸行動をするのを援助すること，あるいは患者がこれらを助けなしにすることができるような状況をつくり出すこと，である。

1. 正常に呼吸する。
2. 適切に飲食する。
3. 身体の老廃物を排泄する。
4. 身体の位置を動かし，またよい姿勢をとる。
5. 眠り，休息する。
6. 適切な衣類を選び，着たり脱いだりする。
7. 衣類の調節と環境の調整により体温を生理的範囲内に維持する。
8. 身体を清潔に保ち，身だしなみをととのえ，皮膚を保護する。
9. 環境のさまざまな危険を避け，また他者を傷害しないようにする。
10. 感情，ニーズ，恐怖などなどを表現して他者と交流する。
11. 自分の信仰に従って礼拝する。
12. 達成感があるように仕事をする。
13. 遊ぶ，あるいは各種のレクリエーションに参加する。
14. "正常な"発達と健康につながるような学習をし，発見をし，好奇心を満足させる，また利用可能な保健施設を活用する。

　患者がこのような行動をするのを援助するにあたっては，ナースは生物科学と社会科学の知識，およびそれらを基礎におく各種技能を計り知れないほど必要とする。長期昏睡状態にある患者をよい栄養状態に保ち，また口腔も健康的にしておく技，落ち込んでいて口をきかない精神病患者が正常な対人関係を立て直すのを助ける技，これら以上に複雑な技はほかにそうあるものではない。ナース以外のいったい誰が，こうした目標に向けて昼夜を問わず一心に献身できるだろうか，あるいは献身の気持ちをもっているだろうか。
　ナースのこの独自の機能を私は複合サービスとみなす。しかし，この基本的な機能を強調しつつも，私は決してナースの治療面での役割をないがしろにするつもりはない。多くの状況においてナースは，医師の指示を実行に移すにあたっての患者の主たる援助者である。
　医療ケア全体は円グラフに描くならば，われわれが今日"医療チーム"と呼んでいるものを構成するメンバーが，グラフ上にいろいろな大きさのくさび型で表現される。当該患者が直面する問題が何であるかによって，各メンバーのくさび型の大きさは変わる。ある事態ではチームのある種のメンバーは円グラフ上にまったく登場しない。患者は常に一片を占めるが，新生児や意識のない成人のくさび型はごくごく細い。そのほかならぬ生命は他者に，とりわけナースに依存しているのである。
　これに対し，にきびのような皮膚症状をもつ成人で，他の点ではまったく健康であるとなると，患者と医師とでチームがつくられ，その2人で円全体を分けることになる。問題が整形外科的障害であれば，もっとも大きいくさ

び型は理学療法士が占めることになろう。病児が自宅で母親に世話されている場合は，母親のくさび型が断然大きくなるだろう。しかしチームの全メンバーのなかで，患者と医師を除いては，ナースがもっともしばしばくさび型の1つになるのであって，その大きさも彼らに次いでもっとも大きい。

　看護について語るとき，われわれはとかく健康の増進および疾病の予防と治療に重きを置きがちである。つまり，われわれは避けることのできない生命の終わりについてはめったに語らない。われわれの文化の批評家たちは，われわれが老年と死を考えたり見たりすることからしりごみしがちであると言う。しかしながら，ことナースにあっては，もしナースが私の考えるようなナース独自の機能を全うするつもりであれば，しりごみなどしていられまい。死が生じる環境を美的なものとするために，看護処置に伴う患者の不快を取り除くために，ナースのできることはたくさんある。なおいっそう重要であるのは，私の考える看護においては，患者と共に正直かつ勇気を出して死と向き合い，それをもって死に尊厳および畏敬の念に満ちた美をさえ添えることにより，"平和な死"に向けて患者を助けるナースの尽力である。

　このような次第で，本質的には，私は，看護とは<u>第一義的には患者が日常の行動をするうえで，また医師に指示された治療法を実行していくうえで，知識，意思力，あるいは体力の点で不足のあるところを満たして彼を申し分なくさせることである</u>，と考えている。この看護の概念は看護の実践，研究，教育にどのようなかかわりをもつだろうか？

看護実践

　患者の意思力，知識，あるいは体力の不足しているところを補強するのが自分であると認識しているナースであれば，以上述べてきたような，彼を知り，彼を理解し，"彼の皮膚の内側に入り込む"努力をするだろう。ナースは関心をもって患者に，その家族や友人に，耳を傾ける。とくに患者との関係を意識し，それには自分を知らねばならないということを実感しつつ，その関係を建設的，あるいは治療的なものにしようとするだろう。結局のところ，そしてもっとも重要なことだが，そうしたナースは患者のために身を捧げるのである。

　ナースは先に列挙したような諸機能を患者が果たすのを進んで助ける。助けることを切に望む。当の患者，その家族，そこのヘルスチームの他のメンバーと協同して，またその場の状況に従って，あらゆる方面の人間のニーズに応えるようなその患者個別の計画，ないし日々の養生法のようなものを作成する。単に避難所的な居所，衛生設備，1日3回の食事，医師が処方する治療処置などを供給するだけでは，ナースは決して満足しない。

　しかし，ナースは患者が他者に依存して過ごす期間，そのニーズに応えるべく努めると同時に，患者のそうした依存期間をできるだけ短くしようとする。患者の代わりに何かをする前に，その患者はそれのどの部分なら自分で

できるかをナースは自問する。患者がそれをまったくできないのであれば，彼に足らないのは何かを明らかにし，そのうえで，できる限り速やかにその足らないところを補強するよう助ける。ナースは，ふつうの日々を取り返すことになるようなもろもろの行動を患者がどの程度まで自分でできるようになるかによって，患者1人ひとりへの自分の看護の成功度を測る。このようなナースに看護されるとき，すべての患者のリハビリテーションは患者へのナースの最初のサービスから始まる。

実践家ナースのこの第一義的な機能は，当然のことながら医師の治療計画を助成するようなやり方で果たされねばならない。すなわちナースは患者が医師の処方した治療処置を実行するのを助ける，あるいはその治療処置を自分が行なう。ここでもまたナースは，患者の代わりに自分がするよりも患者がするのを助けるほうが上首尾であることを考慮するだろう。

ところで，ある種の状況においては，ナースは自分が医師の役割を果たさざるを得ないと知るだろう。レジデント医師のいない病院でのことや救急事態の場合などである。診断と治療を内包する救急処置は，ある種の状況では，知識をもつすべての市民がそれをすることを期待されるのである。

ナースは保健医療チームの他の誰よりも医師の代役がつとまるような教育を受けている以上，患者のためを思って医師の役割を引き受けようという気になるだろう。しかし，私の判断では，それはナースの本来の役割ではない。医師の役割を果たすとき，ナースは，不十分な教育背景であえてそれを行なうばかりでなく，ナースの第一義的な役割を全うすべき時間を奪われているのである。その結果必然的に，看護本来の機能は十分な教育を受けていない看護職員の手に渡されることになる。私の考えでは，ナースの数の異常なほどの増加を求めた社会的圧力は，ナースの増加に見合うだけの医師の増加をも要求しているのである。

これに関連して，現在専門職ナースの時間をあまりにも多く費やしている調整，管理，教育という機能について，疑問を抱かせられる。もちろんナースは看護サービスを管理しなければならずまた看護を教えなければならないが，医療チーム全体のサービスをナースが調整すべきかどうかは疑問である。

自分の第一義的な機能は患者への直接的サービスであると考えるナースは，自分のそのサービスによって患者が自立に向かって進んでいく様子に直接の報いを見出すはずである。自分の実践がこの形の報いをもたらしてくれればくれるほど，ナースは満足するだろう。状況がそうした報いを奪ってしまえばしまうほど，ナースは不満を覚えるだろう。そしてナースは，実践に対する社会的な報いを，教育と管理に対するそれと少なくとも同じにするような諸条件を促すべく，自分のもつ力すべてを使うことになる。

看護研究

そこにおいてはナースが他の誰よりも優れた有資格者である領域を特定し

ている看護の定義のもとに実践するとき，ナースは自分のその専門領域で使う諸方法を考案する責任を必然的に自分に課す。看護の機能についてのいくつもの調査研究によると，ナースが果たしている何百もの特定の行為の多くは事実上非看護の行為であり，他の職員にふりむけることができるものである。それ以外のものは医学的に処方された手順であり，それの入った計画については部分的に医師が責任を負っている。しかし，それら手順をナースが実施し，患者に生じた悪影響の法的責任を負うべきであるというのであれば，その手順計画に対する責任を医師と共有<u>しなければならない</u>。

しかしながら，私が主に関心を寄せる働きは，看護ケアそのものを扱うそれである。それらの手順の大部分は——はっきりいえば，患者へのナースのアプローチやナースが患者に言ってよいこと悪いこと，してよいこと悪いことなどを含む基本的看護のほとんどの側面は——伝統や権威に基礎を置き模倣することで学ばれ，たといくらか科学的な裏付けがあるとしてもそれはほとんど教えられない。この非常に重要な領域の諸方法は，もしナースがそれらを研究しないでおけば，いつまでも今あるままであり，いずれは役に立たないものになるだろう，というのが私の主張である。

看護研究の調査と評価をしたなかでレオ W. シモンズと私は，臨床研究にくらべて教育ならび看護という職業に関する研究が圧倒的に多いことを指摘した。[4] われわれは，患者中心の研究を行なう気を起こさせない制約が何であるかを明らかにすることにし，以下を知った。看護という職業が多大のエネルギーを注ぎ込んでいるのは，看護教育の改善向上と，この職業に十分数の看護職者を募集しかつ保持する方法を知ることである，これが1つ。管理者および教師の需要が学位をもつナースの供給を使い尽くしてしまい，結果として大学出のナースは管理と教育の問題を研究する傾向がある，これがもう1つ。看護実践を研究するように育てられた実践家ナースは往々にして，病院管理者や看護管理者，医師から必要な支持を得られないでいる，これがもう1つ，である。

しかし，自明のこととして，看護が独立した専門実践領域をもっているのであれば，他の専門の問題の研究よりもっととはいわないまでもそれと同じ程度に，臨床看護研究が必要なのではないか？ われわれはそれを研究しないでおいて，われわれの独自の機能を主張するのか？

病院の臨床サービス部門には医学研究委員会と看護研究委員会とを設けるべきであり，この両者は患者ケアの改善という共通最終目標に向かって努力する，というのが私の信念である。医学研究委員会は医学実践の領域に完全に属する問題を研究し，看護研究委員会は看護実践の領域に完全に属する手順や問題を研究することになろう。しかし，いま1つ別の委員会——医師とナースばかりでなく必要に応じて他の専門家も含めた合同委員会——が，医師が処方して全面的ないし部分的にナースが実行する治療処置や診断テストを研究するために必要である。

当節，研究とは，もっとも信頼できる分析の型にわれわれが付した名称である。それは科学的諸発見をあますところなく活用することに基礎を置いて

おり，人間が自分の問題を解くために考え出したもっとも合理的なアプローチである。いかなる専門職，職業，あるいは産業も，現代では，研究なしにはそれぞれの実践を適切に評価したり改善向上させたりはできない。看護が真に独立した実践領域の1つであるならば，当然ながら，自らが使う方法の正当性を実証しまたそれらを改善向上させていく責任を負わねばならない。

看護教育

　人間の健康と福祉に関するある領域を指して，ここはナースが専門家として，また独立した実践家として活動する分野であるというからには，ナースには訓練というよりはむしろ教育と呼ぶべきものが必要である。すなわち高等一般教育，自然科学と生物科学と社会科学の素養，ならびに分析方法の類を活用する能力が必要なのである。カリキュラムは，かつてそうであったような医師の機能中心にではなく，ナースの主要な機能を中心に組み立てられるべきである。

　早期に強調すべきは，人間の基本的欲求，患者の日常の生活行動，それらを正確に査定しその人がそれらに対処するのを助けるナースの能力の開発，である。職能カリキュラムの次の段階では，学生は，暦年齢や知的年齢，性別，感情のバランス，意識の状態，栄養のバランス，その他，あらゆる患者に共通でどの臨床サービスの場にもみられる条件が要求する看護の修正型へと導かれる。この内容は臨床カリキュラムのコアとなるものであるといえよう。最後に，学生は患者各人に特有のニーズを，一般的な条件およびその患者の特定の疾患，ハンディキャップ，体調などとの関係で学習するよう導かれることになる。

　20世紀に入ってから，看護学校はサービス施設のなかではなくわが国の教育制度のなかでなされるべきである，と著名なアメリカのナースたち――なかでも目立つのはミス・グッドリッチ*ᵏとミス・ナッティング*ᵏであるが――および医師たちは発言してきた。しかしこの必要が認められてきているのはわが国においてだけではない。世界中の学識ある医師と教育者が同じ意見を表明している。

　定着ずみの看護教育パターンを改めるには強力なリーダーシップが必要である。20年前のある会議の席で誰かが，かつての偉大な女性たちのあとを引き受ける看護のリーダーが育っていないと嘆いたとき，ミス・グッドリッチが異議をとなえた。初期にみられたような闘争的な人物を必要とする時代は過ぎた，と彼女は言い，いまや個人ではなく考え方*ᵏが先導すべきである，と語った。彼女のいわゆる"完全なナース"――社会的な経験と十分な教育をもつ女性――は，管理者や教師としてばかりでなくとくに，実践家として価値を発揮するだろう，と彼女は信じて疑わなかった。それゆえに彼女は，大学におけるナースの養成を，われわれが闘いとらねばならないものなどではなく必然的なものであるとみなしていた。

*ᵏ本書序詞の訳注*ᶦ参照。

*ᵏ本書第1章の訳注*ᵏ参照。

*ᵏ the idea。ヘルスケアワーカーズの共通目標，すべての人々の健康と福祉の向上という目標を指す(『看護論』)。

思うに，看護サービスの質ということ，および看護教育の適切性については多くの国々で理解されてはきているが，そうした考えを実際に行なうための方法ということになると，なかなか進歩がみられないようである。この進歩を促進することは，看護の社会的価値を信じるわれわれの義務である。

　ナースの果たすべき機能は，第1には独立した機能——患者が自分でするには知識，体力，あるいは意思力が不足しているところについて患者の代わりに行為するという機能である。われわれはこの機能を，自然科学，生物科学，社会科学の応用と，それら科学を踏まえた諸技能の開発とに，無限の機会を提供する複雑で創造的なものとみなす。社会はこのサービスを欲しかつナースにそれを期待しており，他のいかなるヘルスワーカーもこれを提供できないし，またそれをしようとも思わない，とわれわれは確信する。

　ヘルスケアのある部分については自分は卓越した力をもっていると思うナースは，ヘルスケアサービスを受ける人々のために自分の可能性を具現できるような仕事環境をつくっていこうと努めるだろう。と同時に，自分の使う諸方法を確かなものとしかつ進歩させる責任，つまり臨床看護研究をする責任，を自覚するだろう。

　自らの価値によって一専門家として実践し，その実践を改善向上すべく科学的アプローチをとるためには，ナースには一定の教育背景が必要であり，それは現在の社会では大学においてのみ得られるものである。病院などのサービス機関の予算からしぼり出した資金で運営される教育プログラムではナースが必要とする教育を与えることはできない。ナースの仕事には自己認識と多様な人間に対する普遍的な思いやり，多様な人間を理解すること，が不可欠である。看護ケアの効果を高めるもっとも重要な無形資産はおそらくナースの人格であろうから，一般教育のもつ"人間の心を広くする"効果はぜひとも認められねばならない。クレア・デニソンその人がいつか言ったように，"結局のところ，また本質的に，看護ケアの質はそれを行なう人間の質によって決まる"*ᴷのである。[5]

*ᴷ 本書第1章の訳注*ᵃ参照。

第Ⅲ部
看護研究

はじめに

E. J. ハロラン

　ミス・ヘンダーソンはこのうえもない研究者ナースであった。自身が臨床研究を行なう一方で，4巻からなる『ナーシング・スタディズ・インデックス』作成の推進役をつとめることによって，すべてのナースたちの研究を促進した。その"インデックス"プロジェクトは，イェール大学においてのレオ・シモンズとの共同仕事，看護研究についての調査研究，の結果として生まれたのだった。ミス・ヘンダーソンは1953年に，ハーマーとヘンダーソンの教科書『看護の原理と実際』を徹底的に改訂する作業を完了*ア してすぐ，ニューヨークからニューヘブンに移った。シモンズとの共著『看護研究：調査と批評』は看護研究の発達状態を完全に実証記録した最初の著作であり，そこには，ナースについての研究が看護ケアについての研究よりも10倍多い，と結論されていた。看護における研究にとっての当時の1つの障害は，新しい研究が踏まえるべき先行研究がすぐ使えるようなかたちで普及していないことだった。

　ミス・ヘンダーソンは，ナース，司書，自然科学者などをメンバーとする"インデックス"作成チームを組織しその指揮をとることによって，先行の看護研究をみつけるための索引のない事態の救済に着手したのである。シモンズとヘンダーソンの研究批評が出版されたほぼ直後から，看護研究は看護ケア研究の方向へシフトした。イェールの看護学部におけるほどそれが明白であったところはほかにない。イェール大学看護学部の教員と学生は，無作為化してコントロール下で行なう臨床実験といったような，手の込んだ方法や研究デザインを使うことによって，また確実な根拠のある理論的基盤のうえに研究を組み立てることによって，その時代の研究者ナースに影響を与えた。イェールは，看護の博士課程がめずらしいものではなくなるまでの20年間以上にわたり，研究活動の先頭に立った。

　看護研究を分類する枠組が"看護研究インデックス"のために考案されたが，のちにはそれは断念され『インデックス・メディカス』の主題別記載が採用されることになった。そうした医学主題見出しやMeSH*イ が看護研究を分類するのに使われるということは，『インデックス・メディカス』のなかに医学研究と一緒に看護研究も入ることを意味する。これによりナースと医

*ア 出版は1955年。

*イ Medical Subject Headings。一般にMeSHと略される。

師は，同じトピックについての互いの領域の文献に直接アクセスするようになった。残念なことには，コンピュータ探索は現在，文献タイトルの一覧を出す前に雑誌を医学のそれと看護のそれに分けるので，"インデックス"作成チームの意向は無になった。ナースたちがまた，主題を新たな名称に付け替えたので，文献探索はいっそうむずかしくなっている。たとえば，便秘は看護診断の1つになったり腸機能の変化になったりするのである。

第Ⅲ部に選んだ看護研究についての1篇（第17章）はフェイ・アブデラ博士との共著である。これは『看護の原理と実際』（第6版）の，治療処置，手順あるいは技術（介入？）に関する区分*ウへの導入論考であり，研究が何か1つの技術を選ぶにあたり優先されて使われるべき方法であることを暗示している。どんな研究か？ この区分のなかの研究の章で暗示されているこの問いの，何と単純で気品のあることか。この章の副題は"看護実践向上の一手段としての研究"である。私の同僚，プレスビテリアン病院およびノースカロライナ大学シャーロット校のナース，ジャニス・ジャンケン博士は，自分の病院の同僚ナースたちと看護研究をするときにただ1つの基準を使う。"この研究はあなたがたの実践をどのように変えるだろうか？"がそれである。もし何らの実践の変化も予期されなければ，その研究は看護の研究ではないと示唆して彼女は参加を断る。シャーロット校および彼女が病院ナースによる研究のための革新的なモデルを開発したロードアイランド病院において彼女が手がけた研究は，乳の分泌，耳あかと聴力，鼓腸，転倒，便秘などについてのものである。

『看護の原理と実際』（第6版）のまえがきにミス・ヘンダーソンは，その本は研究文献ならびに専門家の論考文献から取り出されているのだと書く。そこに引用されているそそり立つばかりの大量の文献に威圧されない者はまずいないだろう。何の専門分野にせよ，あれほど多様なトピックスをカバーし，関係の研究文献と申し分なく関連づけられている著作を私はほかに知らない。何万もの参照と脚注が付されているのである。第6版は彼女の『ナーシング・スタディズ・インデックス』*エの仕事から直接には生まれているが，同時にそれは，1922年以来のハーマーとヘンダーソンの教科書の先行各版すべてと有機的につながっている。この教科書の初版から最新版までの56年間のヘルスケアにおける驚くべき変化にもかかわらず，看護にはわれわれを元気づけてくれる連続性がある。われわれの多くが，ここに，今に，最新のものに，没頭する。まるでわれわれが諸変化にすばやく，不断に取り組むことが，われわれに新事態を突きつけるかのようである。原理に基づいて構築されているミス・ヘンダーソンの著作は，われわれの先輩との強いきずなを明らかにするものである。彼女の，看護実践についての研究の勧めがまた，われわれを未来に結びつける。

*ウ 第Ⅳ部ナースが行なう，あるいは患者，その家族，医療職者（ナース以外の）が行なうのをナースが助ける，治療処置，手順あるいは技術，の19章方法選択の根拠：看護実践向上の一手段としての研究。

*エ 第Ⅳ巻は1957, 58, 59の3年間をカバーするもので1963年に，第Ⅲ巻は1950年から56年までの7年間をカバーするもので1966年に，第Ⅱ巻は1930年から49年をカバーするもので1970年に，1900年から1929年をカバーする第Ⅰ巻は1972年にそれぞれに出版された（J. B. リピンコット社）。

14
看護実践研究——いつになったら？

訳者解題

この章と，続く15，16章とが「ナーシング・リサーチ」誌から採られている。アメリカの看護学史上，ということは今のところは多分世界のそれの上の金字塔である同誌に，ヘンダーソンはいわば現実参加していた。同誌の発刊とほぼ同時に彼女は，社会学者のレオ・シモンズと共同しての"既存の看護研究の調査と評価"を開始したのだった。1953年10月発行の第4巻第2号から59年の第8巻第1号までは，同誌の編集委員会メンバーであった。本章は依頼されて書いた，56年2月の第4巻第3号の巻頭論説である。編集委員が交代で毎号の巻頭に書いていた形跡はなく，署名稿であるのもめずらしい。当時の編集委員会会議でどんな論議が熱く交わされたか想像をたくましくしてしまうのだが，"調査と評価"を進めるにつれ，すでに報告されている研究が看護の実際よりも看護するナースに焦点を合わせていることを知りかつ心配したヘンダーソンは，いわゆる臨床看護研究の不足の理由を，"ではないだろうか？"とオブラートに包みつつも，本章のようにずばりと指摘したことだろう。

　どの職業でもよいのだが，職業に関しての研究を，(1) その職業に従事する人についての研究，(2) その人たちの仕事についての研究，の2つに分けるとしたら，どちらのタイプの研究が普通は優勢だろうか？　法律家についての研究と法律についての研究はどちらが多いだろうか？　工学技術者についての研究と工学技術についての研究とでは？　清掃作業員についてのそれと清掃についてのそれとでは？　これらの職業がいうところの"専門職"であろうと"生業"であろうと，いずれにおいても答は同じである——それをする人についての研究よりもその実践についての研究のほうがずっと多くなされている。

　それでは，われわれの分野ではナースについての研究が看護の実践についての研究の10倍も多いのはなぜだろうか？（用語の意味を明確にしておくと，ここでわれわれがナースについての研究とみなすもののなかには以下の各項の研究が入る：ナースの動機づけ，選抜，教育；必要と供給源；ナースの知的，社会的，経済的な状態，および社会におけるナースの機能ないし役

割；ナースの満足あるいは不満足，ナースの労働状況および生活状況；ナースを組織する方法；ナースに影響を及ぼす法律。これに対して，看護実践についての研究は，主として，ナースがサービスする人々——患者およびその家族——あるいはせめて，看護ケアないし手当てを行なうにあたり用いる器物や材料，にかかわる。)

　もちろん，ナースの補充，選抜，準備教育，分布の改善向上や看護サービスのよりよい管理，ナースの役割ないし機能の解明などにつながる研究はいずれも自動的に実践に影響を及ぼす，との主張があろう。しかしながら，よりいっそう強力な逆の主張——看護実践の研究が，ナースの補充，役割，地位，準備教育，必要，労働状況などにもっと実質的な影響を及ぼすのではないか——もあるだろう。

　看護研究の大部分が看護の仕事よりもそれをする人を扱っているという紛れもない事実に対しての賢明な反応はたぶん，それはなぜか，と問うことであろう。ますます多くの看護ケアを求める社会の声が看護という職業に，ナースの数や補充，仕事満足度に重きを置かねばならないと思わせたのであろうか？　ナースの訓練教育がはめ込まれてきた徒弟奉公というものの性質が看護という職業に，その主要な研究活動をナースの教育に向けたものに限ることを余儀なくさせたのであろうか？　需要と供給に不一致のあることが，看護資源，看護サービスのパターン，主な看護の場の機能分析などの研究を続けさせているのだろうか？

　看護によりもナースに注意が向けられるもう1つの理由は，たくさんの研究が生まれる場である上級教育課程で学ぶナースたちが受ける支援の出所にあるのかもしれない。大学の看護教育課程は，単科の大学や独立した学部でないとすると，しばしばその大学の教育学部と提携している。時には社会科学の学部と，たまにではあるが生物学や自然科学の学部と提携しており，そして多くの場合は医学部とつながっている。教育学者や社会科学者には，自然科学者や生物学者，医科学者よりもナースたちの研究に力を貸す傾向がこれまであったのではないだろうか？

　後者の類の学者たちは，臨床研究に参加するナースをパートナーとみなすよりはテクニシャンとみなしがちなうえ，ナースが臨床研究を始めることに水を差してきたのではないか？　さらにいえば，患者について研究するよりはナースについて研究するほうが容易だ，ということはないだろうか？　病人の行動についての研究は非常に複雑かつ困難なので，ナースたちが援助を求める相手である研究のエキスパートたちはそれをいやがったのではないか？　あるいは，患者の反応の観察を必要とするような研究をするのにしりごみをしているのは当のナースなのだろうか？

　臨床看護研究が不足しているいま1つの理由は，十分な教育を受けたナースを管理あるいは教育のほうへと引っぱる力があることかもしれない。"専門職"ナースのうち何らかの学位をもつ者は10％足らずであるから，適切な資格のある管理者および教師の供給は需要に応じきれないのである。十分な教育を受けたナースは，1つには管理と教育の場の要求のゆえに，またもう1

つには実践家のままでいるナースには経済的な昇格や地位の向上がふつう得られないゆえに，いやおうなくそうした仕事に就かされる。大学での勉強によって臨床研究をする力を高めたはずの臨床ナースたちがごくまれにしか看護の実践を続けないのである。

　ナースによる博士論文 80 いくつかの半数以上が教育を扱い，看護ケアを扱うものは 15% 以下であるのは意外なことではない。修士論文においてもいくらか同様の傾向が目につく。1952 年から 1955 年の「ナーシング・リサーチ」誌の掲載論文を分析すると，その半数以上が管理と教育に関係しているのだが，ほとんど半数近くが，もっぱらあるいは部分的に臨床看護に関係してもいる。その一方で，いくつかの研究が基本的看護技術，健康教育，病気に対する患者の反応，に光明を投じているのを見出し，元気づけられる。加えて，数多くの精神科病院において，ナースと患者との相互作用が研究されている。その種の研究の数および優秀性から判断すると，精神科のナースたちはほかのどの領域のナースたちよりも，看護ケアを研究するすべを身につけているように思われる。

　自らの方式（メソッド）をデザインする責任，これはおよそ専門職の必須の特性の1つとしてよく言われることである。しかしながら，ナースたちが完全な専門職の地位を獲得するかどうかは，そこに向かう前進が生理学的ならびに心理社会的なすべての面での看護ケアの改善向上に帰着するのでない限り，あるいは，そうした改善向上を伴わない限り，取るに足らないことである。

15
看護研究展望[a]

訳者解題

「ナーシング・リサーチ」誌第 6 巻第 2 号（1957 年 10 月）に掲載された論考。著者紹介には，同誌編集委員会メンバー，広く知られたテキスト『看護の原理と実際』（第 5 版）の著者，とある。53 年からのレオ・シモンズと組んでの仕事"既存の看護研究の調査と評価"の出版（1964 年）はまだであったが，その仕事，すなわち文献研究があったからこそのこの論考である。ヘンダーソンは，文献さがしのフィールドワークで旅するとき以外は，ひたすら読む日々を送った。まずはイェール大学看護学部の図書館にある文献を全部読み，それからニューヨーク，ワシントン，さらには西海岸の大学や病院の図書館で読んだ。『インディクス・メディカス』は数冊の看護雑誌しか取り上げていなかったので頼りにならず，片はしから読むほかなかったのである。

本章によりわれわれは，巻末の文献リストと行き来をしつつ，『看護の基本となるもの』が出る少し前の時点の看護研究展望を楽しむことができる。ヘンダーソンの本論考のあと，同じ「ナーシング・リサーチ」誌に，アブデラの「1955 年から 1968 年までの看護研究の概観」（1970），ゴートナーの「アメリカにおける看護研究の歩み」（1978），と研究展望が続く。いずれも「看護研究」（医学書院）に邦訳あり。どれにしろ"アメリカの看護研究展望"ではないか，と思われる向きには，日本のわれわれはこれまで彼の国のナースの"仕事"をずいぶん参考にしてきているではないか，と申し上げたい。

[*ア] 看護職能諸団体が共同で結成した委員会。発足当初はブラウン・レポート実施委員会と呼ばれ，同レポートの指摘に従い，看護学校の認可問題などに取り組んだ。

[*イ] 最終的には 1900 年から 1959 年の間の看護についての英文文献が対象となった。

看護とナースについてのこの研究レビューは，1953 年に"全米看護サービス改善委員会"[*ア]によって始められ，レオ W. シモンズを責任者としてイェール大学の後援のもとに実施されたプロジェクトから主に引き出されている。一般にはイェール調査と呼ばれるそのプロジェクトの当初の，また基本的な目的は，過去 10 年間の看護の研究を見出し，分類し，評価することであった。[*イ]

この看護研究レビューのアプローチとしては，たとえば後援の所在，方法論，要旨など，さまざまな観点によるやり方が考えられる。その最後のアプローチ，要旨という観点からのそれを，おおよそ年代順に並べた個々の研究につき，ここで使うことにしたい。

イェール調査のスタッフは次のような，われわれが対象とするに足ると判

断した研究の分類を作成した。

　A．歴史，原理，文化
　B．職業適応，キャリアのダイナミクス
　C．職業区分による看護のなかの専門
　D．看護の団体──専門職看護の，および生業としての看護の
　E．看護サービス管理
　F．看護ケア
　G．自分の病気に関連する確認可能な変数に対する患者の反応
　H．ナース，患者，患者の家族，他のナース，医師，当該ヘルスチームのその他のメンバー，の間の相互作用パターン
　I．看護の教育

　これらが，便宜上いくつかにまとめはするが，論及する研究の分類項である。BとCに属する研究はすべてが職業の研究であるので一緒にして扱う。Hに属する，ナース間，ナースとその他の医療職者との間，ナースと人々一般との間，の関係についての研究は，管理と看護サービスを内容とするEに属する研究と一緒にする。患者に直接関係するG分類項の研究は，看護ケアについての研究と一緒にして論及する。

　本稿では分断されたデータは扱わない。現在進行中の研究はいわば20年前に建てられた家に重ねる3階のようなものであろう。先になされたものに触れずに現在進行中の研究について語るのは，土台部分について考えることなく3階について説明するのと同様，不適切と言えよう。

歴史，原理，文化の研究

　われわれの基準によれば第一義的には歴史，原理，文化の研究であるもので，看護についてのものあるいはナースが行なったものは数少ない。また，誰もが想像することだろうが，原理や文化の研究に比べて歴史のそれは多い。

　過去についての知識は未来のための有効な企画をするにあたり不可欠である，と考えるリーダー・ナースたちがいる。だからであろう，数々の国や州，地方の，およびさまざまなその他の機関が，歴史研究を指令し，またこの種の学位論文を出版してきている。研究される歴史がその研究を後援する団体や機関に焦点を置いていることもあれば，何らかの画期的な出来事，ある期間，ある時代の看護，陸軍や赤十字の看護といった特殊なサービスについての歴史を扱う場合もある。

　伝記の研究は「アメリカン・ジャーナル・オブ・ナーシング」誌が奨励してきたが，省略のない一代記として出版されているのはフロレンス・ナイチンゲール，リリアン D. ウォルド，アニー W. グッドリッチのそれにとどまり，そのうちの1つだけが網羅的な伝記である。ナイチンゲール研究家が現在進

めている収集活動は非常に興味深い。後援機関であるフロレンス・ナイチンゲール国際財団およびロンドンのウェルカム歴史医学図書館からきているこのプロジェクトの責任者らは，研究産物となるはずのカタログは書簡の最大コレクション——2,000通を超える——を含むものとなるであろうと考えている。[5]

研究をする学生は，フロレンス・ナイチンゲールが熟達した統計家であり，19世紀英国の国内および植民地のヘルスサービスにおける主要な変革は彼女の研究に基礎を置いていたという事実に，興味を引かれずにはいられまい。彼女自身はまったくのと言ってよいほどの独学であったが，その彼女が，伝統を維持し探究を思いとどまらせるような現行の病院看護学校システムの創設者であるとされているのは皮肉である。ミス・ナイチンゲールが看護学校の独立を提言したこと，その提言を取り入れた学校創設者はほとんどいなかったこと，を知る人はまずいない。

機能の定義，あるいは価値観の声明（倫理規準におけるそれのような）に焦点を合わせた研究は原理研究と考えられ，アメリカ看護師協会はナースの機能についての研究に過去5年間で50万ドル以上を費してきた。しかしながらそれら研究の性質は第一義的には職業の研究および看護サービスの研究の分類項に入るようなものであり，したがってその見出しのもとで論議することとする。クララA.ハーディンはこの種の研究の最近経過報告書を"ナースは患者ケアに投資する"と題した。[6]

ナースは民族ないし文化の区分におけるヘルスニーズや習俗の研究に加わってはきたが，この種の研究の創始はまれである。グラディス・セリューは例外として特記することができ，彼女の研究はここで言及がなされてしかるべきものである。[7] 1938年，ミス・セリューはワシントン州の最悪な路地の1つでぎりぎりの生存レベルの暮しをした。彼女の目的は，そこの住民と自己を同一視することであり，それによって彼女は彼らのヘルスニーズおよび習俗を研究することができた。

基礎教育課程でも大学院課程でも社会科学に力が入れられているので，この分類項に入る研究は今後ほぼ確実に増加すると思われる。最近設立された"将来"や"長期目標"や"初期の資料"についての政府委員会は間違いなく原理研究や歴史研究を促進するだろう。

職業の研究

合衆国では，有資格ナースすなわちいわゆる"専門職ナース"のサービスの需要が，最後の経済不況期を除き供給を上まわってきた。同時に，この職業を選んだ男女の多くが，本来はサービス機関である病院が所有しかつ管理する訓練課程の途上で働くことを余儀なくされてきた。

この2つの事実，需要が供給を上まわっていること，ナースが望んだ教育と彼らが手に入れることのできる教育との不一致が，看護研究における二大

強調事項をもたらした原因である。

　イェールの看護研究インデックスを一瞥すれば，職業の研究と教育の研究の2タイプが優勢であることがわかる。この2つの分類項に入る研究数がもっとも多いばかりでなく，フルタイムの研究者が割り当てられ多大な助成金が出されている研究の大半がこの2項に属しているのである。

　2つの世界大戦期間の看護サービスの需要亢進は，ニーズと資源の調査および人的資源在庫調べの開発を促した。アメリカ赤十字，軍ならびに民間の連邦看護事業主体（特に合衆国公衆衛生総局），全米看護教育連盟，軍事会議やマンパワー委員会，労働省，国勢調査局，州や地方の看護団体，がこぞってこのタイプの研究に協力し，それは平和時になっても続く。ANAが毎年改訂する『ファクツ・アバウト・ナーシング』[*ウ]に発表される数字は，統計手法が洗練されるにつれいよいよ信頼できるものとなってきた。[8]

　1945年以来ほとんどの州が，多くは公衆衛生総局の支援を得て，州の看護ニーズと看護資源の見積もりをしてきた。同総局の看護資源局はマーガレット・アーンシュタインの編集手腕のもとに，そうした見積もり調査のための手引きを作成した。[9]

　ミズリー州カンザスシティにあるコミュニティ・スタディズ有限会社のアーウィン・ドイッチャーは，これまでのところもっとも詳細と思われるナースたちの背景報告をした。[10] この調査研究は方法論の開発に重きを置いている州が後援し，ANAが資金を出した。それによれば，現行の国の見積もりはゆがめられた実態像を提示する可能性があるという。ニューヨーク州の最近の分析がこれを裏付けている。同州に登録されたナースと就業中と考えられるナースとの間には非常に大きな食い違いがあることをその分析が示すのである。現在の数字は現実のナースマンパワーと潜在するそれとのいずれもを過小評価しているのだろう。思うに看護という職業における要員確保の問題は，この職業に入ってくるであろう志願者を引きつけるという問題よりも注目に値するらしい。

　看護への動機づけ，看護のなかにいての満足と不満足，役割の意味，社会的地位，はいずれもANAの機能研究プログラムのなかで調査・研究されてきた。[11] 役割概念と満足および成功との関係についての有望な研究がミネソタ大学において目下進行中である。[12]

　1955年，フランシス・ペイン・ボールトンが看護を含むヘルスケアについての世論調査を開始した。その報告は"連邦議会議事録"で読むことができる。[13]

　関連のその他の，早期の研究としては，格付け委員会[*エ]の報告書である"ナース，患者，財布"（1928），エドワード L. バーネイが1948年に実施した看護についての世論調査，合衆国労働統計局との協力でANAが行ないここ10年間に発表された経済学的調査いくつか，がある。[14-16]

　ANAの研究・統計部局は『ファクツ・アバウト・ナーシング』により，ナースに関する経済データの毎年の概要を発表している。そのデータの一部は当の部局が，一部は各州の看護師協会が集めたものであり，また一部は労働統

[*ウ] アメリカ看護師協会が1935年から発行している統計年報。ナースの分布，教育背景その他関連情報の連続記録は国民のヘルスニーズに対応した看護の発展と変化を反映する。

[*エ] Grading Committee，正確には看護学校格付け委員会。アメリカ看護師協会，全米看護教育連盟，全米公衆衛生看護協会から各2名，アメリカ医師会，アメリカ外科医師会，アメリカ病院協会，アメリカ公衆衛生協会から各1名，の代表により構成。1926年，ナースの需要と供給，職務分析，看護学校採点をテーマに調査を行ない，報告書を出した。

計局の職業別賃金調査から取っている。全部合わせたところでこのデータは，専門職ナースのかなり正確な経済状態を示しているのである。看護職内のいくつかのグループにとっては，たとえば，1943年のANAの病院スタッフナース給与調査や，NLNが最近行なった公衆衛生ナースの給与調査のような徹底的な経済研究が是非とも必要である。[17,18]

1937年，合衆国教育局はナースを含む大学卒業生の経済状態を調査し，また合衆国婦人局は1955年の同様の調査を報告している。[19,20] この2つの調査研究によって，看護における所得と教育の関係について一応の一般論を述べることができるようになった。

サービスに対する物質的な報いは，金銭ずくの社会にあって主要な職業選択動機あるいは職業選択妨害要因ではあるものの，現在までの調査研究ではナースはそれを第1には置いていない。エドワードA. サッチマンは現在，合衆国公衆衛生総局の補助金を得て，登録する資格のある者たちがキャリアとして看護を選ぶあるいは拒否する理由を調査研究中である。[21] 金銭的動機について彼がどのようなことを知るかが興味深い。

上述した研究（その大部分はすべての専門職ナースにかかわる）に加え，特別のグループに焦点を合わせた研究も多い。精神科など，1つの臨床分野のナース，主任ナースなど，特定の地位にあるナース，公衆衛生部門のような機関や陸軍看護師科のようなヘルスサービスの場に雇用されているナース，についての研究がその例である。さらに，性別，年齢，結婚状況，人種，学歴，社会的地位，地理的背景，健康指標，雇用状態などに従ってもナースは調査されてきた。

公衆衛生ナースに最初にスポットライトを向けたのは1909年のイザベラM. ウォーターの研究である。[22] 第一次世界大戦後に個人付添看護の分野からのナースの流出が公衆衛生看護実践家への注目を招き，一方，大恐慌が，学校を卒業した有資格ナースを病院の臨床看護に使うという，当時"実験"と呼ばれた動きを活気づけた。[23,24] いま現在は精神科のナースがもっぱら注目を集めているようである。特別グループのナースたちについての研究をレビューすると，まったく無視されているグループはほとんどないことがわかる。

看護ほど十分に研究されてきた職業はほかにない，と他の専門職の人々がしばしば評する。これが本当であるかどうかはともかく，ナースはこれまで，自分たちの諸計画が根拠として使うような，また，自分たちを批評する人々に答えるにあたり使えるような事実資料をそれほど多く手にしてはない。

この分類項の"異彩を放つ研究"を見わたしていると，いくつかの明快な印象が残る。

人口に対する医師と歯科医師の割合は過去50年間ほとんど変わらないままであるが，分布は一様ではないものの，人口に対する看護職者の割合は着実に増えている。もっとも急速に増加しているのは現在では準専門職の看護要員グループである。看護ニーズの見積もりはこれまで通り粗雑なままである。現在の需要をもとにした見積もりは，まったくとは言わないまでもほと

んど達成できないだろう。

　年少の女子の間では看護への意欲は広く行きわたっているが，高校1年くらいからそれがしぼみ始める。看護への意欲は都市部の住民によりも田舎の人々に強い。国民全体でみて，女性の割合が看護よりも高い職業はただ1つ，教育職である。

　看護をしていての満足は不満足を上回る。看護における就業者の消耗は他の職業と比べて測定されたことはないので，看護という職業がその就業者のより多くを保有"すべき"なのか"すべきでない"のかを言うのはむずかしい。教育訓練がよりよくなればなるほど退職者率は下がると考える人々もいるようだが，その証拠が必要である。

　これまでになされた研究では，奉仕という動機は上位を占めている。しかし，経済的な保証ということが，とくによりよい教育を受けたナースの場合は動機の1つである。1955年の研究では，大学出のナースは平均すると大卒女性のなかで3番目に高い俸給を得ていた。1937年の研究ではそれがいっそう高かった。ディプロマ所有ナースの平均収入は大幅に低い。準専門職の看護要員は，各自の何らかの教育的な向上計画を実現しない限り，安定した雇用は期待できるが経済的には行き止まりである。

　国民はナースを高く評価しているが，医療サービスを行なう者すべてをいよいよ批判するようになっている。批判の一部は，混みあう病院，入院期間の短縮，サービスを非人間的なものにしたケアの断片化などに原因がある。看護職員の辛抱強い労働が状況を明らかにすることをむずかしくしているが，いくつかの研究が，国民の評価は実践家各人が自分の教育に使った時間に関係することを指し示しているようである。人口に対する医師の比率が変わらないことが，医療サービスに対する人々の要求の異常な高まりおよび同サービスに対する人々の支払い能力と一緒になって，ナースの機能に大きく影響してきている。サービスを求める人々の要求に応えるためには，ナースの機能を，看護職のなかでの資格レベルが比較的低いグループに移していかざるをえなかった。そしてこのグループのナースたちは，どのように彼らを活用するのがもっともよいかをめぐってのつのりゆく混乱のただなかで，辛抱強く働き続けている。

　研究と，看護の機能についての声明を苦心して案出してきたANA各種部局内での非凡な仕事遂行とにもかかわらず，資格と教育によっての，また患者と働く人両方の福祉を踏まえての看護諸機能の識別は，依然として大きな職業的問題である。

職能団体の研究

　看護職能団体の研究は看護についての研究ファイルのなかでは比較的小さなスペースを占めているのだが，これは決して，看護の指導層が団体の価値を過小評価していることを意味しない。国際看護師協会は国際病院協会や国

際医師協会よりも先に発足しており，1950年には世界最大の国際的な女性団体であった。

全国的な看護職能団体は財政的に不利な地位に立たされてきた。ロックフェラーの寄付により全米公衆衛生看護協会は1912年に，有給のフルタイム事務役をもつ本部事務所を設けることができたが，ANAおよびNLNEは，アメリカ赤十字からの補助金により上記の三大看護団体のための合同本部事務所ができる1920年まで，事務所も事務役もなしに機能していた。

合同本部事務所ができて以来，団体の機構を検討するために設けられた委員会が有力に働き，1952年，5つの全国的団体を2つの団体ANAとNLNに合併する計画が実施される運びとなった。過去4年間のANAとNLNの急速な発達は機構委員会とそのコンサルタントへの賛辞である。[25] 2つの団体の年報についての一研究が，機構と機能の分析が継続していることを示している。

いま1つの生産的な団体研究の例は，カナダのR. H. ハムリイとミュリエル・アップリチャードによるフローレンス・ナイチンゲール国際財団の研究と，合衆国のアルマH. スコットが議長を務めた委員会によるICNの研究の結果としての，1949年*オの両団体の合併である。[26,27]

ナースたちは，アクション・リサーチと呼んでよいと思われるものを通して，他の職業グループと共通の目標をめざして働くという非常にうまくいく方法を発展させた。この線に沿っての意義深い進展には，組織化された看護の，世界保健機関，国際連合，社会事業機関協議会，医学研究協会との結びつきがある。あるいはまた，臨床で仕事をする他の職種の人たち，たとえば小児科や助産学の国際臨床会議の人たちとの結びつきもある。南部地方教育委員会のもとに開かれる看護セミナー，西部州連合高等教育委員会，国立精神保健研究所からの補助金による精神科看護についての現行のセミナー，などは地方の団体における興味深い実験的活動である。州レベルの特記すべきこととしては，看護学校の認可の仕事を州看護師試験委員会から州教育局の高等教育機関課に移したミシシッピー州の決断がある。現在，地方支部と全国組織との結びつきについての全米社会福祉会議のパイロットスタディにナースたちが加わっている。[28]

ナースが大きく寄与してきた団体発足のなかでももっとも重視すべきは，一般消費者および医療サービスを提供する主要グループの代表からなる，患者ケアの諸問題を討議する合同委員会であろう。全米看護サービス改善委員会*カはケロッグ財団が資金を出した5年実験であった。[29] その成果は州と地元が合同しての"患者ケア改善委員会"の発足を促した。1955年には18の州がこの委員会をもっていた。[30] このタイプの団体がすべての州に広まり，最終的には個々の保健医療機関に取り入れられることが望まれる。

研究を担当する部門がNLNEに設けられたのは1930年，ANAには1945年であった。この2つと，新しく生まれたアメリカ看護師財団*キとが今日までのところ，研究の奨励と運営において団体としての上首尾な実験的活動を行なっている。

---

*オ フローレンス・ナイチンゲール国際財団（FNIF）がICNの部局として公式に活動を始めたのは1950年である。第11章の訳注*イ参照。

*カ 本章の訳注*ア参照。

*キ American Nurses' Foundation。アメリカ看護師協会が1955年，調査と研究を行ない，ナースに研究助成金を出し，公私立の教育機関を助成し，学術書の出版を行なう，などを目的に設立した。

要約すれば，われわれナースは自分たちの既定の団体パターンを批評する力を実証しつつある。変化に対するわれわれの抵抗はかつてほど強くない。研究に向けての教育がナースに欠けている事実がナースたちにやむなく共同研究をさせることになり，その"不利"は"有利"に変わったのである。そして次に，新たな協同団体が共同研究を実現してきた。

看護サービス管理の研究

　この見出しのもとには，サービスを組織化する方法についての研究，施設・設備の研究，職員の業務やリーダーシップや広報についての研究，コスト分析，チームワークの研究，活動分析などが入る。この分類項の研究は手短かに説明することがとりわけむずかしいほど興味深くかつ重要である。

　1909年から1952年まで，当時そのプログラムが全米看護連盟に合併されていたNOPHN*ク は，公衆衛生看護サービスの基準を判定するために研究手法を使った。1930年から1952年まで，NLNEは病院看護サービスについてそれと類似の調査研究を行なった。ANAは，またしばしばアメリカ病院協会は，NLNEと協同した。ここ数年間*ケ は，ANAとNLNが看護サービス研究に深くかかわってきている。ケロッグ財団は管理の実地踏査と実験を後援し続けており，また最近ならびに現時点のUSPHS補助金のかなりの件数が，看護サービス調査研究のために大学センターや研究施設に与えられている。公衆衛生総局のさまざまな部局で行なわれた研究はこの見出しのもとに入っている。サービス研究と結びつけて言及されるべきその他の連邦機関としては退役軍人管理局と陸軍看護科がある。

　公衆衛生研究は初め実践の基準を制定するために計画された。公衆衛生看護機関は国中の至るところに突然のように現れ，それらが提供するサービスもナース各人の実践も実にまちまちだったからである。ロックフェラー財団が後援した1909年の最初の研究についてはすでに触れた。*コ　その後は活動分析，人口対ナースの比率を定めるための研究，職員配属方式および事例ごとの仕事量基準を開発するための研究などがなされた。キャサリン・タッカー，ホーテンス・ヒルベルト，ソフィーC.ネルソン，アルマ・ハウプト，パール・マッキヴァー，マリオン・ファーガスンらはいずれも，NOPHNが後援しコモンウェルス，ロックフェラー，ミルバンクの各財団がしばしば資金を供給したこのタイプの研究に貢献した。20年代，30年代の保健実地指導実験は間違いなく公衆衛生ナースの価値を立証したが，他の保健医療ワーカーズの貢献と区別してのナースの貢献を測るように組み立てられてはいなかった。

　コミュニティ看護サービスの博愛主義的な考え方が勢いを失い，税金でまかなわれるヘルスサービスの広がりが人々に受け入れられるにつれ，公衆衛生看護は経営上の変革を経験することになる。公衆衛生看護諸機関における連携サービスについて1つの研究がなされ，ドロシー・ラスビーの主導のも

*ク National Organization for Public Health Nursing。全米公衆衛生看護協会，1912年設立。

*ケ 1952年の全米規模看護団体の機構整理以後，NLNEはなくなった。本章が書かれたのは1957年。

*コ 本章197頁，ウォーターの研究。

とに1951年に報告された。[31] 引きつづいての現行研究の経過報告が1955年に発表されている。公的機関と民間機関との連合は現在のコスト分析と活動分析をほとんど強要することになった。[32,33] 1954年に，公衆衛生看護機関の収入と支出についての1研究が報告されている。1956年には11の公衆衛生看護機関のコスト比較研究が，今年（1957）は給与研究が，それぞれ報告されている。

1つの研究を根拠として，NOPHNとANAの合同委員会は1950年に，前払い式保健設計に看護を含めることを推奨した。[34-36] ニューヨークの病院事業連合のもとでなされた1955年のホームナーシングの恩恵についてのパイロット調査研究は，多くのセンターが求めているその種の実験的活動の1例である。[37] 公衆衛生看護のコストが当然支払われるようにすることは，ヘルスサービス資金調達という大問題の一部である。

一般化された公衆衛生サービスについてのこうしたタイプの研究のほかに，関連分野，たとえば学校看護や産業看護の研究や，母子ケアなどの臨床専門の研究があるが，それらを論ずる紙幅がない。

公衆衛生ナースたちは自分たちのサービスをだんだんきびしく批評するようになり，人々の健康に関する一般的知識の増加，生活水準の変化，ヘルスサービスの利用可能性の高まりなどにもかかわらず，平均的な人々が自宅にいてナースから得たいと思う援助の種類は実質的に少しも変わっていないのではないかと自問している。彼らは他の医療従事者とともに，一般市民の大標本を対象に保健態度と習慣についての調査研究を後援しつつある。シカゴの世論調査センターが保健情報協会からの補助金を得てその研究を実施中である。ルースB.フリーマンはUSPHSの補助金のもとで，地域社会のニーズに合致する公衆衛生看護サービスの方式を開発しつつある。[38] マリオン・ファーガスンとその共同研究者らは，受益者が公衆衛生ナースから得たいものにもっぱら関連づけて同ナースの機能を研究中である。[39] 現在アメリカ看護師財団が進めている公衆衛生分野における専門職ナースの機能についての研究は，はっきりとは表に出ていない患者のニーズの一部を明るみに出すのではないかと考えられている。[40]

病院看護サービスについては豊富なデータがある。その総合ないし解釈はそれ自体が一大研究である。ここにこそわれわれは，看護とそれにかかわる要員についての最大級の秩序化された詳細，およびおそらくは看護の機能におけるもっとも目ざましい変化を知るのである。ある病院の看護スタッフは過去20年間のその病院のサービスを調べていて，人口は6.4％の上昇にすぎないが入院件数は37.2％上昇していることを発見した。酸素使用は900％，静脈注射は177％増加していた。有給の看護要員の増加は54％，しかし，フルタイムの専門職ナースは37％減少していた。主任ナースは，10人の患者に責任をもつどころか33人の患者のケアを監督していた。[41]

現在，一般病院の入院患者は20年前に比べ病気の急性度が高く，より濃厚な治療を受けており，いっそう多くの看護ケアを必要としている，と誰もが思う。1937年にNLNEのブランチ・ペッフェルコーンが行なった2つの

研究の結果と，USPHS のフェイ G. アブデラとウジェーヌ・レヴァインによる最近の研究の結果とを比較すると，現在では患者は<u>より多くのケアを入手できることがわかる</u>。[42-44] よく言われるように，現在の患者たちは 20 年前に比べて病院の看護ケアに満足していないというのが本当であれば，アブデラとレバインの研究にはある手がかりがある。60 の病院を対象とした彼らの研究では，患者の満足度は入手可能な専門職看護ケアの割合に応じて高かったのである。"患者はより多くの専門職看護の時間を欲しかつ要求している"と彼らは言う。"専門職ナースもまた患者と共にいることを欲している"とも。

看護サービスの評価研究と患者ケアの評価研究とは重なり合っており，往々にして区別がつかない。当然，本展望の次項，"看護ケアについての研究"のところで取り上げる研究と類似の研究に論及することになる。USPHS の看護資源部局は評価研究に特別関心を寄せてきた。そこが出す補助金の数多くが，患者の満足と回復とによって測定できるような，現に入手可能な看護サービス要員を活用するよりよい方法，の発見に取り組む医療センターなどに与えられている。換言すれば，当該研究チームは将来の目標となりうる最高のサービスパターンを見つけようとしているのである。[45-47]

要約すると，最近の活動分析，生産性研究，職員相互作用研究は，代表的な機関や施設における看護サービスがどのようなものであるかについて，かなり明快な描写をしてくれているように思える。ヘルスワーカーズの間の満足と不満足の主な原因はすでに明らかにされたといえるかもしれない。社会科学者たちは，あたかも鏡を掲げるかのようにして，病院で働く人々が自らをみつめることができるようにした。いくつかの精神病院はスタッフと患者の協同実験により，そこのサービスパターンに革命的な変化を起こした。一般病院もまた，サービスの継続性の強化，患者のリハビリテーションの急速進行，患者と働く者両方の満足度の上昇をもって，病院の価値を実証するであろう同様の著しい変化を，近々遂げるに違いないと信じるだけの理由があるのである。

看護サービス研究の重点は量的な研究から質的なそれへと移行しつつある。サービスを評価するための基準がいま求められている。サービスを提供する人々とサービスを受ける人々との協力によってその種の基準が設けられるならば，それは確実で根拠のあるものに違いないと大方は考えている。[48-61]

看護ケアについての研究

イェール調査に際して作成されたインデックスでは，この見出しのもとに収められた研究はさらに次の 5 タイプに分けられた。(1) 小児ケア，老年ケア，外科ケアなど特定の臨床分野の研究，(2) ストレス下の人，意識不明者，臨死の人など，分野が何であれナースが出会うであろう状態に焦点を合わせた研究，(3) 教えること，リハビリテーション，栄養物摂取など，ほとんどの患者に当てはまる看護ケアの特別な側面についての研究，(4) 耳洗浄，筋

肉内注射，包帯法などの特定の技術についての研究，(5) 看護ケアの評価。臨床研究という一般的な見出しのもとにも，病気に関連する同定可能な変数に対する患者の反応についてナースが行なった研究や，ナース-患者関係の研究が載せられているだろう。『アメリカの看護』を書いたミス・ロバーツは，ナースたちに"看護の実践の実際について"専門誌に書かせることのむずかしさを述べている。しかしながら彼女は，1902 年にジェイン E. ヒッチコックが発表した"肺炎 500 事例"についての報告や，当時は週に 72 時間働いていたナースたちが書いた研究的性格をもつ記事のいくつかを指摘するのである。[62]

ナースはこれまで医師たちに臨床研究のパートナーとして認められてこなかった。ベイン=ジョンズ博士は医学研究へのナースの寄与に言及しつつ，検査室技師の関与のほうが医師に存在を認められているようだ，と言っている。[63] ナースは研究を始めもしなければ計画もせず，研究報告を看護専門誌に書くような育ち方もしていない，とあまりにもしばしば公然と言われる。臨床で見つけたことをナースが"主張し"かつ報告することができかつそうする時がくるまでは，ナースが加わっている共同研究を査定するすべはないだろう。しかしながら，心臓カテーテル挿入，白癬や梅毒の治療，インフルエンザの疫学，アルコール依存症などの最近の研究報告の著者のなかにナースが入っているのを見つけると元気づけられる。[64-69]

ナースが独立した臨床研究を起こし，報告している例も確かにある。母子ケアのいくつかの側面についての興味深い研究があるが，そのうちの主な 2 つは児童局の，もう 1 つは ANA の後援である。[70-77]

20 年代に，それぞれの自宅に存在するストレスから解放してやることにより子どもたちの喘息をコントロールできるかどうかを知るために，養育ホームのなかに"治療的環境"を設けたナースがいた事実は興味深い。しかしながら，この実験は順序立てて報告されておらず，われわれがそれを知ったのはほんの偶然であった。[78]

全国的な看護団体が全米結核協会と共同していくつかの結核看護の研究を後援してきているが，NLN の顧問的対応は大部分が教育的なものである。USPHS の国立保健研究所にはがん看護および神経精神病看護の研究報告がある。[79-81]

イェール調査では，他のどの専門分野よりも精神看護の分野に圧倒的多数の臨床研究が見つかった。USPHS の国立精神保健研究所が惜しみなく補助金を出してきたのである。民間財団からも ANA からも資金を得ている。合衆国には精神科のケアの改善向上をはかるための一致協力の動きがあり，NLN はそれに深くかかわっている。精神疾患を対象とする病院に所属する臨床心理学者たちは，研究面でよく訓練されており，リーダーシップを発揮してきたし，精神科医たちは他のどの専門の医師たちよりも，ナースを研究のパートナーとして遇する気があるようにみえる。

精神科看護の研究はその多くが相互作用タイプである。グエン E. チューダー，ハリエット M. カンドラー，ジューン・メロウ，アリス M. ロビンソ

ン，フランソワ・モリモトなど，精神科で働く者のなかには，ナースの役割の治療的価値を実証するに足る長期間にわたり，ナース-患者関係における両者の行動上の反応を詳細に報告している何人かがいる。[82-86] フロレンス・バーネットはモーリス・グリーンヒル博士と共同で，実験法により，一般看護における精神衛生的アプローチの開発を進めている。[87]

あらゆる臨床分野にみられる特殊状態についての公刊された研究はごくわずかしかない。ナースにおける死の概念についての2つの研究（1つはケロッグ財団から補助金を得てティーチャーズ・カレッジにおいて学生たちが行なった），および難聴の測定法についてのキャサリン T. マクルアによる研究，がその例である。[88,89]

教えることやリハビリテーションなど看護の特定の側面は，報告されている研究のテーマにはなかなか見当らない。看護におけるボディメカニクスの研究が1つ，患者を対象とする教育プログラムについてのある実験，が見出されている。[90,91]

方法の分析は長年の間ナースたちの関心を引いてきた。イザベル M. スチュワートは1919年，産業における標準化と平易化のプロセスの重要性に気づき，看護の手順を評価するのに用いる彼女の言うところの"物差し"を看護職にもたらすことになった論文"現代の病院"を書いた。[92] そのすぐあと，メアリー・マービン・ウェーランドとマーサ・ルース・スミスはティーチャーズ・カレッジに，科学的プロセスの看護手順研究への応用というのがその実体であった科目を1つ，開講した。[93]

上記のような科目はその後ミネソタ，ワシントン，ピッツバーグの各大学およびその他数多くの，ナースの卒後学習のためのセンターで開講された。それら大学の看護学部には看護技術についての研究のとじ込みがある。その多くは価値が高いとはとても言えないが，それらの研究をすることによって有資格ナースであった学生たちは，過去において看護実践が根拠を置いていた権威主義と対比されるものとしての，看護の方法への客観的で分析的なアプローチを開発することができたのである。それらは研究の赤ん坊のようなものであり，そこから，体温計の消毒，マスクの用い方，皮下注射の準備などについての内容のある研究が育った。報告されている研究が対象としたその他の技術には，死後の処置，経鼻胃管，酸素テント使用，湿罨法などがある。[94-100]

それぞれの専門の方法を改善するためにナースと共に研究した人々のなかに，経営工学者と細菌学者がいる。病院のベッドについての大規模な研究が1つ，ピッツバーグ大学看護学部で進行中であり，また，ナースが使う記録簿の研究がアーカンソー大学において進められている。いずれに対してもUSPHSの補助金が出た。[101,102]

看護の方法の研究はある時期，連邦の軍隊看護の教育課程における常設テーマだった。また陸軍看護科ではフルタイムのナースたちに各種の方法の分析が割り当てられてきた。何か新しい設備などを採用するに先立ち，ナースの分析家がその耐久性，治療上の有効性などの点につき実験をするようで

ある。
　"看護ケアはどのようにしたら評価することができるか？"という疑問ほど根強い疑問はほかにないだろう。教育者たちは，ある学校の卒業生は他の学校の卒業生と比べて患者をより効果的に，あるいはより非効果的に看護するのかどうかを知りたい。実践家ナースたちは自分自身により，また他の者によりそれと見定めることのできる成功がもたらす満足が欲しい。
　職業上の能力は仕事するその人が生産する産物の質によってもっともよく測定できる。産物が見分けられない場合は，仕事するその人の同僚の意見によって評価がなされる傾向がある。
　看護の産物が患者の状態ないし行動の何らかの変化であるならば，そうした変化は今のところ測定可能な物差しの上に確認されるに至っていない。おそらくこれは，その患者には多数のナースおよび多数の職種がサービスしているので，患者の福祉への特定のナースの寄与は医師その他の医療職者の寄与と区別がつかないことに変わりはなく，多くの場合，特定の患者の行動上の変化を特定のナースに帰することはできないからである。
　この問題を解決すべく，現在の看護研究現場にはほぼ完全な一致協力がある。ここでもまた，大半の調査研究を USPHS が後援している。いくつかの研究については看護サービス評価のところで触れた。その他は参考文献に載せてある。[103-109]
　マルゲリーテ・カーコッシュは退役軍人管理局において，最終的には評価に焦点を合わせる一研究を実施中である。[110] ティーチャーズ・カレッジの看護教育部局の研究・サービス研修会の一スタッフは，利用可能になればきわめて価値あるものと判明するはずの，評価についての文献目録を作成中である。
　看護ケアの研究展望を要約すると，ナースは大体において未だ臨床研究に熟達していない，と結論せざるをえない。大方の職業の従事者とは異なり，ナースはこれまで，看護という仕事をよりも看護に従事する者を研究することに多くの時間をかけてきた。さまざまな釈明が可能ではある。1つはっきりしているのは，社会が大学出のナースに報酬などのしかるべき誘因を提供しないかぎり，彼女ないし彼は必ず教育と管理の方面に引きつけられてしまうだろうということである。臨床研究を行なうように教育されているナースたちであるのに教育と管理の問題にかかわるようになってしまうのである。
　われわれを元気づけてくれるほどの数の十分な教育背景をもつ精神科ナースたちが実践の場に接し続け，興味深い臨床研究を実施しつつある。情況を評論する者の一部は，あらゆる領域で以前よりも看護ケア研究を重要視するようになったとみている。ナースは職業上の諸義務を引き受けながらもついに，自分たちは自分たちの使う方法に責任があると悟るに至った。

看護教育の研究

　1900年から1930年までは，看護職の多大なエネルギーが病院看護学校における組織化，管理運営，教育，に注がれていた。20年代には，看護のリーダーたちはもう病院看護学校の弱点をよくわかっていた。ミス・ナッティングとミス・グッドリッチの著述には，いわゆる看護学校が経済的にも教育的にもいかに不合理であるかを示す実情調査研究の早期報告がある。[111,112] 彼らの調査結果は，ウィリアム H. ウェルチ博士，リチャード・オールディング・ビアード博士，C.-E. A. ウィンズロー博士，ミルトン J. ローゼノウ博士など保健医療分野の傑出したリーダーたちの見解と一致していた。これら男性は看護学校を大学や総合大学に入れる運動を支援した。

　第一次および次二次世界大戦の間に，および1950年に再び，看護教育についての全国的調査研究がなされた。[113-115] それぞれの結論はウェルチ博士が1903年に公的に発表した声明，ナースはあまりにも真相を理解できていない，看護教育は他の専門職に与えられているのと同じ公的支援を受けるべきである，と合致したのだった。[116]

　ゴールドマーク・ウィンズロー・ロックフェラー報告*[サ] およびそれに続くいくつもの研究が大学課程の看護教育を促す運動を激励したにもかかわらず，大多数の看護学校は病院などのサービス機関内にとどまり，珍しくも正規の教育ルートの外へ出たままでいる。1931年，ミネソタ大学のディーン・ライアンは次のように言った。"2つの事実，すなわち——ナースたちは自らの教育施設をコントロールしていない，また，病院はそれら教育施設をコントロールするのではなく，費用節約のために経営している——は看護が好ましくない状態にあることほとんどすべての根本理由である。"[117]

　しかしナースたちは実態調査を繰り返し行なうことによってディーン・ライアンが非常な確信をもって明言したことを立証してきた。1940年に管理上のコスト研究が1つなされており，より最近では若干の大学課程看護学校に限定してのコスト研究，すなわち確実なコスト計算法を開発するための体制研究がある。[118,119] 看護教育は看護サービスとあまりにも込み入った結びつきをしているので，そのコスト分析はどう控え目にいっても複雑このうえない。

　全国規模で大きな問題を扱うこれらの研究は教育研究の1つの型にすぎない。この種の調査研究が進行中でさえも，多くのナースが，政策，管理，要員募集，教員と学生の資格などについての研究によって，カリキュラム，教育方法，試験などについての研究によって，看護学校の認可や教育プログラムの評価研究によって，また，学生の福祉，健康，レクリエーション，カウンセリング，中途脱落の割合と原因などに関する研究によって，欠点だらけの教育システムをできる限りよく機能させようと努め，その改善向上の試みを成功させていた。[120-137]

　訓練教育を受けた看護要員をより多く，という人々の要求についてはあち

*[サ] 公衆衛生ナースの適切な教育はどのようなものかを探るためにロックフェラー財団が資金を出し，イェール大学の公衆衛生学教授の C. E. A. ウィンズローが委員長となって発足した（1919）看護教育調査委員会が社会学者の J. ゴールドマークによる調査報告書を出した（1923）。通称ゴールドマーク・レポート。

らこちらで言及されてきた。この要求に応え，同時に有資格（あるいは"専門職"）ナースを育てる学校の改善向上を続行するために，中学校卒業生から大学卒業生までの看護職志願者を受け入れることができるようにと教育課程の数が増やされた。

看護教育の大混乱が，試験のあとに大学のカフェテリアで耳にする言い方を使えば，今のところは何とかうまくやりくりされている，のは驚くべきことである。現在のそうした一応の秩序は，NLNE, NOPHN, ACSN,*シ 現在のNLNの指導に主として帰されてしかるべきである。

*シ Association of Collegiate School of Nursing, 大学課程看護学校協会。1952年にNLNに吸収された。

上記の看護団体はそれぞれ個別に，あるいは共同して，あらゆるタイプの看護教育課程に責任を負ってきた。当然のことながら現存の多くの研究は病院のディプロマ学校についてのものであるが，最近の研究の少なからずが，大学課程看護基礎教育，短期大学課程看護基礎教育，大学における上級学習の課程，実務看護師学校，看護人および看護助手の訓練課程に焦点を合わせている。[138-154]

各種財団はこれらすべての教育課程についての主な調査研究や実験を後援してきた。同様に合衆国公衆衛生総局はほとんどの種類の研究に指導と財政支援とを行なってきた。看護教育には大きな進歩がみられはするが，問題は増え続けているようなのである。各種の看護カリキュラムの目的の識別が，その方向への好ましい研究着手がなされているにもかかわらず，もっとも解決の急を要する問題である。主な教育課程の卒業生の，有効に仕事することができる力の比較，あるいは社会的有用性，についての実証データが是非とも必要である。

医学は毎年何千もの医学志望の有能な大学卒業生を医学部から閉め出している。これに対して看護は，ナースを志す者すべてを取り込むようにと，入学資格が中学校卒から学士号までと幅のある看護教育課程を，これまでになく多数設置している。

1948年，高等教育に関する大統領委員会は，専門職看護の学校は総合大学に置くべきであり，職業（あるいは実務）看護学校は短期大学システムのなかに入れるべきである，と勧告した。そのような状況下では，授与された学位が，他の職業においてそうであるように看護においても，その者の，仕事に向けての教育的備えの完全性の度合を示すことになろう。現時点ではこれは遠い先のことである。

看護教育の基準が他の医療職のそれとまったく対等になったときには，リーダーたちは，もっとも高度の資格をもつ志願者のすべてを保健医療職全体という枠で受け入れるような教育課程を企画し，社会の支持を得ることもできるのではないか。その場合，志願者の閉め出しは，能力見込みスケールの上端ではなく下端でなされることになるはずである。

徒弟式の教育から文字どおりの学校への完全な変化は進化論的なプロセスを経てのみ成就するのであるが，進化のスピードは上がりもすれば下がりもするのである。発見したことの効果的な発表を伴う研究が，間違いなく有力な促進剤となる。

要約

　　かつては"訓練を受けた"ナースの看護と呼ばれ，今では"専門職"看護と呼ばれるものの最初の100年間の看護研究を展望すると，1930年より前にはほんの少ししか研究はなされていなかったことがわかる。ある種の研究に熟達していたミス・ナイチンゲールを筆頭に，一流のナースたちは研究の価値を知っていた。しかし，一般のナースが，実践の基礎を科学的分析の結果に置くことに専門職の責任があることを知らされたのは，ここ10年ほどのことである。

　　弱体な教育課程，にもかかわらず卒業生を求める動向はいよいよ高まる，これがリーダーナースたちに教育の問題と職業の問題を深刻に意識させた。ごく最近まで，その種の問題についての研究が優勢だったのである。ここ10年で力の入れどころは変わった。看護要員とその教育課程とが，数多くの種類のワーカーと数多くの種類の学校とにそれぞれつくりあげられたこと，およびヘルスケア分野のすべてのワーカーの関係が移り変わってきたことが，看護の機能に混乱をもたらした。看護の機能を明快にするために，また，各種看護要員の活用法についての何らかの指針を得るために企画された研究が，ここ10年間の看護研究の主流である。その種の研究が蓄積した発見の結果として，看護という職業に与えられている働きについて，および看護学校について，われわれはかなり多くを知るに至った。

　　現在はサービスの評価ということが強調されている。進行中の多数の研究が，患者の満足との関係で，患者の健康状態の改善向上の見地から，また，ある程度まではナースの満足との関係で，看護ケアの有効性の測定を手がけている。加えて，卒業生の看護実践の有効性を比較することによって測定する教育課程の評価も求められている。しかしナースたちの間にはこんな声もある。"われわれの研究の力点を看護サービスそのものの研究，つまり看護のやり方に置くべき時ではないのか？"彼らは問う――"われわれは今日いうところの総合ヘルスケアに実のある貢献をして，ついには，いわゆる医療チームの一員としてわれわれの専門の研究につき専門職責任を負うことができるようになるのだろうか？　われわれは医療チームの実戦力となって，いずれはパートナーとして共同臨床研究に参加し，またヘルスケア分野のあらゆる研究を理解することを通して患者のためのヘルスケア分野共通の目標を会得することができるようになるのだろうか？"

謝辞

注*キ, *カ 本書第1章の訳
*ス, *セをそれぞれ参照。

　　時間の制約があって概括的になるのだが，わが国の先達としてはM. アデレイド・ナッティング，*ス ラヴィニア L. ドック，*セ イザベル M. スチュ

ワート*ソ の名をあげ，彼らのいわゆる"余暇"になされた歴史研究に負うところ大であったことを特記しないのは恩知らずというほかあるまい。[1-3] メアリー M. ロバーツ*タ には，アメリカン・ジャーナル・オブ・ナーシング社の後援のもとでのその解釈的研究，『アメリカの看護』[4] に対し，ひととおりではない感謝を記しおく。

*ソ, *タ 本書第1章の訳注*ク, *セをそれぞれ参照。

16

われわれは"長い道程をやって来た", しかしその方向は？

訳者解題

「ナーシング・リサーチ」誌は1977年の3-4月号, Vol. 26 No. 2, が25周年記念号であった。その誌上で自らの存在意義を確認した同誌は次の号に, ヘンダーソンのこの特別巻頭論説（ゲスト・エディトリアル）を載せた。25周年へのオマージュにしては辛口, というか, 彼女はナースたちに気合を入れているのである。国のヘルスケアを好ましく変えることができる必然性を自覚して"実践に革命を起こすような研究"をもっとしよう, と。貴重な研究費を使うのだから, 例の"車輪の発見"をするような研究をしたり, わかりにくい研究報告を書いたりするな, とも。健康関連の研究が人間的な目標をもつことを願う彼女は, "役に立たない, 誤解を招きかねない, 浪費的な研究の不道徳性"に敏感であった。

*ア 1952年6月創刊, 全米および海外22か国における予約購読約8,500部。当初のスポンサーはアメリカ大学課程看護学校協会, のちにNLNとANAに変更。なお, 日本の「看護研究」（医学書院）は1968年創刊。

*イ 今はただシャーレと呼ぶようである。

雑誌「ナーシング・リサーチ」との私のつきあいはその第1号, 25年前に「ナーシング・リサーチ」の創始者たちが誇らしげに歓呼して迎えた第1号*ア にまでさかのぼる。"看護研究"との私のつきあいは, 1920年代, ティーチャーズ・カレッジの学生として, 細菌学者のジーン・ブロードハースト, 生理学者のカロライン・スタックポール, 看護学科の主任であったイザベルM. スチュワートらの探究魂に触れたときまでさかのぼる。彼らは私たち（学生）に, 確かな証拠を探すことによって, 実験をすることによって, あるいは自分以外の実験者の発見を研究することによって, 自分自身の問いに答えることを教えてくれた。修士課程で行なった内科的外科的無菌法の地味な研究で私は, 実験用動物の毎日の世話や, おびただしい数のペトリ皿*イを調べるという退屈な仕事に打ち込んだ。この2つの仕事は私に, 発見というスリルによってごくごくたまに区切りをつけられるだけの単調な仕事を辛抱強く何年も続ける科学者たちを尊敬させた。実験室の条件下で体験した胞子を育てるむずかしさは以来私を, 無菌法の素人臭い未熟な研究すべてについて, さらにあまりにも多くを断言する研究すべてについて, 疑い深くさせた。[1]

1920年代, 私はミス・スチュワートがティーチャーズ・カレッジの看護教育学科に看護研究所を設立しようとしていることを知り, 感銘を受けた。私

はまた，マーサ・ルース・スミスが教えた，学生に科学的研究法の手ほどきをし，看護実践のあらゆる側面に疑問をもつよう促した科目を支持するミス・スチュワートをこの目で見た。のちに私はミス・スミスを助けてこの科目を教えるように言われ，たいへん喜んだ。ミス・スミスがボストン大学に移ると（彼女はそこで看護実践研究の推進を続けた），私は彼女が教えていた科目を引き継いだ。看護研究と呼んでもよいような（それが格好よすぎるように聞こえなければ）ことに学生を導入するその科目はやがて，"比較看護実践"と名づけられた。教師あるいは管理者を目指していた有資格ナースの学生全員がこの科目を履習しなければならなかった。1932年から1947年まで，私は合衆国内外からの何百という彼ら[*ウ]を教えた。

　ティーチャーズ・カレッジでの有資格ナース学生とのこの交流は私に，学生たちが看護基礎教育課程で教えられた諸方法——ベッドメーキング，患者の清拭，体腔洗浄，非経口的与薬，胴体ギプス装着患者の日常生活行動の世話，その他当時看護と考えられていたことのもろもろ——に対してみせるすさまじいばかりの，また絶対的な忠誠ぶりへの驚嘆を刻みつけた。さまざまな手順のデモンストレーションのあとは，火花より熱いクラス討議だった。これら討議向けの枠組みとして，学生はミス・スチュワートが1919年に最初に公表した基準を使うことを学んだ。[2] ナースは"物差し"をもたねばならない，と彼女は言った。看護のいろいろな方法は治療的に有効で，安全，できる限り安楽かつ美的，時間と労力と物品材料の点で経済的でなければならない，と言ったのだった。この科目，"比較看護実践"では小グループがやってみせる2つの方法がそれらの点につき採点されたのである。すると実演者も観察者も採点の根拠が心もとないことを認めるはめになり，討議は答のない疑問と十分に答えられない疑問の一覧表を生み出した。この科目の残りの時間はそのような疑問あるいは問題を各人があるいは小グループが研究することに使われた。研究はしばしば実験室実験のかたちをとった。たとえば，全身清拭を行なっている間の酸素テントの酸素濃度が治療に有効なレベルより下がっていないかどうかを判断するために酸素濃度を測定する，一般に処方されている温度での"湿布"や眼洗浄に対する被験者の主観的ならびに客観的な反応を確認する，などである。研究のなかには患者が回答者である質問紙調査もあった。たとえば患者は胴体ギプスの不快を記述することを求められたのである。そのほかコスト分析や関連研究についての文献研究もあったと思う。

　学生は自分たちの研究の口述および書面の報告を行ない，この科目の終了時に報告を聴いた者たちの批評と質問を受けた。報告はすべてファイルされ，この科目を履習した学生はそのファイルを利用した。時折「アメリカン・ジャーナル・オブ・ナーシング」誌に掲載される報告があった。[3]

　私が面倒をみた学生たちの間に"科学的な研究方法"への意気込みが高まり，その多くが，研究によって看護実践の改善向上や正当性実証を続けるという決意を示してティーチャーズ・カレッジをあとにした。看護実践を向上させることをひたむきに期していたあの熱心な若い研究者たちを覚えている

[*ウ] 日本からも厚生省（当時）初代看護課長の保良せき氏が1926年から1929年までティーチャーズ・カレッジに留学していた。

私は，以来ずっと，あの決意を貫き通した者がほとんどいないのはなぜかと考えさせられている。彼らの多くがそのあと上級の学位を取得したが，その過程の一部としてなされた研究はどれも，看護の実践によりも教育や管理の機能に焦点を合わせる傾向にあったのだ。

20世紀になってからナースが書いた博士論文についての調査によれば，それらは漸次看護実践に焦点を合わせるようになってきている。私はまた，いくつかのサービス機関，はっきりしたところでは退役軍人管理局の諸病院が，フルタイムを研究活動に向けるナースを雇用していること，近年では教育や管理の問題の研究よりも実践に関する問題の研究のほうが資金を手に入れやすいこと，を知っている。「ナーシング・リサーチ」誌の掲載論文の分析からも臨床研究が増えていることがわかる。つまり，重点は変わりつつあるのだ。しかし私には，ナースは依然として自分たちが使う方法をこれと定める責任を負うのをいやがっているようにみえてならない。もしもその結果が応用されるならば実践に革命を起こすであろうような研究を行なう責任を負うのをいやがっているようにみえるのである。おそらくナースたちは，社会科学者と共同研究するのに比べて生理学者や医師と共同研究するのはあまり心地よくはないのだろうし，ヘルスケアの諸問題について医師と一緒に研究しても同僚関係を期待したり求めたりはしそうもない。私見では，ナースたちはアニー W. グッドリッチ[4]が名づけた"看護の社会的ならびに倫理的意義"——ナースは人類全体をどこまで向上させることができるか；ナースは合衆国の，あるいは他のどこかの国のヘルスケアをどこまで変えることができるか——をまったく認識していそうもないのである。

メアリー E. ブラウン[5]その他の理学療法士および作業療法士と共に仕事をした偉大な臨床家，ジョージ D. ディーヴァーは第二次世界大戦後，世界中のリハビリテーションに影響を与えた系統的アプローチをリハビリテーションに導入した。当該のその人が日常の生活行動について必要とする援助を最小限に減らしていくそのプロセスは，リハビリテーション病棟であまねく採用された。このシステムは1人のナース，シスター・ケニー[6],*エ によって開発されたかもしれなかった。彼女はポリオの犠牲者のケアを修正し，ナースも世界的に発言する機会をもてることを証明したのだった。アルコール依存症者自主治療協会を創立した"ドクター・ビル"[7]だが，彼独得のグループ療法のかたちは，アルコール依存症の進行阻止への効果的なただ1つのアプローチおよびあらゆるセルフヘルプの原型であると認められているのだが，彼は"ナース・ビル"（あるいは"ナース・ベル"）であったかもしれなかった。フランスの産科医，フレデリック・ルボワイエ[8,9]は今，出産のトラウマを減らすべく分娩管理に革命を起こしつつある。しかし，ナース＝助産師たちが彼のやり方をすでに実行しているかもしれないではないか。これら臨床家に共通の資質は，人間の苦しみに対する敏感さ，自分の信念を貫く勇気——求められていると思う援助を与えようとする決意，および，自分の方法を簡明に記述する能力，である。

ナースは科学的な訓練を皮相的にしか受けていないので不利であるとよく

*エ Sister Elizabeth Kenny：ケニー療法として知られる温湿布と筋を動かす訓練とから成るポリオ治療法を開発，広く医師の支持も得た。

耳にするが，今日では多くのナースが，医師たちがかつて受けたあるいは現に受けている科学的教育と同じほどのそれを受けている。私がルボワイエ博士に彼の研究業績目録を請うたとき彼は，自分は研究誌に発表したことはない，"私は詩人であって科学者ではない"と言った。現代のナースのほとんどはヘルスケアについてナイチンゲールが実証したよりも幅広い知識をもっているが，ナイチンゲールはわれわれの誰にも負けないほどヘルスケアの動向に世界的規模で影響を及ぼした。

　至るところで仲間たちが，合衆国の実に多くのナースが実地に示している研究能力を喜んでいるに違いない。彼らはこの雑誌「ナーシング・リサーチ」の質の高さおよびスーザン R. ゴートナーとヘレン・ナーム[10]が概説した看護研究の進歩を喜んでいるのである。この雑誌がなかった時を知らない現代のナースたちのほとんどは，もっぱら看護研究の発表誌である雑誌をもっているということが何を意味するかがわからないだろう。「ナーシング・リサーチ」誌の創刊以前は，看護やナースについての研究の報告を出版してくれるところをみつけるのが困難だった。看護諸雑誌の読者が研究報告に興味をもつことはほとんどないと思われていた。「ナーシング・リサーチ」誌は短い間[*オ]に，研究報告を読み，評価し，使うナースたちが世界中にいることを実証した。私が思うに，この雑誌は定期的な研究出版の必要を満しただけでなく，すべての看護雑誌の掲載記事の水準を引き上げたのである。

　私もまたわれわれの進歩を，および，"しっかりとした研究"すなわち開発と研究のための保健教育福祉省の 29 億 1 千ドルの予算（1977 年推定）[11]の一部を目当てに競い合うことのできる研究にわれわれがいま重きを置いていることを喜んでいるものの，同時に，これからの健康関連研究が人間的な目標をもつことを願っている。私は，研究がテストする仮説が，テストするに値するものであることを，研究者ナースたちが学究的な体面によりも実践の改善向上に関心を寄せることを願っている。研究者ナースたちが社会科学者や医学者の最新の専門語を使うことによりも，わかりやすい研究報告を書くことに関心を寄せることを願っている。ナイチンゲールの著作に立ち返るのは面倒であるかもしれないが，彼女にあれほど影響力があった理由の 1 つは，彼女の書いたものの明快さ，その訴えることの普遍性，であった。

　私は，われわれが看護において，われわれのなかの"詩人たち"──ヴィジョンのある人たち──を大事にすることを，科学技術的に熟達した人々ばかりでなく万人のニーズに敏感な人々を大事にすることを熱く願う。加えて，われわれが，応用されたならば最大多数の人々に最大の幸せをもたらす見込みが大である研究を促進することを願っている。こう言うからといって私は技術的な力量を軽視しているわけではない（あるいは，ヴィジョンのある人が同時にすぐれた技術家であることはないだろうとほのめかしているわけではない）。エドマンド・ペルグリーノ[12]は人間的な医の実践を論じるときいつも，技術的に役に立たない実践の人間味のなさを強調する。同様に私も，役に立たない，誤解を招きかねない，浪費的な研究の不道徳性を強調したい。

[*オ] 本稿が載ったのは 1977 年 5-6 月号。Vol. 26, No. 3。

17

方法選択の根拠：
看護実践向上の一手段としての研究

訳者解題

本章は『看護の原理と実際』第Ⅳ部ナースが行なう，あるいは患者，その家族，医療職者（ナース以外の）が行なうのをナースが助ける，治療処置，手順あるいは技術，の第19章方法選択の根拠：看護実践向上の一手段としての研究，の1，2，3，4，5，6，つまり章全体であるが，部分的にかなり省略されている。ヘンダーソンは1982年の来日講演（東京）を"看護研究——その発展の経過と現状"と題し，こう切り出した。"これからお話しすることは，私とレオ・シモンズとの共著『看護研究，その調査と評価』およびグラディス・ナイトとの共著『看護の原理と実際』に詳しく述べられている内容に基づくもので，後者ではとくに第19章方法選択の根拠，が関連しています。""後者"はその3年前に邦訳されていたが，研究という当時緊急の観あったテーマの基本的にして先端の論述として第19章を読んだナースがどれほどいただろうか。

本章はフェイG.アブデラとの共著でありアブデラの仕事に言及多く，優れた役人"アブデラ調"があるように思う。"ヘンダーソン調"は，15章の看護研究展望から20年がたち臨床看護研究が着実に増えてきている事実の肯定，章題のとおりそれら研究は実践を向上させる手段であることの強調，それと，すべてのヘルスワーカーは健康の問題に関する研究のプール，すなわち学際的文献群を使うべきだとする主張，に明らかである。すべてのヘルスワーカーは互いの研究にアクセスをもつべきで，それぞれ別の学問分野としてではなく，パートナーとしてやっていけるような研究をもっとすべきだ，とは上記の来日講演でも彼女は主張した。論議は呼ばなかったと思うが，今ならどうか。

　　本章では治療上の対策，手順，技術を扱う。何であれ専門職は，理論とあわせて方法を包含しており，専門職実践家の能力は，根本的な原理についての知識がどれほどかとあわせて，どれほど方法に熟達しているかをみることによって測るものである。有能にばかりでなく想像力豊かに実践する者の質的特性である創造性は，それを測定するのはむずかしいものの，急速に変わりゆく環境にあってはおそらくもっとも重要な資質である。[a]

　　看護は科学でありまた芸術である。看護を実践する者は科学者であること，すなわち，生涯勉強することを求められる。それをしないと信用できないデータを使うことになるかもしれないからである。[b] しかし，看護実践家は同時

に，その実践において創造的であることを求められる。画家たちは，これは"真実である"とか"美しい"とかという内なる駆り立てに応答するが，技術を知らなければ自分の内なる光景を現実化すること，すなわち自分の内なる色がそのまま出る絵を描くことはできない。建築家もまた，美しい家屋をデザインしても，それを雨や風に耐えるものとするには，建築学を知らねばならない。

看護学は究極的には，人々がより高い健康水準を手にするのを助けることができるほどに有用である。人間は1人ひとり独自の存在であるから，各人のためのケア計画とその実施のやり方はある程度はその人特有でなければならない。それゆえに，本章で扱う方法は"手順を示唆する"程度のものであり，その場の条件しだいで変更可能である。

ここに示唆する手順は著者らが身につけてきたもろもろを踏まえている。人々はさまざまなやり方で学習をし，直観，権威，伝統，帰納的ならびに演繹的推論，行き当たりばったりの，あるいは計画的な経験をもとに，および科学的な探究あるいは研究をもとに，結論を出したり判断したりする。これらの過程はきわめて先天的ないし普遍的なものから，非常によく学習された，選び抜かれた，あるいは精巧なものにまで及ぶ。そこには，昔の人々を支えた行動基準，ソクラテスの対話法――これが古典時代のギリシア人を同時代の他の人々よりも知的に先を行かせることになった――，教育，産業，政治および保健医療分野の実践を含むあらゆる専門職実践における現代人の問題解決へのアプローチである研究プロセス，が包含されている。

提言的に論議を進めるに先立ち，文献上にみることのできるこの方面に関しての調査結果あるいは専門家たちの間での意見の対立点をあげておく。すなわち，合衆国の大学の看護基礎教育カリキュラムには，自然科学，生物学，社会科学が幅広く盛られていた。あらゆるヘルスワーカーズはこれらの分野で開発される知識に頼っている，また，"医科学"と"看護学"との境界およびこのそれぞれと他の諸科学との境界は絶えず移動しているので両者の実体は不確かである，という見解があった。このような次第であるから，ここに引用する研究がいろいろな分野から取り出されていることに読者は驚かないであろう。引用した調査や研究のごく一部がナースの手になるものであったことを知ったら驚くであろうか，驚かないであろうか。看護実践についての研究がほとんどないという事実の説明はそのあとにする。

看護研究の発達

すでに指摘がなされているように教会で生まれ軍隊で育てられた看護は，直観はさておき，権威と伝統を大いに頼りとしてきた。しかしながら，1860年代以降は常に，一部の"専門職"ナースが，問題への答を求めて研究者のアプローチを使っているのは明らかである。フロレンス・ナイチンゲールは，彼女を有名にしている仕事，看護サービスを管理することによりも，健康問

第17章　方法選択の根拠：看護実践向上の一手段としての研究　217

題についての研究により多くの年月をかけた。彼女は，英国政府を説きつけて軍および植民地のヘルスサービスを変化させた統計の専門家であった。現状を変更することの利点を示しうるほど十分かつ効果的に，現行の実際についての諸事実を集め，報告し，説明してのけた彼女だったのである。[1]

　西洋文化における看護のシステムは，フロレンス・ナイチンゲールが『看護覚え書き』その他 1900 年以前に書いた，看護教育についての著作,[*ア] に端を発する。これら著作およびナイチンゲール看護のパターンは広く認められてきた。一方，調査や研究を行ない，その結果を社会改革を目指す組織的活動のてことして，あるいは看護実践の根拠として使うミス・ナイチンゲールの力を認めて見習おうとした人はほとんどいなかったようである。エセル・ベッドフォード・フェンウィック[*イ] などの英国のナースの一部はフロレンス・ナイチンゲールの業績をすみからすみまで高く評価しているが，合衆国では M. アデレイド・ナッティング[*ウ] とイザベル M. スチュワート[*エ] が間違いなく，健康増進と病人の看護についての彼女の革新的な考え方の重要性ばかりでなく彼女の研究の重要性に気づいていた。この人たちはその気づきを自らの著作で示し，あるところまではナイチンゲールのあとに続いたのであった。

　1907 年，ナッティング[2] は合衆国教育庁のために看護学校についての実地調査を行なった。この実地調査は，看護の分野での最初の全面的調査研究としてしばしば言及される。スチュワートその他同時代の傑出したナースたち，たとえばアニー W. グッドリッチ[*オ] などは，看護の教育と管理における変革の必要性を説明しようと実地調査や統計報告の活用を続けた。1909 年，公衆衛生看護についてのある全国調査が，さまざまなありようの実践と管理政策とを提示した。[3] それは，実践についての調査というものをずっと頼りにしてきた，独立していて十分な教育のある公衆衛生ナースたちを引きつける，公衆衛生看護の新時代をもたらした。

　20 年代，30 年代には，産業，教育，保健医療機関において標準化に向けての動きがあった。[c] フランク・ティラーとフランク・ガルブレイスは大いに宣伝された数多くの産業研究を行ない，リリアン M. ガルブレイス（フランクの妻）が夫の死後，最近までその仕事を続けた。[4]

　アメリカ病院協会は病院の運営に産業や教育との類似を多々みて，単純化・標準化委員会を立ち上げ，そこから出された勧告はまもなくして労働条件，病院組織，調度，備品などに変化を及ぼした。[5] この委員会は合衆国基準局ならびに，受益者を保護するとともに彼らに情報を与えるために設立された非政府機関の数々と近しく協働した。この時代，諸産業は，結果的に製品や工程の標準化をもたらす研究部門を発足させた。第一次世界大戦（およびその後の第二次世界大戦）に際しての労働力不足は，均一で確実な機械製品を求める研究を強化した。包帯や薬液など，それまではナースがつくっていた日用物品が商品のそれに取って代わられた。タイムスタディ，動作スタディ，コストスタディが始められたのはこの時期である。ラルフ M. バーンズ[6] がそれらスタディの経過とそれに関連する産業管理の様相について，沿

[*ア]「ライン河畔のカイゼルスウェルト学園」(1851)，「救貧院病院における看護」(1867)，「ユーナとライオン」（アグネス・エリザベス・ジョーンズをしのんで）(1871)，「看護師の訓練と病人の看護」(1882)，「病人の看護と健康を守る看護」(1893)，「看護師と見習生への書簡」(1872-1900) などを指すと思われる。

[*イ,*ウ,*エ]本書第 1 章の訳注[*エ,*キ,*ク]をそれぞれ参照。

[*オ]本書序詞の訳注[*イ]参照。

革を書いている。ブランシェ・ペッフェルコーンとマリオン・ロットマンの著作,『看護の臨床教育』[7] は実際には行動分析とタイムスタディであった。

しかしイザベル・スチュワートはそれより先に,時間,動作,コストの調査の看護への応用可能性に気づいた。彼女は標準化の動きの限界と予測できる危険にも気づいた。彼女は,目標は均一の製品である産業と,サービスを受ける各人のニーズがそれぞれ独自であるゆえに製品を標準化してはならないヘルスケア・サービスとの違いを指摘した。"看護技術の標準化の可能性"[8] と題した論文のなかで彼女は,彼女の思うところの"弾力的な"標準を用いることの重要性を強調した。要するに,1つ1つの手順の信頼度は次のような基準で判断されるべきだというのである。

1. 患者,ナース,その他関与する人々にそれは最大限の安全を提供するか？
2. それは治療上有効か？
3. それは患者に,治療目的の達成と矛盾しない最大級の安楽と幸福（あるいは最小度の苦痛）をもたらすか？
4. それは上記の3要因を犠牲にすることなしに可能な限り時間と労力と物の点で経済的であるか？
5. その機器の外観は満足できるものか？ またその性能は申し分のない製品であるという感じを与えるか？
6. その手順は治療上の有効性,安全性,安楽性を損なわずに行なえると同時に簡単か？ またそれは病院看護および家庭看護に応用できるか？

もしもスチュワートが,それは患者の意向を考慮に入れているか？,それは患者の最高の自立と参加と学習を提供するか？,という質問をこれに加えるならば,彼女の基準は1919年におけると同様に今日も容認できるであろう。彼女のこの論文が根拠となって,1930年頃,のちに"比較看護実践"[*カ]と呼ばれることになる科目がコロンビア大学ティーチャーズ・カレッジに創始された。この科目は学生に研究プロセスの手ほどきをするものであった。看護の手順や技術が,安全,治療上の有効性,安楽,経済性,美的アピールについて評価されたのである。学生は1人で,あるいは何人か一緒に,文献調査,面接あるいは質問調査,実験室実験その他の種類の研究を行なった。[d]

スチュワートとその仲間は研究の重要性を察知し,1930年,ティーチャーズ・カレッジの看護教育学科に看護研究の研修所を設けることを提案した。[9,10] そこの細菌学者であったジーン・ブロードハーストはこの提案を強く支持した。1920年代,30年代に彼女の指導のもとでナースの大学院生が行なった細菌学的研究の数がそれを裏付けている。[e,*キ] ブロードハーストは看護学教員のマーサ・ルース・スミスとともに,看護の技術をではなく看護の基礎である細菌学を扱った看護ケアの原理についてのテキスト[11]を編んだ。ティーチャーズ・カレッジの"看護教育便覧"が発行されていた期間,

[*カ] 本書第16章212頁参照。

[*キ] ヘンダーソンの修士論文も"煮沸および蒸気による物品消毒の比較研究"であった。

そこにはもっぱら学生と教師陣とによる研究報告が載っていた。"看護教育研究実践研究所"は1953年になってついにカレッジの正式機関となったが（大学におけるこの種の施設として最初のもの），その後そこの後援で行なわれた研究が看護実践と直接に関係することはめったになかった。[f] 実際，ここ10年ほどで変化がみられるもののそれまでは，看護研究は教育上の問題と職業上の問題に焦点を合わせてきたのである。レオ W. シモンズとヴァージニア・ヘンダーソンは1964年に出した彼らの報告書『看護研究，その調査と評価』[12,g] において，そのことを明らかにした。あまりにも多くの研究が看護ではなくナースを扱っていたので，著者の1人ヘンダーソンは，その調査を進めながら一方で，1952年に創刊された「ナーシング・リサーチ」誌に巻頭論説"看護実践研究——いつになったら？"[13,*ク] を書く気にさせられたのだった（1956年2月）。

　20世紀の最初の30〜40年間，実践に焦点を合わせた研究は主として，看護の手順を，あるいは特定の活動を，より妥当なものにするために計画された。多くの医学研究が検査室テストをより信頼できるものにするために，ある手術や薬をより安全でより有効なものにするために計画されたのと同じである。保健医療分野の研究は哲学的であるよりは技術的でありやすかった。保健医療システムという価値あるものが，今日そうであるように次から次へと非難をあびるようなことにはなっていなかった。システムを構成している要素の1つ1つがより信頼できるものであれば，システム全体として人間のニーズを満たすことができるだろう，と一般に考えられていたのである。しかしながら，どの時代にもヘルスケア・システムに疑問を抱く人々は存在した。一部のナースなどは，看護学生の選抜方法，教育方法，労働条件，総じて彼らが行なうべく教えられる諸サービスの実際の利用状況，に疑問を抱いた。シモンズとヘンダーソンが1964年に報告した研究における調査に際し，面接したおよそ500人の人々が寄せたもっともしつこい質問は"ナースの〔本来の〕機能は何か"だった。

　1950年，アメリカ看護師協会はナースの機能を研究する5年計画に乗り出した。17の州で行なわれ，1958年にエバレット C. ヒューズらにより『2万人のナース，自らを語る』[14] にまとめられて報告された21の研究に，1957年までに40万ドルが使われた。このきわめて重大な全国規模の事業は，上記の質問に決定的かつ満足のいく答を出すことにはどうも失敗したらしいのだが，看護について実に大量の情報をもたらしたのである。たとえばある1つの研究は，1つの州全体の調査により病院ナースの看護活動の幅の広さ（400種以上の活動）を明らかにし，また他のいくつかの研究は，ナースおよび看護について人々の抱く概念や数々の職業上の問題に光を当てた。[15] これは20世紀の間定期的に6回ないしそれ以上行なわれた全国規模の調査研究の1つであり，職業上の諸問題を明らかにし，それらに注目させている。これらの研究において収集されたデータの一部は，ANAの年々の出版物『ファクツ・アバウト・ナーシング』[16,*ケ] に載り，合衆国では今日に生きている。カナダ看護師協会はこれに類似の年刊出版物『カウントダウン』[17] を出してい

*ク 本書第14章。

*ケ 本書第15章の訳注*ウ参照。

る。現在世界中の各国看護職能団体は職業上の問題の研究にもっぱら打ち込んでいるが，看護実践についての研究促進にも動き始めた。

　1953年，合衆国内の主要な全国的看護職能団体が，1948年に始まった彼らの構造研究についての勧告を行ない，それぞれの団体に研究部門が設立された。[h] 1956年には，資金を受け取り，研究に助成金を出し，研究を実行する独立機関としてアメリカ看護師財団*コ が設立された。ここには博士号を取得したナースたちのリストがある。[18] 一般的に言えば，大方の大学院課程は現在，臨床志向の研究経験をする科目を用意している，ないし課している。有資格ナースのための教育プログラムは当初，病院での卒後経験以上のものは何もなかった。しかしながら1930年代に，ティーチャーズ・カレッジに助産師課程が開かれ，続く10年間に小児看護，精神看護，内外科看護の課程が生まれた。ティーチャーズ・カレッジのその他の課程，一般公衆衛生，学校看護，産業看護などは，実践に力を入れる現場経験の科目を用意した。第二次世界大戦後，全国的な看護職能団体は，基礎教育終了後の，大学レベルの臨床看護の勉強の重要性を強調しはじめた。今日では，ほとんどの大学院課程が，教育，監督，管理によりもそれに力を入れている。しかしながら，学位をもつナースの多くはかねて，また今も，教育，監督，管理にもっぱら携わっているという事実が，大学院生に臨床上のではない研究疑問を研究させることになっているのは間違いあるまい。拡大しつつある臨床役割を認め，法制化し，それに向けてナースを養成し，非看護の仕事を排除し，ヘルスサービスにおける管理的な上部構造を縮小する，などの現行の優先仕事は，看護実践を中心に置く研究を強く求める状況を生み出してきた。

　数多くの全国規模の看護調査研究，たとえばエスター・ルシル・ブラウン[19] が指揮をとり，1948年に『これからの看護』という表題で報告したそれなどは，研究の重要性を強調した。"看護と看護教育についての全米研究委員会"による最新の研究報告書『行動のための摘要』[20] には，看護のあらゆる局面，すなわち実践，管理，教育を論じるにあたっての研究的アプローチを推す非常に説得力のある論拠が載っている。

　各国の国，州，県，郡部などの政府機関に雇用されるナースたちは，とくに合衆国のそうしたナースたちは，看護研究の発達に注目すべき貢献をしている。たとえば合衆国公衆衛生局のマリオン・ファーガソンとパール・マッカイヴァーは，第二次世界大戦以前に早くも看護調査研究の促進を開始した。第二次世界大戦中は，1943年の士官候補看護師団の創設および1949年のUSPHS看護課発足に伴い，看護研究は看護の発展に不可欠であるとみなされるようになった。研究の重要性を十二分に察知した人々のなかに，フェイ G. アブデラ，マーガレット・アーンスタイン，アーヴァ・ディルワース，ルシル・ペトリィ・レオーネ，ジェシィ・スコット，エルウィン・ヴリーランドらがいる。看護課が実施した，あるいは後援した研究は，当初においては，看護の必要と資源の調査であった。アブデラは1954年，"37の州およびコロンビア特別区（ワシントン D. C.）とハワイ準州は，1947年以来，処置行動を必要としかつそれに対して何かが実行可能な，最重要のコミュニティ看護

*コ 本書第15章の訳注*キ 参照。

上の問題を明らかにするための道具として，看護調査を活用してきた"と報告している。[i] ここ10年間，合衆国内の国の看護機関および看護部門をもつ保健医療機関には，上記とは別のタイプの研究，とくに臨床調査研究を奨励する傾向がある。

USPHSに看護課が設置されて以来，総額およそ3,900万ドル（1956年会計年度から1976年6月まで）[21] の補助金があらゆる種類の看護研究に投じられてきた。研究補助金を受けた機関のナースたちはANAの研究・統計部門と仕事をし，「ナーシング・リサーチ」誌の創刊において，および看護研究を論じかつ促進する目的でなされる国際的な，地域単位の，国の，また地方の諸会議において，重要な役割を果たしている。1968年に設立され1973年には研究評価局として再編成される国立ヘルスサービス研究開発センターにつき，前副センター長のフェイG. アブデラは，センターの主目標の1つとして，ヘルスサービス提供改善のために不可欠な新しいタイプのヘルスマンパワーの評価をあげるべし，と言う。[j] この研究評価局スタッフの前メンバーの1人リタK. チャウは，一般に適用される心臓手術を受ける患者のケアにおいてなされる看護行為の確認と分類の方法を報告した。彼女はヘルスケア提供に際しての諸障害を減らすためのさまざまな提案を検討し，"すべての保健医療専門職者が，ヘルスサービスを組織し提供するより効率のよい形態の分析，統合にいっそうの努力をすることが強く求められている"と言う。[k]

たとえ主要なポイントだけにせよ，世界中の看護研究の発達を論じることは不可能であるが，カナダの看護師協会が看護研究の毎年の一覧，『カナダ看護研究インデックス』[22] を発行していること，フィンランド看護教育財団の『看護年鑑』が研究報告集成[23] であること，もっぱら研究を扱う国際誌，「国際看護研究誌」のあることは言っておこう。

専門職ナースは常に医師の臨床研究にかかわってきたが，大体において受け身で，どちらかというと情報を与えられないまま役割を負っていた。医師の著述家スタナップ・バイン＝ジョーンズ[24] が1950年に，医学雑誌に載った研究報告においては検査室技師の役割のほうがナースのそれよりも認められているようだ，と言っている。しかしながら現在は，学際的な研究（ただし正式なパートナーとしてのナースをメンバーに入れる）のほうが，1つの学問領域をもっぱら扱う研究よりも，一部の地域ではスポンサーをみつけやすいようである。研究意識が強くいったいに知識豊かなナースたちは，国立ヘルスサービス研究・開発センター，国立保健研究所（NIH）のような合衆国機関において，また数多くの保健医療機構や財団において，医師，統計学者，物理学者，生物学者，社会学者などと交わり研究活動を行なっている。一部の州ではナースが医師や社会学者その他とともに，地域医療プログラムの後援を得て学際的な研究を企画，実施してきた。

バーノンW. リパードは『アメリカ医学教育の半世紀：1920-1970』（Josiah Macy, Jr. 財団，ニューヨーク，1974, p. 73）において，連邦の医学研究資金の膨張を指摘した。1930年の法律が，1887年設立の衛生試験所の名称を国立保健研究所に変えたことに彼は注目している。1931年の同研究所の充当金

は4万3千ドルであった。1937年には国立癌研究所が創立された。1940年代には科学研究・開発局の発足があり，大規模な予算割り当てが承認された。国立科学財団の設立が1950年である。その年，公衆衛生総局の一括法案は，神経科疾患と失明，関節炎，および代謝性疾患，アレルギー，および伝染性疾患，の研究を支援するそれぞれ別個の研究所を設立する権限を同局長官に与えた。20年の間に医学研究費総額は24倍になった。

医師たちが臨床研究の正式なパートナーとしてナースと協働するには時間がかかったが，社会学者には機会に乗じた人が多かったようである。上記のような諸事情，および健康と疾病の心理社会的な側面を強調する現代高まりゆく動向とから，臨床看護研究のほとんどが心理社会的な領域のものである理由がわかるのではないだろうか。

1958年以来，看護研究に焦点を当てた数多の書物が出版されてきた。一部は概観本であり，他の一部は研究用の資料集であり，また研究方法についての書物もあり，多目的のものもある。[25-31] これらの著者はナースと社会科学者である。3人の社会学者（いずれも大学看護学部の教員）が1970年に出した1冊の表題は『行動科学，社会的活動，看護専門職』[32]である。この著者らは，医師の目標はキュア，すなわち"診断された患者の病変のほぼ永久的な修正"であり，"看護の手当て〔生物物理学的な手当てに対する反応を含め，患者の'そのときその場に生まれるニーズ'に応えること〕の目標は一般に短期的で，治療するのではなく緩和する，というものである"という見解（彼らはナースの多くがこの見解を抱いていると思っているようである）に立っている。いかなる専門職においても研究の境界はその職業が処方行為上もつ責任の限度によって設定される，と彼らは言い，ナースが自由に処方を出すことができるのは社会科学（あるいは対人相互作用）の領域内だけである，と示唆する。それゆえに，研究を通して看護実践の論理的な基盤を見出すことは，主として，社会科学者と協働するナースたちの仕事である，ということになるのである。この本の第3著者，ロバート・レオナルドはフロレンス・ウォルド[33],*サ との共著で，しばしば引用される論文"看護実践理論の開発を目指して"を発表し，これと同じ論法をとって看護の寄与は主として相互作用的なものであるとしている。彼らは，自然科学や生物学で使われる研究方法は看護実践の研究には適さない，と言う。

"看護学"*シ という用語は医学，あるいは保健学と別のものではない。生物科学と別のものでもなければ生物科学から独立してもいない。言い換えれば，あらゆる保健医療実践家の合理的実践は，物理学者，化学者，微生物学者，生理学者，人類学者，社会学者，法律家，経済学者などの学問分野に研究者を導くと思われるような研究に依って立っている。ナースは現在，看護師業務法（および公的看護諸機関の声明）が定めた看護の法的意味の範囲内で，それら分野に関係する手当てや予防対策を開始したり処方したりしている。たとえばナースは，沈黙の人に語らせるすべ，動揺している人や不安な人に心配を表現させるすべを開始するのと同じように，意識のない患者の口腔をどのようにして清潔に保つか，褥瘡をどのようにして予防するか，安全

*サ本書第1章の訳注*チ参照。

*シ nursing science。医学 medical science，保健学 health science に並べて。

第 17 章　方法選択の根拠：看護実践向上の一手段としての研究　　223

に経口摂取できるほどに昏睡患者が回復したとみなせる時，を決定する。浣腸などの処置は医師が処方するのであっても，ナースが器具を選び，しばしば注入液も選び，治療目的が達成されるように患者がその処置を受けるのを助ける。医師は経静脈栄養や経静脈与薬を処方し，時に（しかしいつもではない）それらを開始するものの，その安全で効果的な施行はほとんどナースに頼っている。腰椎穿刺のような手順は医師が処方し，実施するが，ナースは患者の準備を整え，手当てをし，アフターケアをして医師と協働する。ある手当てを処方し，開始し，遂行するにあたりナースたちが主要な役割を果たしていても，さほど重要ではない役割を果たしていても，彼らには自分たちがすることおよび自分たちがそれをどのように行なうか，を研究によって確証する，あるいは合理化する専門職責任がある。

　フロレンス・ナイチンゲールの時代から今日までの看護研究の発達過程をみると，重きを置くところが変わるためにその前進がなめらかではなかったことがわかる。19世紀には，罹病率や死亡率などのデータを使い政府にヘルスサービスを変えさせようとするナイチンゲールの研究があった。20世紀の最初の数十年およびその後の何十年を通しては，定期的な，全国規模の，教育的ならびに社会経済的な調査研究がなされた。1920年代，30年代には特定の手順の，とくに内科的，外科的無菌法や感染コントロールに関連した手順の妥当性を高めるために数多くの研究が計画された。30年代，40年代は，看護のニーズと資源についての調査研究，およびナースの役割と機能についての研究であった。50年代，60年代になると，ナースと患者——あるいはクライアント——の相互作用，および看護実践の法律的有効化ないし改善向上を目的とする研究に重きが置かれるようになった。現在は学術研究,*ス とくに看護ケアの評価についてのそれ，看護ケア自体であれヘルスサービスの一側面としての看護ケアであれその評価についての学術研究，が最優先されている。ケアの価値を看護教育のタイプに関連させようとする学術研究もある。今日多大の関心が向けられているのは看護理論の開発，看護ケアの質の査定，とくに，臨床運営にあたり通常以上の責任を負うべく特別の教育を受けたナースの行なうケアの質の査定，である。

*ス study と区別しての research。

方法の評価あるいはケアの質の査定の判断基準

　他のヘルスワーカーズが行なうケア，とりわけ医師による治療の効果と区別しての看護の効果を測定することのむずかしさは言うまでもない。ルイス I. ダブリン[34]は1932年にケンタッキー山岳地帯に向けてのフロンティア看護＝助産サービス*セを評価し，そのサービスが扱った最初の分娩1,000件が罹病率，死亡率ともにまったくといってよいほど問題のない事実を示すことができた。それは合衆国内ばかりかいかなる国の死亡率と比べても優れていた。しかしながら，看護＝助産術なるものの実際は，まったくもって他に類をみないほど医学に依存していないのである。

*セ本書第1章の訳注*ソのメアリー・ブレッキンリッジを参照。

シモンズとヘンダーソンによる看護研究の調査と評価[35]は，1963年に行なわれた評価研究のタイプを見分け，優れた例を提供し，質を判定する，すなわち測定するのに使われる研究方法ないし技法を列挙することを試みている。[l]

教育過程における学習の性質（期間，内容，方法）が卒業生の行なうケアの性質に影響を及ぼすという専門職（看護を含む）の主張を実証するには，質査定が重要であると多くの人が考えている。アブデラとユージン・レヴァイン[36]が1957年に行なったような患者の意見調査が，患者は十分な教育を受けたとはいえない看護職者のサービスよりも比較的によりよく教育された看護職者のそれのほうを高く評価する，と指摘してはいるものの，この論点はいまなお係争中であり，質測定の判断基準を求める探求は進行中である。

ナース，医師，理学療法士，ソーシャルワーカーなどなどの役割は往々にして重複しているので，また，それら各ヘルスワーカーのすることはケアの全体としての成果に影響を及ぼしているので，どれか1つのケア系統の評価は実は連帯責任である。ポールJ.サナゾロとその共同研究者ら[37]は，あらゆる保健医療専門職と連邦政府はその連帯責任に加わっている，と書いている。医師が構成する専門職基準検討機関（PSRO）が多くの州に設置され，2つの州（ユタとハワイ）ではナースもメンバーに入っている。1970年，社会保障法（公法92-603）の規定に基づき払い戻されるすべての医療サービスを監視するという目的で，すべての州にこの種の機関を設置する法律制定が合衆国議会に出された。[m]

効果的な看護は常に，治療計画についてのナースの知識に左右される。ナースがよりいっそう治療管理の責任を負うようになるにつれ，また，患者の問題を志向するヘルスケアシステムが普及するにつれ，学際的に評価することがますます必要になるだろう。[n]

アヴェディス・ドナベダイアン[38-41]は1966年から1969年の医療ケアの評価を論じ，ケアのプロセスの査定，そのもとでケアがなされる組織機構の査定，ケアの成果の査定，をそれぞれ区別した。このドナベダイアン方式はケアの総合的な質査定の基本を提示している。[o]

ジョンW.ウィリアムソン[42,43]は1968年および1971年に，患者ケアの質査定にあたり成果とプロセスの関係を説明するための優先事項と戦略とを論じた。これはドナベダイアン方式に似ている。

その他，入院患者に対するケアを査定することができる大規模なプロセス判断基準を1966年に開発した研究者，ビバリーC.ペイン[44]がいる。[p] うまくやったところで，医師が行なうケアの質の査定は複雑である。おそらくは，あらゆる保健医療職者についてのそれも同じであろうが。[q]

看護の質の測定

"よい看護ケアとはどのようなものか？"という問いに答える試みは，専門職看護の始まりと同時からある。フロレンス・ナイチンゲールとその仲間の

第 17 章　方法選択の根拠：看護実践向上の一手段としての研究　　225

*ソ クリミア戦争時の英国陸軍の病院のこと。クリミア半島の病院を指してはいない。主病院は半島から黒海をはさんでアジア側のスクタリにあった。

*タ 本書第 1 章訳注*スのリリアン・ウォルド参照。

*チ 本書第 15 章 204 頁参照。

　ナースたちが到着してからの，クリミアの諸病院*ソにおける英国兵士の死亡率の激減は，彼女が自分たちの行なった看護ケアを記述し，また前後統計を提示したことからして，ある種の測定のあったことを知らせている。[45] 肺炎 500 事例についてのジェーン E. ヒッチコック[46] の 1902 年の報告は，この疾患についての報告というよりは，病院でなされる看護ケアの効果とヘンリー街の訪問ナース*タが行なう看護ケアの効果の比較であった。前述した，フロンティア看護サービスの扱った最初の 1,000 出産についてのダブリンの報告は，測定の一型であった。スチュワートの"物差し"*チは，何か 1 つの活動の信頼性を測定するための特定の判断基準を提供する試みであった。文献を検討すると，この種の試みが着実に増えていることがわかる。フランシス・ライターとマーゲリート E. カコッシュ[47] は 1950 年，次のように 12 の看護ケア構成要素を明らかにした。環境コントロール，心的適応，皮膚および粘膜の状態，排泄，姿勢・体位および運動，休息と睡眠，栄養，徴候と症状の観察，臨床検査実行，与薬，処置実行，健康教育，である。各構成要素は操作上の表現で定義された。観察ガイドが作成された。量的に計ることができると思われる判断基準として，次の 6 つの質的区分が定められた。危険である：患者の健康ないし福祉が彼が受けた看護ケアによって危険にさらされる。安全である：看護ケアを受けたことにより患者に何の害もない。患者の生命と価値観が守られる。適切である：可能な範囲内で，患者の生活の基準および習慣となっているやり方ができるだけ正常に保たれる。患者は自分自身の回復速度で自分の以前の健康状態を最大限取り戻す。最善である：患者はその完全性が尊重され，健康状態改善が助けられ，自らよりよくケアすることができるようになる。最大限である：患者ケアの計画が現時点での最新の科学的進歩を踏まえている。理想的である：進歩改善の目的で，コントロール下に置かれた看護研究により患者ケアが吟味され，評価される。

　カコッシュ[48] は映画台本のかたちをとった博士論文において，"専門職看護の特異な特性" を提示しようとした。マートル・キッチェル・アイデロッタら[49] は，1955 年，判断基準として患者の皮膚の状態，心理態度，動ける度合，を使う長期研究を開始した。グラディス・ナイトとフランク・ウィリス[50] は 1964 年，心筋梗塞の入院患者についての 4 年間の研究を報告し，その種の患者へのケアを評価するのに使うことができる "測量物差し" を明らかにした。それぞれの事例における患者の問題が正確に見分けられ，それら問題の解決に向けて看護ケアがなされるとき，看護実践は治療である，と彼らは結論した（ウィードのアプローチ*ツと非常によく似ている）。ナイトとウィリスは心臓病患者の回復を測定する特定的な判断基準を明らかにしたのである。いくつか例をあげれば，疼痛を引き起こす生理学的経過を理解するにつれて，まず 1 つ，患者は疼痛に対する不安を徐々に見せなくなる。また，自分に必要な処置などをナースが行なうのを許す。また，大きな処置などのあとの日中，および薬なしで夜通し，眠る傾向を示す。

　伝統的（分析的とはいえない）なタイプの看護と，アイダ・ジーン・オーランドが『ダイナミックなナース-患者関係』[51] に書いたような思慮のある

*ツ 本書を通じてたびたび登場する内科医ローレンス L. ウィードの問題志向型医療記録システム。

（かなり分析的な）プロセスとの，患者への効果を比較する試みが数々なされてきた。その1つがリトー G. デュマとロバート C. レオナルド[52]の行なった研究であるが，そのねらいは，麻酔からの覚醒時における嘔吐の発生への実験的看護プロセスの効果を観察することにあった。

ラッシュ＝プレスビテリアン・聖ルカ医療センターと MEDICUS[テ] システム法人が作った研究チームの1つが，看護ケアの質をモニターする方法論を開発している。成果の査定に重きが置かれたものであり，研究者らは看護のプロセスと成果との関係は患者のタイプによって異なると示唆した。看護の質には数多くの要因がかかわり，その1つが病院の管理統制である。質をモニターするこの方法論は，病棟のレベルでの看護行為を統制する看護管理に役立つものである。看護管理者側は看護ケアの質に関して意思決定するにあたり，プロセスと成果の両方を知りかつ理解しなければならない。[53]

アメリカ看護師協会は，専門職基準検討機関（PSROs）の責任下でなされた看護ケアの質と妥当性と必要性を審査する判断基準モデルの開発における保健教育福祉省との契約の結果として，意義深い躍進を遂げた。小冊子『局地レベルの看護ケア評価検討指針』はその開発と PSROs の組織，質保証のモデルを載せ，成果の判断基準を明らかにするプロセスを説明している。[54]

ドロシー M. スミス[55]は看護を評価することのむずかしさを論じ，実践を直接的にではなく間接的に測定したらどうかと提案する。"患者まるごと" の看護ケアの測定はできないだろう，と彼女は考えるのである。質の高い看護は，患者の看護問題の査定およびナースのそれら問題の扱いの "科学的正しさ" を基準として測定されよう，と彼女は言う。スミスは，"何がなされるべきでありそれを成し遂げるにはわれわれは何をしなければならないかが平易にかつ明確にみてとれるような方式——系統的な枠組み——をわれわれは必要としている" [r]と提言した。専門職ナースが日々査定し対処することを求められている看護問題が，質の高い看護ケアを評価する根拠になるかもしれない，と彼女は言う。それら看護問題を扱うための方式ないし仕組みを吟味することによって，質の高い看護を間接的に測定できると思われるのである。たとえば，諸伝達が系統立てられている度合は，質の高い看護実践の査定に使うことのできるきわめて重要な判断基準の1つであろう。

看護実践の判断基準の識別には問題が多い。患者の福祉に対する看護実践の効果を完璧に査定できるようにするよりはむしろ，質の高いケアを測ることを直接的にも間接的にも行なうべきである。

エレノア C. ランバーツェンは看護ケア計画に関連して看護ケアを評価するための6つの判断基準を確認している。科学的諸原理に基づいた全体的な医療計画と整合性がある，治療的に有効である，患者にとっての最低限の身体的ならびに情緒的な安全と安心を保証する，患者にとって達成可能な最大限の健康度を取り戻すないし保持するための当面のならびに長期の計画を反映している，患者の心理的ニーズを満たしている，患者家族の参加の用意がある，がその6項である。[s]

ナースであり人類学者であるドロシー・ハリソンは，患者の状態も測定す

[テ] Index Medicus は 1960 年以来，ワシントンの国立医学図書館が作成。

るのに電子装置を使う予定の研究を計画しつつある。この装置は，ゆくゆくは看護の効果をも評価することになろう。以下は彼女の発言である。

　現に科学技術がこれまでになく急速に発達しているのであるから，専門職としての看護は看護特有のニーズに応えるために科学技術の諸手段を利用すべきであると私は思う。看護は，人間の内なる生理機能や疾病過程の理解ばかりでなく，物質的ならびに社会的な環境のなかの全人を理解することを必要とする学問分野である。医学およびその他の大方の援助学や癒し学の分野は人間の別々の部分や作用を見たり研究したりしがちであった。看護では，人間の全体を見てかつ統合することが特別に重要である。かつてはナースは，多かれ少なかれ直観によって，全体をつくり上げる部分部分を全体に組み上げねばならなかった。これをする能力はナース各人の機敏さ，観察力，知識，技能によってさまざまである。この統合の過程を客観的に分析し評価する必要がある。今日，電磁気の場理論を使ってその分析と評価を電子工学的に行なうことができる。生物システムはもちろん物質のあらゆる存在形式に，絶えず相互に影響し合う電磁気性がある。現代の電子工学は，以前には夢にも思わなかったようなこと，微小な電気活動を感知し測定することを可能にしている。それゆえに私は，いくつかの主要な環境因子との相互作用を含め，その人の統合性を探知，測定，研究するために，将来看護に，看護が必要とするアセスメント・ツールをもたらしてくれるであろう電子工学の装置を使う試みをするのである。[t]

看護実践の基準

　基準は一般に受け入れられた看護の定義から引き出されたものでなければならず，したがって定義と矛盾していてはならない。基準はまた，効果的な実践を記述するに足るほど特定的でなければならない。基準はあらゆる場の実践を記述するように包括的なものとなるか，あるいは，病院，家庭，学校，事業所，刑務所など看護がなされる場ごとの基準を別々に設定するか，のどちらかになろう。基準の開発は進行中であり，完了はない。看護の定義およびそれを踏まえた基準は看護実践の質査定に関連する。ある時代に適切な定義および基準は次の時代には改訂する必要があるかもしれないのである。

　ジーン K. マックファーレン[56]は 1970 年に看護ケアについての 2 年間にわたる調査研究に携わり，質の高い看護ケアの判断基準（基準）を設定することのむずかしさを論じている。彼女によれば，ヘルスケア専門職のいずれもが明確な目標を欠いており，また，ある専門職の目標が他の専門職のそれと矛盾していることもある。運動性の技能についての基準は言語化が可能であるが，観察や判断，その結果を個々人に応用する技能は言語化できないし，対人関係技能なるものを明瞭に示すこともできない。後者のパフォーマンスの判断基準をつくることは特別むずかしい。

　グレイス・ファイヴァースとドリス・ゴスネル[57]も評価の問題を論じ，パフォーマンスが評価されるべき活動については容認できる最低限の基準が必

要であるとわかった，と言っている。パフォーマンスの基準を設定するには，課せられたことを完了するためになされるべきこと，およびそれが要求する行動の種類についての十分な知識が必要である。

　教育者ナースの間には，ナースプラクティショナーを養成する課程はパフォーマンスをもとにした次のようなものであるという合意がみられる。

1. 卒業生が実行してみせるはずの能力（知識，技能，行動）は，測定可能な用語で述べられた明白な役割概念から引き出されている。
2. 能力を査定する判断基準が特定の条件のもとで期待される熟達度を明示している。
3. ナースプラクティショナー各人の査定は，パフォーマンスと，状況ないし行動についての計画，解釈あるいは評価をするに適した知識があるかどうか，に基づく。

パフォーマンスの基準設定

　看護の定義ならびに看護の機能の守備範囲についての意見の一致が得られたならば，次にすべきは，望ましい実力レベルを測定するパフォーマンス構成要素を明らかにすることであろう。たとえば，患者の血圧を測る場合，ナースは一定の時間内でその行為を終わらせ，正確な示度を得，また血圧計を器用に扱うことができねばならない。したがって，この３つが同時に起こるなかで，適切なパフォーマンスを代表する３つのパフォーマンスそれぞれに最低必要条件があるのである。

　デービッド J. クラウスら[58]は，さまざまな看護行動のパフォーマンスの基準を作成するにあたっては，一般に，標準となる基準にではなく絶対的な（到達度を指示する）基準に注意が向けられる，という。標準となるとは，教育訓練も経験も同じ多数の個人のパフォーマンスを１つの連続体に順序づけて並べ，その連続体上の任意の１点を，容認できるパフォーマンスの基準として選び出す，というものである。ほとんどの基準は，測定されたパフォーマンスあるいはテスト事態におけるパフォーマンスの適切性を言葉で表現している。

　以下は看護のパフォーマンスを測定するための"道具"を作り出そうとする近年の実績である。

　チャールズ M. ビドウェルとドリス J. フレーベ[59]は，患者ケアならびに管理の"仕事"，教えること，目的の系統的記述，における"臨床ナースプラクティショナー"としての病院看護パフォーマンスを評価する道具を作成した。

　マーガレット A. ダン[60]は専門職ナースプラクティショナーのパフォーマンスを測定する道具を作成し，臨床パフォーマンスの記述と評価においてそれは信頼に足るとわかった，と報告している。PETO システム[61,u]は看護ケアニーズを指摘するものであり，看護の仕事量を測り資源を計画するにあたっ

ての有用な管理手段である。看護監査[ト]と関係づければとくに有用である。決定的な判断基準，すなわち，評価がなされる7領域は，食事，排泄の用を足す，バイタルサインズとその測定，呼吸補助，吸引，清潔，体位変換および/あるいは身体の動き援助，である。これらの判断基準は部分的にはR. ホワイトら[62]の研究に由来する。R. ワイルダ・ルーシア[63]は患者ケアを評価する用具を開発した。この測定用具は，患者ケアの直接的および間接的な構成要素を含みまた患者記録の監査にもかかわる74項の質問表である。これはイレーヌL. ベランド[64]の患者のニーズ査定ガイドをもとにしている。

ジョイE. ゲルダー[65]は，系統的なやり方で手順を調べる単純な方法としてフロー・プロセス・チャートを説明している。分析されるべき手順は詳細に記述されており，各段階は作用，運送，保管ないし待機，検査のどれであるかについて符号化がなされている。具体的な設問は次のようである——その目的は何か？　なぜそれが必要か？　何がなされるべきか？　どこでそれはなされるべきか，またそれはなぜか？　いつそれはなされるべきか，またそれはなぜか？　誰がそれをすべきか，またそれをするにはどのような方法が最善か？

ローレンスL. ウィード[66]の，医療ケアの問題志向記録システムは革命的なコンピュータ処理を伴い，ケアを計画し，実行し，評価および/あるいは監査するにあたっての論理的基盤をもたらした。これを使うことによってヘルスワーカーズ（医師，ナース，その他）は臨床の問題を1つずつ明らかにして追求し，また解決のためにそれらを系統立てることができる。

メイベルA. ワンデルトとマリアC. ファヌフ[67-69]は，看護ケアの質を測定する3つの道具について記している。スレイター看護能力評価尺度，質の高い患者ケア尺度，看護監査，がそれである。スレイター尺度は84項目からなり，特定のナースの，あらゆる状況下におけるケア実行能力を，2週間から1年間測定するようになっている。質の高い患者ケア尺度は68項目構成，スレイター尺度から派生した尺度だが強調点を若干異にする。ファヌフが開発した看護監査は50項目構成，自宅，看護ホーム，病院で患者が受けるケアを測定する。これは，患者ケア記録の分析により退院後の看護ケアについて書面査定をする際に根拠となる。[V]記録が総合的で継続的な看護ケアの統合された一部となっているようなプログラムなり場なりにおいて，提供されているケアの質を評価するにあたり，看護監査は有用な道具である。

[ト] nursing audit。

ケアの改善向上に関する研究におけるナースの役割

看護の実践が学問を踏まえ，またその研究が実践志向であるからには，看護は健康科学専門職の1つである。研究に関与するナースたちは自らの実践の価値を高め，看護の方法の有効性を確認し，合理化し，改善することができる。研究はナースに問題や疑問に対する答を見出すことを要求する。研究はすべてのナースの実践の一部となるべきである。およそ実践家は研究報告を読み，研究結果を応用し，研究に加わることができねばならない。ドロ

シー・メレネスはこの論点に次のように言及している。

　研究は教育背景がもたらした各人の能力に随意に加えていくことのできる一連のスキルではない。研究はむしろ，問題の解決を探す方法，考え，働く方法，データを集め，集められたならばそれを論じる方法，結果が明らかにされたならばそれを活用する方法，であり，言うならば人生の方法である。[w]

　筆者らが指摘してきた考え方，看護を実践する者は皆，研究を意識しかつ研究に参加すべきであるとの考え方は比較的新しいものである。アブデラとレバイン[70]は1965年の彼らの著作『看護研究によるよりよい患者ケア』においてこの考え方を強調している。1962年，アメリカ看護師協会研究・調査委員会[71]は彼らの言う"看護における研究の青写真"を発表した。これは，研究が必要な領域を提示する概要形式のガイドである。その10年後，ウェイン州立大学看護学部保健研究センター長であったウェルリィ[72]は，臨床看護研究の不足に言及しつつも，たとえば，ウォルター・リード陸軍研究所に1950年代以来設置されている看護研究部門の存在，合衆国保健教育福祉省の臨床看護研究支援，大学における同省の後援など，元気づけられるような動向にも触れている。ウェルリィは臨床研究の"不足"の理由を18指摘する。"臨床の研究者が足らない，研究役割モデルがいない，教育指導は往々にして研究を基盤に置いていない，看護学生が研究の知識をもっていない，教科書類が研究を取り上げた内容を踏まえていない"などがその一部であり，"つまるところ，看護という職業にも，研究への傾倒を自称する多くの個人にも，研究に対する意図的な専心が不足しているのではないか"[x]と言う。看護がこれまで，自らの科学的知識基盤を開発するよりむしろ，他の学問を頼りにしてきたのは事実である。レオナルドは実践志向の看護学における研究の発展を論じ，"ナースは職務を行なうのに大わらわで，それも頻繁に，迅速に行なうのに大わらわである。看護サービスが緊急かつ絶え間なく求められる状況のなかで，あまたの未検証仮定を具体化している看護実践の一群が病院のやり方や看護学生の教科書に入り込んだのである。そのような原理（仮定）は，われわれの最善の研究方法によって精密にテストされた科学的裏づけのある提案をではなく，既存の実践を正当化する傾向がある"[y]とみてとる。

　看護研究は"看護の現場における問題あるいは問題群……にかかわる事実を発見ないし確証する系統的で詳細な企て"と定義できようが，"その最終的な目標が……看護実践の改善向上にある"とき，それは"臨床"研究と呼ばれる。[z]

　『看護実践の守備範囲拡張』[73]は看護の役割拡大の進展を助長した出版物の1つである。ナースにとっての拡大役割の価値を決める根拠となる臨床研究を主題にした論評は数多い。[74-76]　『看護研究によるよりよい患者ケア』が研究過程の主要ステップを概説している。すなわち，(1)問題を明確に述べる，(2)文献を検討する，(3)理論枠組みを明確に述べる，(4)仮説を明確に述べる，(5)変数を定める，(6)どのようにして変数を測るかを決める，(7)

第17章 方法選択の根拠：看護実践向上の一手段としての研究　231

研究デザインを決める，(8) 標的となる集団を叙述する，(9) データ収集の方法を選ぶ，開発する，(10) データ分析方法を明確に述べる，(11) どのように結果を解釈（一般化）するかを決める，(12) 結果を伝達する方法を決める。[aa]

"臨床研究"は，ナースと患者がいる臨床の場であれば，病院病棟，ナーシングホーム，学校・事業所・刑務所のヘルスサービス，クリニック，患者の家などどこででも行なうことができる。研究者（研究者ナースおよび/あるいは実践家ナース）は患者を直接観察することによりデータを集める。フィリス J. ヴェルホニックは，"看護実践の場であまりにも頻繁に変更がなされすぎるのは，系統的な研究をではなく便宜的な手段を適用した結果である"[bb]と言う。

自分の実践を査定しその改善向上の策を見出すのはすべてのナースの責任である。レオナルド F. スチーブンス[77] は，ナースたちが自らの実践を評価し，より効果的に実践するうえで研究を利用するのを助成する職場風土をつくり出した，ミネソタ州セントクラウドの退役軍人管理局病院におけるプログラムについて書いている。研究はそれ自体が目的であるのではなく，看護実践を改善向上する手段であると考えられたのである。

ルシル E. ノッター[78] は，評論雑誌や資料集により研究報告の出版や普及の機会が増えているにもかかわらず，研究と研究成果の実施との間に常にある時間のずれを論評している。

1970年代になると研究者ナースたちは臨床研究に一段と力を入れるようになった。優れた研究例の一部を1976年にANAが出版した『看護における研究：ヘルスケアの科学を目指す』にみることができる。

*ナ『看護の原理と実際』第6版。

臨床看護の研究例はこのテキスト*ナの各章でみてほしい。浣腸や体温測定などの手順を扱うところでナースによる研究が引用されている。疼痛，術前の患者看護，臨死患者のケアなどを論じるところでも，方法の示唆や患者を助けるやり方の根拠として，ナースによる数々の研究が使われている。このテキストを使う人たちには研究の実施，活用，解釈を看護実践の不可欠要素とみなすようになってほしい。すべてのナースは少なくとも，発表された研究をどこでみつけるかを知っていなければならない。

1900年から1959年に英語で発表された看護の研究文献についての分析は『ナーシング・スタディズ・インデックス』[79]で索引化され，注釈付けされている。1957年にヘンダーソン，[80] 1970年にアブデラ[81]が，臨床研究を含む看護研究の評論を発表した。*ニ　シモンズとヘンダーソンは1964年，『看護研究，その調査と評価』[82]を出版した。アブデラはレバインとともに1965年，『看護研究によるよりよい患者ケア』[83]を出版したが，これは"いくつかの重要な方法論上の道具を看護に特有な問題にどのようにしたら応用できるか"を，そうした方法がどのように使われているかその例を至るところで示しつつ，また何百という研究を引用しつつ，論議したものである。隔月刊誌「ナーシング・リサーチ」は主要な研究の報告全文だけでなく，その他数多くの研究の摘要をも載せている。1973年の5月6月号では，"看護実践と関連のケ

*ニヘンダーソンのそれは本書の第15章。

ア"という題目のもとに置かれた摘要が他のどの分類項に置かれたものよりも断然多い。これと同じ傾向が「インターナショナル・ジャーナル・オブ・ナーシング・リサーチ」にも認められる。ここで臨床看護研究の発達上画期的と思われる研究のいくつかに言及したいのは山々であるが，他のヘルスケア分野において傑出した研究を選び出すのがむずかしいであろうのと同様，むずかしくなってきている。

　ナースが他のヘルスワーカーズと一緒に共通の関心事の問題に取り組むことがますます増えている。1つのよい例が，公衆衛生総局の一機関，合衆国保健教育福祉省の疾病コントロールセンターの仕事である。そこでは細菌学者，疫学者，ナース，医師らが感染症の蔓延を予防する諸方法を研究している。たとえば公衆衛生総局が指揮をとった全国規模の豚インフルエンザ〔予防〕計画である。このセンターで研究するナースがその後に疫学者として病院に雇用される場合がある。大方の保健医療施設ならびに機関は，実践が変わらねばならないこと，および実践は継続的な査定評価*ヌのもとに置かれるべきであること，を了解している。この方面の仕事に対するナースの責任はいよいよ重くなりつつある。

*ヌ surveillance。

ケアの改善向上を助成する実践現場内組織

　ナースが働く実践現場の分析から，患者ケアにおける手順，習慣，方法についての研究のための公式な仕組みを設定する必要のあることが明らかになった。ヘンダーソンが作成した，病院で活用できると思われる組織的アプローチの1つを示したのが図 17.1 である。

　ケース・ウェスタン・リザーブ大学においてジャネッタ・マックファイルは"看護における実験：計画的変化を計画し，実施し，査定する"[84]を行ない，結果的に有効なアプローチであった。医療協議会の手順委員会に相対するものとして看護業務指針委員会が設立されたのである。看護業務指針委員会の目的は次のように定められた。(1) 現行の方針と手順を検討評価し，看護業務に関係するそれらを見分け，方針修正の必要ないし現存しない方針の策定を勧告する。(2) 方針実施のための指針の検討評価および作成に向けて看護協議会に方針声明を提出する。この委員会は，内外科看護代表者6名，中央化されたスタッフ開発グループ執行部被任命者1名，関連の臨床専門からの代表者，がメンバーであった。

　どの機関においても，研究審査委員会は研究提案書をあらゆる角度から調べるのが常であるが，もっとも重要な任務は被験者を保護することである。

　病院では，機器を含む"中央材料保管・処理"についての委員会が重要な位置を占める。この委員会のメンバーにはこの方面のニーズを判断することのできる臨床サービスに通じた職員ばかりでなく，この方面で仕事をしている人を1人以上入れなければならない。この委員会は，材料や機器の変更要求の検討，必要な情報入手，材料や機器のデータ収集や試験，およびそれら

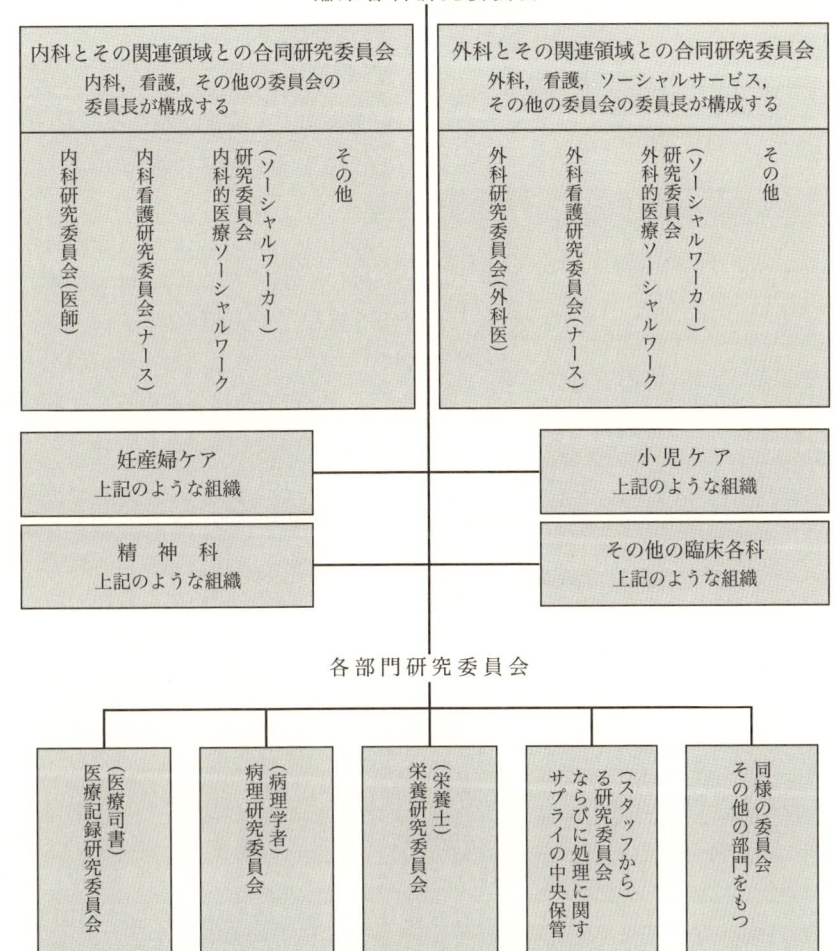

第17章 方法選択の根拠：看護実践向上の一手段としての研究

図17.1　患者ケアの方法についての研究を行なう病院内組織案
(コネチカット州看護連盟の会議のためにヴァージニア・ヘンダーソンが作成，1961年9月29日)

の選択に関する勧告，などの責任を負う。この種の委員会の有効性はそれが継続教育を行なう機会をもてるかどうかに左右されると思われる。マージョリー・カントール[85]とアブデラ[86]がそれを強調している。

臨床研究の倫理的問題

　生体臨床医学ならびに科学技術の進歩は込み入った問題を多々もたらし，倫理的論点と道徳的意思決定への専門家および一般公衆の関心を高めた。

ジェームズ・カーモディ[87]はこの主題をめぐる文献目録を含む報告書のなかでその点を論じる。生命の延長，奇形の新生児の生存，臓器移植，人口統制など人間対象を巻き込む実験を踏まえての実践の修正はすべて，倫理的意思決定を必要とする。看護研究はこれからますます臨床研究へと向いていくので，人間を実験の対象とすることの法的ならびに倫理的な問題についてはひき続き検討すべきである。1967年発表の論文のなかでアブデラがこの問題をかなり詳しく論じた。[88]

　人間を対象とする研究のための倫理基準についてはアメリカ心理学会がもっとも遠大な追究をしてきている。同学会は次のような倫理原則を発表した。

1．人間を相手の研究のための以下のような指針を考慮しつつ，実施を計画中の研究それぞれの倫理的な容認性を慎重に検討することは，研究者各人の責任である。科学的価値と人間的価値を比較熟考するその査定が研究者に，いずれかの原則からの逸脱を考えさせる結果に至るならば，研究者は，倫理的助言を求めるとともに研究参加者の権利を守るためのより厳重な安全手段をとり行なうという，それ相応に重い義務を負う。

2．研究における容認可能な倫理的実践を確立し維持する最終責任は，常に個々の研究者にある。研究者は共同研究者，研究助手，学生，雇用員らによる被験者の倫理的扱いにも責任があるが，それらの人々全員も同時に責任を負う。

3．研究者は，参加するかどうかの意思決定に当然影響を与えると思われる研究の主要点すべてを，参加者に知らせねばならない。加えて研究者はその研究のその他の全側面についても，参加者が尋ねたならば説明しなければならない。全面開示ができない場合，機密性の保持ならびに研究参加者の福祉と尊厳の保護について研究者は一段と重い責任を負う。

4．研究者と研究参加者との関係の特色は公明と正直であらねばならない。研究の方法論上の要件から隠蔽やごまかしが避けられないときには，そのような行動の科学的な根拠について参加者の理解を得べく，また参加者の研究者との質の高い関係を再建すべく，しかるべき対策をとらねばならない。

5．研究者は，各人の研究に参加するかしないかを選ぶ自由，またいつでも参加を中止する自由，を尊重しなければならない。この自由を守る義務は，研究者が参加者との関係で権力のある立場にあるとき，いっそう重くなる。

6．各研究の当初から，研究者と研究参加者との間に，互いの責任を定めた明快で公正な協定がなければならない。研究者にはその協定に述べられているすべての約束および責任を身に受ける義務がある。

7．研究者は身体的不快，危害や危険，あらゆる種類の精神的ストレスから研究参加者を守らねばならない。もしもそのような成り行きになっ

たならば，研究者は研究参加者に事実を伝え，続行について彼の同意を保証し，彼が体験する苦痛を最小限にすべく，可能な限りの対策をとらねばならない。

8．データを収集したならば直ちに，研究者はその研究の特徴の完全な説明を研究参加者に与え，生じているかもしれない誤解を取り除かねばならない。科学的な，あるいは人間的な見地から情報を与えないでおくことが正当化される場合は，その研究は研究参加者に不利な成り行きをもたらすものではないことを保証すべく，あらゆる努力をしなければならない。

9．研究手順が研究参加者にとって望ましくない成り行きをもたらすかもしれない場合は，適宜，後遺症などを含め，それら成り行きの発見，除去，矯正のためにしかるべき対策をとることに研究者は責任をもつ。

10．研究者は，研究参加者に関して入手したすべての情報につき，秘密を守らねばならない。他の者がそれら情報への接近方法を入手する可能性のあることがわかっている場合は，その可能性が，秘密を守るための対策とあわせ，インフォームドコンセントを得る手順の一部として，研究参加者に説明されねばならない。[cc]

アメリカ病院協会は先般，会員である病院に向けて，受益者がその作成に加わった"患者の権利宣言"を発行した。[89]

アメリカ看護師協会は，協会の看護研究委員会を通して，2組の人権を擁護する公約を認めた。1つは，研究に従事するにふさわしいナースたちの諸権利に関するものである。もう1つは，ヘルスケアサービスの受け手である，あるいは，ナースが提供する患者ケアを侵害するような研究を行なう研究者による研究への参加者である，すべての人々の人権を扱うものである。[90]

いずれの専門職もその実践を導く倫理綱領をもつ。看護は自らの職業倫理に目立って能弁である。アメリカ看護師協会には1920年代早々に倫理基準委員会が発足した。以来とびとびに綱領試案が発表され，1950年，協会は倫理綱領を採択した。現在の倫理・法律，専門職基準委員会がこれに大幅な改定をほどこし，ナースのための10項の基本原則ができ上がったのである。[91]

各種医師会は明確な職業倫理をもっている。アメリカ医師会は1957年に改訂"医学倫理原則"を発行した。[92] 患者が権利をもつことを保健医療職が公式に認めることが重要であると同時に，それら"権利"が日常の実践のなかでどのように行使されるかが重大な問題である。エドマンド D. ペルグリーノ[93]は，明白に欠けているのは，患者の権利を守る一方で新しい科学的知識の最大限の開拓ができるように，伝統的な職業役割および機能を決定的に再査定する作業である，と言っている。

新しい手順，実践，および/あるいは方法を使っての実験が奨励されるべきである。2種類以上の職種にかかわるような手順や仕事割り当ての変更はすべて，患者とヘルスケアワーカーズの権利を守る倫理原則が効力をもつ合同業務委員会ないし研究委員会が決定しなければならない。

18
看護における研究の役割について

訳者解題　"90歳になった私"とあるので，1987年11月30日（誕生日）からの1年間にもたれたエジンバラ国際看護研究カンファレンスに託したメッセージのようである。ヘンダーソンはナースたちに，彼女の考えではナースは誰もが研究者であるから研究者ナースたちに，看護の研究をめぐる彼女の信念を，それまでの発言の繰り返しとは感じさせない集約の仕方で語っている。いわゆる看護過程は看護研究の概念を狭く制限した，学究的エクササイズでしかない研究から脱皮せよ，などと表現はそれまでよりも一段と直截である。90歳の現役理想家がここにいる。

　私たちナースの教育と実践と実践の管理運営に関する研究について報告し論議するためにここエジンバラに集った同職諸氏に，心からのご挨拶を申し上げる。私は諸氏と一緒にいることができればと思うが，24か国からの900人を超えるナースが集ったこの歴史的集会についての報告を読むのを楽しみに待つことにする。

　90歳になった私は必然的に行事の類を歴史的にみることになる。たとえば，私が思うに，看護教育が最初に総合大学と関係をつけたのはここエジンバラであったので，このカンファレンスはエジンバラで開かれるのだ，と知ると，私は楽しくなる。私たちが"リサーチ"と呼ぶ研究の今日的な方法は，専門職サービスにおいてばかりでなく産業の場などの至るところで，問題を解決するために使われているが，このアプローチをとるために必要な訓練は大学の外ではまず身につけることはできない。

　私たちは，看護を実践する者が高等教育の諸資源を使えるようにと力を出してくれている各国のナースとそのサポーターに，感謝しなければならない。と同時に，それだけでは科学的な研究方法を効果的に使う能力の保証にはならないし，そのことが，科学者の質を証明するものであるところの実践への分析的アプローチという習慣を私たちに授けてくれるわけでもない，と悟るべきである。

どんなに控えめに言っても私たちは，フロレンス・ナイチンゲールが，彼女は大学に行くことはなかったのだが，入院患者のケアや兵舎で暮らす英国軍兵士の置かれた状況に変化を起こすべく，今日のナースが研究を踏まえた勧告を実施することを通して19世紀の患者や兵士に相当する人々のために成し遂げてきたよりももっと存分に，統計学的研究を扱っていた事実を認めねばならない。

時に"史上最初の医療統計家"と呼ばれるミス・ナイチンゲールは，英国政府を説得して病院の状態や兵士の健康に悪影響を及ぼしている状況に変化を起こさせることができたが，それは彼女の研究が，当時のそれら状態や状況が有害であることをなるほどと思わせるように教え示したからである。今日のナースたちが看護の実践およびその他のヘルスサービスに実質上の影響を及ぼすのに研究を使うようになるまでは，研究はおおむね，私たちの自尊心と大学環境における地位とを高めはするが人間の幸福にはほとんど効果をもたらすことのない，私が今そうであると思っているところの学究的エクササイズのままであるだろう。

ニューヨーク市のティーチャーズ・カレッジでたくさんの有資格ナースたちが，彼らの受けた看護基礎教育の途上で教え込まれた看護の方法への忠実な執着を，科学的に調べるという問いの姿勢と入れ換えるのを助けながら私は，ナースたちが（ほとんどの国でもっとも数の多いヘルスワーカーズである）世界中の家庭，病院，事業所，学校，刑務所，あるいは矯正施設などのヘルスサービスに革命的な変化を起こすのをみる日を思い描いた。

人間のニーズに対するナースたちの感受性（ナースたちの直観）が熟練専門家の意見を見つけて使う能力と，また，報告されている研究を見つけてそれを自分たちの実践に応用する能力と結びつけば，それに，ナースたち自身が科学的な研究方法を使うようになれば，ナースたちが世界中のヘルスケアに及ぼすであろう革命的な作用には限りがあるまい。

残念なことに，いま看護のアート（知識の源泉の1つとしての直観と経験の価値）は信用されず，他の健康科学分野が行なった報告ずみの研究を見つけるのに必要なスキルをもちかつそれをする時間を与えられているナースはあまりにも数少ない。また悲しいかな，ナースが行なう研究（私の目に触れた研究報告）は，疾病の予防や治療，疾病に由来する不快の緩和，身体障害への対処，死が避けられないときの平和な死への支援などに焦点を合わせることがめったにないのだ。私が読んだ研究報告はたいていあまりにも視野が限られているので，実践を変える根拠となるような説得力のある証拠を示すことができないでいる。

ここで検討するにはその理由は数が多すぎまた込み入ってもいるのだが，研究を行なうナースたちはこれまで，自然科学者や生物学者や医師からよりも社会科学者から，より多くの援助や励ましを得てきた。"the 看護過程"（私が思うに一般的な問題解決プロセス以上の何ものでもないもの）はナースの目的および方法とナース以外の者のそれとの誤った二分，および患者ないしクライアントの目的とヘルスワーカーズのそれとの二分，を成立させてし

まった。言い換えれば，the 看護過程は私たちの"看護研究"の概念を広げるどころか狭く制限してしまったのである。

健康に焦点を合わせた研究が人類の福祉を促進するとしたら，私が思うに，それはヘルスケア提供者たちの，競争するのではなく協力する力量と機会を，とりわけ，共通の目標を達成していくにあたり人々一般を扱う力量と機会を，豊かにするものであるに違いない。

そのような行く手を目指し，このカンファレンスでは次のような問いを論議したい。

- ヘルスケア提供者すべてのためのカリキュラムがさまざまな専門分野の学生たちに，彼らの共通の，また重複する機能を一緒に勉強する機会を与えるのはどうだろうか？
- それらさまざまな専門分野の学生たちが彼らに共通の問題について共同研究をする機会をもつのはどうだろうか？
- 学生も実践家も，健康問題に関心のある消息通の市民ないし地域社会の諸グループを扱う機会をもつ，あるいはそうした機会をつくり出すべきであろうか？

共同研究アプローチの活用と重要性の例証ということで私は提案したいのだが，このアプローチをとることによってのみ，個人記録，診療記録，あるいは健康記録というものの最高の価値を，人々一般およびヘルスケア提供者たちははっきりと理解することができるはずである。軍の人たち（合衆国の）は自助の重要性と不可欠な突然の居住地変更とから，各自の診療記録のコピーを与えられている。日本では，自宅でヘルスケアを受けねばならない高齢者には（仕事をしていなければ）行政から，ケアする人々が記入するようになっている記録簿が与えられている。またそこここに，健康諸記録の所有，輸送，保管を容易にするためにマイクロチップの使用を考えている人たちがいる。

ナースはプライマリーケア供給にかなりの責任を負うことを求められているので，リーダーシップをとるにふさわしいのは当然であるが，以下にあたっては必然的に他の者たちを動かしていかねばならない。(1) 健康記録に載せるべき内容項目を明らかにする，(2) 健康記録から専門語や職業語や隠語を排除する，(3) 健康教育および自助奨励の基本的な道具として，その記録の当の本人あるいはその保護者が使えるようにコピーをつくる。健康記録を開発するこの研究は，もっとも有用なかたちとして，学際的ならびに国際的な共同研究にする必要があるだろう。ヘルスサービスの特性と優良性とにこれ以上深く影響を与えることのできる開発の所産が健康記録のほかにあるとは，私には考えられない。

第Ⅳ部
社会的活動としての看護

はじめに

E. J. ハロラン

ミス・ヘンダーソンは地球市民である。1950年以降，看護実践，看護研究，看護教育について助言を求めるリーダーナースや関係官庁の招きに応じ，各地を広く旅した。何年か前に私は，彼女の年齢を知っていた私は，もし今も旅行しているのであればクリーブランド大学病院の看護部を訪ねてくれないかと頼んだ。われわれが選んだその数日は，パキスタンへ行く日程と英国へ行く日程の間に入る，と彼女は手紙で言ってきた。アガ・カーンがカラチに新しくできた看護学校の開学式に出席してほしいと彼女を招き，また英国のナースたちは，科学技術の時代にあっての看護について彼女の講演を聴くことにしていたのである。[ア]

ミス・ヘンダーソンの名誉学位は数々あるが，最初のそれを授与したのはカナダのナースたちであり，[イ] 英国看護協会は彼女を名誉会員に迎えた。[ウ] 多数の賞および名誉学位が彼女に与えられ，ボストン大学マガー図書館の彼女の文書資料の一部となっている。世界中の国々の看護団体からの数々の賞，彼女が助言をしてきた病院その他施設機関からの賞が多々ある。フランス最初の総合大学看護教育センターが1992年に開設されたが，ミス・ヘンダーソンはそこの看板教育コンサルタントであった。

ミス・ヘンダーソンはその広がる旅を，ヘルスケアについての彼女の見解を知ってもらうために使った。彼女はアメリカの教育システムのように税金でまかなわれるヘルスケアサービスの唱道者であり，そうしたなくてはならない人間的なサービスを進めるために，産業技術の利用と利益追求とに反対する。自分が訪れたヨーロッパ，日本，カナダのナショナル・ヘルス・サービスの有効性と効率について，とくにそのサービスがある国の人々の満足と安心について，権威をもって語る。

ミス・ヘンダーソンの著述に明らかな1つの主旋律は，専門語の類を含まない彼女の言葉づかいである。彼女は看護を知ろうとする人誰でもに伝わるように書く。彼女の（そしてわれわれの）仕事を理解するのに特別の洗脳は必要ない。実際，第6版の『看護の原理と実際』の序文に，同書は"自分や自分の家族の健康を守りたい人々，あるいは身内の病人や友人の世話をしたい人々に"役立つ，と彼女は書いている。ナイチンゲールが『看護覚え書き』

[ア] 1979年のことと思われる。英国でのこのときの講演が本書の第7章。

[イ] オンタリオ州ロンドンのウェスタン・オンタリオ大学。

[ウ] 1987年11月，ヘンダーソン90歳の誕生日にRCNは90本の赤いバラを贈り，彼女を終身副会長として迎えた。

を発表したときと同様にミス・ヘンダーソンも，読むことのできる人であれば誰もが看護について知ることができるようにしているのである。

　最近になってミス・ヘンダーソンは，自分の健康記録を求める患者の権利と義務を掲げる運動を起こした。現状では，健康記録は保健医療専門家たちが互いに情報伝達をし合うためのものであり，患者と通じ合うことは意図されていない。ミス・ヘンダーソンはこの記録を，患者を自分へのケアに巻き込むために，とくに患者が自分の病気について学ぶのを助けるために活用するすぐれた道具とみなす。健康記録が常に患者本人の手元にあるようにと，コンピュータ処理したそれを会員カードに添付することを実験していたブルークロス*エの努力を彼女は支援した。

　ミス・ヴァージニア・ヘンダーソンは，彼女のよき師ミス・アニー・グッドリッチが『看護の社会的ならびに倫理的意義』を書いたときにそうであったように，ナースたちの手腕をいつも変わらず信頼していた。

*エ Blue Cross and Blue Shield, 医療保険組合制度。非営利的な健康保険組合。

19

ヘルスケアの一部である看護

訳者解題

テキスト『看護の原理と実際』の冒頭に置かれたこの長い章はヘンダーソンの単著である。ヘルスケアとは何か，看護とは何か，をめぐる史的展望と論評を含む詳細を極めた探究論文であるから，初学者にとってのテキストの入り口としては重厚にすぎるかもしれない。しかし，本書のような選集の終わり近くにあって，たとえ拾い読みしてきたにせよヴァージニア・ヘンダーソンの人と思想と方法にだいぶなじんだ読者を決定的に惹きつけるには，まこと適った重さである。章題が予想させるように，ヘルスケアは関係各職のパートナーシップのもとに成り立ち，とくに医師とナースは主従の関係ならぬことは言わずもがな，汝は汝，我は我のデタント関係でもなく，互いの独自の機能をよりよく発揮できるように呼応して働き，機能の重なるところについては，両方ができることなのだからその部分は強化されて好ましいと考える，とする彼女の主張，それは自らの経験を通しての主張であると思われるのだが，それを浮き彫りにしている。看護の定義についてのクリティークがまた圧巻である。同業他者の"仕事"にいつも丁寧に挨拶する彼女が，さりげなく一刺しもしていることのインパクト。看護を他の専門から識別しようとする動きが，いわゆる看護理論，すなわち看護の概念枠組みの研究を促した経緯は，ことの結果だけを知るに比べてことの経過を知ることのもつ力を実感させてくれる。最後の一節は『看護の基本となるもの』にほかならない。助走があったぶんずっしりと着地する。本章のような背景をもって彼女はあれを著し，終生あれに自信があったのだ。

あらゆるヘルスケアの目標

看護とは何か？ ナースの機能とはどのようなものか？ これは社会が扱うべき問いである。しかし，看護を実践，管理，教育，研究している人々，あるいは看護の法律を定める人々は，この疑問に答え<u>ねばならない</u>。なぜならば，そうした人々は，意識的にないし無意識のうちに，何らかの看護の概念やナースの機能を踏まえて仕事をしているからである。その概念が明快かつ妥当であれば，首尾一貫して建設的な働きへと彼らを導くであろうが，もしもそれがわけのわからない，無知からくる概念であるとすると，首尾一貫しない，無効な，あるいは有害でさえある働きへと彼らを導くに違いない。上

記のような問いはあらゆる保健医療職ならびにその成員について問われてしかるべきであり，答が出されるはずのものである。要するに，あらゆるヘルスケア・ワーカーは，各人の健康と幸福および種の保存を助成しようとしている。ヘルスケア・ワーカーはそれぞれの種別ごとに，この共同努力におけるそれぞれの役割を明確にしようとしなければならない。

すべての生物はそれぞれの生命を保つために本能的にふるまう。ある種の生物（比較的単純な生命形態）においてはこの本能的な保護的行動が必要十分になされ，それらは親から分離して生を受けた以後ずっと，親の世話は受けずに生きる。複雑な生物（比較的高度な生命形態）は親の保護と教育がなければ生きられない。生物は複雑であればあるほど成体に依存する期間が長くなるといってよいだろう。[1]

生物の種が共同生活あるいは社会を形成すると，親ばかりでなくすべてのメンバーが子どもを保護し，教え，養い，また病人や弱者を守る。あるいはその共同体の特定のメンバーにそうした機能が割り当てられる。昆虫や動物の生活についての諸研究は，人間の生活についてのそれと同様に，そのような分業あるいは専門分化した援助的機能を明らかにしている。たとえばアリの共同体には"ナース"と，死んだアリを片づける"衛生技師"がいるといわれる。ミツバチの巣箱にもこれらに相当する専門家がいる。[2,3]

人間の社会は，そこの文化がどのようなものであるかによって，子どもたちが両親や保母や教師に依存する期間が長かったり短かったりする。現在でも，地球上のところ変われば，子どもの依存は思春期いっぱいまでのこともあれば成人期に入ってからもかなり続くこともある。子どもや高齢者および病人の依存という事態はある種の民族，とくに遊牧民族の生存を非常に脅かしてきたので，嬰児殺しや安楽死が行なわれたのであった。[a]

ある種の文化においては，年少者，病人，衰弱者の<u>ケア</u>は，それを任じられた者ではなく女性全員の責任であるとされてきた。この場合，疾病の治療すなわち<u>キュア</u>は，それを任じられた男性，時には司祭，時には"呪術医"に託されることが多かった。呪術医らの"キュア"は女性が病人に行なう"ケア"を補ったのである。

社会が規模や組織を大きくするにつれ，ケアすること（養育や看護），教えること，病気をキュアすること（治療）といった社会の基本的な機能はさらに細分化される。社会を構成するそれら機能の男性群あるいは女性群への割りふりは，その社会における男性および女性の地位，および教育や役割の点での男女の相違によって大きく左右される。従業者分類群のうちの主要なものおよびその細分類群の間に，誰が何をするかについての合意がないと，混乱が生じる。ナースや教師や医師（あるいはまたこれらの細分類群）が，その社会のなかであまりにも数が多くなったり力をもちすぎたり，あるいはそこに属する人々の福祉に反する業務を進めたりするならば，彼らはその社会全体を彼らに過剰依存させてしまうかもしれず，また，個々人を守り種を保護する本能的な行動を悪用するかもしれない。従業者分類群やその細分類群のそれぞれが，自分たちの明確な機能をもたずに競争的に働くとすれば，彼

らは公共の福祉を促進するであろうような方向にではなく私利私欲の路線を進むのではないか。ナースや教師や医師およびそれら主要なヘルスワーカーズの細分類職種の機能は<u>相互依存的</u>に考察されねばならず、また社会における彼らの役割は別々の存在としてではなく相互の関連をみるかたちで継続的に研究されねばならないのは，とくに上記の理由からである。ヘルスワーカーズに共通の目標，ある程度の共通知識，協力的関係，この3つは効果的なヘルスケアに不可欠である。これは，大部分の社会においてもっとも古くからありかつ最大規模の専門分化ヘルスワーカー群であるナースと医師について，とくに間違いなく言えることである。

今日，ナースと医師をはじめとするヘルスワーカーズが協力の必要性を認識し，自分たちの実践の共通性と，ヘルスケアにおけるそれぞれの職種の特別な役割とを明らかにしようとしている気配が多々みられる。それぞれの役割と関係を変えるに際して彼らが直面する困難を理解するためには，医学の歴史と看護の歴史についてある程度知る必要がある。この両者には徹底的に勉強する価値があり，巻末の文献リストには省略のない歴史書が含まれている。以下は，ナースと医師の起源と概念における重要な相違にある程度言及する歴史スケッチ以上の何ものでもない。

医学と看護——それぞれの起源，医師とナースについての人々が抱くイメージ，それぞれの教育，文化の影響

医学と看護についての研究はいずれも，文化的背景の研究にかかわる。ヘンリー E. ジーゲリストは次のように言う。

> 医学の知識はある時代の普遍的な文化の一側面を象徴しているのが常である……。
>
> われわれがその時代の産物として特定の医学の知識をみようとするならば……われわれはそこでバビロニア医学の宗教的な特性を理解する。なぜギリシアの医師たちが健康と疾病という現象を哲学の用語で説明したかを理解する。[b]

フィールディング・ギャリソンは"呪術医"の無限の知識を以下のように説明する。

> 当初医学は素朴な形態の信仰と不可分である……。疾病の診断と治療は……人間の福祉を向上させようと考案された一連の神秘的手順の一相にすぎなかった。怒れる神や悪霊の懲罰を回避する，火を起こす，雨を降らす，川の流れや住居を清める，土地を肥沃にする，性的能力や出産を盛んにする，作物の虫害や伝染病を予防したり除去したりする，などの手順のほんの一相だったのである。そうしたパワーはそもそもは，神，英雄，王，魔法使い，司祭，予言者，あるいは医師のどれであれ1人の人間と合体しており，"治療を行なう"という未開人世界の包括的な概念を形成していた……。[c]

太古の癒す人(ヒーラー)はいまなお南北アメリカインディアンの社会で活動し，それに相当する人物がすべての大陸の各種部族社会に現存する。そうした文化のなかで近代西洋医学を行なう医師は，その土地固有の"癒す人"と共同して働くことになる。[d] 原始的な仕組みにおける疾病の予防はあまねく及ぶ神霊の怒りを鎮めることによると考えられている。この信念が無視されるようなことがあれば，"科学的な"治療は効果をあげないのではないか。人類学者たちによれば，死ぬように運命づけられていると信じる原始社会の人々は，他の状況下であれば命を救うであろうような科学的養生法を否と拒むことがある。

　エジプト人は当初医学を洗練し，また次の世界に入るためにと入念に整えた死体を観察することによって，数々の病気の解明を成し遂げた，といわれる。バビロニアの医学は，よく知られているように，きわめて抽象的な"キュア"を伴う，本質的には宗教であった。古代中国の医学は，男性要素である陽と女性要素である陰の釣り合いがとれている状態が健康であると教える儒教の影響を受けていた。この考え方は現在も中国のヘルスケアに影響しており，生体の水・電解質系構成要素の陰陽電荷のバランスが健康に必須であると認めている西洋の考え方に相当するものといえるであろう。中国では今日，伝統的な東洋医学と近代的な西洋医学とが並んで行なわれている。中華人民共和国では古代と近代の両方の医実践の研究が奨励されている。[4]

　V. ジュカノヴィックと E.P. マックは，"開発途上国における基本的ヘルスニーズに応えるための代替アプローチ"と題するユニセフと WHO の共同研究（WHO，ジュネーブ，1975）の報告のなかで，各大陸の原始的考え方の存続度ならびに広く効果をあげている保健プログラムとの結びつきの程度に触れている。

　ジーゲリストはインド・ヨーロッパ語族の人々において医学の"新世紀"が始まったとみる。彼によれば，"ギリシアの医学の発達とインドのそれとは，年代の点でも内容の点でも類似が顕著である。""われわれはギリシア人に栄光を与え"，ギリシア医学の先触れであるもの以外の他の古代医学体系を無視したが，歴史へのこのアプローチは"まったく単純愚直，非難さるべき誤りである"と彼は考える。彼が思うに，ある徹底的な研究が"西洋医学とインド医学は密接に関連していたのであり，古代においてのみならず中世においても両者等しく有効であった"ことを示している。[e] ユニセフと WHO 共同の現行保健プログラムの 1 つがインドの 3,000 年前のアーユルヴェーダ医学を踏まえているのだが，そのプログラムの報告者たちによれば，アーユルヴェーダ医学はインドとその近隣諸国に暮らす大部分の人々に使われているそうで，興味深い。報告者たちは，"インド文明の一構成要素としてそれは無視できない"という。[f] インドの医師たち（40 万人）は，予防的ならびに治療的な側面で健康への精神身体医学的アプローチをもつこの古代の体系を活用するように訓練される。インドの医学研究は，中国のそれと同様に，西洋医学ばかりでなくインドに固有の医学にも焦点を当てている。

　ジーゲリストが記すように，歴史家の多くは，"西洋医学"もギリシア医学

も観察の批評的分析を踏まえるがゆえに，前者は後者に起源をもつとする。ヒポクラテスは"医学の父"と呼ばれ，現代の大部分の医学生は卒業にあたり"ヒポクラテスの誓い"をたてる。ギリシア人は人間を，その思考と判断の力によって他の種属と区別される存在とみなした。彼らは情緒は身体に影響を及ぼすことを知っており，人間は"魂"をもつと信じていた。健康であることはギリシア人の徳目の1つであった。ヴァーン・ブラとボニー・ブラ[5]は，健康の基礎原理が常識であり，ヘルスケア・ワーカーズに頼りきるのではなくセルフケアするのがギリシア市民の特徴であった，と述べている。[g] ギリシアにおける，医学と別個の看護についてはほとんど知られていない。医師には訓練を受けた助手がいて，この者たちがナースであったとする向きもある。エドウィン B. レヴァインとマイラ E. レヴァイン[6]はヒポクラテスは医学の"父"でもあり看護の"父"でもあるという。

　ギリシア人は薬物による治療よりも運動，休息，食事療法を重んじた。彼らのいわば健康道場，ヘルス・スパ，は医学と健康の神々――アスクレピオス（Asclepius, ラテン語の綴りでは Aesculapius）[h]と，その娘である健康の女神ヒュギエイアと癒しの女神パナケイア――の像がある寺院でもあった。

　エドガー・ジャクソン[7]によれば，アスクレピオスが乱れた生体機能を回復させると考えられていたのに対し，ヒュギエイアはすぐれた完全性，すなわち健康のシンボルであった。この違いを，一方は医師の仕事が，他方はナースの仕事が今日代表しているとみる者もいる。マック・リップキンは次のように記す。

　　健康の守護神ヒュギエイアは，よい環境で健全な生を生きることによって得ることができる神に祝福された状態，のシンボルであった。彼女の姉妹（パナケイア）は，薬物と各種処置についてのその豊かな知識をもって癒す，と思われていた。R. J. デュボスが指摘するように（『健康という幻想』，Harper & Row, New York, 1959, p. 182），以来ずっと，医学はこの2つの観点の間を行ったり来たりしてきた……。ヒュギエイアの教えは自己規制を要求するものであるゆえに，無視されがちである。癒す者，パナケイアの援助のほうがより頻繁に求められる。[i]

　フィールディング H. ガリソンは，"産科学と眼科学とを含む"外科学を進歩させたのがローマ人であるとみる。彼によれば，"その進歩の水準はアンブロワズ・パレ（16世紀）の時代までは二度と到達することのなかった域に達していた"。[j]

　エドマンド D. ペリグリーノが言うには，"疾病についてのローマ人の考え方の多くはギリシア人のそれの崩れであった"。[k] 彼らの治療法の1つは"皮膚の毛穴を開けておく"によっていた。ローマ風呂は社交会館と温泉の合体したものであった。19世紀および20世紀初頭，多くの国々に非常にたくさんあった"風呂"あるいは"湯治場"にも，そうした特徴があった。現代の日本人は共同入浴ということに非常な重きを置いており，また北欧のサウナ風呂は世界中に広まっている。しかし，水治療法それ自体は現代を代表するものではない。

ユダヤ教とキリスト教の伝統が結びついた思想は，ローマ帝国の衰退後，中世を通じて西洋世界を支配した。中世は時に"信仰の時代"と呼ばれる。[1] この思想の一神教哲学は個人の価値と唯一性，肉体と霊魂の統一体，あるいは統合人格を強調した。キリスト教徒はこの世の苦しみを多少なりとも甘受したが，有益に過ごされた人生に対する報いとしての天国を強調した。天国への1つの道が病人や無力な者を助けることであった。看護はキリスト教徒の徳目の1つとなり，中世には病院やホスピスが盛んであった。初期キリスト教時代のよく知られた男女のなかには，病人や貧しい人々，恵まれない人々への無私の献身のゆえに名を高め，聖人の位に列せられた者もいた。高貴な生まれの人々がしばしば，病院やホスピスを所有ないし運営している修道会のメンバーとなったり，病人や無力な者をその家に訪ねて世話をしたりなどした。主な活動が看護である集団が，既知の西洋世界の至るところに生まれた。一部は宗教と関係のない集団であったが多くは宗教的なそれ，修道会であった。十字軍遠征がなされていた間は騎士の従軍看護団が結成され，そのメンバーは病人を看護するだけでなく治療もし，医学と看護を結びつけたのであったが，その種の集団に属することは女々しいことではなかった。[8] 中世に設立された病院やホスピスの一部，および当時発足した数多くの看護修道会は現在も活動を続けている。ルチア・ヤング・ケリーが1975年出版の著書のなかで後者を確認している。[9]

イスラム教圏内で中世に行なわれていたアラビア医学は，ギリシア医学の翻訳に基礎を置き，化学，生理学，薬学の精緻な研究によって高度化されていた。アラビアの医師たちは医療ケアの合理的な仕組みを開発し，世の人々の尊敬を受けていた。マホメットの信条は同時代の主要な宗教の教えを包含しており，イスラム教徒の学識は狭いどころか広範囲に及んだ。厳格な衛生的食養生は信仰実践の一部であった。アラビア＝ヘブライ医学は中世の間，ほかのどの医学よりも開化し，ギリシア人の成し遂げた進歩の一部を絶やさずもち続けた。しかし，マホメットの信条は人体の解剖を禁じたので，解剖学および生理学における誤った考えは存続した。

ルネッサンス期には，学問，ギリシア・ローマの古典の再発見，それに人間一般の研究への熱烈な関心があった。この時代を特徴づけるのは，地理的探検および図書館と大学の発達である。ボローニャ，モンペリエ，パリの各大学には中世のうちに医学校があったが，ルネッサンス期の大学は医学，神学，哲学，法学の学校を包含していた。[10]

ルネッサンス期の医学はギリシア医学のテキストの翻訳に大部分の基礎を置いていたものの，人体の解剖と実験とが導入され，これが思想と実践に重大な変化をもたらした。ペルグリーノは次のようにみてとる。

> 近代人はルネッサンス時のある時に誕生した。人間の思考が，哲学と神学への基本的な関心から，実験や数学という道具を用いての人間自身とその世界の探究へと向きを変えた，不定ではあるが決定的なその時にである。[m]

中世このかた医学は大学のなかで重要な地位を占めてきたが，この間，内科医や外科医の養成および彼らの社会的な身分は変化した。つい19世紀にはまだ，医師の多くは従事奉公のかたちで医術を学んでいた。一部の医学校は病院が管理運営しており，その他の学校は利得のために運営されていたと思われる。バーノン W. リパード[11]によれば，英国の医学教育制度はロンドンの病院医学校の支配下にあった。合衆国の医学校はその英国の制度のみならず，大学の中心に医学校を置くドイツの制度にも基礎を置いていた，と彼は主張する。フレクスナー・レポート*ア (1910)[12] の時点では，いったいに，合衆国の医学教育はヨーロッパのそれよりも低くみられていた。アメリカの医学についてのこのレポートが出てはじめて，個人経営の医学校と通信制のそれが合衆国から消えたのである。現在，アメリカの医学校は大学のなかにあり，医師たちは一定の，厳しい，費用のかかる養成教育を受ける。今日では医学は人文科学ではなくはるかに科学的，技術的なものである。

科学に基づいての医学技術の開発を目指すという動向は新しいものではない。ハンス・ピーター・ドライツェルは記す。

*ア 本書第5章の訳注*ウ 参照。

> 科学としての医学の概念は18世紀の啓蒙運動に際して生まれた。まだ中世のうちに，病気の神学的，魔術的概念を初めて事実上捨て去り，医学の近代的発達への道を拓いたのはパラケルススであった。[n]

医学史家たちは，人間および生命についての機械論的な見方が進む動向を17世紀（時に"理性の時代"と呼ばれる）のフランスの哲学者ルネ・デカルトに帰する。なぜならば，デカルトは人間の身体と魂を一体とはみなさず，魂を純粋な精神，身体を純粋な物質と考えたからである。デカルトの思想は広く論議を呼び，フランスをはじめ各国で人生の諸相に深遠な影響をもたらした。[o] ペルグリーノによればデカルトは，結局は自らの敗北を認めたとはいえ，"絶対確実な論証に基づく"医学理論の開発を試みた。ペルグリーノは，全体が乱れた状態であるとする疾病の概念の再導入を，18世紀のドイツの哲学者エマニュエル・カントとその信奉者たちに帰す。彼らは"超越的，主観的，想像的な哲学体系"を力説し，それは心理学と精神医学の研究を元気づけた。

"ヒューマニスト医師を育てる"と題する論文のなかでペルグリーノはそれを"古代思想再考"と呼び，次のように言っている。

> われわれの職業がいよいよ身をさらされている批評の大合唱のなかに，いろいろな点で他のどれにもまして苦痛な1つがある。それは，医師はもはやヒューマニストではなく，医学はもはや神学，法学と並ぶ学問的職業ではない，とする断言である。われわれの技術の熟達は激賞されるが，それを使うにあたりわれわれは，人間の価値観に対する感受性を欠くと言われているのである。要するにわれわれは，教育のある人間，敏感な人間としては不足があると思われているのである。[p]

*ⁱオランダの博物学者。開発した顕微鏡で血球，細菌，ヒトの精子などを初めて記載した。英国の王立科学院の通信会員であった。

実のところ，研究という科学的方法を踏まえた医学，すなわち"近代医学"は歴史的にはまだ新しい。精神医学を除き，それは大部分が自然科学と生物学の応用である。

アントン・ヴァン・レーウェンフック*ⁱ（1632-1723）が開発した顕微鏡により，細胞の構造と機能の研究が可能になり，また19世紀にはクロード・ベルナール[13]の，細胞周囲のリンパ液を相対的に不変に保つ，すなわち生理学的平衡を保つという考え方が，医学の実践に革命を起こした。今では走査電子顕微鏡が微生物学，組織学，細胞生理学の研究における新時代の到来を告げている。レナルト・ニルソンとジャン・リンドベルグは普通の顕微鏡と走査電子顕微鏡の性能比較を次のように示す。

　一般的な研究用顕微鏡は対象物を照らすのにランプの光線を使う。可視光の波長より小さい物体，すなわち，2千分の1mm以下の物体は光学顕微鏡の能力外であり，見ることができない。この限界は，可視光線ではなく電子ビームを使う走査電子顕微鏡には存在しない。電子ビームが光線のように働くよう，方向を操作したり焦点を定めたりするために磁場が使われる。電子顕微鏡の"カメラ"は，調べる標本を走査（スキャン）して電子ビームの活動をとらえ，テレビジョン・カメラに似た仕方で，スクリーン上に像をつくり出す。
　走査電子顕微鏡の深層解像力は光学顕微鏡のそれの500倍に及ぶ。それゆえに，この種の顕微鏡は表面構造を調べたり写真をとったりするのに使われる。倍率は20,000から60,000である。[q]

電子顕微鏡の使用が細胞の構造と機能の研究，および究極的には健康と病気についての人々の理解に及ぼした効果の全容は想像を絶するものである。このほかにも，ヘルスケアを大きく変えると思われる最近の技術開発がある。エンジニアと医師とが共同研究をしている生物電気医学が診断手順を革命的に変えつつあり，またレーザー光線は外科手術を徹底的に改変する可能性がある。現代の情報伝達方法は健康に関する新知見を誰もの知るところとしてしまう。ニルソンとリンドバーグの著作『人間を注視せよ』，[14] ルイス・トーマスの『The Lives of a Cell』，[15] 映画"驚異の医学"（最新作は1975年にテレビジョン初放映）などは，これに先立つこと数十年間に偉大な科学者たちがしてきたよりもずっとわかりやすく，子どもにもわかるように，身体組織の微細な構造やある種の生体機能の提示に成功している。*ᵘ

*ᵘヘンダーソンは1982年の来日講演のなかで"現在イェール大学医学部長であり著作家でもあるルイス・トーマスは，非常に深い意味をもつ課題を一般向きに平易に述べております。私はそれを非常にすばらしいことだと思い，私たちもこのような模範を示せたらと思うのです"と語った。

*ᵉscience of medicine。

*ᵒart of medicine。

当代の医学の大部分は生理学の専門的応用であるとはいえ，主として心理学，人類学，社会学を踏まえる現代精神医学についてはそれは当てはまらない。この精神医学は例外として，現代医学は科学技術に依存しすぎていると批評される。医科学*ᵉに対するものとしての医術*ᵒは人間の価値観に根ざしている。現代医学はその科学を強調しすぎその術を過小評価している，と一部の批評家は考える。[r] 当代の医学はよいことよりも有害なことのほうを多々している，と考える批評家さえいるのである。イワン・イリッチは『Medical Nemesis：The Expropriation of Health』（Pantheon Books, New York, 1976. 邦訳：『脱病院化社会』）と題してこの説を展開する。リッチ J.

カールソンの『The End of Medicine』(John Wiley & Sons, New York, 1975)もそうである。この著者らは，産業化したヘルスケアに搾取されている多くの国の人々のことを思いやる。あまねく追い求められているが公平に分配されていない産業化ヘルスケアは，苦痛から逃れるという彼らの期待を消し去り，彼らにセルフケアをさせないのである。うなぎ昇りのそのコストは社会に不相応な重荷を負わせていると考える者が多い。医術に対するものとしての医科学の地位増大についての十分な説明は本稿では僭越と思われるが，次のようないくつかの理由なら，ほんのうわべしかみていない学生にもわかりやすい。すなわち，科学技術的研究によって多くの疾病の原因が明らかにされ，治療法と予防法の開発が確立した；麻酔法が開発された；動物実験によって，20世紀に至るまでは不可能と思われていたであろうような救命手術を外科医たちが日常的に行なうほど，外科手術が進歩した。この時代以前，手術というものは当然のことながら恐れられ，信用されておらず，外科医という存在もそうであった。つい20世紀になって初めて，外科医はヨーロッパで内科医と同じく社会に認められたのであった。当代の科学技術の成果は，医学の自己批判をではなく医学の"進歩"を誇る気持ちを助長したのである。[s]

合衆国でとくにはっきりしているのであるが，多くの国で，組織化された医学はヘルスケアを均等に配布しようとする企てを，つまりヘルスケアを教育のようにあまねく利用できるようにしようとする企てを，支持するのではなくむしろ妨害してきている。税金に支えられる教育は優劣を決める価値体系に根ざし，社会科学に支配されてきた。税金に支えられるヘルスケアはしばしば最大の，あるいは2番目に大きな"産業"であるといわれる。これは科学技術産業であり，物理科学と生物科学に支配されている。

看護は医学に大きな影響を受けてきており，時にはそれと切り離せないが，看護の歴史は，つまり多くの文化における看護の発達は，医学のそれとは別である。この違いは，医師は通常男性で，ナースは通常女性であったという事実がある程度は説明してくれるだろう。ヴァーン・ブラとボニー・ブラの研究『下位の性——女性に対する考えの沿革』[16]と，ジョー・アン・アシュレイの労作『病院，父親的温情主義(パターナリズム)，ナースの役割』[16a]は，女性に対する諸認識が看護と医学にどのような筋道で影響を及ぼしたかを描いてみせる。人類学者のマーガレット・ミード[17]がしばしば観察したところによれば，多くの文化には，女性に割り当てられる仕事は男性のそれよりも容易かつ知性面での要求度が低い，とみなす傾向がある。看護が大学の学問分野として認められたのはどこの国でも20世紀のことであるにすぎないのに対し，医学は大学というものができたときからそのなかに位置していた。[t, *カ] 術としての看護は医術と同じくらい古くからある。しかし科学としての看護は医科学に比べはるかに若い。看護においては，人間的な要素が科学的な要素をいまなお圧倒しているのである。

看護科学の起源を見極めるのは容易ではない。初期の訓練プログラムの詳細がわかれば，いつどこでナースに看護科学が提示されたかわかるかもしれないが，ナースおよび看護について古代から近代までに書かれたものからの

*カ 1158年，ヨーロッパ最古の大学が北イタリアのボローニャにでき，最初の人体解剖がそこで行なわれた。1200年頃に始まったパリ大学，13世紀に発足した英国のオックスフォード，ケンブリッジの両大学，いずれも最初から医科をもつ。

引用を集めた『看護の歴史資料集』をつくったアン L. オースチン[18]は，"看護という専門職"はナイチンゲールの時代に始まるとしている。いまなお看護科学の存在を疑う者もいるが，合衆国とヨーロッパには看護科学の科目があるのである。[19-21]

看護も医学と同じように原始文明にまでさかのぼることができ，あらゆる文明に何らかのかたちで存在してきた。看護の術は何世紀にもわたり宗教社会のなかで，また在俗の修道会や騎士団のなかで栄えた。看護も医学と同じように，優勢な哲学の影響を受けてきた。看護は通常女性の仕事とみなされていたので，ちょうど男性の地位が医学の地位に影響したのと同じように，女性の地位が看護の地位に影響した。今なお一般に医師は"彼"，ナースは"彼女"と表現されるほどである。

しかしながら，医学と看護，医師とナースの間にはっきりとした区別のない社会もある。マーガレット・リードは病気のときの伝統的なケアシステムと伝統的な専門家について論じ，次のように言う。

> 保健医療関係者と人類学者は治療者というもの何種類かを識別してきた。何よりも第1は，世界中に広く行きわたる家庭療法を活用するにあたってのわざを無数の他者と共有している女性たちである。女性たちの技術には，下剤や吐剤の使用法，湿布貼用法，さまざまなやり方による発汗誘発，伝統的な助産術のすべて，が含まれる。[u]

リードが引用するナバホ族インディアンについての1957年の研究によれば，73人の診断医のうち43人が男性，30人が女性であった。女性がひっそりと暮らしたインドのような国では，男性が家の外でナースの機能，とりわけ成人男性の身体に触れる必要のある機能を果たした。

医師とナース，医学の実践と看護，の間の機能の区別をすることは兵役のなかではとくにむずかしい。ヨーロッパの陸軍に所属した中世の床屋医者[*キ]は，病人や負傷者を治療もしたしケアもした。[22] ロシアの准医師養成学校は，軍用にせよ民間用にせよ，18世紀から存在するが，今日では医学と看護を結びつけた3〜4年の教育課程を行なっており，これは合衆国でも考えられているものである。現在のロシアの准医師には医師とナースが教えている。合衆国に最近設立された医師助手の学校はある程度まではこの准医師の例にならっている。[23,24]

"近代看護"，ナースの機能と地位，を理解するには，看護学校は（医学校のように）大学に源があるのではないことが強調されねばならない。多くの国にさまざまな設定のもとでナースの徒弟式訓練学校が開かれていた時期にあって，自主独立のナイチンゲール看護学校は（その実践フィールドとして使われたロンドンの聖トマス病院とあわせて）最初の本物の看護学校であると一般に考えられている。フロレンス・ナイチンゲールの影響を受けて設立されたこの学校は彼女の哲学を反映していた。彼女は徹底的に信仰の人であり，同胞に仕えることに専心した。ナースという生き方を"最高に幸福なも

[*キ]中世，外科は理髪師の業であった。床屋医者でありながら病院で修業し，大学で解剖助手をつとめ，軍医として，またフランス国王の侍医として功あったアンブロワズ・パレ（1517-90）により，外科は内科と並ぶ地位を得た。

第19章　ヘルスケアの一部である看護　　255

の"と考えていた。ギリシア人のように，清潔，新鮮な空気，よい食べ物，休息，睡眠，（強調はしていないものの）運動を，自然の癒す力を支えるものとして信奉した。彼女は医師が自然のじゃまをするのを恐れていたようであり，また，医師もナースも健康の基本となるものについて無知であると信じていたようにみえる。彼女は，彼らが何よりも疾病に関心を抱くこと，および人々が健康を手に入れるのを助けるという点で彼らが比較的無関心であることを非難した。[25] フロレンス・ナイチンゲールの，完全で信頼のおける伝記の1つを書いたセシル・ウーダム＝スミス夫人[26]は，ナイチンゲールの社会的貢献すべてのなかで，彼女が愛した看護の仕事がもっとも讃えられるべきである，と結論を下した。ナイチンゲール女史は看護は人々が生きるのを助けることであるとみてとり，*ク 身体と心は不可分であるとした，*ケ とウーダム＝スミスは言う。また，患者を家族やコミュニティの一員ととらえ，看護をナースの市民権と信仰の表現とみなしたとも言う。フロレンス・ナイチンゲールは優れた数学家であり統計家であった。イングランドをはじめ大英帝国の各地での保健立法を成し遂げるに際し，目的達成のための影響力として保健統計を使った先駆者の1人であった。現代であれば，ナイチンゲール女史は統計家であるばかりでなく社会学者，経済学者でもあるとされるのではないか。

　ナイチンゲール時代以降看護の進路を定めてきた女性たちには，彼女と同じように，看護の心理社会的側面を強調する傾向，社会の構造を変える重要な因子として看護をみなす傾向，があった。英国のエセル・ベッドフォード・フェンウィック，*コ 合衆国のリリアン・ウォルド*サ やラヴィニア・ドック*シ やアニー・グッドリッチ*ス は，看護はその時代の社会のニーズから生じる複合的で創造的な社会事業であると考えた代表的存在である。グッドリッチ女史は自らの著作集のタイトルを『看護の社会的，倫理的意義』とした。[27] これらの女性は婦人参政権運動に参加した。リリアン・ウォルドはセオドア・ルーズベルト大統領を説得して合衆国児童局を創設させ，これのさまざまな職務のなかの1つが児童就労の規制であった。[28] 公衆衛生ナース（コミュニティ・ナース）は常に，患者あるいはクライアントとして個人よりも家族に注目し，社会の幅広いニーズに対応してきた。[v] 近年に至っては，精神科ナースがケアの心理社会的側面を高度に発達させてきている。多くの国のたいていのナースは，少なくとも口先では家族中心のヘルスケアという考え方を支持している。

　病院等施設の看護は往々にして非人間的であり，科学技術的医学に支配されているようにみえることがあるものの，総じて看護は，乳幼児，無力者，病者の，人間としての普遍的な欲求に由来するサービスを引き続き行なっている。健康教育，健康増進，疾病予防にもっぱら力を注ぐ看護の分枝もある。

　上述の歴史的展望のポイントをあげれば次のようであろう。ヘルスケアはあらゆる文化の不可欠な構成要素であり，その文化の主義および社会的価値観を反映する。世界中のヘルスケアを見わたせば，当初医学からいわゆる"近代医学"まで，その発達のすべての段階を今日もみることができる。西方

*ク "看護とは，患者が生きるのを助けることであり"（「看護婦の訓練と病人の看護」，1882年），"本来の看護は病気に苦しむ病人に生きる手助けをすることなのである"（「病人の看護と健康を守る看護」1893年）。

*ケ "心が身体に及ぼす影響については，現在では多くのことが書かれ，語られている。その多くは本当である。しかし私は，身体が心に及ぼす影響についてもう少し考えられていたらと思う。"（『看護覚え書き』変化のあること）

*コ,*サ,*シ 本書第1章の訳注*エ,*ス,*カ をそれぞれ参照。

*ス 本書序詞の訳注*イ 参照。

の，あるいは"西洋の医学"も東方の，あるいは東洋の医学も，数多くの文化に由来している。当初の，および古代の実践がそっくりそのまま残る場合もあり，また新しい方法とまじり合う場合もある。そうかと思うと，ある種のヘルスワーカーの実践や社会的イメージに微妙な影響を及ぼしていることもある。"近代"西洋医学は，今なおオカルトあるいは神秘主義から脱してはいないのであるが，古代ギリシアの医学（ジーゲリストによればインド＝ギリシア文化）に由来しており，国によっては中世以来大学の専門分野の1つである。現代の西洋医学は自然科学の応用を主に踏まえ，病院等施設向きの科学技術にかなりの程度支配されている。それに比べて東洋医学は人間の全体性および治療の哲学的側面により重きを置く。

　専門職としての看護は19世紀後半から始まるが，一般にいう看護はどの文化にも存在してきた。近代看護の創始者とその後に続くリーダーたちは，"専門職"看護はまったく新しい手腕をもつ社会事業であると考えた。家内の仕事との関連，宗教団体や軍隊との関連，最近では病院等施設向きの科学技術との関連に左右されたものの，看護は本質的には相変わらず養育的な，家族中心のサービスである。看護はその実務の多くが生理学や微生物学などの生物科学の応用に基礎を置いてきたが，医学に比べてはるかに深く社会科学に，つまり心理学，人間発達理論，社会学，経済学にも基礎を置いてきた。看護研究はきわめてしばしば社会科学に導かれる。このように言うのは単純化しすぎであるかもしれないが，どうも西洋医学は疾病のコントロールおよび自然科学と生物科学の研究に関心を集中させてきたようであり，一方看護は人類全部を進歩させようと心理社会科学に頼って，乳幼児や高齢者や病者や無力者の人間としてのニーズに応えることに関心を集中させてきたようなのである。看護は医学よりはずっとずっと，セルフケアを補うものとして存在してきた。

　いかなる文化においてもヘルスケアはすべて，そこの優勢な宗教や道徳原理の影響を受ける。宗教や道徳原理が乳幼児や高齢者や病者，無力者の保護に関係しているときはとくにである。世界保健機関はヘルスケアは万人共通の権利であるという見解に立つ。ほとんどの国がこの目標の達成に向けて努力しつつある。新しい職種のヘルスワーカーが生み出され，また既存の職種の間では職能と責任とが区分し直された。医学におけるプライマリーケアと家族診療の強調と，看護における身体アセスメントと臨床研究の強調とは，重複する機能，共通の目標，責任分担へと向かう現代の潮流を暗示している。

　医学も看護も予防に力を入れるにつれて，また医師もナースもクライアントや患者の自助の重要性を認識するにつれて，医師およびナースの健康教育者との相互依存は，医師とナースの相互依存のようにはっきりとしてくるだろう。どの専門集団も次の問いに答えることができねばならない。すべての市民は健康について何を知るべきか？　彼らはそれをいつ学ぶべきか？　誰がそれを教えるべきか？　それはどこで教えられるべきか？

医学，看護，健康教育，社会事業

　健康の増進と疾病の予防が疾病の治療よりも人間の福祉にとってはるかに重要であり社会にとって安あがりであるということになると（いずれも一般に事実と認められている），平均的な市民が健康の増進と疾病の予防についてどこまで知っていればよいか，制限はないのではなかろうか。しかしながら，人々はいかにして健康を保ち疾病を回避するかを知るだけでなく，健康でありたいと思わねばならないのである。健康は当然尊重され，懸命に求められる理想あるいは目標でなければならない。不健康な習慣を破るのはなみなみならぬことであるから，健康的な習慣を身につけねばならず，それは人生の早期であればあるほどよい。健康増進がなされる最重要条件はただ1つ，各人が健康でありたいと思うことである。

　健康についての知識は絶えず発展しつつあるので，一般の人々が増大を続ける知識基盤から利益を得るには，生涯を通して学び続け，新しい知識を使うにあたり習慣となっている自分の行動を変化させる力を獲得しなければならない。上述は，保健実践の基本となる知識を囲う障壁があってはならないこと，この種の知識の獲得は一生かけての探究であること，を示唆している。

　健康をめぐる価値観や目標や理想をどのように教え込むかの大要を述べるのはむずかしい。家族や一族，部族の，その他社会の影響力が，価値観や目標や理想の育成に寄与することを疑う者は，いかなる学派の者にもまずいないだろう。子ども時代，人々はおそらく両親の価値観を取り入れるだろう。思春期には同年代の者たちや大人の役割モデルである者たちの価値観を受け入れる。その後は，自分の属する社会階級の価値観の影響を受けやすい。成熟して初めて人々は，大いに個別化された行動パターンを比較的自由につくり出すことができる。上記のいずれもが，健康を求めることを動機づける責任は広く各方面が共有するのであって，その動機づけに寄与する動きは人生のあらゆる局面に充満していることを示唆している。

　健康の増進と疾病の予防が間違いなく誰ものつとめであることは重ね重ねいわれてきた。マーク・ヴァン・ドレン[29]は1943年に高等普通教育を研究し，健康が高等普通教育の目標の1つであること，よい健康は"教養的に"教育された者の特徴であること，を結論とした。彼に賛同する人々は，医師，ナース，その他すべてのヘルスワーカーを，健康増進と疾病予防を教える責任をあらゆる年齢グループを対象とする教育者たちと共有する者，とみなすはずである。カールソン[30]らは，教育に使われる保健医療費は医療に使われるそれよりも有効であると言っている。

　医師（doctor）という言葉は教えることを意味するラテン語のdocereからきており，教えることを医師の主要な任務と考える人々もいる。医師のジョンB.ディロン[31]は研究や科学技術的医療および専門分化を強調しすぎることを非難する。彼はエイブラハム・フレクスナーの調査*セに始まる医学教育の改革に言及し，人々への教育を通しての疾病の予防は医師のもっとも重

*セ本書第5章の訳注*ウ参照。

要な役割であるとフレクスナーは考えており，彼はまた20世紀の医学教育に起こったことどもを非常に残念に思っていた，と述べている。

アメリカ医学の専門分化が進む傾向および医学研究をますます重視する動きに伴い，無理なくふつうに仕事しているふうの開業医さえをも含め，医師が自分の患者たちを知り彼らに教える時間は少なくなる一方である。[32,w] ヘルスケア・システムの不備は，とりわけ疾病予防に関連しての不備は，広く論議を呼んでいる。先進国の多くが，予防の側面を重視しケアの受け手により大きな感化を及ぼそうと，ここ数十年間にヘルスケアを編成ないし再編成してきた。ジェイムズ O. およびドナ M. の両ヘプナー[33]は合衆国のヘルスケア再編成を叫び，"新消費者運動"を提唱する。

すべての国民のためのヘルスサービス提供の仕方は国によってさまざまである。たとえば中華人民共和国の制度では，軍，工業，農業の従事者が，健康について教え，予防的，治療的ケアを行ない，また十分に専門教育を受けたナースや医師その他と共同して働くように訓練されており，健康教育の仕事を広域のさまざまなワーカーズが分担している。ロシアのヘルスサービス・ネットワークもすべての国民に予防的，治療的サービスを届けるようにデザインされ，英国のナショナル・ヘルスサービスもまたしかりである。英国では，1人ないしそれ以上の開業医が1人ないしそれ以上の地区ナース，巡回保健師，保健局員と共に働き，それがナショナル・ヘルスサービスを構成する単位の1つになっている。これらのヘルスワーカーズは彼らが担当する地域の人々誰もが活用でき，健康教育および予防的，治療的なサービスを提供する。

個別支払い医療をほぼなくし，税金でまかなわれるヘルスサービスを確立した上記の，およびその他の国々では，すべての人が予防的，治療的なサービスを利用することができ，健康教育はそのサービスの一環である。このような行き方を採る国々では，医師たちが他のヘルスワーカーズと健康教育の責任を分担する。

合衆国では国民の一部は，治療のためばかりでなく予防のための，税金でまかなわれるヘルスケアを受けている。すべての人に健康保険を，あるいは前払い方式の予防的ならびに治療的ケアを，という社会一般の動向はある。合衆国は，英国のナショナル・ヘルスサービスやカナダの（州単位の）プログラム，ソビエトや中国本土やスカンジナビア諸国のそれに匹敵する国としてのヘルスプログラムをもっていないただ1つのとはいわないまでもそれに近い先進国であるので，国単位の健康保険についての何らかの計画がそう遠くない将来に採択されるであろうと国民は思っている。そうなったときには，健康でいるにはどうしたらよいか，病気にならないためにはどうしたらよいかについて人々に教えることが，人間的な見地からばかりでなく経済的な見地からも必須となる。

初等および中等教育において，ヘルスワーカーズが健康教育に関心を抱く教師たちとどの程度協力しているか，また協力すべきか，を査定するのはむずかしい。これまで，学校における健康教育者として著名な人たちは皆医師

であった。国の保健関係諸機関と教育関係諸機関からメンバーが出ている合同委員会の数々は実践のためのガイドラインを出してきている。学校保健と大学保健の体制に雇用されている医師，ナース，その他のヘルスワーカーズは，「健康について誰が何を教えるのか？ 誰に，どこで教えるのか？」との問いに答を出そうとしてきたし，今もその努力をしつつある。ｘ

かつては医師が"少しばかりの（医学の）知識は危険な代物である"と考えがちであった。医学の神秘を守り，医師は正しい薬や適切な治療法を処方するもの，と患者が信頼するのを期待しがちであったのである。ナースは，診断，予後，治療に関する患者の質問はすべて医師に差し向けるよう教えられてきた。患者に何を教えるか，誰が教えるかを制限するこうした考え方および実践が今疑いをもたれている。一般の人々向けに書かれたあらゆる主要疾患についての書物や雑誌を現在は誰もが入手可能であるし，映画，テレビ番組，各種の視聴覚メディアもしかりである。"患者の権利"を載せた"宣言"が広く行きわたっているが，そこには患者の知らされる権利が含まれている。患者は治療の目的や危険性を説明せずに自分を治療する医師などを告訴することができ，実際それをしている。医師をはじめ各種セラピストとしてはもはや患者に教えずにいることは不可能であり，またその教育は，今日一般の人々が活用できる諸情報を伴い，一段と洗練されていなければならない。科学担当の新聞記者が直視下心臓手術や核医学，あるいはハンセン病の治療などについて優れた記事を書くには普通の医師と同程度の，もしくはそれ以上の知識が必要である。保健分野の映画そのほか視聴覚教材を製作する人々についても同じことがいえよう。医療がますます複雑になっていく一方で，その神秘的な色彩は薄れゆき，人々は誰もが情報源を使えることをほとんど強要しているのである。

医学図書館はこれまで伝統的に医師にのみ開かれてきた。それが徐々に，ナースその他のヘルスワーカーズに開かれるようになった。今では，合衆国においては，公的資金を受けている医学図書館は人々一般の使用が自由でなければならない。ｙ 以前は"医学"図書館と呼ばれた大学図書館は今"健康科学図書館あるいは情報センター"と呼ばれ，その大学コミュニティ全体の役に立っている。すべての"医学"図書館（全国規模，地方規模，州単位の，あるいは地域社会単位の）はその蔵書の範囲をより正確に伝えかつ可能な限り幅の広い使用法を勧めるために名称を変えるべきである，と多くの人が思っている。

患者とその家族に教え，支持的なケアと矯正的な手当てを行なうヘルスワーカーズその他がいれば，健康は促進され病気は予防され，治され，あるいはコントロールされるだろう，とこれまでいわれてきたことには言外の意味がある。それらは本書＊ｿが重きを置くサービスであるが，もしも患者ないしクライアントに適切な食事，住まい，そのほか健康的な生活に不可欠なものが欠けているとしたら，どれ1つとして有効ではない。ｚ ヘルスケアを提供する宗教組織の数々はさまざまな社会事業を行なっている。病院その他の施設は，社会経済的な問題をもつ患者とその家族を助けるソーシャルワー

＊ｿ『看護の原理と実際』第6版。

カーを雇用し，いくつかの国ではある時期，とくに地域看護領域のナースが，看護とソーシャルワークの両方のために養成された。かつて家庭医は，今に比べて私事に立ち入る傾向のあった文化のなかで，医師であると同時に家族の友人であり，病気からの回復が成るように家族が生活の仕方を変えるのを助けることもしばしばであった。家庭医の助言は数々の社会的問題についても求められたのであった。地区看護，公衆衛生看護，あるいはコミュニティ看護の発達とともに，家族は，社会的な問題に対処するにあたり同じような援助をナースから得るようになり，特約ナース*ターのなかにも同じ役割を果たす者が出てきている。

*ター private (duty) nurse, 個人付添ナース。

合衆国においては，上記の各種サービスが相互依存している事実を，連邦政府の1つの省名，"保健教育福祉省"に認めることができる。州や地方社会にはこの組織構造上の統一はないであろうが，合同委員会や企画委員会が諸サービスの調整を試みている。医師，歯科医師，ナース，ソーシャルワーカー，臨床心理士，健康教育家，その他のヘルスワーカーズはそれぞれの職能の実行にエネルギーを集中させるべきであるとはいえ，彼らが孤立して働き，ヘルスケアの他の側面に無関心でいると，それに応じて彼らの努力は効果を失くしてしまうだろう。合衆国で利用可能なヘルスケアを評論する人々が指摘するのは，不十分な立案，調整不足，従業者間の機能重複，国民の未充足ニーズである。彼らはまた，ヘルスケアが多くの家族に耐えられないほどの重荷を負わせている，と評論している。ヘルスケアについての当代の論説は，書籍や論文のタイトルに動乱，危機，カオス，移行，対立役割，浮上概念，論点，新動向，新時代などの言葉を用いて急速な情勢変化を示唆するのである。[34-42] いつの時代にもどの場所でも，人々のヘルスニーズが利用可能な資源を使ってもっとも効果的に満たされるためには，柔軟性というものが重要である。ケアを提供する者のためにケアの受け手の幸福を犠牲にするような計画，あるいはその逆を，社会はいつまでもがまんしてはいない。[aa]

看護についての本の場合，これまで医学の実際と教育の実際に過度の注目がなされてきたように思われる。その次にきまって論じられるのが看護の定義とナースの職務である。思うに，この主題を論じるに先立ち，看護の医学との密接なかかわりを詳しく強調することが重要である。医師およびナースの職務は時代によって変わってきており，しばしば重複し，時には一体となってきたことを指摘し，また，専門職としての看護は医学に比べてはるかに若く未だ確立されていないことを強調すべきなのである。人々におけるナースのイメージは医師のそれよりも信望の点では劣っていたが，思いやりの点ではいつの時代もまさってきた。

本章では先に，医にも看護にも教えるということが内在していること，健康の増進と疾病の予防は主として教育の問題であること，治療医学でさえその効率は患者と家族の，情報を得ての自助活動にかかっていること，を示唆している。ヘルスワーカーズと健康教育家の職務，役割，責任は相互依存しているとみなす。つまり，あらゆる人々にとっての効果的なヘルスサービスという目標が達成されるには，連携企画が不可欠である。いずれのコミュニ

ティも州も国家も，それぞれの保健目標を打ち立て，もてる資源を値ぶみし，自らの健康目的の実現に必須のサービスを開発しようと努力している。連携企画という方法は一部の国において他の国々よりも一段とよく成し遂げられており，効果をあげている。これは，ヘルスワーカーズの職務および患者との関係，ヘルスワーカーズ相互の関係を抜本的に変えることができる方法である。[43-47]

　急速に変化する情勢にあるとはいえ，看護を定義し，と同時に本書が基礎を置いている作業上の看護の定義を提示するためのこれまでの尽力を回顧することは有益である。以下の定義は，ICNの小冊子『看護の基本となるもの』[bb]に発表され，国際看護師協会によって協会の作業上の看護の定義として採用された。後ほど詳しく論じるが，この定義の核心は以下である。

　　看護とは第1に（病人であれ健康人であれ）各人が，健康あるいは健康の回復（あるいは平和な死）に資するように行動するのを助けることである。その人が必要なだけの体力と意思力と知識とをもっていれば，他者の援助を得なくてもそれらの行動は可能である。看護はまた，各人が処方された治療法を実行するのを，およびできるだけ早く援助を受けなくてもすむようになるのを，助ける。

　それぞれの職種の役割についての作業上の定義は有用であり，実際必要であるものの，ヘルスケアはひとまとまりのものとして検討されねばならない。ヘルスワーカーズはスペシャリストであると同時にゼネラリストでなければならないのである。時代を問わず，いかなる場合も，医師，医用技術者，歯科医師と歯科衛生士，ソーシャルワーカー，薬剤師，理学療法士，健康教育家，衛生技師，臨床心理士その他の役割と数とを考慮することなく看護を定義することはできない。いつの時代も，どのコミュニティでも，どの保健医療機関でも，ヘルスケア提供をめぐっての全体的な問題を理解し，それに対処する試みがなされるべきである。必要とされているサービスと活用できる従事者の数と能力とが，それぞれが何をするかを決定するのである。その結果できあがるプランは，関係者すべての側に，自ら進んで伝統的な役割をある程度は忘れ去り，特権を捨て，機能と責任を共有する心構えを要求するものであろう。[cc]

看護およびナースの機能を定義する

ナイチンゲールの時代から今日までの，個々人による看護およびナースの定義

　ナース，医師，その他の数々がこれまでの長年に看護を定義してきた。フロレンス・ナイチンゲールは，医師もナースも（彼らが有効に機能しているならば）自然の同僚であるとみていたようである。彼女はその小さな著作，

『看護覚え書き，本当の看護とそうでない看護』の結論に，次のように述べている。

> 内科的治療は治癒作用であると考えられている場合が多い。しかしこれはそういうものではない。内科的治療とは機能の外科手術であり，本来の外科手術は四肢および器官に行なわれるものである。そのどちらも障害となるものを取り除くこと以外は何もなしえないし，どちらも癒すことはできない。自然のみが癒すのである。外科手術は治療の妨げになる弾丸を肢から取り除く。しかし自然は傷を癒す。内科的治療にしても同じである。ある器官のはたらきが妨げられると，私たちの知る限りでは，内科的治療は自然がその妨害物を取り除くのを助けるのであって，それ以上は何もしない。<u>そしてそのどちらの場合にあっても看護がしなければならないことは，自然が患者にはたらきかけるように最善の状態に患者を置くことである。</u>[dd]（下線は著者）

ナイチンゲールは，すべての病気は"その経過のいずれかの時点においては，……回復作用であり，必ずしも苦しみを伴わない……"[ee]と考えた。現代のナースたちが，1860年のナイチンゲールのこの定義がもっとも有用であると思った，と言うのを著者は聞いたことがある。いずれにしても，ナイチンゲールの考え方はずっと20世紀まで看護を支配した。彼女はナースたちに，またナースではない人たちにも，天才とみなされ，彼女の，自ら癒すという身体概念は今日一般に受け入れられている。

医学の台頭，医学校と看護学校の発達と急増，医療と看護の業務法制定に伴い，医師とナースの実践を明確に区別することにつながる医と看護それぞれの定義が必要となった。それぞれは最近まで，学問としてというよりは術として扱われていたのである。高名な内科医 W. S. セアは1919年に術としての医に言及し，"訓練教育を受けたナースの貢献についてはどんなに言っても言い足りない"と述べた。彼はナースの機能は〔医を〕完全に補足していると話し，ナースなしには"治療という術の適切な実践は考えられない"と言う。[ff]

ウィリアム・オスラー卿はナースたちに講演し，"看護の術"を論じて，そのルーツは先史時代の実践にあるとした。彼は次のように言うのである。

> みがかれるべき術としての看護，業とされるべき専門職としての看護は近代のものであるが，実践としての看護はおぼろげな過去に始まった。洞窟に住む母親たちが小川の水を汲んで病児の額を冷やし，人類が，敵から急いで逃げるにあたり，あとに残していく傷ついた者のそばにたっぷり肉のついた骨とひとつかみのひき割り堅果を置いていかずにはいられない人間になったその時に始まったのである。[gg]

*チ 本書第1章の訳注*ケ参照。

エフィ J. テイラー*チは1934年に看護の本質について述べ，看護とは"その人の特定の身体的ならびに精神的なニーズに対し，処方された治療法および予防処置を適合させること"であるとする考え方を認めた。しかしながら彼女は"看護の本当の深みは，芸術的な事の運び方と対人関係とからなる実

践によって表現される，理想，愛，共感，知識，文化を通してのみ知らされうる"と言っている。[hh]

アニー W. グッドリッチは 1946 年に，医科学と社会科学を活動化する人としてのナースを強調する次の一文を発表した。彼女は看護の守備範囲を示唆したが，ナースは"有資格の"指導者の"指示を受ける"とする考え方を認めていたようである。以下の一文を読む者は，誰がその指示を与えたのか疑問に思う。

　　看護とは，個人的ならびに環境的なあらゆる要因を包含した身体的な苦しみ，そのケア，その治療，その予防に関する医科学と社会科学の成果を，有資格者の指導と指示のもとに行動を通して解釈実行しようと努める社会的活動の表現形であり，健康な市民という待望の目標の達成を目指している。[ii]

第二次世界大戦後，ナースの機能の再評価を求める声があがった。カナダの内科医，J. C. ミーキンズは"看護は定義されるべきである"と題する論文をものしてその合唱に加わった。[48]

1947 年，合衆国の看護についての全国規模の調査を指揮していたエスター・ルシール・ブラウンは，全米から選出されたナースたちの委員会に，"今世紀後半の予想される看護像"について声明を作成するよう求めた。彼女は自分の報告書『これからの看護』にそれを次のように引用している。

　　……専門職ナースとは，病人であれ健康人であれ，その人の基本的な〔ヘルス〕ニーズを見分けて理解し，またどうしたらそれらのニーズにもっともよく応えることができるかを知っている者である。彼女は，全般的な科学の進歩を踏まえかつそれと歩調を合わせる科学的な看護の知識基盤を手にしているとともに，個人やコミュニティの看護上のニーズに応えてその知識を応用することができる。また，専門職看護の領域内に入る活動と，他の専門職あるいは非専門職の守備範囲に入るとされている活動とを見分けることができるような識別判断力をもっていなければならない。[jj]

この声明は看護の非常に重大な役割を提唱しているものの，看護とその他のヘルスサービスとの違いをはっきりさせていない。"ヘルスニーズ""看護上のニーズ""どうしたらこれらのニーズにもっともよく応えることができるか"という文言は，この声明が看護の実践と他の医療技術や医科学の実践とを識別しようとする読者を助けるつもりがあるならば，説明されてしかるべきである。

1940 年代の終わり近くのこと，ニューヨーク市のコロンビア大学ティーチャーズ・カレッジにおける内外科看護の 1 つの科目は，当時普通のやり方であった生体各系の疾病を中心にではなく，看護上の一般的な問題（たとえば，年齢によるニーズ，術前術後の状態や患者の病気の伝染性などにケアを対応させること）を中心に編成された。『看護の原理と実際』第 5 版では，第 5 章が"看護実践上の一般的な問題"と題され，この問題解決的なアプロー

チが論じられた。[kk] 1951 年，コロンビア大学ティーチャーズ・カレッジの出したある研究報告のなかに，R. ルイーズ・マクマナス[*ツ] は以下のように看護の機能を定義した。

　……専門職ナースの独自の機能は……（1）看護上の問題の識別ないし診断およびその問題の相互に関連した諸側面を認識すること，（2）病気の予防，直接的なケア，リハビリテーション，その人にとって可能な限りの高い健康水準の助成，に関しての，目下のおよび長期の看護の目標を考慮した，その問題の解決のためにとられるべき一連の看護行為を決めること，であるといえよう。[ll]

1960 年，フェイ G. アブデラとその同僚たちは『患者中心の看護』[49] を出版し，看護の計画を立てるにあたっての出発点ともなる 21 の問題を提示した。1970 年にはメイ M. ジョンソンとメアリー・ルー・C. デイビスが『看護における問題解決』[50] と題する方法についてのテキストを出版した。ここで触れておくべきだろうが，1970 年以来，ローレンス L. ウィードが診療記録を含めての，"問題志向型"アプローチの医学実践を奨励してきている。多くのナースがこの動きに乗り，自分たちの看護記録をそれに従ってつくり変えた。この問題志向型アプローチが看護の教員に受け入れられ，また看護研究の重要性が認められてきた一方で，満足のいく看護の定義の探究は続けられた。

1953 年から 1955 年にかけて筆者は，看護およびナースについてのどのような研究が各州でなされてきたか，どのような研究が必要と考えられているかを知るために，ナース，看護学生，医師，ソーシャルワーカー，その他の人々と面接すべく 27 の州を訪ねた。どのような研究が必要だと思うかという質問へのよくあった答が，"ナースの機能をより明快に確立するための研究"であった。[51]

1961 年，アイダ・ジーン・オーランドは，看護基礎教育のカリキュラムの各種科目に精神保健を加えることについての合衆国公衆衛生総局（USPHS）の資金による"プロジェクト"に関連して『ダイナミックなナース-患者関係』[*テ] を出版した。彼女は"専門職ナースの仕事"を論じるなかで，〔かぜ〕を看護することと〔かぜ〕を治療することとを区別した。後者は"医科学の成果物──薬，吸入器などなど"の使用を意味する，と彼女は考えた。その言は次のようである。

　<u>看護の目的は，患者のニーズが満たされるように彼の必要とする援助を与えることである</u>（下線は筆者）。ナースはその患者の目下のニーズを確認しそのニードを直接あるいは間接に満たすプロセスを起こすことによって，自らの目的を達成する。患者が自らのニードを満たすことができない場合，ナースはそのニードに直接的に応える。患者が自らのニードを満たすことができるように誰か，どこかの機関，何かの資源などを入手するのをナースが助ける場合は，ナースはそのニードに間接的に応えるのである。
　ナースは自らの目的を達成していきつつ同時にその患者の心身の健康に寄与する。彼女は患者を助けながら，患者の十全感あるいは健康感を高めるからである。これらは小さな変化であるかもしれないが，その時点で役立っており，累積

[*ツ] "看護実践上の一般的問題"の 1 つ 1 つをめぐって臨床状況下で学生を教えるヘンダーソンの指導法を受け入れなかったマクマナス学部長との対立が原因で，ヘンダーソンは 1948 年にティーチャーズ・カレッジを去った。なおマクマナスは，1952 年，当時のナース不足への対策として 2 年制看護短期大学（准学士コース）を提唱，発足させたことで知られる。

[*テ] 邦題，『看護の探求』。

的な価値をもつと思われる。自らの専門職特性に合致した看護は患者の苦悩を増すことはしない。それどころか，真のナースは，患者の精神的，身体的な安楽を妨害するものを探し出して除去するという職業上の責任を引き受ける。ナースが自分の仕事の専門職特性を発達させ，保持するためには，自分の行為や反応がその患者をどのように助けるのか助けないのかを知りかつ確認できねばならず，あるいは，その患者は特定の時間に彼女の援助を必要としないことを知りかつ確認できねばならない。[mm]

<u>プロセス</u>としての看護というオーランドの解説は広く受け入れられてきた。ナースは自分たち（ナース）の患者のニードのとらえ方を確認する，あるいは修正するために患者に質問する，という彼女の主張もまた，"看護プロセス"の一部として広く受け入れられてきた。看護の効果を確認することも看護プロセスの一部として認められている。[nn]

当時スコットランド一般看護評議会の議長であったマーガレット M. ラムは，1970 年に"看護とは何？"と問い，次のように言ってこの問いに部分的に答えた。

　　ナースは……患者を養い育てる，あるいは大事に育てるために存在する……。看護の大部分は身体面のケアである……。私が思うに，看護はこれまでも，今も，これからも人々の世話をすることであり，もしも看護が他者へのサービスという理想を踏まえていないならば，それはあてどなく位置を変える砂の上にあるということなのである……。[oo]

ニュージーランドのナース M. L. バドアイルは[52] 1973 年に，なぜ彼女は看護が他のヘルスサービスと"違う"と思うかを説明している。もし，時間と紙面が世界中から集めた書籍や文献の引用を許してくれるなら，看護を定義しようとする世界的，継続的な努力のあることが明らかになるだろう。

最近になって，看護の定義は疾病の回復とは対照的な健康の増進へのナースの関心を強調する傾向が出てきた。ローゼラ M. シュロットフェルドは 1972 年に次のように書いている。

　　本稿における私の目的は，看護という職業の目標と，ナースが自らの社会的責任を果たすのであれば関心を向けるべき現象とに関係させて，わかりやすくかつあいまいでなく概念化した看護を発表することである。簡単に述べれば，<u>職業活動の一分野としての看護の目標は，人々が健康を獲得し，保持し，取り戻すのを助けることである</u>。ナースが関心を向ける現象は，人間が健康を獲得しようと努める健康追求・対処行動である。ナースはヘルスケアの分野で働く，他職種に従属しない，専門職実践家である。[pp]

マジョリー・ランファールは ANA の看護業務評議会で会長として講演し，その要約のなかに次のような声明を盛った。

　　看護の目標は，行動上の完全性という患者の目標を追求する過程で，必要に応

じて患者を助けることである。行動上の完全性とは，主要なニーズを満たすことに向けられる患者のいくつもの，相互に関連した行動パターンが，生物学的，心理学的，社会的な健康をもたらす，またもたらし続けるであろうことを意味する。[qq]

全国看護連盟が1976年に出版した小冊子のなかに，教育者ナースであるシャーリー・チェイターは，医の実践と対比した次のような看護の定義を発表した。

　看護とは，<u>第一義的</u>には，健康関連問題から生ずる事柄や状況をめぐって，個人，家族，コミュニティ集団に<u>ケア</u>が供給されるプロセスである。一方，医の実践は第一義的には，原因志向，治療志向である。その場の状態，人数，その他の事柄が看護職と医師職の間の機能の重なり程度を変えうるので，上記の定義のなかの<u>第一義的</u>という言葉は強調されてしかるべきである。たとえば，辺鄙な土地ではナースはしばしば看護よりは医の実践に近いことをする者となる。同様に，医師が，術後の経過中に生じる微妙な事柄に対してケアを行ない，医術というよりは看護に似たことをしながら回復室で自分の患者のそばに座っていることもある。[rr]

ヘルスサービスを構成するさまざまなサービスのすべてがそうであるように，看護の機能も患者あるいはクライアントのニーズから引き出されるべきである，とすることには異論はないようである。ジャネットM．クレーゲルとその同僚ら[53]は，（USPHSの助成金を得て）ウィスコンシン州ミルウォーキーの聖メアリ病院でナースの適切な活用法の研究を行ない，22の"患者のニーズ"を見分けてそれらを身体的ニーズ，心理社会的ニーズ，環境上のニーズに分類した。患者ケア単位（病棟）の構造と組織をそれらニーズに基づいてどのように編成することができるかを彼らは示したのである。

　看護の定義を求める声が大きくよく聞こえてくる間にも，自明の理であるような疑問にあまりにも多くの時間とエネルギーが費やされすぎてきたと思う人々がいる。たとえばアメリカのナース，フランシス・ストーリィは1970年に次のような意見を述べた。"看護を定義する必要はない……定義することにより漠としたところが失われ，オーラがなくなり，美しさが減じる危険がある。看護の実体は，たとえいかに正確に調べたうえとはいえ言うところの事実なるものへと形を変えられまいと抵抗するであろう。"[ss]

　ここに引用した個人による看護の定義は，載せてしかるべきと思われるもののほんの一部である。以下で取り上げる，公的および法的文書で使われる定義は，それらも個人各位のある合意によって決められたものであるはずとはいえ，結局は個人各位の意見よりも看護実践に大きく影響していると思われる。

看護関係団体による看護およびナースの定義

　看護関係団体はさまざまな理由のもとに看護を定義する必要を認めてきた。国際的に，全国的に，また州や地方ごとにナースたちは，看護の本質の定義，倫理規定，法律制定，実践の守備範囲，看護のカリキュラムなどを根拠とする協同を求めてきたのである。

　ICN は，代表を出す国それぞれに"ICN の定款と細則に一致した"資格をもつ"有資格ナース"協会があること，という条件のもとに会員国を定めている。tt ICN は会員国協会それぞれにおけるナースたちの自治を表象しているのである。当初"有資格ナース"とは世界中どこでも同じものを意味すると考えられたが，そうではないことがすぐに明らかになった。看護を定義しようとする国際的な努力の足跡は，合衆国における"ナース登録"の進展もあわせ，デイジー・カロライン・ブリッジスの『ICN の歴史，1899-1964』,[54] ICN 機関誌「インターナショナル・ナーシング・レビュー」，および ICN 大会レポートの紙面にたどることができる。

　以下の"ナース"の定義は 1975 年の ICN 国家代表者会議で採択された。

　　　ナースとは，看護基礎教育課程を修了し，自国において看護を実践する資格がありかつその権限を与えられている者である。看護基礎教育は，看護の実践にそなえての，および特定の能力を向上させる卒後教育にそなえての，幅広く確かな基盤を提供する公式に承認された教育課程である。ファースト・レベルであるこの教育課程は，行動科学，生活科学，看護科学の学習と臨床経験とによってナースが，看護ケアの効果的な実践と進むべき方向，およびリーダシップ役割を身につけるように導く。ファースト・レベルのナース（専門職ナース）は，健康の増進，疾病の予防，病人のケア，リハビリテーションのためのあらゆる場において，看護ケアを計画し，供給し，評価する責任を有し，またヘルスチームの一員として機能する。看護職者のレベルが 1 つではない国においては，セカンド・レベルの教育課程は，看護の知識の学習と臨床実践とによってその種のナースが，ファースト・レベルのナースに協力しその監督のもとで看護ケアを行なう力を身につけるように導く。uu

　ICN においては，意味をなすに足る明瞭な，またそれぞれにさまざまなタイプのナース教育をしている国がメンバーになることができるに足る一般性をもった，ナースの定義をもつための努力が続けられてきた。

　1973 年，ICN の国家代表者会議（CNR）は，"専門職ナース"と"補助職ナース"についての以下の声明を国際労働機関が職業分類国際基準の次の版に使うことを期待して，同機関に送付することを承認した。

　　　このグループ〔専門職ナース〕の従業者は，疾病時の回復とリハビリテーションに寄与するばかりでなく，個人，家族，グループ，コミュニティの健康増進と健康維持を助ける。
　　　彼らは当該ヘルスチームの治療計画および教育計画の作成と実施に参加する。

彼らの機能は次のようである。(1) 彼らが人間の基本的欲求を守備範囲としているゆえに，衛生と安楽にかかわる個別のサービスを含め，治療プログラムをとり行なう。(2) 健康の増進，療養，回復あるいは尊厳のある死の達成に資するように，物理的ならびに心理的な環境をつくり出し，また保持する。(3) 回復，リハビリテーション，最上の自己管理を獲得するのに必要な状況を手にすることに対する患者とその家族の関心を得る。(4) 身体的，精神的，社会的な健康を増進する手段について，健康・不健康を問わず人々に助言する。(5) 疾病予防の諸手段を設定し，またその遂行を助成する。(6) 関係者一同がもっとも幅の広いヘルスケア・サービスを成し遂げるために，看護活動の目標を立て，それらをヘルスチームの他のメンバーの目標と整合させる。(7) 看護および他のヘルスケア職員の教育に参加する。(8) 病院等施設内あるいは地域社会などの場においてヘルスケア供給の管理を助成する。

〔専門職ナース〕は，登録される，もしくはしかるべき当局によってナースとして免許を与えられるような資格を出す，認定された看護教育課程を修了している。

……専門分化した専門職ナースは，特定分野の看護実践においての専門分化看護，看護に応用された相談，管理，教育あるいは研究，を行なう者であり，当該専門分化分野の認定された教育を受けている。

補助職ナースは……専門職ナースの受ける訓練教育および専門職ナースのもつ理論的知識を必要としないケアを行なう。彼らは，指導と監督のあるヘルスサービス組織のなかで働く。vv

州の看護師業務法の可決は，ニュージャージー，ニューヨーク，ノースカロライナ，ヴァージニアの法律制定が皮切りであった。それら法律はナースの機能，すなわち看護業務の本質と範囲についての声明を含んでいる。ANAは州理事会協議会を経て看護を定義し，看護師業務法のモデルを作成した。1937 年に ANA が発表した以下の看護の定義は，今日なお看護師業務法に反映されている。

いずれかの病院の系列下にあり州が承認した看護学校の規定のコースによって習得される科学的な医学の原理に根ざし，州によってそれをすることを免許された個人が治療医学と予防医学とを連接して実践する，知的技能，態度，心理的スキルの混合体。ww

この他，1937 年の『看護学校カリキュラム案内』[55]にある定義などは，看護とは，事実上，人々が元気な状態を維持するのを，あるいは病気のときに健康を取り戻すのを助けることである，としていた。それらの定義は，ある程度は公的な定義であるものの，誰をも満足させるほど特定的でもなければ幅の広いものでもないことはかなり明白である。

1950 年代，アメリカ看護師協会はナースの機能を研究することに 40 万ドルを費やした。17 の州でなされた 21 の別個の研究をエバレット C. ヒューズとその同僚が報告したのが『2 万人のナースが自らを語る』[56]である。この徹底的な全国規模の研究は，ナースは何をしているか（ある研究が 400 以上の働きを確認した），ナース自身および一般の人々はその時点でナースについて

どのように思っているか，を明らかにしたものの，誰もが満足するように看護を定義することはできなかった。人々はその後も，看護に独自のものは何か，ナースの機能は何か，を問い続けた。

1967年，アメリカ看護師協会と全米看護連盟が組織した"看護と看護教育についての調査研究のための全国委員会"が，メロン財団（当時はアバロン財団），ケロッグ財団，および匿名寄付者の助成金を受け，活動を開始した。この委員会は上記財団等およびその他の資源も得て活動を続けた。そこからの最初の主要な出版物『行動を起こすための理論』のなかでジェローム P. リュソートは，米国における看護の発達を展望し，看護と医療の関係に言及している。"看護学"の発達は"遅々たるもの"であり，"看護が完全に専門職の域に達するまでには長い長い道程がある"，[xx] と彼は思っていたようである。看護には独自の役割があると認めていながら，この委員会報告が気に入った定義は1つもなかったらしい。『看護の決起：専門職の決意前進』(1974)[57] と題して出版された報告のなかの勧告とそれに続く論述は一貫して，ナースの間の目的統一，成熟した専門職になっていくための必須行程，専門職の1つとしての責任を果たすが同時に他の職種のヘルスワーカーズと協力する必要，に加えてのナースの独自の役割の重要性を強調している。

この委員会報告のみならずヘルスケアについての数々の評論が，ナース，医師，その他の職種の人々の役割の重なり（詳細は後述）と，役割の重なりを可能とする法律制定の重要性とを認識するようになってきている。1972年，ANAおよびAMAの代表からなる"合同業務委員会"が設けられた。この2つの協会とW. K. ケロッグ財団が資金を出す委員会である。合同委員会は看護師業務法と医療法の研究を開始した。事務弁護士のヴァージニア・ホールは報告書『看護業務範囲の法令による規制』[58] において，ナースはその時点では，現に定められている看護ばかりでなく，現に定められている医術も行なっており，人々のニーズを満たすのであればそうすることを続けるべきである，と結論を下したようであった。いずれにしてもホールは，各州の看護師業務法のなかのさまざまな定義を例にあげて批評し，現行の看護師業務法を修正するのではなく，医療法における医療業務の禁止令から専門職ナースを免除することが総合的な解決策となろう，と示唆した。

看護の定義およびナースの機能についてこれほど大きな意見の相違のあった時代はほかにない，と言ってよいだろう。[yy]

看護の業務と他の保健医療専門職者の業務とを識別し，また看護研究と他の保健関連研究とを識別する努力は，看護"理論"および看護の"概念群"の研究へとつながった。以下はそうした流れの上での成果の概略展望である。ここ数十年にもたれた看護の協議会は機能に焦点を当てる傾向にあり，追って研究が焦点になっていた。それが近年，理論と概念を扱う傾向が強くなってきた。当節のカリキュラムは看護についての特定の理念あるいは看護の概念を反映して組まれている。

看護およびナースの機能についての諸定義の基盤となっている理念，概念，理論，システム

ヘルスサービスはすべて，それらが置かれている社会の優勢な理念ないし文化的価値観，政治的状況の影響を受ける。看護は，他のあらゆるヘルスサービス同様に，性，年齢，肌の色，人種，宗教信条，身体的適性，知的能力，創造的能力，学歴，自己表現，自己規制，機会平等，権威の尊重，人間と人間以外を問わずの生命の尊重，などに対する考え方に影響される。はっきり言えば，高齢者よりは若者を高く評価する文化は，高齢者や終末期の者に対するよりもよりよいヘルスケアを乳幼児や児童に提供する傾向がある。機会平等に心をくだく社会はそうではない社会に比べ，広く誰にでも利用可能なヘルスサービスを用意する傾向がある。また，来世での報いを期待する人は，この地上で尊重されることを求める人に比べ，ヘルスケアにあまり重きを置かないであろう。動物や昆虫の生命に心を寄せる文化は，人間以外の生物の福祉を人間にとって最良であると考える福祉に従属させるようなヘルスケアシステム（食物のことを含め）をもつことはないであろう。

目標を明確にしたり，看護の基盤となる理念を述べたりすることの重要性を強調してきた教育者ナース，研究者ナース，その他がいる。ミルドレッド A. E. ニュートンの研究"人生と教育についてのフロレンス・ナイチンゲールの哲学"（1949 年カリフォルニア州パロアルトのスタンフォード大学に提出した教育学博士論文）は，ナイチンゲールの価値観が長年にわたりどれほど看護に影響を及ぼしたかを明らかにした。全米看護教育連盟の後援のもとで 1937 年に作成された"カリキュラム・ガイド"[59]は，教育理念を強調した。そこに提案されたカリキュラムは，教育目標の 1 つとしての適応という概念に特色づけられていた。1962 年にはシスター・マドレーヌ・クレメンス・ヴェイロット[60]が，献身の哲学としての実存主義と，彼女の考える看護にとってのその意味とを論じた。[zz] 看護がその歴史を通じて自らの哲学的基盤を証明してきたことを示す例は，ほかにも示すことができるであろう。しかしながら，看護がそのなかで作用していると言うことのできる理念，概念，理論，あるいはシステムを証明しようとの主張が新しいものである無視できない証拠がある。1930 年から 1955 年までの間に書かれた修士論文および研究論文 1,464 には，哲学的，政治的，あるいは倫理的な研究疑問を扱ったものはごくわずかしかなかった。[61] "ナース，患者，社会システム"について 1969 年に研究報告をしたナース，マーサ M. ブラウン[62]は，概念論的には看護は"原始的な学問"である，と断定的な声明を残している。看護専門職としてはこのような批判に大いに傷つくのではないか。いずれにしても，現に認定を得ようとしている看護学校の教師陣は，自分たちのカリキュラムの基礎にすえる看護の理念ないし概念を言葉にしたほうがよいとわかっているし，研究計画書は多くの場合，何らかの理念的な声明や看護の概念あるいは理論を体現

していなければならないのである。国内各地で開かれる地域単位の協議会などもそのようなトピックに光を当てているうえ，雑誌記事や書籍の類もしかりである。[63-78]

　理論という言葉はギリシア語の theōria，注視すること，光景，熟視，思索，からきている。ウェブスター辞典はこれらのほかに6つの意味を載せているが，以下が本稿で使われているその意味である。

　　　現実の，あるいは想定上の，一群の事実の普遍的ないし抽象的な本質。応用されたものとははっきり区別される純粋な科学ないし学芸。音楽の理論，医学の理論がその例である。

　アーネスト・ネイグル[79]は理論を"知的道具"と呼ぶ。この意味で理論という言葉を使うと，次の疑問を問わねばなるまい。看護は，ヘルスサービスのその他の部門とは別個の"現実の，あるいは想定上の，一群の事実の本質"をもっているか？　そうした一群の事実の本質を引き出すことになるはずの看護の研究は，内容と方法の点で，保健教育，心理学，化学，物理学，生理学，病理学，微生物学などの研究と異なっているか？　診断と治療であるとみなされている医学は，その研究は看護の研究にもっともよく似ていると思われているのだが，これらすべての学問から借りものをしているだけでなく，これらの分野の学者たちと共同研究を行なっている。この，他の分野から借りものをするという考え方は，一部のナースには受け入れられないようである。ジーン・マスウィグは次のように言う。

　　　……ある職業を定義することによって，ある職業の理論的知識がその職業から生まれ出る，という見識を私は支持する……。
　　　……看護の知識の理論的核心は，管理理論，人類学，生物学，心理学，社会学，およびその他のいかなる学問からも生まれてはこない。看護それ自体の領域から生まれるのである。[A]

　ナースのフロレンス・ウォルドと社会学者のロバート・レオナルドは，[80]他の保健医療領域における実践理論とはまったく別の"看護実践理論"の開発を論じた。
　M. イザベル・ハリスは，"現象を説明するための，多少なりとも妥当と思われる，あるいは科学的に容認可能な原理"とする理論の定義を認めていた。彼女はそれを，"ある目的のために構築される概念構造"[B]とみなした。ある目的，とは看護の場合，実践である。彼女は，著作からみるに理論は暗示されると考えていたフロレンス・ナイチンゲールに始まる看護理論の発達過程をたどった。彼女によれば明示される理論は最近のものである。
　ローズマリー・エリスは意義ある理論の特徴を論じ，それは"患者および患者に起こっていることについてわれわれを啓発する理論"[C]であると言った。彼女は，ナースについての研究は看護にとって重要な理論の開発に寄与するかもしれないし，しないかもしれないと言い，看護においては実践家が

理論家であるのがよいとした。

アイモジン M. キングは文献を検討し，"いくつかの考え方を総合し"，"看護の欠くことのできない特徴は，周辺の変化にもかかわらず存続してきたその特性である"と結論した。"もしも看護が学問であるなら，専門職ナースが教え，学び，使う知識の総体の特徴は，確実性，構造，一般化にある"[D] と彼女は言った。（彼女はこれらを学問の特徴と考えた。）

キングは，個人やグループが"健康を獲得，保持，回復"するのを助けるにあたり，ナースは個人，グループ，社会システムをどのように扱うかについての彼女の考えを明白にするために一連の図表を提示した。下記の看護の定義において，キングはヴァージニア・ヘンダーソン，アイダ・オーランド，ヒルデガード・ペプロウ，マーサ E. ロジャーズの見解を合成しているように思われる。*ト

*ト 巻末の本章備考 D, E：キングの 1971 年の著作『看護の理論化』には，"有意義な，治療的な，対人プロセス"というペプロウの"看護とは"と，『看護の基本となるもの』にあるヘンダーソンの看護の定義が引用されている。1981 年の著作『キング看護理論』の"看護とは何か"のところには，ペプロウ，オーランド，ナイチンゲール，ロジャーズ，レヴァインの名をあげ，参考文献としてヘンダーソンの『看護論』を記す。

　　看護とは，年齢と社会経済的区分を問わず個々人が，日常の生活行動をするなかで基本的な欲求を満たす，また，ライフサイクル上の特定の時点において健康と病気に対処する，のを助ける手段となる作用，反作用，相互作用，交流のプロセスである。[E]

マーガレット A. ニューマンは看護が借り物をしていた段階は終わりであることを暗示しつつ次のように述べた。

　　看護理論はいくつかの段階を通って発達してきた。すなわち，他の学問分野から理論を借りる段階，概念間の関係を探して看護実践の状態を分析する段階，概念枠組みを開発する段階，である。[F]

ドロシー E. ジョンソンは"看護における理論：借りたもの，独自のもの"と題する論文のなかでニューマンとは別の見解を示す。

　　看護における借り物の理論と独自の理論とを区別しようとするのはきわめて危険である。まず第 1 に，人の手による，多少なりとも恣意的な学問区分は，ゆるぎないものでもなければ不変のものでもないから，危険である。自然界の調和に相応して，知識の本質的な構成があり，それは既定の境界を無視し，より大きく，より凝集的な見方を求め続けるように思われる。さらに，知識はどれかの学問分野に生来的に"属して"はいない。ある知識片が，ほかのどの学問でもなくこの学問によって発見されることは必ずしも偶然ではないが，発見の事実は持ち主であるという権利を与えはしない。これに照らしてみれば，借り物であることにも独自のものであることにも実際の恒久性がないばかりか実際の意味もない。[G]

（看護における理論についてのジョンソンの見解は筆者にはすぐれて正当であると思われ，同意する。）

看護についての諸概念を図式で表すことは多くの人にとって有用であろう。たとえば，マーサ・ロジャーズ[81] は，ナースとクライアントとの間の連

続的変化，連続的相互作用という概念を表現するのにコイル状のスプリングを使った。また，大学の科目はシステム分析の考え方の周辺に組み立てられ，いかなる活動も，閉じた，あるいは開かれたシステムのいずれかとして図にすることができる。[82,83] ルートヴィヒ・フォン・ベルタランフィは，開放系と閉鎖系を次のように区別した。

> 自然科学的見地からすれば，生物の存在状態の特徴は開放系である。物質の出入りがないのであれば，その系は閉じている。ものの取り入れと放出とがあり，したがってその構成要素が変化するのであれば，その系は開かれている。生体系は開放系であり，環境と物質を交換し，自らの構成要素を絶えず組み立て，また解体しつつ生き続ける。[H]

システムとしての看護理論についてのキングによる図式解説には論及がある。クレーゲルらは，ウィスコンシン州ミルウォーキーの聖メアリ病院における研究を報告したが，その研究では患者ケアの管理が人間の基本的欲求を満たすように修正されていた。その患者ケア計画はシステムとして記述され，図式化されている。[84,85]

以下は，20世紀になってから論議された登録ナースの概念のいくつかである。

専門職登録ナースは，(1) 人間の身体の健康を回復させる自然の助け手，(2) 母親の代わり——母親を業とする者，(3) 病人のケアおよび疾病の予防における医師の補助者，(4) 医師を補足して完全にする者——医師は<u>キュア</u>に専心し，ナースは<u>ケア</u>に専心する，(5) 医師の代わりをする者，(6) すべてのヘルスワーカーズのサービスの調整者，(7) 環境を手で巧みに扱う者および専門職ナースほどの教育を受けていない職員のトレーナー，監督者，(8) 健康教育者，(9) 看護の作用によって，クライアントや患者が保健医療資源を最善活用できるようにする者，(10) 人類の向上のために"看護学"を使う者，(11) 危機あるいは必要のあるときに，クライアントや患者のために"介入する"者，(12) 患者とその家族のヘルスニーズに応える援助者，などである。[86-100]

これらの概念はどれか1つだけ，というものではない。多くの人々はナースについての自分の考えを言うのに，これらのうちの2つ以上を組み合わせるだろう。合衆国，カナダ，その他いくつかの国では，ナースはすべて，少なくとも理論上は，ケア提供者であると同時に健康教育者である。英国では，ヘルスヴィジターは第1には健康教育者であるコミュニティ・ナースであり，地区ナースは第1にはケア提供者である。多くの人々が専門職ナースと医師の役割重複を認め，ナース，なかでも公衆衛生ナースは，医師のサービスを得られない状況下では常に医師の代わりをつとめる者であることを知っている。

この章では，癒し人，あるいは疾病の治療に関与するワーカーとしての医師という概念を強調し，同時に，世話する人，あるいは医師に比べ一段と健

康増進に関与するワーカーとしてのナースという概念を強調してきた。しかしながら，ヘルスワーカーズが医療やヘルスケアについての批判に耳を傾けるならば，また，自助促進の動向の勢いに気づいたならば，"よい"ヘルスケアの構成要素についての考え方が根本から変わるかもしれず，それとともにナースと医師の機能の仕方についての考え方も変わるだろう。[101-107] 現時点では，両者それぞれの機能は重なり合い，混乱しており，時にはその他のヘルスワーカーズの機能と相いれない。

ナース，医師，その他のヘルスワーカーズの重複役割と提携役割

　ナースと医師はそれぞれ独自の，別個の機能をもつとする人々がいる。一方，ナースも医師も，それぞれの特定の能力に従って，また活用可能な保健医療職員の能力に従って，あらゆる状況下で個々人のヘルスニーズに応えるのだと考える人々もいる。後者の考え方はこれまでずっとヘルスケアに影響してきているものの，今日では看護と医学の関係について昨日までよりははるかに多くの論議が起こっているといえよう。ヘルスサービスの需要が高まっていることから，この問題はますます重要性を増している。

　ヘルスケアはあまねく利用可能であるべきだとする見解が今日優勢である。これは一般の人々の頭のなかでは，生命の芽生えから死まで，ヘルスワーカーズを定期的に訪れる，あるいは定期的に彼らの訪問を受ける，のが当然ということになる。イリッチ[108]によればこうした考えは，健康な人々を生涯を通じて"患者"にしたて上げ，"正常な"あるいは望ましい独立独行の発達を妨げる。ほかにもこれに同意する者がいると思うが，国民総生産（GNP）のますます多くを健康関係に費やす方向に進む流れは逆転することなく，よりさまざまなヘルスワーカーズを出現させる動向の進行もまたしかりである。医師たちは，ナースその他がヘルスアセスメント，"健康な"子どもや慢性病患者の管理，高齢者のほぼ全面的なケアにこれまでよりも多くの責任を負うことをいとわなくなってきているようである。医師のなかには，およそ上記の役割を果たすときのナースを自分たちが"監督する"ことを要求したい者もいるようだが，それは実際的でもなければ理想的でもないと考え，たとえそこに一般には医学の守備範囲と思われている機能が含まれていても，ナースが自らの実践に法律上またその他のすべての方面で責任をとることに異議なしとする者もいるのである。

　医師，医師助手，准医師（feldshers），ナース，その他のヘルスワーカーズの役割重複という問題は，国際的な関心事を扱う最近の2つの会議における論議にはっきりみることができる。1つは英国で開かれ，その報告書のタイトルは"大医療職"，[109] もう1つは合衆国で開かれ，その報告書は"中間レベル保健医療職者"である。[110] 開業医，保健担当官，ナース（地区ナース，ヘルスヴィジター，ナース＝助産師），ソーシャルワーカーの役割重複は，BBCのテレビ番組をもとにしたエッセイのシリーズ，『ヘルスチーム活躍』[111] にみることができる。数多くの英国の出版物が役割重複を扱っており，その

いくつかは本章の参考文献に入れてある。[112-116]

カナダでは，ナース，医師，その他がナースの機能を研究しつつある。保健福祉省の後援で1971年以来，ナースの機能についての一研究が進行中である。医師，ナース，その他が6つの大学で，とくに北方辺境地帯の看護実践の業務分析を行なっているのである。そこから出る報告文書には，伝統的には医学の領分に入る診断と治療の手法をナースがどの程度実施しているかが明らかにされている。(このカナダの研究については"セラピストとしてのナース：拡大役割"の副題のもとに詳論あり)。[117-123]

中華人民共和国では，ヘルスケアは革命的な変更を遂げた。"裸足の医者"と"紅衛兵医"（合衆国の登録ナースやロシアの准医師に比べかなり低い教育背景をもつヘルスワーカーズ）が，工場，農山村部落，その他至るところで，軽症の疾患や不快症状を診断し手当てする責任を負っている。多数の視察者の報告によれば，保健プログラム（すべてのヘルスケア・ワーカーズの継続教育を含む）は多くの点で完全に有効とのことである。[124-126] ロシアにおける成果も，システムは中華人民共和国のそれとはまったく異なるものの，同じように目覚ましいようである。ソビエト社会主義共和国連邦のヘルスサービスにおける准医師と助産師は，さまざまな状況下で，もしそこに医師がいるならば医師がとるであろうような役割を果たす。ロシアのナースはそれよりは自律度が低いようで，ナースに教えることやナースの機能を決定するにあたり大きな役を負う医師を助けて働く傾向が強い。[127-129]

中華人民共和国の紅衛兵"医"と裸足の"医者"があげている成果，およびソビエト社会主義共和国連邦の准医師があげている成果が著しく思われる一方で，健康が国民の目標である場合，国民が参加している場合，健康に不可欠な環境条件というものが理解され，それを実現するための社会の努力がなされている場合は，さまざまな体制のもとで健康向上を達成することができるという証拠が世界各地にみられる。UNICEFとWHOの共同研究の報告書は，バングラディッシュ，キューバ，ニジェール，ナイジェリア，中華人民共和国，タンザニア，ベネズエラ，ユーゴスラビアのプログラムを取り上げている。それらプログラムの多くの特徴は，自国の（しばしば古来の）医療体制と，健康教育と独立独歩を強調する西洋現代医療とを結合させていることである。通常は住民が選出するコミュニティの代表たちがプライマリーケアを提供するための教育訓練を受け，コミュニティ議会は生活状態改善に向けての計画を立て，実施し，また保健その他社会福祉の側面での人々の独立独歩を育てることに打ち込む。この報告書が指摘するポイントは，"ヘルスケアの給付を，ヘルスケアの各部分が，サービスの対象である人々のものであるように組織することに大きな利がある"[1]ということである。プライマリーケア提供者は，彼らがサービスする人々によく知られており，かつ信頼されている。彼らは耕作その他手仕事を人々皆と共にし，しばしば人々と共に骨折るのである。

要するに，ヘルスケアについて万国調査をするならば，医師とナースの役割が重複することばかりでなく，両者の役割が多様なヘルスワーカーズに

よって補充されていることが明らかになろう。それにもかかわらず，ナースの拡大（あるいは拡張）役割なるトピックは，看護関係の会合や看護雑誌で今日もっとも頻繁に論議されているのである。以下にその論議の特徴と範囲について，とくに合衆国とカナダにおけるそれについて，言及しておきたい。

セラピスト（拡大役割）としてのナース

"拡大"あるいは"拡張"役割という表現は新しくはあるものの，ナイチンゲール時代の"訓練された"ナースはいま現に言われているようなこの資格でしばしば働いていたこと，また当時の医師のなかには，ナースたちを，医師-ナース関係についての評論家がよくほのめかすような"女中"としてではなく共働者として扱った者がいたこと，を主張する人々もいる。在宅療養する患者をケアする特約ナースは間違いなく医師とのパートナーシップのもとで働いていた。興味深いことに，東海岸の4大都市における訓練を受けたナースの氏名録の1902年版に，理想のナースについて—医師の書いた記事と，医師が"訓練を受けたナースに負うところ"[130]についてのもう一篇とがある。1923年のある氏名録は，小さなパンフレットではあるが，コネチカット州ニューヘブン郡のナースと医師を載せている。[131]

拡大役割のなかには，クライアントの健康状態をアセスメントし，診断をし，治療の処方をする，あるいはプライマリーケアを提供すること，すなわちクライアントないし患者をヘルスケア・システムに入れることが含まれる。バーバラ G. シュット[132]は1972年に"プライマリーケア看護"の歴史を調べ，ナースはこれまでもずっと"プライマリーケア業務"をしてきたが，それについて語ることには思い及ばなかった，と推定している。彼女によれば，1972年の時点でプライマリーケアを行なっていたナースは次のような呼び名であった。小児科ナースプラクティショナー，[J] 准小児科医，家族ナースプラクティショナー（PRIMEX），（家庭医の）臨床協働者，成人保健プラクティショナー，内科ナースプラクティショナー，ナース・ミドワイフ，ナースプラクティショナー。現在はこれらに精神科ナースプラクティショナー，老年科ナースプラクティショナー，学校ナースプラクティショナー，産業ナースプラクティショナーが加えられるであろう。"臨床スペシャリスト"および"ナースクリニシャン"という言葉もあるが，これは拡大役割を果たすナースを養成する卒後教育を指して使われるいま1つの表現である。[K]

シュッツはケンタッキー州のフロンティア・ナーシング・サービスを研究し，そこのスタッフが40年間プライマリー・ヘルスケアを行なってきていることを知った。[133] このサービスのナース＝助産師活動が取り上げた最初の1,000の新生児のうち死亡はわずか1であったこと[134]が証明されているが，これは母親と新生児へのすぐれたプライマリー・ヘルスケアの実績である。フロンティア・ナーシング・サービスは"医療指令"（Medical Directives，ケンタッキー州，ウェンドーバー，フロンティア・ナーシング・サービス，第7版，1975）のもとに機能しており，それは指導医師あるいは顧問医師か

らの権限の委譲であると解釈できるのであるが,それでもなお,ここのスタッフナースがこのサービス発足以来ずっと独立してプライマリーケアの提供に従事してきたことは明白である。[L]

あらゆるヘルスワーカーズの役割が,ところにより,また10年単位で時代により変化することは,繰り返し言っておくべきだろう。彼らそれぞれの役割は,健康についての人々の考え,人々が訓練教育を受けたワーカーズに何を期待しているか,利用可能なワーカーズの数と種類,ワーカーズが提供すべく教育されたサービスの種類などによって決まってくる。ヘルスケア・ワーカーズの区分はどれ1つとして,それだけ切り離して考えることはできない。1976年の,看護についてのある国際会議の報告書に,以下の声明が載っている。

　　……看護の変わりゆく役割に内在する法的ならびに職業上の問題は,最近になって……政策レベルで他の保健医療分野と共同しての非公開研究の主題となってきている。
　　ナースの役割は拡大し……専門職ナースは,伝統的に医師のものであった任務の一部を引き取りつつある。
　　……ナースは,医師の仕事を行なっていると告発されそうな状況に自らを立たせるような仕事をすることを,日増しに要求されているのであるから,〔看護の〕要約的な定義の数々は不適切と思われる。[M]

業務を規制する法律は働きに影響はするものの,法律が人間のニーズと衝突する場合,人々はその法律を無視する傾向がある。ヘルスケアは万人共通の人権であるという国際連合の言明を誰もが受け入れている事実は,プライマリーケアの提供者としての専門職ナースを人々に否応なく受け入れさせつつある。[N] よく知られているように,先進国においては前払い式の国の健康保険が例外ではなく通例となっており,開発途上国のなかにもこれを採用しているところがある。国の健康保険がない多くの国々においてさえ,人々は皆,ヘルスケアは権利の1つであると考えている。

世界中の人々が基本的人権としてヘルスケアを受けることになれば,ヘルスワーカーズの種類も数も国によって違うから,非常に多様なシステムが必要である。世界の一部には医師および"訓練を受けた"ナースがほとんどゼロの地域がある。たとえば,タンザニアには1972年の時点で人口28,000につき1人の医師,"その他の保健医療専門職者と補助職者の人口対の数もそれに相応して低い",と報告されている。インドの農山村部では,人口に対する医師の数は11,000人に1人以下と思われるが,都市部ではそれが1,200人に1人と高いようである。[135] 合衆国,カナダ,英国,北欧,その他経済的に恵まれた地域においては,この比率は都市部で人口500につき医師1人と高く,農山村地域の一部で1,000につき1人,ソビエト社会主義共和国連邦ではこれが,およそ住民370人につき医師1人であると報告されている。[136] 経済的に恵まれた国々においてはナースの供給が急速に増えてきた。登録ナースは人口250に1人から400に1人といったところであろう。19世紀から

20世紀への変わり目には，合衆国では人口に対する医師の数は人口に対する"訓練を受けたナース"の数と等しくなったあるいはそれを超えたといろいろな筋から報告されている。1976年には登録ナースの人口対比率は医師のそれをはるかに超え，人口対の補助看護職者の比率は登録ナースのそれを超えた。住民5,000人につき1人の専門職ナース，住民1,000人につき1人の保健医療補助職者，という世界的な目標はまだ達成されていないものの，アジアを除くすべての大陸において，専門職ナースの比率は医師のそれを上まわっている。[137,138] いうまでもなく，人々のヘルスニーズに応える機構は国によって，また時代によっても変わって当然であり，今の時代，ナースはプライマリーケアを行なわざるをえないだろう。

　世界中の看護雑誌がナースの拡大役割に関する記事を載せている。1972年6月，ICNは"ナースの役割発展"について次の声明を発表した。

　　学問体系および社会の変化，ならびにすべての人々にヘルスサービスを提供するという保健政策，に照らしてみれば，看護その他の保健医療職は自らの役割を改変し拡大する必要に迫られている。人々のヘルスニーズに応えようとするのであれば，ナースと医師は両職の発展と最適活用を促進すべく協力することが必須である。新種のヘルスワーカーズの創出を含め，さまざまな場で多様な実践が展開されることであろう。その事態はナースに，彼らの伝統的な活動の一部を他に委譲して新たな責任を引き受けることを余儀なくさせるが，彼らの実践の核心と彼らの資格はまぎれもなく看護のままなのであり，教育課程はナースの正当に認められている役割に向けて彼らを教育するようにつくられていなければならない。[0]

　1970年，アメリカ医師会の看護関係委員会は，ナースの数の増加，役割の拡大，"あらゆるレベル"の看護教育，患者への直接医療ケアへのナースの関与増進，を支持する所信声明を発表した。[139] カナダ看護師協会とカナダ医師会とは，看護と医の役割相互依存についての共同声明を発表し，ナースの拡大役割を押し進めるにあたっての実験的アプローチをとることに合意した。[140,141] 合衆国の医師たちは医学的ケアの"拡大者"として医師助手も育てているが，カナダの医師たちはそれはしない。

　カナダのしてきたことはアメリカのそれに比べて内容豊富であり，追跡しやすくもあるので，最初にカナダの場合を述べておこう。カナダの人々は長年の間，多くのナースが，といってもとくに北部の医療サービスにおけるナースが，看護と医療が一緒になった実践をしていることを目にしてきたと思われる。看護雑誌のここ何十年の記事が，北方の辺境におけるコミュニティナースの幅広い実践を報告している。インディアンやエスキモーの人々を対象に働くナースたちは，何か月もの間，保健基地における唯一の専門家であることがあり，その間彼らは電話で医師に相談することはできるにしても，病人を手当てしてよいものか，どのように手当てするか，あるいは，患者をしかるべき病院へ飛行機で運ぶかどうかを決断しなければならないときに，その都度医師に相談するのは実際的ではないのである。

第 19 章 ヘルスケアの一部である看護 279

　ルース E. メイは，辺境地の看護のための大学院生教育に共同して取り組んでいるカナダのある大学の看護学部と医学部の経験を記述し，そのルーツは王立保健サービス委員会の 1964 年の調査研究にあったと言っている。この調査対象には，カナダ北極地方そのほか遠隔地への医学教師による訪問が含まれていた。[142] 結果として発足したノバスコシア州ハリファックスのダルフージー大学医学部の教育課程は，その後他の諸大学に設置されたこの種の課程の原型である。
　カナダ保健福祉省が設けた"北部における医療サービスのためのナースの臨床訓練についての委員会"が行なった研究をその委員長ドロシィ J. ケルギンが 1970 年に報告している。[143] この委員会の調査結果の成果として，有資格ナースが勉強する臨床コースが，北部の孤立した看護ステーションのナースの力量向上を目途としてアルバータ，マクギル，マニトバ，オンタリオ，トロント，シャーブルック，ウェスタンオンタリオの各大学で発足した。[144] オンタリオ大学のコースを除き，これらのコースにはカナダ保健福祉省医務局が資金供給しており，各大学はそのコースの有効性を評価する義務のあることが規定されていた。その結果，看護ステーションにおける看護の"業務分析"がなされ，ケルギン報告が指摘した技能が必要であることがわかった。それら技能のリストからは，ナースは看護の伝統的な守備範囲においてはもちろんであるが医学の伝統的な守備範囲においても活動していることがうかがえる。[145]
　1971 年，カナダ保健福祉省は医師の手伝いについて論議する会議を召集し，医師，ナース，受益者らが出席を要請された。この会議は，新しい種類のヘルスワーカー（准医師タイプの医師助手）をつくるのではなく，ナースの役割を拡大することを決めた。[146] 1973 年，カナダ看護師協会とカナダ医師会はその決議を支持する共同声明を発表した。[147]
　上記のそれぞれの大学においては，ナース，医師，教養科目の専門家各 1 名から成る"認定委員会"が，そのコースの目標（1 つの技能）は"臨床的に訓練されたナース"に必要不可欠であるかどうかを決定した。確認された数百の"目標"（いくつかのやり方）は，次の 30 の見出しをもつ 600 頁の文書に報告されている。病歴と身体検査，検査方法，X 線技法，薬理学，体液と電解質，栄養，成長と発達，産科学と新生児，婦人科学，眼科学，耳鼻咽喉科学，歯科学，呼吸器系，心臓血管系，消化器系，泌尿生殖器系，中枢神経系，筋骨格系，皮膚科学，血液学，欠乏と代謝障害，内分泌系，精神医学，伝染性疾患と免疫付与，免疫学とアレルギー，熱傷，事故，外科的処置，成人用フローシート，小児用フローシート。[p]
　上記から，カナダでは広域の看護実践が認められていることが明らかであり，また医師もナースも機能の重なりを容認していると思われる。州により保健計画が違うので，今後は普遍化の努力がなされるであろう。カナダ全体にわたって，看護実践の法的範囲を左右する最近の立法を吟味するのは無理である。しかしながら，1973 年に職業倫理規定（S. Q. 1973, ch. 43）を発布したケベック州の統一保健法が，1 つの法の傘下に 38 の"職業法人"を入れ

たことは注目に値する。ニコレ・デュ・ムシェルとオーディル・ラローズは，38のうち21の職業が"独占名称ばかりでなく"業務の独占権をもち，17の職業は名称のみを独占していた，と報告している。看護は特定の法律によって規制されている21の独占職業の1つである。看護師法（S. Q. 1973, ch. 48）は看護職の業務を以下のように定義する。

> 人々のヘルスニーズを見極め，診断の過程に寄与し，健康の増進，疾病の予防，治療，リハビリテーションに不可欠な看護ケアを提供・管理し，医師の処方に従ってケアを提供することを目的とするあらゆる行為が，看護という職業を構成する。
>
> ナースは看護職を実践しながら，健康問題について国民を啓発するであろう。[Q]

この定義をもとに，ケベック州看護師会は母性，乳児，幼児，学童，成人，老人のヘルスサービスにおけるナースの理念，目的，役割を文章化し，1974年に"コミュニティ保健看護"と題して出版した。パリの〔国際〕経済協力開発機構（OECD）内の当該センターが"ヘルスケア・システムという文脈のなかで"保健医療専門職者を教育している"オンタリオ実験"を研究するために"専門家会議"をもったことは重視してよいだろう。この研究（ヨシヤ・メーシー財団が資金援助）の1975年の報告書は，ナースの拡大役割の全面的な受け入れを示唆している。[148]

カナダのナースたちのプライマリーケアについての上の論議は，いうまでもなく簡単に割り切りすぎておりかつ不備でもあるものの，医師とナースが計画立案および計画実施にあたり効果的に協力していることを暗示するものにほかならない。

合衆国では，ナースのプライマリーケアを行なう能力の承認は，1960年代に，いくつかの医療センターから出てきたようである。1964年，ペルグリーノは"看護と医療：変わりゆく業務における倫理"のなかで，役割の再調整にあたっての"合同討議"を促した。[149] 以来，彼はいくつかの医療センターでの自分の活動において，各種保健医療職員の役割再検討を促してきた。保健医療職者の学際的教育についての1972年のある会議で，ペルグリーノは次のように発言している。

> 効率のよい，効果的な，総合的で，個別的なヘルスケアをつくりあげようとするわれわれの努力を大きく妨げているのは，患者の幸せに寄与することのできるすべての人々の相乗作用が働くような相互関係についてのデザインがわれわれにないことである。われわれはこの先の10年に，一部の職種の役割を拡大し，場合によっては排除し，ただし各職種の役割をこれまで以上密接にかみ合うようにして，保健医療職各種の役割を新しい局面に転換する国家的チャレンジに直面する。[R]

ケンタッキー大学医療センターの診療部門でペルグリーノと一緒に仕事をしていたやはり医師のバーバラ・ベイツは，医師とナースの機能上の関係に

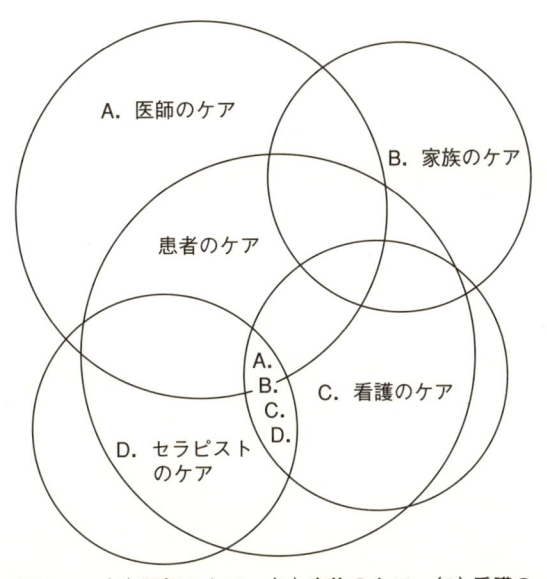

図 19.1 (A) 医師のケア，(B) 家族のケア，(C) 看護のケア，(D) セラピストのケアの重なりを示す図
(National Commission for the Study of Nursing and Nursing Education：*An Abstract for Action.* 委員長 Jerome P. Lysaught, McGraw-Hill Book Co., New York, 1970, p. 39 より)

ついての研究をそこで始め，次にロチェスター大学で，看護職の参加を得て研究を続けた。ベイツは 1970 年に次のように書いている。

　医と看護の目標は共通，すなわち健康の保持と回復である。しかし，この目標を達成するにあたっての両者の役割は同一ではなく，それぞれ独自の内容をもっているが共通の部分面もある，部分的に重なった 2 つの円としてイメージできよう。医の第 1 の〔主要な〕役割は診断と治療——シュルマンやマウクシュその他のいう"キュア"作用——である。対するに，看護の第 1 の〔主要な〕役割は，表現力豊かな性向の，世話し，助け，安楽を与え，導く，ことからなるケア作用である。どちらの役割も排他的な守備範囲ではない。両職種ともに，患者の心理的なニーズに応じようとする責任を自覚している。加えて，科学技術の進歩に伴い，両職種の役割の拡大し続ける重複部分は，医師からナースへと委譲される，診断・治療に役立つ仕事が占めてきている。[S]

両職種の役割はいずれも守備範囲を排他的としないというベイツの発言に疑問を抱く者はいないであろうが，ナースは医師に委譲された場合にのみ診断ないし治療を実行できるという前提に疑問をもつ向きはあるのではなかろうか。ならば医師も，ナースに委譲されたならば"ケアし，援助し，安楽を与え，導く"ことをするというのであろうか？[T] ベイツらはヘルスワーカーズの役割の重なりを円の重なりで示している（**図 19.1** 参照）。人々が必要とする援助の種類によって，また，その援助を行なうために活用できるのは誰々であるかによって，医師，ナース，ソーシャルワーカー，理学療法士，義肢

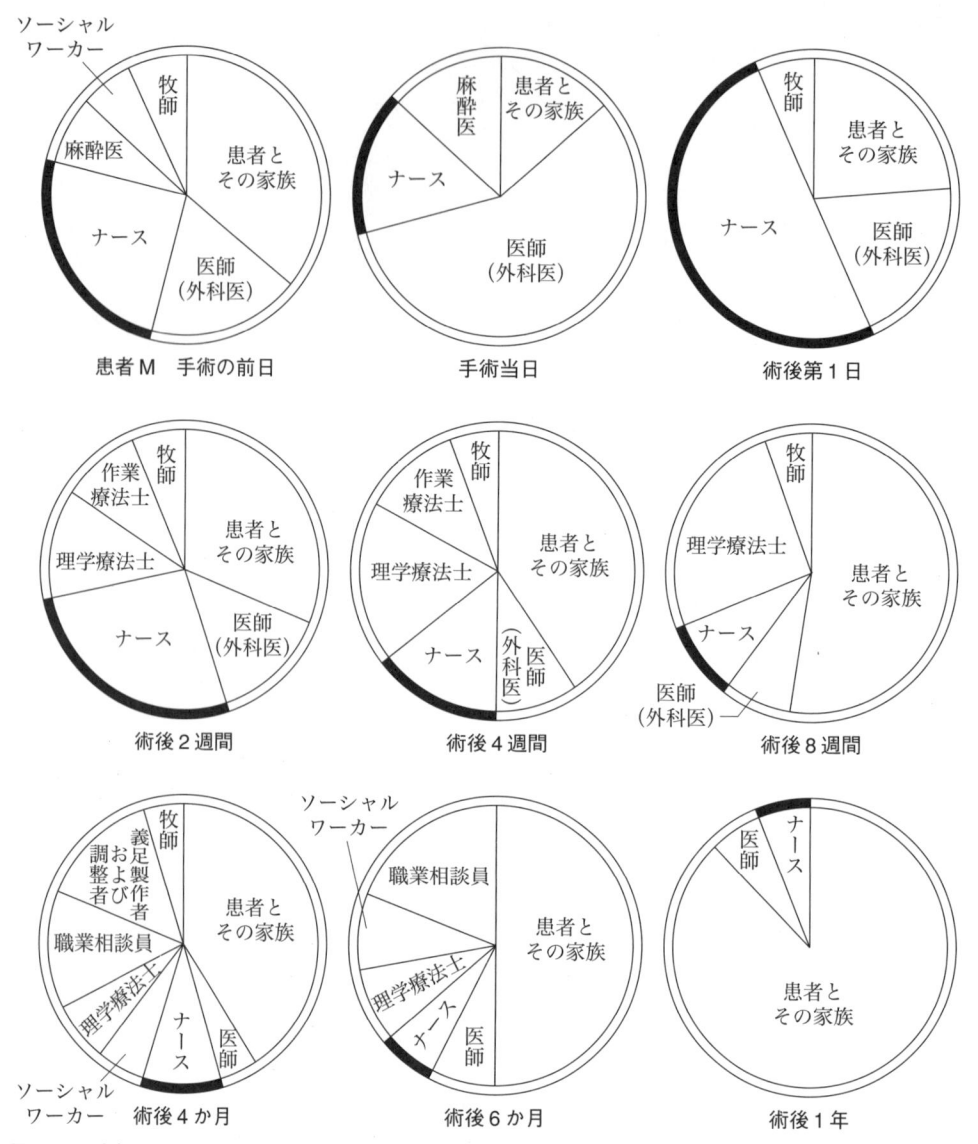

図19.2 病気やリハビリテーションのさまざまな段階における，患者とその家族，医師，ナース，その他のヘルスワーカーズの役割の優勢度の変化を示す図
(Henderson, Virginia：*The Nature of Nursing*. Macmillan Publishing Co., Inc., New York, 1966 より)

などの製作者，職能カウンセラーなどがもっとも役に立ちかつ主要な援助者になる，ということをここで強調しておく必要があろう．筆者は1966年に，一連の"パイ・グラフ"を使って（図19.2 参照），ある特定のヘルスワーカー[*ナ]が常にチームの支配的なメンバー，つまりチームの適切な"指揮官"であると決めてかかることの誤りを説明したつもりである．

ジョージ・ゴッドバー卿は1975年に"卓越した医療職"を論じ，次のように述べた．"看護職の意思決定に参加する権利があまりにも実現されていないので，医療職と看護職の間の暗黙の協定は確実に衰退している……．私は医師でありヘルスケアにおける医師の役割は中心的なものであると思ってい

[*ナ] 医師を指している．1966年の著書が『看護論』．

るが，それは支配的ではなく協調的なのである。時には医師以外のどれかの専門の貢献がより重要であることがあり，それは医師のできる貢献とはまったく違う。"ᵁ

合衆国内の医療センターで利用可能なヘルスケアにはケアの基準を設定する傾向がみられるものの（おそらくほとんどのヘルスワーカーズがこれらセンター内で養成されるからである），多くのナースたちがここ数十年，仲間のナースや一般の人々に，自分たちがカナダのナースと同じように，遠隔地や過疎地において医師を含め自分たち以外のあらゆるヘルスワーカーの代わりをつとめざるをえない現状を気づかせてきている。

ナースの拡大役割についての研究はいずれも，ナース＝助産師（フロンティア・ナーシング・サービスとの関係ですでに説明した）および小児科ナースによる乳幼児ケアを取り上げている。

医師ヘンリー・シルバーはナースのロレッタ・フォードとともに1965年，コロラド大学に最初の小児ナースプラクティショナー課程を発足させたことで知られる。[150] 特別の教育を受けた学士ナースたちは，健康な乳児と小児をみるとともに，医師に相談しつつちょっとした具合の悪さや症状の手当てをした。この課程は衆目を集め，「タイム」誌が1966年に"医師の手の届かないところで"と題した特集記事を載せた（88：71，7月22日）。

シルバーは1969年，コロラド大学看護学部と共同して小児保健准医師課程を設立した。その卒業生は新たなコロラド州法の1つの定めるところにより"医師の綿密な監督のもとで小児科診療を行なう"ことができるのであった。これら小児保健准医師は，大学で2年間学ぶこの課程に入り，1年間の病院実習を含む3年の職能教育を受けた。[151,152]

コロラドの場合と同様の課程がいくつも設立され，卒業生の評価がなされている。本章末にその報告書の一部をあげておく。[153-166]

合衆国保健教育福祉省保健局母子保健課は，小児科ナースプラクティショナー（PNP）課程およびその卒業生の，子どものヘルスケアへの効果を評価する方法を開発するための，アメリカ看護師協会による3年間の研究に資金を出した。[167]

合衆国においてプライマリーケアを行なうことを最初に認められたナースはナース＝助産師であると思われるが，その次は，小児科ナースプラクティショナーと小児保健准医師であった。しかしながら，精神科ナースの一部はここ数十年，セラピストとして機能してきている。レオW. シモンズとヴァージニア・ヘンダーソンが1964年に報告した"看護研究展望"[168]によれば，他のどの臨床分野におけるよりも多くの看護研究が精神科領域でなされており，精神科ナースの教育と実践が等しく向上していることがわかる。精神科ナース・スペシャリストの一部は数十年にわたり，個人付き添いやクリニックや病院においてプライマリーケアを行なってきたのである。[169-172]

小児科ナースの拡大役割がコロラド大学で開発されつつある頃，医師のC. E. ルイスとナースのバーバラ・レニックはカンザス大学において，外来診療の場で働くナースのプライマリーケア役割を開発した。これについては諸

雑誌に載せられたうえ，1968年には資金提供機関である合衆国公衆衛生局に最終報告書が提出されている。[173-176] バーバラ R. ヌーナン[177] は，ボストンのマサチューセッツ総合病院ナースクリニックにおける8年間と，ほかの誰のものでもない自分のケースを引き受けたときの役割の変化とについて，報告した。

1970年代に，ナースのプライマリーケア役割はほとんどすべての臨床分野で開発された。すなわち，母子ケア，内科看護，精神科看護，および，病院，クリニック，ナーシングホーム，事務所，工場，学校，各家庭など第3章*[=]で扱う看護の場の大部分において，である。1973年，メアリー H. ブラウニングとエディス P. ルイスはナースの拡大役割に関する論文を1冊にまとめ，アメリカン・ジャーナル・オブ・ナーシング社から出版した。[178] ここに収められた論文のほとんどが，ナースの拡大役割に対して患者もナースも医師も肯定的に反応していると言っているものの，人間関係に変化を起こすことは容易ではなく，この役割を負うナースたちは自らの遭遇する数々の困難を記述している。医師のロバート・ゴルトンらは次のようにコメントした。

> 医師とナースが補足的役割をもって患者をチームケアするという動向は，当初考えられたほどには速く進んでいない。患者も医師も，彼らの伝統的な関係を妨げるものは何であれ嫌うのである。医師は自分たちの患者をナースに奪われるのではないかと不安を表明している。[V]

1960年代および70年代を通じ，合衆国保健教育福祉省はナースの拡大役割の研究を支援した。"ナースの拡大役割を研究する長官召集委員会"は1971年に報告書を出版する。この委員会は医師11名とナース10名からなり，専従指揮官がフェイ G. アブデラであった。報告書は次のように言う。"ヘルスケアは専門家の特権ではなく患者のニーズを反映すべきであり，ヘルスケアを提供する人々は，患者とその家族のニーズがそれをよしとする場合はいつでも，チームで仕事をすべきである……。看護実践は……プライマリーケア，急性期ケア，長期療養ケア……に区分されるはずである。"この報告書で使われているプライマリーケアは，(a) 何か身体の具合の悪いときのその人の，その問題を解決するためになされるべき援助についての意思決定をもたらすヘルスケア・システムとの最初の接触，(b) ケアの連続，すなわち健康の保持と症状の見定めと手当て，および適切な照会に責任を負うこと"と定義されていた。[W] この報告書の影響力は大きく，おそらくは合衆国における他のいかなる出版物にもまして，ナースの拡大役割を既成の事実として確立した。1975年には，理学士の学位および/あるいは免許を授与する"ナースプラクティショナー"の課程が34の州に74，修士の学位を授与するそれが34の州に53，であった。[179]

長官委員会の結論および勧告は，"看護と看護教育を研究する全米委員会"の報告書におけるそれらと酷似している。[180] アメリカ看護師協会は拡大役割に関して同様の見解をもち，全米委員会の勧告を実現すべく協力した。ナー

*[=] 『看護の原理と実際』第I部ヘルスサービスにおける看護の持ち場，第3章ナースの機能する場。その章の1序論が本書の第20章。

スと医師の役割および両者の重複役割を研究する ANA のアメリカ医師会との合同業務委員会が目下進行中であるが，これは州や特定地域におけるこの種の委員会のモデルである。[181]

合衆国における，医師による医師助手の育成およびプライマリーケア提供者としての彼らの役割については，およそナースの拡大役割を論議するにあたっては常に考慮されねばならない。17 世紀のロシアで病人や負傷した兵士や水兵を看護（および治療）する准医師が育成されたのと同じように，大部分の国で，軍隊員を看護（および治療）する，あるいは医師および専門職ナースの任務を"拡大"する医療技術兵が育成された。パトリック B. ストーリーが国立衛生院のためにソビエトの准医師についての報告書を作成したのが 1972 年である。[182] ロシアの准医師のヘルスケアへの貢献については，ソビエト保健省が 1974 年に WHO に提出し，WHO が配布したパンフレットに詳述されている。それによると，1956 年の時点でおよそ 30 万人の准医師が働いていた。1970 年代に，彼らは一般准医師，助産師，衛生技師，検査技師，歯科助手あるいは歯科技工士などに分類される。公式の准医師養成課程は 17 世紀に始まり，一部は一般社会で働く医師助手を，一部は准軍医を育てたが，後者のほうが期間が長く厳しい課程であった。今日それは 8 年間の初等教育と，4 年ほどの准医師カリキュラムとから成り立ち，物理学，生物学，社会科学の各専門家，医師，ナース，その他が学生を教えている。[183] 概してソビエトの准医師は，合衆国の登録ナースに比べ独立性高く仕事しているといえよう。[184] 准医師の教育課程は，医師不在の折には医療を行なうように卒業生を育てているという。ソビエトでは，准医師とナースは"中級医療職者"として扱われる。両者ともに医師（当該の学校を管理している）の教えを受け，両者ともにすぐれた能力の持ち主であるとわかれば，医学校への入学試験に合格しなくても後に医学を学ぶことができる。[185]

第一次大戦中，さらにはとくに第二次大戦中，数週間から数か月，時に数年の教育によるさまざまな医療を助ける要員が合衆国軍内で養成された。医療技術兵のなかには兵役に留まってその資格で仕事をする者もいたが，一般社会の看護学校に進んだ者，ナースになるよりは医師助手になることを選ぶ者などもいた。合衆国の，兵役中にその種の働き手を有用であるとみた医師，また，ロシアの准医師の働きに感銘した医師は，医師助手の採用を発起した。ノースカロライナ州ダーラムのデューク大学の医師，ユージーン A. ステッドがその養成開始の主導者であるとされている。彼は K. G. アンドレオリと連名で 1967 年に，デューク大学の医師助手課程の経過を報告した。[186] 1968 年にはステッドと共に仕事をしたナースのテルマ・イングルスも，この課程が入学志願者としてナースを歓迎すると書いた。[187]

アメリカ医師会副会長のアーネスト B. ハワードは 1970 年，患者をみる医師の技量を拡大すべく"短期養成"を受けるナースが 10 万人いれば，往診の復活を含め，医師不足を解消することができるであろうと言った。[188] 一面からだけみたこの発言は看護団体の反発を呼び，1974 年の時点でアメリカ医師会の認可校が 48 であった医師助手課程にナースを集める動きは下火と

なった。[189] この種の課程は，医師助手課程，准医師課程，あるいは MEDIC ないし MEDEX 課程と呼ばれ，MEDEX は医療経験のある軍要員のためのものである。それらは医学校，コミュニティ・カレッジ，公立ないし私立の大学，あるいは病院，の管理下に置かれている。現在，毎年約 1,000 人の卒業生が出ており，1975 年の 9 月には総数 3,000 人になると予測され，男女比は 7 対 3 である。1975 年末には 36 の州が医師助手ないし MEDEX を認可する法律を制定した。[X,190] ナースの機能と医師の機能の重なる範囲，およびナースと医師助手の専門上の関係については，意見の相違がかなりある。非常に多様な見解があるのである。[191-194] 医師助手は小人数でありながら組織化されており，公的機関誌（*The P. A. Journal—A Journal for New Health Practitioners*）をもつ。現在，医師助手の数，訓練教育の期間，ヘルスケアにおける役割，看護との関係などはロシアの准医師のそれらとまったく違う。アルフレッド M. サドラーらは各種ヘルスワーカーズの独立性と従属性および医師助手の役割拡大傾向について論じ，"独立した機能を求めて努力する" ナースの社会的状態とは対照的な，医師助手の "法的に従属しておりかつ融通のきく社会的状態" を語る。[195] 両者の相違がどうであれ，ソビエトのナースが准医師と効果的な仕事上の関係をもつ必要があるのと同様に，合衆国のナースも医師助手と効果的な仕事上の関係をもたねばならない。

健康と疾病についての知識体系は 1 つなのかどうか，それとも，それは心理学，生理学，健康教育学，医学，歯学，薬学，看護学，栄養学などなどに分配されうるものなのかどうか，異論があろう。ヘルスケアの断片化とヘルスワーカーズの細分化はとどまるところを知らない。また，ヘルスワーカー各種のなかでも，たとえば医や看護のように，専門分化があり，それがヘルスケアのいっそうの断片化につながっている。

医師のなかには今でも，ヘルスケア・システムに入ってくる人は皆，内科医，診断医，家庭医，プライマリーケア医のいずれかに診てもらうべきである，と思っている者がいるようである。医学生向けに書かれたテキスト，たとえばマーク・リプキンの『患者のケア，基本的な考え方と方法論』[196] などはほとんどナースに触れていないし，また "プライマリーケア—責任は誰に？"[197] を書いた医師，ロバート E. レイケルは，その答は十分数のプライマリーケア医を養成することである，と言っているように読める。徹底的な教育訓練と練達の臨床判断の価値は認めるものの，そうした目標は，たとえ経済的にきわめて恵まれた国において，医師の必要全数を均等に配置するとしても，達成不可能である。

1972 年，アメリカ看護師協会とアメリカ医師会の全米合同業務委員会[*ヌ] が，医師とナースプラクティショナー同数で発足した。シャーリー A. スマヤックがその発端と目的を書いている。[198] この委員会の 1974 年の会議 "未来のための構造" において，医師助手の役割，ナースの拡大役割，学際的教育，合同業務の法的側面などの主題が論議された。[199] 委員会は医療法と看護業務法[200] とを研究中であり，合同業務について要約付きの文献目録を出版している。[201]

[*ヌ] 本章 285 頁 参照。

民間の財団は，プライマリーケアと医師，ナース，医師助手，その他の役割についての研究に資金援助中である。ヨシヤ・メーシー，ジュニア財団が資金を出した2つのカンファレンスは，"大医療職"と題して1973年（英国で開催）に，また"中間レベルのヘルスプラクティショナー"と題して1974年（合衆国で開催）に報告された。ヨシヤ・メーシー，ジュニア財団は〔国際〕経済協力開発機構事務総長による研究にも資金援助し，"ヘルスケアシステムに変化を起こすための教育の新方向"という題名で1975年に報告している。加えて同財団は教育研究革新センター（CERI）に資金を供給している。[Y] 医師助手の育成支援は合衆国保健教育福祉省はもちろん，数々の財団——カーネギー法人，コモンウェルス基金，ロックフェラー財団，ロバート・ウッド・ジョンソン財団が行なったのである。

上記の会議や出版物のいずれもが強調しているのは，多額の費用をかけて養成したヘルスケア・ワーカーズの一部の場所でのむだ使い，支払い不能なヘルスケアコスト高，一部の国での，結果として人々の依存を助長している資金濫用，コミュニティを巻き込むことおよびそこの人々の問題を理解し，彼らの信頼を得ているその土地固有のヘルスワーカーズの有効性，などに並べて，ヘルスマンパワーの分布不均等である。

ナースの役割が変りゆくのと同様に，医師のそれも変わりつつあることに疑いの余地はない。保健経済学についてのWHOのある会議は，"コスト抑制"の方法の1つは"〔特定のヘルスワーカーの養成に〕含まれる技術的な複雑さの程度が，実際に行なうことになる仕事に適合しているようにする"ことであるという。[Z] 医師たちは，彼らの教育はもっとも期間が長くかつ費用がかかることから，他のヘルスワーカーズが安全に行なうことのできる仕事はその人たちに委譲するよう勧められる。この原則，および世界中の人々が自らの権利でありたいと思っているケアを提供するに足る医師がいないという事実が，すべての国の医師たちに彼らの伝統的な役割の多くを手放すことを余儀なくさせている。万人に共通のヘルスケアサービスを提供するという目標を達成するには，医師とナースの共働役割が必須である。[AA]

著者が思うに，およそ保健医療機関は，<u>サービスの対象となる人々のニーズおよび活用可能なヘルスマンパワー，活用可能なワーカーズの間の役割と責任の割り当て</u>，の査定実施を扱う学際委員会を創設しておくとよいであろう。臨床で働く保健医療専門職者はその職種を問わず，クライアントあるいは患者への何らかの直接サービスを保持すべきである。それは，そうした人間相互作用がないと，彼らのサービスは本来的で主要な報いを失い，その患者の問題，どんな調べごとが必要か，自分のサービスを向上させる可能性のあるどんな変更が考えられるか，などを感じとる機会をも彼らが奪われるからである。

音楽と神学における成功を捨てて宣教者医師となったアルバート・シュヴァイツァーは，自分はかくありたいと語った：

……言葉にする義務なしに働くことができればと願う。長年にわたり私は自分

を言葉で表現してきており，また，喜びをもって神学教師，説教者という天職にたずさわっていた。しかし，この新しい活動の仕方〔医の実践〕を私は，愛の教えについて語るのだと述べることはとうていできず，自分はそれを実践のなかにつぎ込むのであるというばかりである。[BB]

彼はゲーテの『ファウスト』，"はじめに実行があった"を引く。看護は何よりもまず実行のサービスである。アニー W. グッドリッチはいつも，"卑しい仕事"というようなものはないが，人はどんな仕事に対しても卑しい態度をとることがある，と言っていた。エスター A. ワーミンガウスがそのアニー W. グッドリッチ小伝に書いている：

> 新しいシンボルが次第に浮かび上がりつつある……。ミス・グッドリッチは自らを"完璧なナース"と言っている。いくつかの学校はたくさんのすばらしい完璧なナースを産み出すことができるのだが，ミス・グッドリッチのゆるぎない主張は，専門職看護の卓越した社会的可能性の実現をわれわれが期待するより先に，すべてのナースが完璧なナースにならねばならないというものなのである。[CC]

本書で使われている看護の操作上の定義[DD]

著者は，理論，価値観および目標の見極め，それらを哲学とも呼んでよいかもしれない1つの体系に統合すること，の重要性を認めつつもなお，ある特定の，看護の操作上の定義をもつ必要があると考える。また，数々のヘルスワーカーズが，これまで引き合いに出されてきた看護の全体的な目標を自分たちのものであると主張するであろうから，保健教育，医の実践，臨床心理学，社会事業などと区別して看護を定義することは有用である。実際，変化の速い時代にあってなお，これら分野の学生がさまざまな課程で教育され，彼らそれぞれの実践が別々の法律や規則によって規制されているからには，これは必要なことである。

各種のワーカーそれぞれは，たとえ彼らの機能の多くが他の職種と共通であろうとも，彼らの置かれたヘルスケア・システムの如何にかかわらず，特別の，すなわち独自の機能をもっていると認められるべきである。各職能グループのメンバーは間違いなく，ある種の活動の遂行において他のいかなる職種のワーカーよりも有能でなければならない。ゆえに以下が問われるべきなのである：医療や理学療法やソーシャルワークなどなどでもあるというのではない看護とは何か？ ナースの独自の機能は何か？ 著者は以下の分析について責任を負うが，正しいにせよ間違っているにせよこれらの考え方を明らかにすることには何百人ものナースおよび看護に関心のあるその他の人々が連携して寄与してきたので，そのすべてを自分の名に帰すことはできない。これらの考え方は，社会において看護の占める位置についての仕事上使える概念を開発すべく，彼らが同意するにせよしないにせよ彼らの助けになるかもしれないことを希求して提示されるのである。

第19章 ヘルスケアの一部である看護

　看護とは第一義的には，人々が必要なだけの体力，意思力，知識をもっていれば援助なしに行なえるであろうような，健康，あるいはその回復（あるいは平和な死に）に寄与する行動の実行にあたり彼ら（病人あるいは健康人）を助けることである。人々ができるだけ早くそうした援助を受けなくてすむように助けることもなおまた看護の独自の寄与である。看護はグッドリッチの言う"健康な市民"の完成に寄与するさまざまな活動の一部を担い，それは疾病を診断し治療を処方することを独自の機能とする医が，最大広義の健康にかかわるあらゆる活動に協力的にたずさわることになるのと同じことである。上記の看護の定義から，ナースの独自の機能の定義は次のようになる。もし人々が必要なだけの体力，意思力，あるいは知識をもっていれば援助なしに行なえるであろうような，健康あるいはその回復に（あるいは平和な死に）寄与する行動の実行にあたり，病人であれ健康人であれ人々を助けること。人々ができるだけ迅速に自立を獲得するのを助けることもなおまたナースの機能である。ナースの仕事のこの部分をナースは創始し，支配する。加えて（あるいは，この定義されたナースの機能を幅広く解釈するならばその機能の一部として），ナースは，医師が創始する治療計画を患者が実行するのを助ける。ナースはまた，協働するヘルスチームの一員として，患者とその家族と共にケアプログラム全体の計画と実施にあたり他のチームメンバーを助け，他のチームメンバーもまたナースを助ける。チームのメンバーは誰も，他のメンバーに，彼らの特別な，あるいは独自の機能を果たすことができなくなるほど過重な要求をしてはならない。また，チームのメンバーは誰も，彼らの独自の仕事がおろそかにされるほど，掃除や事務仕事，書類整理などの非医療活動にまわされてはならない。チームメンバー全員が，サービスを受けるその人（患者）を中心人物と思わねばならず，何よりも自分たちは皆，彼ないし彼女を助けているのだということを自覚しなければならない。ケアのプログラム立案に患者が理解を示さず，受け入れず，参加もしないとすれば，ヘルスチームの努力は大部分がむだになる。人々が自分の健康問題の種類，自分が病気である理由，治療の理論的根拠を早くわかればわかるほど，彼らはすみやかに自分でケアができ——時には自分の治療法を実行さえして——よりよい状態になる。

　患者が自らを"完全な"，"無きずの"あるいは"自立した"存在とするのに欠けているもの，それは体力，意思力，あるいは知識の不足であろうが，その不足を補う者というナースの概念は偏狭であると思う読者もいると思う。[EE] しかしながら，この定義を考えれば考えるほど，このように定義されるナースの機能はいっそう複雑であるとわかる。心も身体も自立していて，完全であり，無きずである人などめったにみられるものではないことを思い出してほしい！　健康状態のよいことがどの程度遺伝の問題でありどの程度後天的な問題であるかは議論のあるところであるが，概して知能と教育程度が健康状態に対応する傾向のあることは一般に認められている。とすると，多くの人々にとって"健康状態のよいこと"が達成困難な目標であるならば，ヘルスワーカーズにとって他者がその目標を達成するのを助けることは，よ

りはるかに困難であるに違いない。ナースは，1人ひとりの患者が自分たちナースのどのような援助を必要としているかを知るために，ある意味では，その彼ないし彼女の"皮膚の内側"に入り込まねばならない。<u>ナースはいっとき，意識を失っている人の意識，自ら生命を断とうとする人の生命への愛，切断手術を受けた人の足，光を失ったばかりの盲人の目，赤ん坊にとっての移動の手だて，若い母親にとっての知識と自信，からだが弱りはてて口をきけない人にとっての声</u>，などなどとなるのである。

　看護を最高級のサービスにしているのはこの，一時的な，あるいは何時間にもわたるケア，支持，励まし，保健指導に対する1人ひとりの必要を見積もらねばならないということである。これにかかわる看護活動の多くは単純なものであるが，特定のクライアントないし患者の特別の要求にそれらを合わせるとき，複雑なものとなる。たとえば，健康であれば人は何らの努力なしに呼吸することができる。しかし，肋骨切除のあと患者に胸郭が適切に広がるような体位をとらせるナースや人工呼吸装置を操作するナースは，複雑な機能を果たす。食べることも，食欲のある人にとっては何の努力も要らない。しかし，食欲がないとなると，食べることは1つの問題となる。健康なときには歯を磨くことはたいていの人にとって簡単に思える（実際には，口腔衛生について十分に知っている人はほとんどいない）。しかし，意識のない患者の口腔を徹底的にきれいにするのはむずかしく，また危険でもあり，よほど熟練したナースでないと有効にかつ安全に実施できない。

　以上述べてきたところから，ナースの第一の責任は，人々の日常の生活パターンを助けること，すなわち，人々が通常であれば他者に助けてもらわなくてもできる行動，呼吸する，食べる，排泄する，休息する，眠る，身体を動かす，身体を清潔にする，体温を保つ，適切に衣類を用いるなどを助けること，なのである。加えてナースは，無為な生活ではない，より生き生きした生活をもたらすような活動，すなわち，社交，学習，レクリエーション的な仕事，何らかの意味で生産的な仕事，などの用意を促す。言い換えれば，ナースは，人々が，体力をもち，知識もあり，生命愛にあふれていれば，他者の援助なしに実行できるはずの健康養生法を守る，あるいは創り出すのを助けるのである。ナースがもっともよく教育訓練されるのは，こうした親密な，要求の多い，しかし言い表しようのないほどやりがいのあるサービスを行なうことについてである。それに，ほとんどの国においてあらゆるヘルスワーカーズのなかでナースがもっとも数の多いことから，またほとんどの施設で看護サービスだけが24時間サービスであることから，看護こそがこのもっとも欠くことのできない援助を行なうべく組織されている唯一のサービスなのである。

　ナースは，看護のこの独自の機能に加えて，患者が自分のヘルスニーズを見極め，外に表すのを助ける。患者が地域社会の保健医療資源を見つけ，それらを利用するのを助け，また，セラピストや医師が処方した，援助なしには実行できないような治療処置を行なうのを助ける。医師あるいは免許取得のセラピストらが不在の場合，彼らの立場で機能することもあろう。本書が

定義しているように，ナースは第一義的にはセラピスト(治療する者)ではないものの，医師が不在の折には誰もが当然自らを手当てしなければならないのであるからして，看護には治療処置も含まれうるのである。

20

ヘルスサービスの常在構成要素である看護

訳者解題

『看護の原理と実際』第Ⅰ部ヘルスサービスにおける看護の持ち場，第3章ナースが機能する場の1，導入の節である。テキスト向きにナースの働く場を解説しているが，背景にあるヘンダーソンのいつものメッセージをわれわれは読み取らねばなるまい——少なくとも，健康にかかわる毎日の生活行動に作用する基本的看護はほとんどすべての人に必要なのだから，およそヘルスサービスにはナースは不可欠。それも，病院などでは1日24時間を通して患者をケアするのはナースだけ。だから，ヘルスケアの場でケアの受け手が置かれている状況を人間的なものにして彼らの幸せ度を上げる責任はナースに重くかかる。となれば，看護は独自の機能をもつ1つの専門でありさらなる専門分化さえしているが，ナースは時には"何でも屋"にもなるのだ——。

ほとんどすべての国を見わたすに，ナースのいないヘルスサービスはまず見当たらない。病人，負傷者，よるべのない者などのケアには家族，友人，宗教関係者や軍組織の人々，それに医師もかかわってきたのだが，看護は常にそのなかにあった。1900年の時点では医師は"訓練を受けたナース"より数でまさっており，ヘルスサービスの際立った常在構成要素であった。それが今では，大部分の国において，ナースと助産師の数が医師のそれを上回っている。E.D.アチソンが英国を代表して次のように言った。

ヘルスケアの場で共に働く特殊技能職者のなかで，医師はほんの少数派にすぎないのが今日の現実である。医科と歯科のスタッフはナース，助産師，専門職ならびに技術職のヘルスサービススタッフに比べ，数の上ではとるに足らない存在である。全体のおよそ15％を占めるにすぎない……。もしもこのような分析を1858年に，つまり"比較的重要ではない医療職"の役割，責任，教育を記した最初の医療法の出た年に行なったとしたら，医師と歯科医師は，若干の薬種師*ｱも加え，ヘルスケア分野の事実上無比の数を誇る存在であっただろう。[a]

他のヨーロッパ諸国，とくにスカンジナヴィア諸国，および合衆国，カナダ，オーストラリア，ニュージーランドの数字をみると，ヘルスワーカーズ

*ｱアポセカリー。徒弟修業で仕事を覚えた薬を扱う商人。処方をし，診察もした。初歩的な治療をする者として病院に雇われ，医師不在のときは入院患者の管理を引き受け，医師の教育が軌道に乗るまでは病院の有用な医員であった。病院からアポセカリーという職名がなくなったのは例えばロンドン病院では1854年，聖トマス病院では1871年である。

のなかのナースの優勢がやはり認められる。ソ連の准医師もまた，中国の裸足の医者や紅衛兵医師と同様に，非常に数多い。ソ連や中国では，他の国ではナースが占めている位置の一部に准医師や裸足の医者などがいるのである。

ナースが雇用されている場

　ヘルスサービスが行なわれているところどころにでもナースは雇われており，それらの場を徹底的にリストアップするのはむずかしい。アメリカ看護師協会の『ファクツ・アバウト・ナーシング』[1,2]に載る総統計データは8 "分野"については役に立つが，その他のデータは"その他の分野区分"か"不定分野"の項に置かれている。合衆国での8つの分野区分すなわち看護の場とは，病院，ナーシングホーム，看護学校，個人特約，公衆衛生，学校ナース，産業ナース，診療所ナースである。カナダのそれは，病院およびその他の施設（ナーシングホームを含む），公衆衛生機関，職場保健，ホームケアおよび訪問看護機関，地域保健センター，医師および歯科医師の診療所，教育機関，個人特約，である。[3] 完全なデータがそろっているのは上記の分野に限られるが，看護は次の各分野でも行なわれている——ホスピス，地域保健センターおよび健康維持型機関，個人開業看護事業所，大学保健事業，拘置所，刑務所，その他矯正施設。看護はまた，船舶，航空機，宇宙輸送事業，それに保健関係政府機関でも行なわれている。看護のもう1つの分類法は，ナースの果たす機能，あるいはナースの地位身分，によるものである。[b]

機能あるいは地位身分による看護の専門分化

　看護学校を卒業し免許試験を通ったナースは（1）看護を実践する，（2）看護サービス，機関，組織を管理する，（3）看護を教える，（4）おそらくは教えることの一型であるコンサルタントとして働く，（5）研究を行なう，（6）看護について書く，のどれかをすることに決める。多くのナースはこれらの道のどれかを進むのに備え，基礎教育課程以上の勉強をする。本稿では，機能あるいは地位身分の別によるナースの数についてのデータは提供できそうもない。大方の予想通り，実践に従事する登録ナースの数が，その他の機能を行なう者に比べ圧倒的に多い。

臨床の種類による専門分化

　学歴の違いによってか，経験年数の違いによってか，あるいはその両方によってナースは，たとえば子どものケア（小児科）や高齢者ケア（老年科）のように，年齢グループのケアへと専門分化する。そうした専門に並行して，乳児ケア，思春期ケアといった専門細分化もある。母性ケアに専門分化するナースが産科看護スペシャリストになったり，より重い責任を負うナース＝

助産師になったりする。内外科看護スペシャリストになるために，内科的あるいは外科的，あるいはその両方の結びついた治療を受ける患者のケアに専門分化することを選ぶ者もいる。外科および内科にはさらなる多数の専門細分がある。たとえばナースは，神経外科ナース，整形外科ナース，泌尿器科ナース，婦人科ナース，眼科ナース，耳鼻科ナース，皮膚科ナースなどになっていく。特定のタイプの手術を受ける患者のケアに専門分化して，"オストミーナース"などになる道もある。特定の疾患，たとえば癌（癌看護），心臓病（心臓病看護），関節炎，結核，感染症（伝染性疾患）や代謝異常のような関連疾患グループ，の患者をケアすることを選ぶこともできる。外科看護は手術の進行段階に従ってさらなる専門分化がなされよう。手術前や術後回復期の患者のケアを選ぶナースもいれば，手術中外科医と共に働くことを選ぶナースもいるだろうし，"回復室"での麻酔覚醒期の患者のケアを行なうナースもいるはずである。外科ナースは麻酔学を勉強して麻酔ナースになることもできる。内科看護も同様にさらなる専門分化がなされうる。多くのナースが集中ケア病棟で働くことを選び，他は短期急性期ケアの病院病棟を，また，外来や長期ケア施設，保健機関を選ぶ。

　行動上の異常がある人々の看護ケアは主要な臨床専門領域の1つ，精神科看護である。知的に欠陥のある人々の看護はそれに関連した（そして軽視されている）一専門である。精神科ナーススペシャリストには子どものケアをする者と成人のケアをする者との2種類があり，また，産科看護の場合と同じように，精神科ナースのうちの一部はより大きな責任を果たすことを選び取って，大学院での一定の課程を修めたうえ，"ナース・セラピスト"と名乗る者がいる。病院や機関の精神科ナースが他のナースとともに，精神科以外の場の患者の行動上の問題に働きかけることもなされている。このナースたちはしばしば"リエゾン・ナース"と呼ばれる。リサ・ロビンソンは1974年に出したテキストを『リエゾン看護：患者ケアへの心理学的アプローチ』と題した（F. A. Davis 社，フィラデルフィア，1974）。

21
保健医療プログラム促進におけるナースの役割

訳者解題　第20章の続きのように読むこともできるが，同じ『看護の原理と実際』第Ⅰ部でも第2章保健医療プログラムと看護のかかわり：最高に望ましいヘルスサービス促進におけるナースの役割，の7である。自分の職業の責任を自覚し，それに応えて行動するナースであろう，とわれわれに発奮を促す一節。極めつきのリアリストであってかつアイディアリストのミス・ヘンダーソンなのか，極めつきのアイディアリストであってかつリアリストのミス・ヘンダーソンなのか。いずれにせよ，"毎日モーツァルト"と同じように，毎日ヘンダーソンでわれわれは間違いなく安定して前進できるように思う。

　いろいろなタイプの有益なサービスが，すぐ目の前にある仕事以外には頭をめぐらせることなくその日その日を働く人々によって提供されている。ナースのなかにも，すぐれた技術家でありながらそのような働き方をしていて，自分の想像力を刺激したり看護についての自分の考え方を押し広げたりしようとしない者がいる。彼らはより大きな問題を見ないのだが，つまらないことどもをくよくよ考えてエネルギーを浪費し，声高な悲観論者さながら，天が落ちると叫びつつ走り回るのである。あるいは，彼らがむとんちゃくな性質であるとすると，彼ら自身のみならず職業としての看護全体や人々一般にまで影響を及ぼすであろうような深刻な事柄が問題になっても，平気でいるだろう。言うまでもなく，自らの職業の責任を自覚しそれに応えて行動するナース，医師，歯科医師，医療ソーシャルワーカーは，幅広い影響力をもち，おそらくは自らの働きから最高の満足を得ている。現存の福祉グループ間の密接な協力と，まだまだ大きくなる医療サービス統合の見込みとをもってすると，当該コミュニティについてよくよく知ってさえいれば，これらのどの職種のメンバーにしろ最大限有効に働くことができると思われる。少数民族居住地区のコミュニティにおけるナンシー・ミリオ[1]の仕事は，1人のナースがいかに影響力をもちうるかを実証した。彼女は健康に不可欠な社会変化にナースを巻き込もうとしている熱心なスポークスウーマンである。

見聞の広いヘルスワーカーになるためには，次のような系列の知識をもつことが望まれる。(1) 当該コミュニティの人々の国籍，人種，宗教，およびそれら各種集団の特徴的な生活様式，(2) 人々のおよその知的水準および健康的な生活を左右する諸法律への関心，その知識，(3) 当該コミュニティ内の地区別住民の経済状態，(4) そこの人々にとって利用可能な社会サービスおよび保健医療施設，(5) 当該地方の保健医療行政，およびそれと州や国の保健医療行政との関係，(6) 保健医療関係法律可決のための機構，および当該コミュニティの各人が，そこの健康と福祉に悪影響を及ぼす問題が討議事項になったときに，自分たちの影響力を立法者集団に痛感させる手段。ナースは新聞を読んだり，看護専門誌その他の専門誌に定期的に目を通したりして，自分の地方で，また全国的に進行していることどもに遅れをとらないようにする機会を歓迎すべきである。他のヘルスワーカーズや保健医療機関の活動を観察する，今日的な健康問題の討議に参加する，調整的に機能する委員会や機関の仕事をする，看護およびその他の保健医療関係の会合に参加する，ヘルスケアについての研究を主導したりそれに参加したりする，自分たちの活動について専門書その他出版物に書く，などの機会を歓迎すべきである。看護実践のパターンは絶えず変化している。現に活動しているいないにかかわらず情報に通じたナースは常に，どこで生活していようとどこで仕事をしていようと，人々の健康を向上させる立場にあるのである。

一国の資源の見積もりにおいては，その国の人々の生命と健康が他のあらゆる経済資源にまさると言われる。合衆国はじめ多くの国々で健康意識が高まりつつはあるものの，疾病をいかに予防しいかにコントロールするかについてわれわれの知っているほどのことがまったく活用されていない。1900年このかた20年以上，平均寿命は延びつづけ，数多くの疾病の発生率は著しく減少してきたが，早期の発見と治療の方法がよくわかっている健康異常が依然として死亡原因の上位を占めている。ヘルスケアのコストは1960年代，70年代に激増，よりよい健康のためのわれわれの支出もそれに伴って増大した。しかしながら，健康水準を高めるためには，人々に生きるうえでの必需品と，健康に対する欲求と知識を刺激する一般教育と，適切な医療サービスその他の保健設備とを供給するような経済状態を確立することが主要な問題ではないだろうか。国によっては教育と同様にヘルスケアを誰にもあまねく利用可能にした国家的仕組みをもっている。合衆国においては国民あまねくをカバーするには至らないものの，多種グループの人々にヘルスケアあるいはヘルスケアを受ける機会を提供する新しいプログラムが生まれてきた。

そうした保健医療プログラムの重要な側面の1つが，あらゆる種類の看護サービスの改善向上と拡張である。健康水準を引き上げるにあたって看護ケアが担当した部分が認められ，ナースの働きの重みが高まったばかりでなく人々からの関心も増大した。看護という職業の価値を高めることになった変化の例としては，ナース＝助産師の台頭，ナースプラクティショナーおよび臨床ナーススペシャリストの役割拡大がある。今日，あらゆる専門分野のナースたちが，疾病の社会的原因や，健康への総合的アプローチによる予防と治

療の可能性に敏感であると各方面で信用されている。このことこそは，看護のもっとも重視すべき発展であろう。

健康の水準を向上させた科学的ならびに技術的な医学の進歩により疾病制御と健康増進をめぐって達成された目ざましい成果として，感染症の制御，最新の産科および外科のケア，栄養知識の増進，精神科ケアにもたらされた変化，などがある。保健医療専門家とともに仕事をする社会科学者たちは，ヘルスケアの心理学的ならびに社会学的側面の改善向上を助けてきた。

ヘルスケアにおける組織の重要性は公的ならびに民間の保健医療機関の数に反映されている。国際的な，全国的な，州の，地方の保健医療機関が，それぞれの活動上相互に関連する多様なプログラムを運営すべく設けられている。税金が使われる機関と民間機関とは機能を異にして，人々の大多数にヘルスケア利用可能性を広げようとサービスを提供している。

保健医療活動における政府の責任は1900年代早期から増大してきた。一部の国は全国民をカバーする国民健康保険制度を発足させた。国営ではあるものの，そのサービスは，たとえばカナダが州行政を通してやっているように，地域単位で管理運営されると思われる。合衆国は国民健康保険制度を設けていないが，高齢者，貧困児童，インディアン，軍人，退役軍人，ある種の政府職員などの特定グループにヘルスケアを供給する制度をつくった。合衆国政府のヘルスケアへの関心は目立って高まってきている。国民健康保険が提案されたことによって人々は，"医療の社会化"ないし税金を資金とする医療は多くの国々で人権の1つと考えられている，ということを知ったのであった。現行の諸計画は，健康維持組織，総合保健企画，保健医療問題への受益者参加，医療の地方分権化などの構想を具現化しつつある。

地域保健プログラムにおける病院の役割は重要かつ決定的であり，人々の多くは病院を，それだけで成り立っている孤立した施設としてではなく，その地域のヘルスケア計画の一部としての存在とみなしている。前払い式グループ開業，スクリーニングと診断を行なうセンター，健康教育センターなど入院を少なくするための諸方策は，病院でなされるケアが経済的に支えきれないものになるにつれ，重要性を増しつつある。長期ケア施設や看護ケア施設もヘルスケアシステムの一部と考えるべきである。これらにおけるサービスは現在のありようよりもより効果的に統合され，質的により適切なものとなることが望まれる。これら施設が進歩向上するに伴い，ホスピスもまたヘルスケアシステムの一部となるだろう。

あらゆるタイプの保健医療機関が今，互いの相互依存性と，より統一された家族保健サービスの重要性とを認識しつつある。ヘルスワーカーズは，自分たちの対象にできうる限り最高のサービスを提供するために，自分たちの守備範囲であるコミュニティの住民，その健康状態，保健医療施設について勉強せずにはいられない。ほとんどすべてのコミュニティが，保健医療サービスのよりよい計画，より周到な調整，そして単純化を必要としている。

ナースをそこのスタッフの不可欠要員と考えない公的ないし民間機関は，たとえあるとしてもごく例外的である。あらゆる保健医療プログラムにおい

て，またあらゆる調査研究面において，ナースは積極的な役割をとってきた。専門職看護が存在してきた期間は同時に医科学が最大の進歩を成し遂げた期間でもあることは，意味深長である。

　ナースは人間のニーズにとくに敏感であると多くの人が確信している。ウォルステンホルムはこう言った――"人々の心は穏やかならず，信仰は失われ，経済的にうろたえつつある今この時，崇高なる医療職は，医師とナースをはじめ，無用の苦しみの除去にケアと心配と探究心を共有するすべての者は，人類の決定的な多数に，世界中の誰もに生きるに値する人生を楽しむ機会を与えようという決意を抱かせることができるのではないだろうか。[a]

22 ヘルスケア"産業"についての見解少々

訳者解題

"物議をかもす意見や策略を載せてくれる"「アドバンスド・ナーシング」誌の巻頭にこれを寄せたヘンダーソンは89歳だった。なるほど，やはり同誌に載った本書の第7章と12章も"物議をかもし"たわけである。

看護界のリーダーの講演が今や誰もが公言してはばからないヘルスケア産業なるものに言及したある日ある時，ヘンダーソンは思わず立ち上がって発言したそうである。"この国のヘルスケアを産業化しようとする努力に私たちは屈服するのですか？ヘルスケアはすべての人間の権利でありサービスであるという考えを私たちはもう放棄しようというのですか？"（ジェイムズ P. スミス，ヴァージニア・ヘンダーソン—90年のあゆみ）。

　　　看護にとって今は"最良の時代であり最悪の時代"である。最良の時代というのは，世界保健機関その他有力な組織体がナースをプライマリー・ヘルスケアの供給者として世界的に認めるに至っているからである。これは，ナースが相互依存性の機能ばかりでなく独立した機能ももつことを前提としている。

　WHOの目標，"2000年までにすべての人に健康を"は，ヘルスケア供給者のなかの最大多数であるナースが自分たちの最大限の可能性を実際に発揮してはじめて，達成できるのである。この仮定は，次には，ナースは他の"専門職"ヘルスワーカーズ同様に，国，地方，州などの高等教育システムのなかで育成されるべきである——今や世界中に定着した動向——という結論を導く。

　現代はナースにとって"最悪の時代"であるというのは，加速度的にして科学技術的な変化がヘルスケアに起こっている今，ナース（毎日他種ヘルスワーカーズの誰よりも長時間，病人や障害者や死に臨む人と共にいる）は，そうした変化を何とか破壊的ではなく建設的なものにしようとする向きの矢面に立っているからである。あちらでもこちらでもナースたちは，現在のシステムのなかでは，人々が疾病から回復できるようにする，障害に対処でき

るようにする，あるいは，死が避けられない場合は平和に死ぬことができるようにする，のだと自分たちが思っている支持的ケアを行なえないことがあまりにも多いので，挫折感を抱いている。なかでもとくに，さまざまな理由から，ナースたちは自分の実践において予防的活動を優先することができない。"2000年までにすべての人に健康を"という目標を達成しなければならないのであれば，以下は関係する努力目標の一部である。

1. 健康で幸福な状態を助長するような状況および/あるいは病的状態を増強するような状況に人々を気づかせるための健康教育
2. 各人ならびに組織体による，健康的なライフスタイルを取り入れる義務の承認
3. 健康を増進しまた疾病と戦うための，適切な財源の配分，および資金その他の資源の公平な分配

　他者を助けたいという人間の願望が社会事業を特色づけ，利益という動機が産業を特色づける，と一般に認められている。"専門職者"は，彼らのクライアントが彼らの援助は必要なくなるほど十分に彼らから学べば，有効であるとみなされる。実業家は，自分たちの製品への人々の依存を促進し，より多くの所有物を求めての人々のエスカレートするニーズあるいは欲望を巻き起こすと，成功したことになる。

　一部の国々のヘルスケア・システムは，それが提供しているサービスの専門家がではなくむしろ実業家が指揮をとっており，臆面もなく産業そのものである。彼らは"科学的経営"なる没個性化した主観性排除の方式(メソッド)を使い（たとえば患者を割り当てるのではなく仕事を割り当てるなど），協力するよりは競争する傾向がある。ヘルスワーカーズのカンファレンスは値段をつけること，市場で売ること，支配力（影響力に対するものとしての），などの構想をめぐって進められることだろう。

　ますます多くの保健機関や医療施設が法人の産業化した経営の支配下に入るにつれ，ヘルスケアが人道的価値観をもち続けることはいっそうむずかしくなる。国民は，なかでもとくにヘルスケア・ワーカーズは，そのような経営がクライアントならびにワーカーズにもたらす影響を判定し，可能であれば測定すべきである。それをするにあたりヘルスケア専門家たちが一般社会の知識ある人々と協力するならば，その査定は非常な効果をあげるであろう。

　今の時代，私が思うに何よりも重要なのは，小学校，中・高等学校，大学，総合大学のカリキュラムを通しての，また，ラジオやテレビといったあらゆる年齢層に届くコミュニケーションルートを通しての，普遍的な健康教育である。効果的な健康教育プログラムということになると，一般の人々に健康科学系の図書館を開放することも考えられる。しかし，すべての国民に各自の健康（医療）記録のコピーを与えることによって健康問題を事実上処理する万人の能力が増進する，と私は確信するのだが，これ以上の答はないだろう。

いくつかの国，地方，州などには，成人，両親ないし後見人が健康記録（教育記録のような）を入手できるようにしている法律がある。しかしながら，健康記録ないし医療記録は，それによって情報を得たいと思っている人々の多くにはわかりにくい。それが実感できるのは，保健医療機関のなかには，なんと，そこの専門職ワーカーたちに，彼らがその機関内の略語や隠語に通じかつ使えるようになるための用語集や手引きを与えているところがあるのである。

国際的な各種保健機関が実用に値する健康記録の要点について研究することほど時宜を得たことはほかにあるまい，と私は思う。その結果は，健康記録の必須の内容，用語，その健康記録の主人公である各人にとっての有用性と国民全体にとっての有用性――たとえば，訴訟，健康教育，疾病の制御と治療などにおける――を規制する条件，を確認することになる普遍的なモデル記録の発表ということになるだろう。

看護は幸いにも，この「ジャーナル・オブ・アドバンスド・ナーシング」のような，物議をかもす意見や策略の掲載を認める編集方針をもつ雑誌を増やしつつある。国民に各自の健康記録のコピーをもたせるという提案はこれまで物議をかもしてきたし，今なおそうである。『看護の原理と実際』（ヘンダーソンとナイト，1978）の1978年版に著者らは，健康管理について人々に次のように語るローレンス・ウィード博士*ア（1975）を引いた。

*ア本書第5章の訳注*イ参照。この問題に関する主著作は Medical Records, Medical Education, and Patient Care ; The Problem-Oriented Record as a Basic Tool (Case Western Reserve University Press, Cleveland, 1969)。ヘンダーソンはウィードの問題志向型医療記録システムと，その記録のコピーを患者に与えるという彼の主張とを，医師とナースのパートナーシップを実現させる手立てでもあるとして評価する。本書第12章参照。

　　自分の診療記録を所有しかつ理解したならば患者はパニックに陥るだろう，と心配する向きがある。しかし，混乱，質の悪い診療，それをこうむり苦しむこと，の本性は，医療供給者志向の諸記録が，患者や家族がそれをもっとも必要とするときに入手できないようになっている現行の習わしに由来するのである……。それ〔記録を入手しやすくすること〕は，われわれが医療ケアの利用しすぎ現象に抗して手にする最強の武器かもしれない……。もし諸君〔国民〕が自らの健康を守ることについての賢明で有益な見識をもちたいのであれば，医師の臨床判断がなされかつテストされるに際して使われる諸方法を理解する必要があるのである。

各人の健康記録は患者とその家族にとっての究極の情報源であるが，それは同時に，ヘルスケアの評価，罹病率，治療法，および社会福祉に関する疑問すべて，のためのデータを提供する。それがヘルスサービスであろうとヘルス産業であろうと，一部の評論家がわれらの'病めるヘルスケア・システム'と呼んでいるものの改善には，ヘルスワーカーズと問題意識のある市民の両方が，健康記録を適切に使うことが何といっても絶対に必要である。

備考と文献

ヴァージニア・ヘンダーソン学序説

備考 1．1972年夏，『インデックス』の完成を祝い，ヴァージニア・ヘンダーソンのためにイェール大学で開かれたパーティーに際し，当時の同大学看護学部長マーガレット・アーンシュタインがつくった。

文献 Arnstein, M. (Summer, 1972). Untitled poem written in celebration of the completion of the Nursing Studies Index Project. New Haven, CT: Yale University School of Nursing (mimeo).

Evans, D. L. (1980). Every nurse as researcher. *Nursing Forum, XIX* 4:335–349.

Harmer, B. (1922, 1928, 1934). *The principles and practice of nursing* (1st, 2nd, 3rd eds.). New York: Macmillan.

Harmer, B., & Henderson, V. (1939). *Textbook of the principles and practice of nursing* (4th ed.). New York: Macmillan.

Harmer, B., & Henderson, V. (1955). *Textbook of the principles and practice of nursing* (5th ed.). New York: Macmillan.

Henderson, V. (1966). *The nature of nursing*, New York: Macmillan.

Henderson, V., & Nite, G. (1978). *Principles and practice of nursing* (6th ed.). New York: Macmillan.

Henderson, V., & Simmons, L. (1957). A survey and assessment of research in nursing. In: Cowan, M. C. (Ed.), *The Yearbook of Modern Nursing - 1956*. New York: G. P. Putnam's Sons, pp. 398–400.

Henderson, V., & the Yale University School of Nursing Index Staff (1963, 1966, 1970, 1972). *Nursing studies index*, (4 volumes; I-1900-29, II-1930-49, III-1950-56, IV-1957-59), Philadelphia: J. B. Lippincott.

Henderson, V. (1960, rev. 1969). *International Council of Nurses basic principles of nursing care*. Geneva, Switzerland: ICN.

National League for Nursing Education (1937). *A curriculum guide for schools of nursing*. New York: The League.

Nightingale, F. (1859). *Notes on nursing: What it is and what it is not*. London: Harrison.

Simmons, L., & Henderson, V (1964). *Nursing research: A survey and assessment*. New York: Appleton-Century-Crofts.

第Ⅰ部　患者ケア

はじめに

文献　Henderson, V. (1960). *International Council of Nurses basic principles of nursing care*. Geneva, ICN.

Henderson, V., & Nite, G. (1978). *Principles and practice of nursing* (sixth edition). New York: Macmillan.

Henderson, V., & the Yale University School of Nursing Index Staff. (1963, 1966, 1970, 1972). *Nursing studies index*, (4 volumes; I–1900–29, II–1930–49, III–1950–56, IV–1957–59). Philadelphia: J.B. Lippincott.

第1章

備考　1．本章は1968年5月，ウェスト・ヴァージニア大学で行なわれた講演である。
　　　2．患者ケアの評価を扱った発表ずみの研究の一部の要約が，シモンズとヘンダーソンによる『看護研究：調査と評価』（New York, Appleton-Century-Crofts, 1964）の13章（pp. 376-389）にある。

第2章

文献　1. Starr, P. *The Social Transformation of American Medicine: The Rise of a Sovereign Profession and the Making of a Vast Industry*. New York: Basic Books, 1982, p. 145-179.

2. Kinney, M.R., et al., eds. *AACN's Clinical Reference for Critical Care Nursing*. New York: McGraw-Hill, 1981.

3. Daly, B.J. *Intensive Care Nursing: Current Clinical Nursing Series*. Garden City: Medical Examination Publishing Co., 1980.

4. Naisbitt, J. *Megatrends: Ten New Directions Transforming Our Lives*. New York: Warner Books, 1982, Table of Contents.

5. Bolter, J.D. *Turing's Man: Western Culture in the Computer Age*. Chapel Hill, North Carolina: University of North Carolina Press, 1984.

6. Henderson, V., and Nite, G. *Principles and Practice of Nursing*. New York: Macmillan, 1978.

7. *Nursing Studies Index Annotated Guide to Report, Studies, Research in Progress in Periodicals, Books, and Pamphlets Published in English 1900–1959*. 4 vols. Edited by V. Henderson. New York: Garland Publishing, 1984.

8. American Journal of Nursing Company in Cooperation with the National Library of Medicine. *International Nursing Index*. New York: The Company, 1966.

9. *Index Medicus Including Bibliography of Medical Reviews*. Bethesda, Maryland: The Library, 1979.

10. Dubos, R. *So Human an Animal*. New York: Scribner's, 1968.

11. Bok, D. "A New Way to Train Doctors." *Harvard Magazine 86,* no. 5 (1984).

12. Ibid.

13. McCrae, N. "Health Care International." *The Economist* (London) (April 28, 1984): 19–32.

14. Ibid.

15. Henderson, V., and Nite, G. *Principles and Practice of Nursing*, 14, 95.

16. Benner, P. *From Novice to Expert: Excellence and Power in Clinical Practice*. Reading, MA: Addison-Wesley, 1984.

17. Thomas, L. *The Youngest Science: Notes of a Medicine Watcher*. New York: Viking Press, 1983.

18. Ibid., 66.

19. Ibid., 67.

20. Nightingale, F. *Notes on Nursing: What It Is and What It Is Not*. Philadelphia: Lippincott, 1946.

21. Selzer, R. *Mortal Lessons: Notes on the Art of Surgery*. New York: Simon and Schuster, 1974, p. 219.

22. Dyson, F. *Disturbing the Universe*. New York: Viking Press, 1979.

第3章

備考 a．陰＝否定的で暗い側，地，月，夜，女性，否定，死，気がくじける，など。陽＝肯定的で明るい側，天，太陽，昼，男性，生命創造，熱中する，など。

b．（社説），*Am. J. Chinese Med.*, *1*：viii，（Jan.）1973.

c．ホメオスタシスとは，循環系が必要な栄養素を細胞に供給し，細胞の分泌物と排泄物を取り去り，これらすべてが細胞間液ならびに細胞内液の恒常性を保持している，そういう状態である。

d．Jourard, Sidny M.：*Disclosing Man to Himself*. Van Norstrand & Reinhold Co., New York, 1968, p. 38.

e．Russell, Edward W.：*Design for Destiny: Science Reveals the Soul*. Ballantine Books, New York, 1971.

f．Kao, Frederick F.："Part Ⅲ—The New Chinese Medicine 'Chung Kuo I Hsueh' (1949 to Present)." *Am. J. Chinese Med.*, *1*：26，（Jan.）1973.

g．同上書。

h．合衆国保健教育福祉省長官所轄のナースの拡大役割検討委員会の報告書にはプライマリーケアの次のような定義がある。

（a）何らかの病気症状があるときに，自分のその問題の解決を促すには何がなされるべきかについての意思決定をもたらすヘルスケア・システムとの，その人の最初の接触。および，

（b）ケアの連続に対する責任——すなわち，健康の保持，症状の見定めと処置，適切な照会。(U. S. Department of Health, Education, and Welfare：*Extending the Scope of Nursing Practice. A Report of the Secretary's Committee to Study Extended Roles for Nurses*. U.S. Government Printing Office, Washington, D.C., 1972；"Extending the Scope of Nursing Practice," *Nurs. Outlook*, *20*：46，[Jan.] 1972.)

カナダ看護師協会とカナダ医師会は，プライマリーケアについての以下の記述を共同で承認している。

……コミュニティあるいは各人の家において主に外来方式で各人に提供されるこれらヘルスサービスはすべて……コミュニティにおける予防的ならびに健康維持的サービスである。診断と治療のサービスは開業医のところや診療所，ある

いは保健センターでなされる。病気の人々にはホームケア・サービスがなされる。リハビリテーションのサービスもある。("Extended Role of Nurse and Preparation for it as Defined in Canadian R.N. and M.D. Statement," *Am. J. Nurs.*, 73：964, [June] 1973.)

i. Garfield, Sidney R.："Delivery of Medical Care," *Sci. Am.*, 225：15, (Apr.) 1970.

j. イワン・イリイチ（ヘルスケアシステムの批評家，医師ではない）はルーチンとしてのヘルスアセスメントは有害だと思っている。定期的な健康診断は誰をも患者に仕立て，健康な人を健康を気に病む人にする，と彼は主張し，次のように言う。"有効なヘルスケアはセルフケアを頼りにする。この事実が目下まるで新発見であるかのように報道されている……。早期診断という対象の患者化は，予防的ヘルスケアを妨害し気落ちさせるのみならず，これから患者になる人をそれ以前に，診断をするその医師の従者としてふるまうように仕込んでしまうのである。その人は病気のときも健康なときも医師に頼るようになる。生涯を通じての患者になるのである。"(Illich, Ivan：*Medical nemesis. The Expropriation of Health*. McClelland & Stewart, Ltd., Toronto, 1975, p. 50：金子嗣郎訳，脱病院化社会，晶文社，1979.)

医師のルイス・トーマスは全面的にではないがいくつかの点でイリイチと同じ意見をもつ。彼はイリイチの言う，"あなたがたのとてもよい健康"を論じ，"ヘルスケア産業"および"健康維持組織"という用語と，もし適切に万全に"維持される"ならばすべての病気は予防されるといった言外の意味を非難する。もう一方で彼は，疾病に抵抗する生体能力があまりにも軽視されていると思うのである。"同時にわれわれは，人体に本来備わっている耐久力や回避力にほとんど注意を払わず，それらを尊重してもいない。人体のもっとも信頼できる性向は安定指向と平衡指向である。人間をぐらぐら動く正確ではない機械，見張りと修理とを常時必要とし，いつもいまにもばらばらになりそうな仕掛け，と思うのは曲解であり，その周辺にはどこか深刻な不実がまといつく。ところがこれが，われわれのあらゆる情報手段によってもっともしばしば，もっとも雄弁に人々に伝えられる学説なのである。われわれは，ほとんどの場合われわれの大多数にとっての現実的なめぐり合わせであるよい健康というまったく驚くべきものを認識し，かつ祝う気持ちをさえ込める教科の時間を増やすなど，健康についての一般教育のよりよいシステムを開発する義務がある。"

トーマスは彼の友人の内科医たちの誰1人定期的な健康診断を受けておらず，"彼らのほとんどすべてが手術に反抗し"，"家族の誰かのための検査室検査をすることはめったにない"と言う。医師の家族は"正常で一般に健康な人たちであり，医原病の発生率が驚くほど低いようだ"と彼は思っている。(Thomas, Lewis：*The Lives of a Cell. Notes of a Biology Watcher*. Viking Press, New York, 1974, pp. 83, 84, 85.)

k. かつて入院患者であった人たちが互いに助け合うグループをいろいろつくっている。精神病ならびに神経症の患者グループ，人工肛門形成術や喉頭切除術を受けた患者のグループなど。

l. Kao, Frederick F.："China, Chinese Medicine and the Chinese Medical System," *Am. J. Chinese Med.*, 1：1, (Jan.) 1973.

m. Samuels, Mike, and Bennett, Hal：*The Well Body Book*. Random House, New York, 1973, pp. x, 1.

n. 合衆国には用語の混乱がある。"拡大役割"を果たすべく教育されたナースの呼称は"家族ナースプラクティショナー"，"プライマリーケアナース"，"小児ナースプラクティショナー"，"准小児科医"，"臨床スペシャリスト"など，さまざまである。

文献
1. Dunn, Halbert, R.: *High-Level Wellness*. Mt. Vernon Publishing Co., Washington, D.C., 1961.

2. Maslow, Abraham H.: *Religions, Values, and Peak Experiences*. Ohio State University Press, Columbus, 1964.

3. Dubos, René: *Mirage of Health*. Doubleday Anchor Books, Garden City, N.Y., 1961.

4. Haggard, Howard W.: *The Doctor in History*. Yale University Press, New Haven, Conn., 1934.

5. Haggard, Howard W.: *Devils, Drugs and Doctors*. Harper & Row, New York, 1929.

6. Sigerist, Henry E.: *A History of Medicine*. Oxford University Press, New York, 1951.

6a. Hamilton, Edith: *The Echo of Greece*. W. W. Norton & Co., New York, 1957.

7. Bernard, Claude: *Introduction to the Study of Experimental Medicine*. Macmillan Publishing Co., Inc., New York, 1927.

8. Cannon, Walter B.: *The Wisdom of the Body*. W. W. Norton & Co., New York, 1939.

9. Burr, Harold Saxton: *The Electric Fields of Life*. Ballantine Books, New York, 1972. (Originally published by Neville Spearman, London, 1935).

10. Burr, Harold Saxton, and Northrop, F. S. C.: "The Electro-Dynamic Theory of Life," *Q. Rev. Biol., 10*:322, (Sept.) 1935.

11. Burr, Harold Saxton, et al.: "An Electrometric Study of the Healing of Wounds in Man," *Yale J. Biol. Med., 12*:483, (May) 1939.

12. Burr, Harold Saxton, et al.: "A Bioelectric Record of Human Ovulation," *Science, 86*:312, (Oct.) 1937.

13. Geddes, L. A., et al.: "Continuous Measurement of Ventricular Stroke Volume by Electrical Impedance," *Cardiovasc. Res. Cent. Bull., 4*:118 (Apr.–June) 1966.

14. Pressman, A.: *The Electromagnetic Fields of Life*. Plenum Press, New York, 1970.

15. Burr, H. S.: *The Nature of Man and the Meaning of Existence*. Charles C Thomas, Publisher, Springfield, Ill., 1962.

16. Burr, Harold Saxton, and Northrop, F. S. C.: *op. cit*.

17. Ravitz, Leonard J.: "Electrodynamic Field Theory in Psychiatry," *South. Med. J., 46*:650, (July) 1953.

18. Carnegie Commission on Higher Education: *Higher Education and the Nation's Health—Policies for Medical and Dental Education*. McGraw-Hill Book Co., New York, 1970.

19. Lynaugh, Joan E., and Bates, Barbara: "The Two Languages of Nursing and Medicine," *Am. J. Nurs., 73*:66, (Jan.) 1973.

20. Weed, Lawrence L.: *Medical Records: Medical Education and Patient Care*. Press of Case-Western Reserve University, Cleveland, 1970.

21. Carnegie Commission on Higher Education: *op. cit*.

22. Dillon, John B.: "How Did It Happen?" *Calif. Med., 113*:86, (Aug.) 1970.

23. Dunn, Halbert R.: *op. cit*.

24. Engel, George L.: "A Unified Concept of Health and Disease," *Perspect. Biol. Med.*, 3:459, (Summer) 1960.

25. The Royal Society of Medicine and the Josiah Macy, Jr. Foundation:

The Greater Medical Profession. The Foundation, New York, 1973.

26. Samuels, Mike, and Bennett, Hal: *The Well Body Book.* Random House, New York, 1973.

27. Kao, Frederick F.: "China, Chinese Medicine and the Chinese Medical System" *Am. J. Chinese Med.,* *1*:1, (Jan.) 1973.

28. Malleson, Andrew: *Need Your Doctor Be So Useless?* George Allen & Unwin, Ltd., London, 1973.

29. U.S. Department of Health, Education, and Welfare: *Human Investment Program. Delivery of Health Services for the Poor.* U.S. Government Printing Office, Washington, D.C., 1968.

30. Storlie, Frances: *Nursing and the Social Conscience.* Appleton-Century-Crofts, New York, 1970.

31. Milio, Nancy: *9226 Kercheval. The Storefront That Did Not Burn.* University of Michigan Press, Ann Arbor, 1970.

32. Dunn, Halbert R.: *op. cit.*

33. Crichton, Michael: *Five Patients. The Hospital Explained.* Alfred A. Knopf, New York, 1970.

34. Samuels, Mike, and Bennett, Hal: *op. cit.*

35. Malleson, Andrew: *op. cit.*

36. *Ibid.*

37. Eisenberg, Arlene, and Eisenberg, Howard: "A New Teaching Program. How to Be Your Own Doctor—Sometimes," *New Haven Register,* (Feb. 24) 1974, p. 11.

38. Tennent, John: *Everyman His Own Doctor or The Poor Planter's Physician* [1734].

39. Gregg, Elinor D.: *The Indians and the Nurse.* University of Oklahoma Press, Norman, 1965.

40. McNicholas, Ellen L.: "International Nurse-Practitioner Committees," *Int. Nurse Rev., 16*:279, (No. 3) 1969.

41. Quinn, S.: "The Immediate Past, the Urgent Present, and Focus on the Future," *Niger Nurse, 2*:6, (July) 1970.

42. Thomas, B.: "Mountaineering with Nursing,"*AORN J., 12*:11, (Oct.) 1970.

43. US Public Health Service, Health Services and Mental Health Administration: *Nursing Careers in the Indian Health Service.* U.S. Government Printing Office, Washington, D.C., 1971.

44. Weber, C. V.: "The Value of the Nurse's Role in Innovation of Care," in *Continuity of Care—Can or Should the Nurse Innovate Change.* Papers presented at the Nursing Sessions of the National Tuberculosis and Respiratory Disease Association 1970 Annual Meeting. National League for Nursing, New York, 1970.

45. Andreoli, Kathleen G.: "A Look at the Physician's Assistant," *Am. J. Nurs., 72*:710, (Apr.) 1972.

46. World Health Organization: *Report of the Travelling Seminar on Nursing in the U.S.S.R..* The Organization, Geneva, 1967.

47. Kao, Frederick F.: *op. cit.*

第 4 章

備考 a．Judge, R. D., and Zuidema, G. D.（編）：*Physical Diagnosis：A Physiological Approach to the Clinical Examination*, 2nd ed. Little, Brown & Co., Boston, 1968, p. 38.
 b．Kaplan, Abraham：*The Conduct of Inquiry*. Chandler Publishing Co., San Francisco, 1964, p. 126.
 c．Orlando, Ida Jean：*The Dynamic Nurse Patient Relationship：Functions, Process, and Principles*. G. P. Putnam's Sons, New York. 1961, p. 1.（福田八重子訳，看護の探究，メヂカルフレンド社，1964．）
 d．たとえば，在ジュネーブの世界保健機関が発行している *International Digest of Health Legislation* の以下の号を参照されたい。"Nursing：A Survey of Recent Legislation," *4*：463-497, 1952-1953；"Midwives：A Survey of Recent Legislation," *5*：433-480, 1954；"Auxiliary Personnel in Nursing," *17*：198-229, 1966；"Medical, Dental and Pharmaceutical Auxiliaries," *19*：4-129, 1968.
 e．Kelly, Katherine："Clinical Inference in Nursing. I. A Nurse's Viewpoint," *Nurs. Res.*, *15*：23（Winter）1966.
 f．訪問看護師とソーシャルケースワーカーとの提携について研究中のネルビ・アーラは，"家族の社会的崩壊"を観察し報告することにおけるナースの配置についての戦略にわれわれの注意を促している。何人ものナースが1つの家族に振り向けられると，ソーシャルケースワーカーへのその家族の紹介が遅れやすい，と彼女は結論している。（"概要"，*Nurs. Res.*, *1*：37，［June］1952.）
 g．American Cancer Society：*A Breast Check—So Simple…So Important*. The Society, New York, 1973.
 h．Fisher, M. F. K.：*The Gastronomical Me*, Duell, Sloan & Pearce, New York, 1943, p.vii.

文献 1．Kaplan, Abraham: *The Conduct of Inquiry*. Chandler Publishing Co., San Francisco, 1964, p. 126.
 2．Murchison, Irene A., and Nichols, Thomas S.: *Legal Foundations of Nursing Practice*. Macmillan Publishing Co., New York, 1970, p. 82.
 3．Nightingale, Florence: *Notes on Nursing: What It Is, and What It Is Not* (facsimile of 1859 ed.). J. B. Lippincott Co., Philadelphia, 1946.
 4．*Nursing Studies Index, Vol. I (1900–1920)*. Prepared by Yale University School of Nursing Index Staff under the direction of Virginia Henderson. J. B. Lippincott Co., Philadelphia, 1972.
 5．Cooper, Signe S.: "Why Continuing Education in Nursing," *Cardiovasc. Nurs.*, *9*:13, (May–June) 1973.
 6．Judge, R. C., and Zuidema, G. D. (eds.): *Physical Diagnosis: A Physiologic Approach to the Clinical Examination*. 2nd ed. Little, Brown & Co., Boston, 1968.
 7．Scalzi, Cynthia: "Nursing Management of Behavioral Responses Following an Acute Myocardial Infarction," *Heart Lung*, *2*:62, (Jan–Feb.) 1973.
 8．Senn, Milton J., and Solnit, Albert J.: *Problems in Child Behavior and Development*. Lea & Febiger, Philadelphia, 1968, p. 65.
 9．Griffith, George: "Sexuality and the Cardiac Patient," *Heart Lung*, *2*:70, (Jan.–Feb.) 1973.
 10．Judge, R. D., and Zuidema, G. D. (eds.): *op. cit.*, p. 81.
 11．Wintrobe, Maxwell M., et al. (eds.): *Harrison's Principles of Internal*

Medicine, 6th ed. McGraw-Hill Book Co., New York, 1970, p. 185.
  12. *Ibid.*, p. 187.
  13. *Ibid.*, p. 187.
  14. Judge, R. D., and Zuidema, G. D. (eds.): *op. cit.*, p. 131.
  15. Rubin, Reva: "Food and Feeding. A Matrix of Relationships," *Nurs. Forum,* 6:195, (No. 2) 1967.
  16. *Ibid.*
  17. MacBryde, Cyril M., and Blacklow, Robert S. (eds.): *Signs and Symptoms: Applied Pathologic Physiology and Clinical Interpretation*, 5th ed. J. B. Lippincott Co., Philadelphia, 1970 p. 864.
  18. *Ibid.*, p. 874.
  19. *Ibid.*, p. 451.
  20. *Ibid.*, p. 454.
  21. Korones, Sheldon B., et al.: *High Risk Newborn Infants: The Basis for Intensive Nursing Care.* C. V. Mosby Co., St. Louis, 1972, p. 61.
  22. *Ibid.*, p. 61.

第5章

備考　a．DeGowin, E. L., & DeGowin, R. L.：Bedside Diagnostic Examination, 3rd ed. Macmillan Publishing Co., Inc. New York, 1976.
  b．Judge, Richard D., and Zuidema, George D.：*Physical Diagnosis, A Physiologic Approach to the Clinical Examination*, 2nd ed. Little, Brown & Co., Boston, 1968, p. 9.
  c．Engel, George L., and Margan, William L.：*Interviewing the Patient.* W. B. Saunders Co., Philadelphia, 1973, p. 16.
  d．Reid, J. J. A.："Preventive Medicine. In Great Britain," the Royal Society of Medicine and the Josiah Macy, Jr. Foundation：*The Greater Medical Profession.* The Foundation, New York, 1973, p. 111, 所収。
  e．"Basic Health Care Changes Needed, Nurse Tells Physicians' Meeting," *Can. Nurse,* 69：7,（Nov.）1973.
  f．New York State, Senate-Assembly：*An Act to Amend the Law in Relation to the Practice of Nursing,* 1972. N. Y. Ed. Law Section 6902.
  g．Jacobi, Eileen M.："Accountability of the Nurse." "Are There Legal Barriers to Assuming Full Professional Responsibility?"（アメリカ看護師協会第48回総会期間中になされた講演の集録），The Association, Kansas City, Mo., 1973, p. 1.
  h．Hall, Virginia C.：*Statutory Regulation of the Scope of Nursing Practice—A Critical Survey.* National Joint Practice Commission, Chicago, 1975, pp. 21-22.
  i．Kelly, Lucie Young："Nursing Practice Acts," *Am. J. Nurs.,* 74：1310,（July）1974.
  j．"The Expanded Role of the Nurse：A Joint Statement of CNA/CMA." *Can. Nurse,* 69：23,（May）1973；"Extended Role of the Nurse and Preparation for It as Defined in Canadian RN-MD Statement," *Am. J. Nurs., 73*：964,（June）1973.
  k．Joan E. Lynaugh と Barbara Bates のナースと医師が論じる "The Two Languages of Nursing and Medicine,"（*Am. J. Nurs., 73*：66,［Jan.］1973）は，強調点を対照させるなかで，ナースは患者の問題およびそれら問題に患者が対処するのをどのように助けるかを語り，医師は診断と治療を語る，と言っている。
  l．Gebbie, Kristine, and Lavin, Mary Ann："Classifying Nursing Diagnoses," *Am. J. Nurs., 74*：250,（Feb.）1974.
  m．Anderson, Evelyn R.：*The Role of the Nurse. Views of the Patient. Nurse and Doc-*

tor in some General Hospital in England. The Study of Nursing Care Project Reports, Series 2. Number 1. Royal College of Nursing, London, 1973.

　n．遺伝カウンセリングでは，遺伝学の専門知識をもつ者（医師，ナース，生理学者，その他）が，障害や疾病の遺伝性，および，妊娠調節や人工流産，妊娠中の治療，家族計画などへのそのかかわりについて，両親あるいはこれから親になる人々と話し合う。

文献

1. Samuels, Mike, and Bennett, Hal: *The Well Body Book.* Random House, New York, 1973.
2. Friedson, Eliot: *Professional Dominance: The Social Structure of Medical Care.* Aldine-Atherton, Inc., Chicago, 1970.
3. Bates, Barbara: "Comprehensive Medicine; a Conference Approach With Inpatient Emphasis," *J. Med. Educ., 40*:778, (Apr.) 1986.
4. _____: "Nurse-Physician Teamwork," *Med. Care, 4*:69, (Apr.–June) 1966.
5. _____, and Kern, M. Sue: "Doctor-Nurse Teamwork: What Helps? What Hinders?" *Am. J. Nurs., 67*:2066, (Oct.) 1967.
6. _____: "Doctor and Nurse: Changing Roles and Relations," *N Engl. J. Med., 283*:129, (July 16) 1970.
7. _____, and Chamberlin, Robert W.: "Physician Leadership as Perceived by Nurses," *Nurs. Res., 19*:534, (Dec.) 1970.
8. "Nursing in a Health Maintenance Organization. Report on the Harvard Community Health Plan," *Am. J. Public Health, 62*:991, (July) 1972.
9. Lynaugh, Joan E., and Bates, Barbara: *op. cit.*
10. Engel, George L.: "A Unified Concept of Health and Disease." *Perspectives on Biology and Medicine 3:*459, (Summer) 1960.
11. Feinstein, Alvin R.: *Clinical Judgment.* Williams & Wilkins Co., Baltimore, 1967, p. 25.
12. Weed, Lawrence L.: "Medical Records That Guide and Teach, Parts 1 and 2," *N. Engl. J. Med., 278:*593, (March 14); :652, (March 21) 1968.
13. Carnegie Commission on Higher Education: *Higher Education and the Nation's Health—Policies for Medical and Dental Education.* McGraw-Hill Book Company, New York, 1970.
14. Dillon, John B.: "How Did It Happen?" *Calif. Med. 113:*86, (Aug.) 1970.
15. U.S. Department of Health, Education, and Welfare; Regional Council for International Education: *The Dynamics of Interinstitutional Cooperation in International Education.* U.S. Government Printing Office, Washington, D.C., 1971.
16. Surawicz, Frida, and Sandifer, M. G.: "Cross Cultural Diagnosis: A Study of Psychiatric Diagnosis Comparing Switzerland, the United States and the United Kingdom," *Int. J. Soc. Psychiatry, 16*:232, (Summer) 1970.
17. World Health Organization: *International Classification of Diseases,* 8th ed. The Organization, Geneva, 1963, Vol. 1.
18. Bates, Barbara, and Kern, M. Sue: *op. cit.*
19. Bates, Barbara: "Doctor and Nurse: Changing Roles and Relations," *N. Engl J. Med., 283*:129, (July 16) 1970.
20. Aradine, Carolyn R., and Pridham, Karen F.: "Model for Collaboration," *Nurs. Outlook, 21*:655, (Oct.) 1973.

21. Silver, Henry K., et al.: "Pediatric Nurse-Practitioner Program; Expanding the Role of the Nurse to Provide Increased Health Care for Children," *J.A.M.A., 204*:298, (Apr. 22) 1968.

22. deCastro, Fernando J., and Rolfe, Ursula T.: *The Pediatric Nurse Practitioner*, 2nd ed. C. V. Mosby Co., St. Louis, 1976.

23. Pinder, J. E.: "A Reply to the Role Conflicts of the New Breed Health Visitor." *Health Visitor, 44*:188, (June) 1971.

24. O'Boyle, Catherine: "A New Era in Emergency Service," *Am. J. Nurs., 72*:1392. (Aug.) 1972.

25. Sheedy, Susan Gerberding: "Medical Nurse Practitioner in a Neighborhood Clinic." *Am. J. Nurs., 72*:1416, (Aug.) 1972.

26. Garfield, Sidney R.: "Delivery of Medical Care" *Sci. Am. 222*:15 (Apr.) 1970.

27. Poole, Ernest: *Nurses on Horseback*. Macmillan Publishing Co., Inc., New York, 1932.

28. "Family Nurse Practitioner Program," *Frontier Nurs. Serv. Q. Bull., 47*:31, (Summer) 1971.

29. Schutt, Barbara G.: "Frontier's Family Nurses," *Am. J. Nurs., 72*:903, (May) 1972.

30. Bain, H. W., and Goldthorpe, Garey: "The University of Toronto Sioux Lookout Project: A Model of Health Care Delivery." *Can. Med. Assoc. J., 107*:523, (Sept. 23) 1972.

31. DeMarsh, Kathleen G.: "Red Cross Outpost Nursing in New Brunswick," *Can. Nurse, 69*:24, (June) 1973.

32. Hazlett, C. B.: "Task Analysis of the Clinically Trained Nurse (C.T.N.)," *Nurs. Clin. North Am., 10*:699, (Dec.) 1975.

33. Keith, Catharine W.: *Role and Preparation of the Outpost Nurse (Canada)*. (Paper prepared for Pan American Conference on Health Manpower Planning, Ottawa, Sept. 1973). Processed.

34. Sutherland, Ruth, and Besner, Jeanne: "Community Nursing in a Northern Setting," *Nurs. Clin. North Am., 10*:731, (Dec.) 1975.

35. Fowkes, William C., Jr., and Hunn, Virginia K., *Clinical Assessment for the Nurse Practitioner.* C. V. Mosby Co., St. Louis, 1973, p. 5.

36. Weed, Lawrence L.: "Medical Records That Guide and Teach, Parts 1 and 2." *N. Engl. J. Med., 278*:593, (March. 14); 278:652, (Mar. 21) 1968.

37. _____: *Medical Records; Medical Education and Patient Care*. Press of Case-Western Reserve University, Cleveland, 1970.

37a. _____: *Your Health Care and How to Manage It*. Promise Laboratory, University of Vermont, Burlington, 1975.

38. Bjorn, J. C., and Cross, H. D.: *Problem-Oriented Private Practice of Medicine: System for Comprehensive Health Care*. Modern Hospital Press, McGraw-Hill Publications Co., New York, 1970.

39. Bates, Barbara: "Nurse-Physician Teamwork," *Med. Care, 4*:69, (Apr.–June) 1966.

40. _____, and Kern, M. Sue: *op cit*.

41. The Royal Society of Medicine and the Josiah Macy, Jr. Foundation: *The Greater Medical Profession*. The Foundation, New York, 1973.

42. Lippard, Vernon W., and Purcell, Elizabeth R. (eds.): *Intermediate-Level Health Practitioners*. Josiah Macy, Jr. Foundation, New York, 1973.

43. Cohen, Eva D. (ed.): *Evaluation of Research on New Health Practitioners*. (Under a grant from the National Science Foundation, Office of Regional Activities and Continuing Education.) Yale University School of Medicine, New Haven, Conn., 1974.

44. Malleson, Andrew: *op. cit.*

45. Samuels, Mike, and Bennett, Hal: *op. cit.*

46a. Illich, Ivan: *Medical Nemesis. The Expropriation of Health*. McClelland & Stewart, Ltd., Toronto, 1975.

46b. Carlson, Rick J.: *The End of Medicine*. John Wiley & Sons, New York, 1975.

47. Rorwik, David M.: *Brave New Baby; Promise and Peril of the Biological Revolution*. Doubleday & Co., Garden City, N.Y., 1971.

48. Ramsey, Paul: *Fabricated Man. The Ethics of Genetic Control*. Yale University Press, New Haven, Conn., 1970.

49. Harris, M. (ed.): *Early Diagnosis of Human Genetic Defects; Scientific and Ethical Considerations*. U.S. Government Printing Office, Washington, D.C., 1971.

50. Gardner, R. F. R.: *Moral Dilemmas in Contraceptive Developments*. CMF Publications, London, [1973].

51. Cavalli-Sforza, L. L., and Bodmer, L. L.: *The Genetics of Human Populations*. W. H. Freeman, San Francisco, 1971.

52. Gardner, E. J.: *Principles of Genetics*, 4th ed. John Wiley & Sons, New York, [1971].

53. Stevenson, Alan C., et al.: *Genetic Counseling*. J. B. Lippincott Co., Philadelphia, 1970.

54. Sorensen, James R.: *Genetic Counseling*. Princeton University, Princeton, N.J., 1971.

55. Bartolos, M. (ed.): *Genetics in Medical Practice*. J. B. Lippincott Co., Philadelphia, 1968.

56. Kintzel, Kay Corman, and Lake, Dolores: "Medical Genetics and the Nurse," in Kintzel, Kay Corman (ed.): *Advanced Concepts in Clinical Nursing*. J. B. Lippincott Co., Philadelphia, 1971.

57. Forbes, N.: "The Nurse and Genetic Counseling," *Nurs. Clin. North Am., 1*:679, (Dec.) 1966.

58. Hillman, G. M.: "Genetics and the Nurse," *Nurs. Outlook, 14*:34, (Jan.) 1966.

59. Nitowsky, Harold M.: "Prenatal Diagnosis of Genetic Abnormality," *Am. J. Nurs., 71*:1551, (Oct.) 1971.

60. Ragsdale, N., and Koch, R.: "Phenylketonuria: Detection and Therapy," *Am. J. Nurs., 64*:90, (Jan.) 1964.

61. Friedmann, Theodore: "Prenatal Diagnosis of Genetic Disease," *Sci. Am., 225*:34, (Nov.) 1971.

62. Lake, D.: "Nursing Implications from an Investigation of Mothering, Diet and Development in Two Groups of Children with Phenylketonuria," in *ANA Clinical Sessions, 1968*. Appleton-Century-Crofts, New York, 1968.

63. U.S. Health Services and Mental Health Administration, Maternal and Child Health Service: *State Laws Pertaining to Phenylketonuria as of November 1970*. U.S. Government Printing Office, Washington, D.C., 1971.

64. _____: *What Do You Know About PKU?* U. S. Government Printing Office, Washington, D.C., 1972.

65. Leonard, Claire O., et al.: "Genetic Counseling: A Consumer's View," *N. Engl. J. Med., 287*:443, (Aug. 31) 1972.

66. Mundinger, Mary O'Neill: "Primary Nurse—Role Evaluation," *Nurs. Outlook, 21*:642, (Oct.) 1973.

67. Mussallem, Helen K.: "The Changing Role of the Nurse," *Am. J. Nurs., 69*:514, (Mar.) 1969.

68. National Commission for the Study of Nursing and Nursing Education: *Nurse Clinician and Physician's Assistant: The Relationship Between two Emerging Practitioner Concepts.* The Commission, Rochester, [1971].

69. Perry, Lesley: *The Nurse as a Primary Health Provider and the Nurse Practitioner: An Annotated Bibliography.* Genesee Valley Nurses' Association, Rochester, N.Y., 1971.

70. Pranulis, Maryann F., and Roth, Oscar: "Medical and Legal Aspects of the Role of the Nurse in Coronary Care," in *Yearbook of Legal Medicine.* Appleton-Century-Crofts, New York, 1972.

71. Reed, D. E., et al.: "Acceptability of an Expanded Nurse Role to Nurses and Physicians," *Med. Care, 9*:372, (July–Aug.) 1971.

72. Sheedy, Susan Gerberding: *op. cit.*

73. Sheldon, Alan, and Hope, Penelope K.: "Developing Role of the Nurse in a Community Mental Health Program," *Perspect. Psychiatr. Care, 5*:272, (Nov.–Dec.) 1967.

74. Stolar, Vera, and Rubenstain, Reva: "Developing the Science Component in a PRIMEX Program," *Nurs. Outlook, 21*:325, (May) 1973.

第6章

備考　a．Orlando, Ida Jean：*The Dynamic Nurse-Patient Relationship*：*Function, Process, and Principles.* G. P. Putnam's Sons, New York, 1961, p. 36.（稲田八重子訳：看護の探求，メヂカルフレンド社，1964.）

b．Orlando, Ida Jean：前掲書，p. 5.

c．オペラント条件づけは強化療法あるいは時に行動修正とも呼ばれるが，学習の心理学における B. F. スキナーの研究に基づく。簡単に言えば，行動は学習される，学習は強化（報酬によりある刺激に対する反応を強くする）の結果である，報われる行動は楽しいものとなり繰り返しなされる，無視されたり報われなかったりする行動は次第になされなくなりついには終止する，というのがその基本的な学説である。[24]

文献　1．Joint Commission on Accreditation of Hospitals; *Standards for Accreditation of Hospitals.* The Joint Commission, Chicago, 1969, p. 22.

2．US Social Security Administration: *Conditions of Participation for Hospitals: Federal Health Insurance for the Aged.* (Code of Federal Regulations, Title 20, Chapter 3, Part 405, Section 1024–g.) U.S. Government Printing Office, Washington, D.C., June 1967.

3．Ciuca, Rudy L.: "Over the Years with the Nursing Care Plan," *Nurs. Outlook, 20*:706, (Nov.) 1972.

4．Alman, Beatrice: "Patients Participate in Nursing Care Conferences," *Am. J. Nurs., 67*:2331, (Nov.) 1967.

5．Unangst, Carol: "The Clinician's Use of Nursing Rounds," *Am. J. Nurs., 71*:1566, (Aug.) 1971.

6. McPhetridge, L. Mae: "Nursing History: One Means to Personalize Care," *Am. J. Nurs., 68*:68, (Jan.) 1968.

7. Sweet, Philothea R. and Stark, Irmagene: "The Circle Care Nursing Plan," *Am. J. Nurs., 70*:1300 (June)1970.

7a. Nursing Development Conference Group: *Concept Formalization in Nursing. Process and Product.* Little, Brown & Co., Boston, 1973.

8. Mauksch, Ingeborg G., and David, Miriam L.: "Prescription for Survival," *Am. J. Nurs., 72*:2189, (Dec.) 1972.

9. Carrieri, Virginia K., and Sitzman, Judith: "Components of the Nursing Process," *Nurs. Clin. North Am., 6*:115, (Mar.) 1971.

10. Hurst, J. Willis, and Walker, H. Kenneth (eds.): *The Problem-Oriented System.* Medcom, Inc,. New York, 1972.

11. Bloom, Judith T., et al.: "Problem-Oriented Charting," *Am. J. Nurs., 71*:2144, (Nov.) 1971.

12. Schell, Pamela L., and Campbell, Alla T.: "POMR—Not Just Another Way to Chart," *Nurs. Outlook, 20*:510, (Aug.) 1972.

13. Bonkowsky, Marilyn L.: "Adapting the POMR to Community Child Health Care,"*Nurs. Outlook, 20*:515, (Aug.) 1972.

14. Field, Frances W.: "Communication Between Community, Nurse, and Physician," *Nurs. Outlook, 19*:722, (Nov.) 1971.

15. Aiken, Linda H.: "Patient Problems Are Problems in Learning," *Am. J. Nurs., 70*:1916, (Sept.) 1970.

16. Pierce, Lillian M.: "A Patient-Care Model," *Am. J. Nurs., 69*:1700, (Aug.) 1969.

17. Nadler, Gerald, and Sahney, Vinod: "A Descriptive Model of Nursing Care," *Am. J. Nurs., 69*:336, (Feb.) 1969.

18. Tayrien, Dorothy, and Lipchak, Amelia: "The Single-Problem Approach," *Am. J. Nurs., 67*:2523, (Dec.) 1967.

19. Kraegel, Janet M., et al.: "A System of Patient Care Based on Patient Needs," *Nurs. Outlook, 20*:257, (Apr.) 1972.

20a. Smith, Dorothy M.: "Writing Objectives as a Nursing Practice Skill," *Am. J. Nurs., 71*:319, (Feb.) 1971.

20b Vitale, Barbara, et al.: *A Problem Solving Approach to Nursing Care Plans.* C. V. Mosby Co., St. Louis, 1974.

20c. Hefferin, Elizabeth A. and Hunter, Ruth E.: "Nursing Assessment and Care Plan Statements," *Nurs. Res., 24*:360, (Sept.–Oct.) 1975.

20d. Schaefer, Jeanette: "The Interrelatedness of Decision Making and the Nursing Process," *Am. J. Nurs., 74*:1852, (Oct.) 1974.

20e. Gebbie, Kristine, and Lavin, Mary Ann (eds.): *Classification of Nursing Diagnoses. Proceedings of First National Conference*, Oct. 1–5, 1973. C. V. Mosby, Co., St. Louis, 1975.

21. Wagner, Berniece M.: "Care Plans—Right, Reasonable and Reachable," *Am. J. Nurs., 69*:986, (May) 1969.

22. Mayers, Marlene G.: *A Systematic Approach to the Nursing Care Plan.* Appleton-Century-Crofts, New York, 1972.

23. Little, Dolores E. and Carnevali, Doris L.: *Nursing Care Planning.* J. B. Lippincott Co., Philadelphia, 1969, p. 164.

24. Baumeister, Alfred A. (ed.): *Mental Retardation.* Aldine Publishing Co., Chicago, 1967, p. 196.

25. Bower, Fay L.: *The Process of Planning Nursing Care.* C. V. Mosby

Co., St. Louis, 1972. p. 14.

26. White, Marguerite B.: "Importance of Selected Nursing Activities," *Nurs. Res., 21*:4, (Jan.–Feb.) 1972.

27. Kaufmann, Margaret A.: "Autonomic Responses as Related to Nursing Comfort Measures," *Nurs. Res., 13*:45, (Winter) 1964.

28. Hallstrom, Betty J.: "Contact Comfort: Its Application to Immunization Injections," *Nurs. Res., 17*:130, (Mar.–Apr.) 1968.

29. Bower, Fay L.: *op. cit.*

第7章

備考 1．英国看護協会の主催により1979年11月7日，イングランドのバーミンガムでなされた講演 "1979年看護講義"。

文献 Abel-Smith, B. (1960). *A History of the Nursing Profession*. Heinemann, London.

American Academy of Nursing (1977). *Primary care by nurses: Sphere of responsibility and accountability*. Papers presented at the Annual Meeting, September 1976. American Nurses Association, Kansas City.

Anderson, E. R. (1973). *The role of the nurse*. The Study of Nursing Care Research Project. Royal College of Nursing and National Council of Nurses of the United Kingdom, London.

Ashley, J. (1976). *Hospitals, paternalism and the role of the nurse*. Teachers College Press, Columbia University, New York.

Barnes, E. (Ed.) (1968). *Psychosocial nursing: Studies from the Cassell Hospital*. Tavistock Publications, London.

Bettelheim, B. (1974). *A home for the heart*. Alfred A. Knopf, New York.

Christman, L. (1976). The autonomous nursing staff in the hospital. *Nursing Administration Quarterly 1*, 37–44.

Christman, L. (1978). *An organizational perspective for nursing practice*. Paper presented at workshop colleagues in patient care: The Rush model for nursing. Chicago, Illinois.

Cousins, N. (1979). *Anatomy of an illness as perceived by the patient*. W.W. Norton & Co., New York.

Djukanovic, V., & Mach, E. P. (Eds.) (1975). *Alternative approaches to meeting basic health needs in developing countries. A Joint UNICEF/WHO study*. World Health Organization, Geneva.

Dubos, R. (1959). *Mirage of health*. Doubleday and Co., Garden City, New York.

Evans, J. (1971). *Living with a man who is dying*. Taplinger Publishing Company, New York.

Goodrich, A. W. (1973). *The social and ethical significance of nursing*. The Yale University School of Nursing, New Haven, CT.

Gortner, S., & Nahm, H. (1977). An overview of nursing research in the United States. *Nursing Research, 26*(10), 3.

Grier, B., & Grier, M. (1978). Contributions of a passionate statistician. *Research in Nursing and Health 1*, 103.

Haber, M. E. (1979). Structuring a nursing service in an urban hospital. *Nursing service in a specialty, a rural and an urban hospital*. National League for Nursing, New York.

Hall, V. (1975). *Statutory regulation of the scope of nursing practice—A critical survey*. National Joint Practice Commission, Chicago.

Hegyvary, S. (1978). Primary nursing. Rush–Presbyterian: St Luke's Medical Center. *The Magazine, 2.*

Henderson, V. (1966). *The nature of nursing*. Macmillan Publishing Co., New York.

Henderson, V. (1977). The Essence of Nursing. *Virginia Nurse*, 78.

Henderson, V., & Nite, G. (1978). *Principles and practice of nursing*. Macmillan Publishing Co., New York.

Hubbard, R. W. (1943). An understanding of health in nursing. *Public Health Nurse, 35.*

Illich, I. (1975). *Medical nemesis—The expropriation of health*. McClelland & Stewart, London.

Johnson, D. E. (1978). State of the art of theory development in nursing. In *Theory development—What, why, how?* National League for Nursing, New York.

Kelly, L. Y. (1976). The patient's right to know. *Nursing Outlook*, 24.

Levin, L. (1976). *Self care: Lay initiatives in health*. Prodist, New York.

MacDermot, H. E. (1950). Nursing in Osler's student days. *Canadian Nurse 46*, 222.

MacEachern, M. T. (1926). The hospital with and without a future. *Hospital Progress, 6.*

Manthey, M. (1970). Primary nursing: A return to the concept of "my nurse" and "my patient." *Nursing Forum 9*, 65–83.

Maxwell, R. (1974). *Health care: The proving dilemma: Needs versus resources in Western Europe, the U.S. and U.S.S.R.* McKinsey & Co., New York.

National League for Nursing (1978). *Political, social and educational forces on nursing: Impact of political forces*. New York: The League.

Nightingale, F. (1969 edn). *Notes on nursing*. Dover Publications, New York.

Pellegrino, E. D. (1979). Collected papers. University of Tennessee Press, Memphis.

Pryma, R. (1978). Primary nursing—A working philosophy—An organizational style. Rush Presbyterian, St. Luke's Medical Center. *The Magazine 2*, Spring 1978.

Royal College of Nursing Research Society Conference (1979). Abstracts of papers. RCN, London.

Royal College of Nursing of the United Kingdom (1977). *Evidence to the Royal Commission, the National Health Service*. RCN, London.

Schröck, R. A. (1977). On political consciousness in nurses. *Journal of Advanced Nursing 2*, 41–5.

Simmons, L. W., & Henderson, V. (1964). *Nursing research, a survey and assessment*. Appleton-Century-Crofts, New York.

Smith, S. M. (1942). Nurses in a cooperative health service. *The Australia Nurses' Journal*, July 1, 195.

Thomas, L. (1979). *The medusa and the snail*. The Viking Press, New York.

University Hospitals of Cleveland (1966). *News release* (March 21). Cleveland, Ohio.

Walker, G. F. (1944). A medical superintendent gives his suggestions for reforms in hospital organization. *Nursing Mirror, 78,* 15 January.

White, R. (1978). *Social change and development of the nursing profession: A study of the poor I, nursing service* 1848–1948. Henry Kimpton, London.

第 8 章

備考　**a**．コネチカット州ニューヘブンのホスピスで研究調整にあたっていたリード・ネルソンは，1968 年から 1971 年までの間にニューヘブンで癌のために亡くなった人々の近い親族 100 人に面接調査を行なった。42 人が病院で亡くなっていたが，病院へ行くことを望んだのは 21 人だけであった。20 人がナーシングホームで亡くなったがそこへ行くことを望んだのは 7 人だけであった。65 人は家族と共に家にいたいと言っていたのであるが，家で亡くなったのは 38 人だけであった。面接を受けた 100 人のうち 72 人は家族の一員である病人を家に居続けさせることができなかったのであるが，そのうちの 61 人は，しかるべき支援を受けることができたならば家に居続けさせたかったと言った。(*Hospice* [ニュースレター], Oct. 1974. p. 3.)

　b．Saunders, Cicely："The Management of Fatal Illness in Childhood." *Proc. R. Soc. Med., 62*：550，(June) 1969.

　c．West, T. S.："Symposium on Care of the Dying. Approach to Death," *Nurs. Mirror, 139*：56，(Oct. 10) 1974.

　d．U. S. Department of Health, Education, and Welfare：*Working With Older People, Vol. II*. U. S. Government Printing Office, Washington, D. C., Apr. 1970 (PHS Pub. No. 1459), p. 7.

　e．Craven, Joan, and Wald, Florence："Hospice Care for Dying Patients," *Am. J. Nurs., 75*：1816，(Oct.) 1975.（鎌田ケイ子訳，死にゆく患者のためのホスピス・ケア，看護研究 10 (5)，1977.）

　f．イェール大学の 1976 年カンファレンスにおける死，臨死，死別に関する国際ワークグループのワーキング文書。1976 年の時点では出版物として入手できず。

　g．Saunders, Cicely："The Management of Fatal Illness in Childhood," *Proc. R. Soc. Med., 62*：550，(June) 1969.

　h．Henderson, Edward："The Approach to the Patient with an Incurable Disease," Schoenberg, Bernard, et al.（編）：*Psychosocial Aspects of Terminal Care*. Columbia University Press, New York, 1972, p. 61, 所収。

　i．Martinson, Ida Marie（編）：*Home Care for the Dying Child, Professional and Family Perspectives*. Appleton-Century-Crofts, New York, 1976.

　j．Wessel, Morris A.："A Death in the Family. The Impact on Children," *J. A. M. A., 234*：865，(Nov. 24) 1975.

　k．Saunders, Cicely："The Management of Fatal Illness in Childhood." *Proc. R. Soc. Med., 63*：550，(June) 1969.

　l．"5 歳前の子どもにとっては死は眠りと同じであり最終とは思われていない。5 歳から 9 歳までにおいては，死はしばしば擬人化され，攻撃的な空想産物や誰かの行為がもたらす出来事と思われているふしがある。死が自然の法則に左右されかつ生命にかかわる身体機能の永久停止を特徴とするプロセスであるとわかるのは，9 歳を過ぎてようやくである。子どもにおける死の恐怖は，分離不安に関連すると思われる感情的喪失の恐怖が加わった，誰かの攻撃的報復に対する恐怖としてさまざまなかたちで認められる。" とデービッド・マジソンならびにベバリー・ラファエ

ロは言う。(Maddison, David, and Raphael, Beverly："The Family of the Dying Patient." Schoenberg, Bernard, et al.（編）：*Psychosocial Aspects of Terminal Care.* Columbia University Press, New York, 1972, p. 187, 所収。)

m. Kastenbaum, Robert："While the Old Man Dies：Our Conflicting Attitudes Toward the Elderly. Concluding Note," Schoenberg, Bernard, et al.（編）：*Psychosocial Aspects of Terminal Care.* Columbia University Press, New York, 1972, p. 124, 所収。

n. これは私の調査研究のなかで患者たちがしばしば使った言葉である。[Florence Wald]

o. Saunders, Cicely："The Moment of Truth：Care of the Dying Person," Pearson, L.（編）：*Death and Dying：Current Issues in the Treatment of the Dying Person.* Press of Case-Western Reserve University, Cleveland, 1969, p. 49, 所収。

p. Craven, Joan, and Wald, Florence S.："Hospice Care for Dying Patients," *Am. J. Nurs., 75*：1816,（Oct.）1975.（前掲 e.）

q. Lifton, Robert Jay, and Olson, Eric：*Living and Dying.* Praeger Publishers, New York, p. 73.

r. Weisman, Avery D.：*On Dying and Denying：a Psychiatric Study of Terminality.* Behavioral Publications, New York, 1972, p. 201.

s. Pellegrino, Edmund D.：*The Humanistic Base of Professional Ethics in Medicine.* Jubilee Lecture, Memorial University of Newfoundland, Canada, May 13, 1975.

t. Krant, Melvin："In the Context of Dying," Schoenberg, Bernard, et al.（編）：*Psychosocial aspects of Terminal Care.* Columbia University Press, New York, 1972, p. 203, 所収.

u. Saunders, Cicely："Telling Patients," *Dist. Nurs., 8*：149,（Sept.）1965.

v. Ketchan, Alfred S.："A Surgeon's Approach to the Patient with Advanced Cancer. Who Should Know," Schoenberg, Bernard, et al.（編）：*Psychosocial Aspects of Terminal Care.* Columbia University Press, New York, 1972, p. 92, 所収。

w. Lamerton, Richard："Symposium on Care of the Dying. Ethical Questions in the Care of the Dying," *Nurs. Mirror, 139*：61,（Oct. 10）1974.

x. Moser, Robert H.："The New Ethics," Schoenberg, Bernard, et al.（編）：*Psychosocial Aspects of Terminal Care.* Columbia University Press, New York, 1972, p. 43, 所収。

y. 死にゆく夫の看取りをした妻，ジョスリン・エバンズが，ICN の『看護の基本となるもの』のなかに彼女がみつけた次のような役割は"私の感じ方をまったくそのとおり表している"と言っているのは興味深い。すなわち，'ナースの独自の機能は，病人であれ健康人であれ各人が，健康あるいは健康の回復（あるいは平和な死）に資するような行動をするのを援助することである。その人が必要なだけの体力と意思力と知識をもっていれば，これらの行動は他者の援助を得なくても可能であろう。'"この本は'<u>その人</u>にとっての意味におけるよき死'に寄与することによってナースは患者を助ける，と説明している。"（Evans, Jocelyn：*Living with a Man Who Is Dying.* Taplinger Publishing Co., New York, 1971, p. 109.）

z. McNulty, Barbara J.："Symposium on Care of the Dying. The Nurse's Contribution in Terminal Care," *Nurs. Mirror, 139*：59,（Oct. 10）1974.

aa. Summers, D. H.："The Role of the Nurse," 1974 年 11 月 1〜2 日，ニューヨーク市で開かれたサナトロジー看護シンポジウムにおける発表。

bb. Kneisl, Carol Ren："Thoughtful Care for the Dying," *Am. J. Nurs., 68*：550,（Mar.）1968.

cc. 子どもを亡くした 26 人の母親を面接したナース，ドロシー P. ガイスは，子ど

もの死の場面に医師がいたのが13例, ナースが8例, 父親と母親が共にいたのが5例, 母親だけが4例, 父親だけが1例, その他の者がいたのが6例, 母親たちがわからないと答えたのが4例, であったことを明らかにした。面接対象の母親たちは, もっとも助けになったのは医師であり (11), 次は聖職者, 3番目がナースであると思っていた。5例においては"もっとも助けになった"人はいなかった。有意性をもたせるには標本が小さすぎるとはいえ, 患者と家族のニーズおよびそのニーズに応えることができかつ応えるのは誰かについての, 根拠のない推測に代わるものとして, この種のデータの必要性は高い。(Geis, Dorothy P.: "Mothers' Perceptions of Care Given Their Dying Children." *Am. J. Nurs.*, 65: 105, [Feb.] 1965.)

dd. Abrams, Ruth D., *Not Alone With Cancer*, Charles C. Thomas, Publisher, Springfield, Ill., 1974, p. 14.

文献

1. Nagy, Maria H.: "The Child's View of Death," in Feifel, Herman (ed.): *The Meaning of Death*. McGraw-Hill Book Co., New York, 1959.

2. Fredlund, Delphia J.: "A Nurse Looks at Children's Questions About Death," in *ANA Clinical Conferences*, 1970. Appleton-Century-Crofts, New York, 1970.

3. Furman, Erna: *A Child's Parent Dies. Studies in Childhood Bereavement*. Yale University Press, New Haven, 1974.

4. Wynant, W. E.: "Dying But Not Alone," *Am. J. Nurs.*, 67:574, (Mar.) 1967.

5. Simmons, Leo W.: *The Role of the Aged in Primitive society*. Yale University Press, New Haven, Conn., 1945.

6. Jaeger, Dorothea, and Simmons, Leo W.: *The Aged Ill; Coping with Problems in Geriatric Care*. Appleton-Century-Crofts, New York, 1970.

7. Gunther, John: *Death Be Not Proud*. Harper & Brothers, New York, 1949, pp. 250, 251.

8. Evans, Jocelyn: *op. cit.*

9. Lewis, C. S.: *A Grief Observed*. Sebury Press, New York, 1961.

10. Shneidman, E. S.: "You and Death," *Psychology Today*, 5:43, (June) 1971.

11. Smart, Ninian: "Death and the Decline of Religion in Western society," in Toynbee, Arnold, et al. (eds.) *Man's concern With Death*. McGraw-Hill Book Co., New York, 1968.

12. Berman, Alan L.: "Believe in Afterlife, Religion Religiosity, and Life-Threatening Experiences," *Omega*, 5:127, (Summer) 1974.

13. Dicks, Russell L.: *Who Is My Patient?* Macmillan Publishing Co., Inc., New York, 1941.

14. Feifel, Herman (ed.): *The Meaning of Death*. McGraw-Hill Book Co., New York, 1959.

15. Hinton, John: *Dying*, 2nd ed. Penguin Books, Harmondsworth, Eng., 1972

16. Schoenberg, Bernard, et al. (eds.): *Psychosocial Aspects of Terminal Care*. Columbia University Press, New York, 1972.

17. Hinton, John: *op cit*.

18. Brim, Orville G., Jr., et al. (eds.) *op. cit*.

19. Hinton, John: *op. cit*.

20. Cope, Oliver: "Has the Time Come for a Less Mutilating Treatment"

Radcliffe Q. Rev., June 1970.

21. American Hospital Association: *op. cit.*

21a. Lipman, Arthur C.: "Drug Therapy in the Care of Terminally Ill Patients," *Am. J. Hosp. Pharm., 32:*270, (Mar.) 1975.

22. Gibson, Ronald: "Symposium on Care of the Dying, Caring for the Bereaved," *Nurs. Mirrors, 139:*65, (Oct. 10) 1974.

23. Browning, Mary H., and Lewis, Edith P. (comps.) *The Dying Patient: A Nursing Perspective.* American Journal of Nursing Co., New York, 1972 (Contemporary Nursing Series).

24. Aguilera, Donna Conant: "Crisis: Death and Dying," in *ANA Clinical Sessions, 1968.* Appleton-Century-Crofts, New York, 1968.

25. Wald, Florence S.: "Development of an Interdisciplinary Team to Care for Dying Patients and Their Families," in *ANA Clinical Conferences, 1969.* Appleton-Century-Crofts, New York, 1970.

26. Crofts, New York, 1970.

27. Davidson, Ramona Powell: "To Give Care in Terminal Illness," *Am. J. Nurs., 66:*74, (Jan.) 1966.

28. Wald, Florence S.: *A Nurse's Study of Care for Dying Patients.* U.S.P.H.S. Nursing Resources Grant NU 00352-01, 02, Sept. 1, 1969–Aug. 30, 1971 (report in preparation).

29. Henderson, I., and Henderson, J. E.: "Psychological Care of Patients with Catastrophic Illness," *Can. Nurse, 61:*899, (Nov.) 1965.

30. Craig, Y.: "The Care of a Dying Child. The Needs of the Nurses, the Patient, and Parents," *Nurs. Mirror, 137:*14, (Sept. 28) 1973.

31. Cramond, W. A.: "The Psychological Care of Patients with Terminal Illness," *N.Z. Nurs. J., 66:*27, (Sept.) 1973.

32. Bennett, M. B.: "Care of the Dying," *S. Afr. Med. J., 47:*1558, (Sept. 1) 1973.

33. Goldfogel, L.: "Working with the Parents of a Dying Child," *Nurs. J. India, 62:*8, (Jan.) 1971.

34. Kono, H.: ["Death and Nursing"], *Jap. J. Nurs., 37:*98, (Jan.); 1046, (Aug.) 1973.

35. Cramond, W. A.: "The Psychological Care of Patients with Terminal Illness," *N.Z. Nurs. J., 66:*23, (Oct.) 1973.

36. McNulty, Barbara J.: "St. Christopher's Outpatients," *Am. J. Nurs., 71:*2328, (Dec.) 1971.

36a. _____: "Christmas at St. Christopher's," *Am. J. Nurs., 71:*2325, (Dec.) 1971.

37. Wolfe, Ilse S.: "The Magnificence of Understanding," in Standard, Samuel, and Nathan, Helmut (eds.): *Should the Patient Know the Truth.* Springer Publishing Co., New York, 1955.

38. Abrams, Ruth D.: "The Responsibility of Social Work in Terminal Cancer," in Schloenberg, Bernard, et al. (eds.): *Psychosocial Aspects of Terminal Care.* Columbia University Press, New York, 1972.

39. _____: *Not Alone with Cancer.* Charles C. Thomas, Publisher, Springfield, Ill., 1974.

第Ⅱ部　看護教育

はじめに

文献　1. Bok, D. (1991). *Higher learning*. New York: Basic Books.
　　　2. Henderson, V. (1991). *The Nature of Nursing: Reflections after 25 years*. New York: National League for Nursing Press.

第9章

備考　a．合衆国健康教育福祉省は1970年の就業ナース70万人のうち3.6%（2万5,000人）は黒人，0.06%（450人）はアメリカインディアンであった，と報告している。(Bureau of Health Resources Development, Health Resources Administration, US Department of Health, Education, and Welfare：*Nursing Student Loan Programs*. The Bureau, Bethesda, Md., p. 1.)
　　　b．"ANPQ [Association of Nurses of the Province of Quebec] Hears Claude Castonguay on Proposed Legislation," *Can-Nurse, 68*：13,（Dec.）1972.
　　　c．World Health Organization：*Fifth Report of the Expert Committee on Nursing*. The Organization, Geneva, Switzerland, 1966（Tech. Report Series No. 347).
　　　d．現在多くの教育システムにおいて学生は，授業料を支払うために働くかどうかを決めることができるが，早期の看護学校の学生には選択権がなかった。全員が，看護サービスを行なうことによって"訓練"の代金を支払った。すなわち働きながら訓練を終えたのである。
　　　e．Emblin, Roslyn, and Hill, Michael J.（comps.）：*Degree Courses in Nursing*. Nursing and Hospital Course Information Centre, London, and Association of Integrated and Degree Courses in Nursing, Guildford（Surrey), England, 1976, p. 1.
　　　f．American Nurses' Association, Committee on Education："American Nurses' Association First Position on Education for Nursing," *Am. J. Nurs., 65*：106,（Dec.）1965.
　　　g．高等教育についての合衆国大統領召集の委員会が出した *Higher Education for American Democracy*（US Government Printing Office, Washington D.C., 1948, 6 pam.）に，短期大学における実務ナースの教育について，および大学における専門職ナースの教育について，の論議をみることができる。
　　　h．American Nurses' Association, Commission on Nursing Education：*Standards for Nursing Education*. The Association, Kansas City, Mo., 1975, p. 33.（日本看護協会国際部訳；ANA STANDARDS 看護業務の基準，日本看護協会出版会，1979, p. 147.)
　　　i．現在，看護基礎教育課程がまちまちであり科目の名称もさまざま，往々にしてわかりにくい（とくに看護の科目）という事実は，全国的な看護職能団体や関係者の，一般看護のための教育の目的と本質を明確にしようとするいま1つの尽力につながるはずである。
　　　j．Syracuse University：*Bulletin School of Nursing*. The University, Syracuse, N.Y. Dec. 1971, p. 6.
　　　k．University of Texas System School of Nursing：*1975-1976 Catalogue*. The University, Austin, El Paso, Fort Worth, etc., p. 52.

l． University of Rochester：*Official Bulletin, University of Rochester, 1974-1975, Undergraduate Studies*. The University, Rochester, N.Y., p. 217.

m． University of Oregon：*Bulletin, University of Oregon School of Nursing, Portland, 1974-1975*. The University, Portland, p. 12.

n． University of Maryland：*School of Nursing, University of Maryland at Baltimore, 1974-1975*. The University, Baltimore, p. 27.

o． Case Western Reserve University：*Frances Payne Bolton School of Nursing Bulletin*：*1974-1975*. The University, Cleveland, p. 8.

p． 同上書。

q． 同上書，p. 13.

r． これらの用語の定義は本書第19章にある。これら用語は現在いくつかの違った意味をもっているので，これらを使う便覧はそれぞれを定義するのが好ましい。

s． Schlotfeldt, Rozella："Can We Bring Order Out of the Chaos of Nursing Education? Rozella Schlotfeldt says…," *Am. J. Nurs.*, 76：105, (Jan.) 1976.

t． Case Western Reserve University：前掲書。

文献　1. Ozimek, Dorothy: *The Future of Nursing Education*. National League for Nursing, New York, 1975 (Pub. No. 15-1581).

2. Rufflin, Janice: "Issues for the Black Nurse Today. Competence and Commitment," in National League for Nursing, Council of Baccalaureate and Higher Degree Programs: *Current Issues in Nursing Education*. The League, New York, 1974.

3. Lenburg, Carrie, and Johnson, Walter: "Career Mobility Through Nursing Education," *Nurs. Outlook, 22*:266, (Apr.) 1974.

4. American Nurses' Association, Council of State Boards of Nursing: *Boards of Nursing—Open Curriculum. Proceedings of the ANA Conference for Members and Professional Employees of State Boards of Nursing, June 7, 1974*. The Association, Kansas City, Mo., 1975.

5. American Nurses' Association: *Facts About Nursing, 72-73*. The Association, Kansas City Mo., 1974, pp. 6, 167, 181.

6. Canadian Nurses' Association: *Countdown 1973*. The Association, Ottawa, 1974, p. 114.

7. Woolsey, Abby H.: "Hospitals and Training Schools," in *A Century of Nursing*. G. P. Putnam's Sons, New York, 1950, p. 133.

8. Roberts, Mary: *American Nursing: History and Interpretation*. Macmillan Publishing Co., Inc., New York, 1954, p. 22.

9. Fenwick, Ethel Gordon: "A Plea for the Higher Education of Trained Nurses," *Am. J. Nurs., 2*:4, (Oct.) 1901.

10. Cabot, Richard C.: "A Statistical Study of the Educational Opportunities Offered in the Massachusetts Training School for Nurses," *Am. J. Nurs., 6*:438, (Apr.) 1906.

11. Beard, Richard Olding: "The University Education of the Nurse," *Teach. Coll. Rec., 11*:28, (May) 1910.

12. Goodrich, Annie Warburton: "The Complete Nurse," *Am. J. Nurs., 12*:799, (July) 1912.

13. Johns, Ethel: "The University in Relation to Nursing," *Public Health J. Can., 12*:6, (Jan.) 1921.

14. Lyon, E. P.: "Taking the Profit Out of Nursing Education," *Mod. Hosp. 37*:122, (Nov.) 1931.

15. Dreiblatt, Martha: "Shall We Have Cheap Labor or Good Nurses?" *Am. Mercury*, Apr. 1931.

16. Balme, Harold: *A Criticism of Nursing Education with Suggestions for Constructive Reform*. Oxford University Press, London, 1937.

17. Stewart, Isabel M.: *The Education of Nurses. Historical Foundations and Modern Trends*. Macmillan Publishing Co., Inc., New York, 1943.

18. Russell, Charles H.: "Liberal Education and Nursing," *Nurs. Res.*, 7:116, (Oct.) 1958.

19. National League for Nursing, Division of Research: "Educational Preparation for Nursing—1974," *Nurs. Outlook, 23*:578 (Sept.) 1975.

第10章

備考　ａ．Miller, George E., and Fülöp, Tamás（編）: *Educational Strategies for the Health Professions*. World Health Organization, Geneva, 1974, p. 89（Public Health Paper No. 61）.

ｂ．看護学生たちは母国語以外の言葉を知ることは役に立つとわかるであろうが, 外国語は必修科目あるいは必要条件にすべきではないだろう。

ｃ．バーノン W. リパードは医学教育を論じ, "ニーズを完全にカバーしようとする意図すべて"が捨て去られてしまっている, と言った。重きが置かれている基本的概念は"疾病のメカニズム, 継続的な自己学習, 科学的批評力の開発, スキルの育成, 理想の教化"である。(*A Half Century of American Medical Education*: *1920-1970*. Josiah Macy, Jr. Foundation, New York, 1974, p. 17.)

ｄ．バーノン W. リパードはケース・ウェスタン・リザーブ大学医学部のカリキュラムをこう描写している。"4年間のカリキュラムは3つの部分に分けられていた。第1の部分は1年間にわたり, 正常な人体構造, 機能, 成長, 発達を扱う。第2の部分は1年半で, 正常な人体構造, 機能, 発達の修正および疾病論を扱う。やはり1年半の第3の部分は, それまでに習得した知識の臨床応用に当てられる。"(同上書, p. 18.)

ｅ．オリガ・アンドラスキゥとベチィ L. B. バティックは1964年にこれらの問題のうちの2つ（酸素欠乏と電解質平衡異常）を綿密に調査し, この2つがもたらす疾病と状況とを明らかにした。("Identification of Nursing Problems." *Nurs. Res., 13*: 75, [Winter] 1964.)

ｆ．コネチカット大学看護学部学部長のエレノア・ジルは1975年, 筆者に, 当看護学部の教授会メンバーは学生が経験すべきスキル, 手順, 技術のチェックリストをもつやり方に"戻った"と語った。

ｇ．変化をもたらすのをナースたちが助成しているという少なからぬ証拠がある。ANA が州看護師協会を通して1975年に行なった調査によると, 13の州の州議会に15人の登録ナースがおり, うち9人が保健サービス委員会ないしソーシャルサービス委員会の委員であった。("15 Nurse Legislators Reported in 13 States," *Am. Nurse, 7*: 5, [May] 1975.)

文献　1. World Health Organization: *Development of Educational Programmes for the Health Professions*. The Organization, Geneva, 1973 (Public Health Paper No. 52).

2. Miler, George E., and Fülöp, Tamás (eds.): *Educational Strategies for the Health Professions*. World Health Organization, Geneva, 1974 (Public Health Paper No. 61).

3. Pellegrino, Edmund D.: "The Regionalization of Academic Medicine: The Metamorphosis of a Concept," *J. Med. Educ.*, *48*:119, (Feb.) 1973.

4. Houston, William R.: *Art of Treatment*. Macmillan Publishing Co., Inc., New York, 1936.

5. Abdellah, Faye G., et al.: *Patient-Centered Approaches to Nursing*. Macmillan Publishing Co., Inc., New York, 1960.

6. Lippard, Vernon W.: *A Half-Century of American Medical Education 1920–1970*. Josiah Macy, Jr. Foundation, New York, 1974, p. 11.

7. Christman, Luther: "The Practitioner-Teacher: A Working Paper," unpublished, 1973. (Rush University, Chicago.)

第11章

備考　a．コネチカット州ニューヘブンのイェール大学看護学部は1974年から，大学卒業生を対象とする3年制の修士課程看護基礎教育を開設し，大卒の男女学生に，普遍的プライマリーケアを提供し，各人の選択する分野でスペシャリストとして機能し，"看護実践研究の基本的スキルを身につける"ような教育を行なっている。1974年の時点ではこの種の教育課程は他に1つもないと言われていた。

b．American Nurses' Association：*Statement on Graduate Education in Nursing*. The Association, Kansas City, Mo., 1969, p. 2.

c．National League for Nursing：*Characteristics of Graduate Education in Nursing*. The League, New York, 1974.

d．この用語を病院外の看護を指して使うとすれば問題がある。なぜならば，病院，診療所，ナーシングホームなどおよそヘルスサービスの場で働くナースたちは，原則的には，家族のメンバーである患者を対象としているからである。

e．これら博士号取得者は，取得当時合衆国公民であったか，もしくは取得後公民となった者である。

f．Taylor, Susan, et al.: "Doctoral Degrees," *Nurs. Res.*, *20*：415, (Sept.-Oct.) 1971.

g．Kelly, Lucie Young：*Dimensions of Professional Nursing*, 3rd ed. Macmillan Publishing Co., Inc., New York, 1975, p. 179.

h．Selden, William K.: "Are Problems in Graduate Nursing Education Unique?" *Nurs. Outlook*, *23*：622, (Oct.) 1975.

i．同上論文。

j．Lenburg, Carrie B.（編）：*Open Learning and Career Mobility in Nursing*. C. V. Mosby Co., St. Louis, 1975.

k．この連合大学院を構成するのは，連合大学院（Ｉ），少数民族研究センター，連合大学院（初等および中等教育），連合研究所，連合大学院（西部），である。〔1975年便覧〕

l．ICNがこの定義を使っているという事実はこの定義を特別な関心対象にしている。

文献　1. American Nurses' Association: *Facts About Nursing 72–73*. The Association, Kansas City, Mo., 1974, p. 10.

2. National League for Nursing. Division of Research: "Educational Preparation for Nursing—1974." *Nursing Outlook 23*:578, (Sept.) 1975. (Report prepared by Walter L. Johnson).

3. Schlotfeldt, Rozella: "Can We Bring Order Out of the Chaos of Nursing Education?" *Am. J. Nurs.*, *76*:105, (Jan.) 1976.

4. Newman, Margaret A.: "The Professional Doctorate in Nursing: A Position Paper," *Nurs. Outlook, 23*:704, (Nov.) 1975.

5. American Nurses' Association: *Facts About Nursing 72–73*. The Association, Kansas City, Mo., 1974, p. 116.

6. University of Maryland: *School of Nursing, University of Maryland at Baltimore, 1974–1975*. The University, Baltimore, p. 27.

7. *University of Texas System School of Nursing: 1975–1976 Catalogue*. The University, Austin, El Paso, Forth Worth, etc., p. 52.

8. American Nurses' Association: *Facts About Nursing 72–73*. The Association, Kansas City, Mo., 1974, p. 119.

9. Simmons, Leo W., and Henderson, Virginia: *Nursing Research: A Survey and Assessment*. Appleton-Century-Crofts, New York, 1964, p. 4.

10. *Ibid.*, p. 124

11. US Department of Health, Education, and Welfare: *Future Directions of Doctoral Education for Nurses. Report of a Conference*. US Government Printing Office, Washington, D.C., 1971, p. 6.

12. Schlotfeldt, Rozella: *op. cit.*

13. Newman, Margaret A.: *op. cit.*

14. Bullough, Bonnie, and Sparks, Colleen: "Baccalaureate vs. Associate Degree Nurses. The Care-Cure Dichotomy," *Nurs. Outlook, 23*:688, (Nov.) 1975.

15. Kramer, Marlene: *Reality Shock Why Nurses Leave Nursing*. C. V. Mosby Co., St. Louis, 1974.

16. Mereness, Dorothy A.: "Graduate Education, As One Dean Sees It," *Nurs. Outlook, 23*:638 (Oct.) 1975.

17. Chater, Shirley S.: "COGEN: Cooperative Graduate Education in Nursing," *Nurs. Outlook, 23*:630, (Oct.) 1975.

18. Moxley, Patricia A., and White, Dorothy T.: "Fitting the Graduate Program to the Student," *Nurs. Outlook, 23*:625, (Oct.) 1975.

19. Roberts, Mary M.: "The Story of the Department of Nursing and Health, Teachers College, New York," *Am. J. Nurs., 21*:518, (May) 1921.

20. "The Contribution of Teachers College to Nursing Education," *Teach. Coll. Rec., 16*:71, (May) 1915.

21. Canadian Nurses' Association: *Countdown 1970*. The Association, Ottawa, 1970, p. 79.

22. Canadian Nurses' Association: *Countdown 1972*. The Association, Ottawa, 1972, pp. 84, 89.

23. Personal communication, Aug. 25, 1976, Canadian Nurses' Association.

24. Florence Nightingale International Foundation: *An International List of Advanced Programmes in Nursing Education, 1951–1952*. International Council of Nurses, Geneva, 1958.

第 12 章

文献

1. Bates, B. (1970) Doctor and nurse: changing roles and relations. *New England Journal of Medicine 283*, 129–134.

2. Dickoff, J. James P. & Wiedenbach E. (1963) *Theory in a Practice Discipline*. Yale University School of Nursing, New Haven.

3. Harmer, B. & Henderson V. (1939) *The Principles and Practice of Nursing*, 4th edn. The Macmillan Company, New York.

4. Harmer B. & Henderson V. (1955). *The Textbook of the Principles and*

Practice of Nursing, 5th edn. The Macmillan company, New York.

   5. Hopkins, L. T. (1954) *The Emerging Self in School and Home*. Harper and Brothers, New York.

   6. International Conference on the Planning of Nursing Studies, Sevres, France (1957) November 12–14 Proceedings. International Council of Nurses, London.

   7. International Council of Nurses (1981) Congress. *American Journal of Nursing 81*, 1664–1671.

   8. Kratz C. R. (1979) *The Nursing Process*. Balliere Tindall, London.

   9. Lanara V. A. (1981) *Heroism as a Nursing Value: A Philosophic Perspective*. Publications: Sisterhood Evniki, Athens.

   10. Manthey M. (1980). *The Practice of Primary Nursing*. Blackwell Scientific Publications. Boston.

   11. National League of Nursing Education (1937). *A Curriculum Guide for Schools of Nursing*. The League, New York.

   12. Nursing Theories Conference Group (1980) *Nursing Theories. The Base for Professional Nursing Practice*. Prentice Hall Inc., Englewood Cliffs, N.J.

   13. Nutting M. A. (1927) Florence Nightingale as a statistician. *Public Health Nurse 19*, 207–211.

   14. Orlando I. (1961) *The Dynamic Nurse Patient Relationship*, pp. 8–9. G. P. Putnam's Sons, New York.

   15. Pearse I. & Crocker L. H. (1944) *The Peckham Experiment—A Study of the Living Structure of Society*. Yale University Press, New Haven.

   16. Rogers, C. R. (1950) *Client-Centered Therapy*. Houghton Mifflin Co., Boston.

   17. Sagan C. (1978) *The Dragons of Eden: Speculations on the Evolution of Human Intelligence*. Random House, New York.

   18. Shetland, M. (1943) *Family Health Service: A Study of the Department of Educational Nursing of the Community Service Society*. The Service, New York.

   19. Simmons L. & Henderson V. (1964) *Nursing Research—A Survey and Assessment*. Appleton-Century-Crofts, New York.

   20. Sorensen K. C. & Luchmann J. (1979) *Basic Nursing—A Psychophysiologic Approach*. W. B. Saunders Co., Philadelphia.

   21. Wald F. & Leonard R. (1964) Toward development of nursing practice theory. *Nursing Research 13*, 309.

   22. Weed L. L. (1971) *Medical Records Medical Education and Patient Care*. Press of Case—Western Reserve University, Cleveland (distributed by Year Book Medical Publishers, Chicago).

   23. Wiedenbach E. (1969) *Clinical Nursing—A Helping Art*. Springer Verlag, New York.

第 13 章

文献　1. Goodrich, Annie W. *The social and ethical significance of nursing*. New York, Macmillan Co., 1932.

   2. Kimber, Diana C., and others. *Anatomy and physiology* (14th ed.). New York, Macmillan Co., 1961.

   3. Henderson, Virginia. *Basic principles of nursing care*. London, Inter-

national Council of Nurses, 1960.

4. Simmons, L. W., and Henderson, Virginia. *Nursing research: A survey and assessment*. New York, Appleton-Century-Crofts, 1964.

5. Dennison, Clare. Maintaining the quality of nursing service in the emergency. *Amer. J. Nurs., 42*:774–784, July 1942.

第Ⅲ部　看護研究

はじめに

文献　Henderson, V. (1963, 1966, 1970, 1972). *Nursing studies index*. New York: Lippincott.
Henderson, V., & Harmer (1955). *Principles and practice of nursing*. New York: Macmillan.
Simmons, L. & Henderson, V. (1964). *Nursing research: Survey and assessment*. New York: Appleton-Century-Crofts.

第15章

備考　a．ヴァージニア・ヘンダーソンによる本稿は，1957年のNLN大会期間中のプロジェクト報告集会において，短期プロジェクト報告の群への導入解説として発表された。それらプロジェクト報告は，研究活動の完全な報告を意図したものではなく，進行中の，もしくは最近終了した代表的な研究の簡単な概要を報告するものであった。

文献　1. Nutting, M. Adelaide, and Dock, Lavinia L. *A History of Nursing*. New York, G. P. Putnam's Sons, 1937. 4 vols.

2. Dock, Lavinia L., and Stewart, Isabel M. *A Short History of Nursing*. 4th ed. New York, G. P. Putnam's Sons, 1939.

3. Seymer, Lucy R. *A General History of Nursing*. 2d ed. New York, Macmillan Co., 1949.

4. Roberts, Mary M. *American Nursing*. New York, Macmillan Co., 1954.

5. Florence Nightingale bibliography. *Nursing Research,* 5:87, Oct. 1956.

6. American Nurses' Association. *Nurses Invest in Patient Care*. New York, The Association, 1956.

7. Sellew, Gladys. *A Deviant Social Situation—a Court*, (Ph.D. Dissertation, Catholic University of America, School of Social Services, Washington, D.C., 1938)

8. American Nurses' Association. *Facts About Nursing*. New York, The Association. (annual)

9. U.S. Public Health Service, Division of Nursing Resources. *A Design for Statewide Nursing Surveys, a Basis for Action*. Washington, D.C., U.S. Government Printing Office, 1956.

10. Deutscher, Irwin. The identification of the complement of graduate nurses in the metropolitan area. *Nursing Research* 5:65, Oct. 1956.

11. American Nurses' Association. *Nurses Invest . . . Op. cit*.

12. Taves, Marvin J. *The Influence of Role Conception on Vocational Choice and on Satisfaction and Success in Nursing.* Minneapolis, Minn., University of Minnesota Department of Sociology and School of Nursing, 1957.

13. Bolton, Frances P. Survey of health care situation in America. In *Proceeding of the 83rd Congress of the United States*, Washington, D.C., 1955.

14. Burgess, Mary Ayres, *Nurses, Patients, and Pocketbooks, Report of a Study of the Economics of Nursing.* New York, Committee on the Grading of Schools of Nursing, 1928.

15. Bernays, Edward L. America looks at nursing. *Am. J. Nursing* 48:45, Jan. 1948.

16. U.S. Bureau of Labor Statistics. *The Economic Status of Registered Professional Nurses, 1946–1947. (Bulletin No. 931).* Washington, D.C., Government Printing Office, 1948.

17. American Nurses' Association. *Annual Salaries and Salary Increases and Allowances Paid to General Staff Nurses.* New York, The Association, 1943.

18. National League for Nursing, Department of Public Health Nursing. *Salaries of Public Health Nurses.* New York, The League, 1953.

19. U.S. Office of Education. *Economic Status of College Alumni*, by W. J. Greenleaf. Washington, D.C., Government Printing Office, 1937.

20. U.S. Women's Bureau. *Employment After College; Reports on Women Graduates, Class 1955.* Washington, D.C., Government Printing Office, 1956.

21. Suchman, Edward A. *Why is Nursing Selected or Rejected as a Career or Omitted Completely from Consideration by Those Eligible for Enrollment?* Ithaca, N.Y., Cornell University Department of Sociology and Anthropology, 1956. (In preparation)

22. Waters, Isabella M. *Visiting Nursing in the United States.* New York, Charities Publications Committee, 1909.

23. Geister, Janet M. Hearsay and facts in private duty. In *Proceedings of the American Nurses' Association, 24th Annual Convention*, 1924, p. 35–37.

24. National League of Nursing Education. *A Study of the Use of the Graduate Nurse for Bedside Nursing in the Hospital.* New York, The League, 1933.

25. Nelson, Josephine, ed. *New Horizons.* New York, Macmillan Co., 1950.

26. Hamley, R. H., and Uprichard, Muriel. *A Study of the Florence Nightingale International Foundation.* London, Welbeeson Press, Ltd., 1948.

27. Scott, Alma H., Chairman, *The Structure, Function, and Relationships of the International Council of Nurses.* A report of a Special Committee to the Board of Directors and Grand Council of the I.C.N., 1947.

28. (The Utica Study, *Memo to Member Agencies.* National League for Nursing, Department of Public Health Nursing), September 25, 1956.

29. National Committee for the Improvement of Nursing Services. *Final Report.* December 1953.

30. Eighteen states have joint commissions. *Am. J. Nursing* 55:89, Jan. 1955.

31. Rusby, Dorothy. *Study of Combination Services in Public Health Nursing Agencies*. New York, National Organization for Public Health Nursing, 1951.

32. National League for Nursing, Department of Public Health Nursing. *Nursing Activities of Public Health Nurses, a Statistical Analysis of the Activities of 513 Public Health Nursing Agencies*. New York, The League, 1955.

33. _____. *Cost Analysis for Public Health Nursing Services*. New York, The League, 1952.

34. Joint Committee of the ANA and NOPHN on Nursing in Prepayment Health Plans. Report in *Proceedings of the American Nurses' Association, 35th Biennial Convention*, 1946, vol. 1, p. 112.

35. National Organization for Public Health Nurses and American Nurses' Association. Committee on Nursing and Medical Care Plans. *Guide for the Inclusion of Nursing Service in Medical Care Plans*. New York, 1950.

36. Haupt, Alma C., and Conners, Helen. Nursing in Medical care plans. *Am. J. Nursing 51*:357, June 1951.

37. Associated Hospital Service of New York. *Blue Cross Pilot Study of Home Nursing Benefits*. Prepared in collaboration with the Visiting Nurse Services of New York, Brooklyn, and New Rochelle. New York, 1956.

38. Freeman, Ruth B. *How to Match Public Health Nursing Service to Community Needs, the Development of a Method*. Baltimore, Johns Hopkins University, 1957.

39. Ferguson, Marion, and others. What does the consumer want? *Nursing Outlook 2*:257, Nov. 1954.

40. Public health nursing study entering second phase. *PHNS Newsletter*. (American Nurses' Association, Public Health Nurses Section.) November 1956, p. 1.

41. University Hospitals of Cleveland Nursing Staff. *Changes in Nursing from 1930 to 1953*. (Unpublished report)

42. National League of Nursing Education. *Nursing Service in Fifty Selected Hospitals*. New York, The League, 1937.

43. _____. *Study of Nursing Service in One Children's and 21 General Hospitals*. New York, The League, 1948.

44. Abdellah, Faye G., and Levine, Eugene. Developing a measure of patient and personnel satisfaction with nursing care. *Nursing Res. 5*:100, Feb. 1957.

45. Kitchell, Myrtle E., and Tener, Marie. *Ways in Which Various Amounts and Kind of Nursing Services Affect the Speed With Which Patients Recover*. Iowa City, State University of Iowa, 1957.

46. Bryant, W. D. *Nursing Resources on the Ward and Nurse–Patient Relationships*. Kansas City, Mo., Community Studies Inc., 1957.

47. Howland, Daniel. *Development of a Methodology for the Evaluation of Patient Care Within a Hospital in Terms of the Restrictions Imposed on the Hospital Operation by the Limitations and Financial Reasons*, Plan, Equipment and Manpower Utilization. Columbus, Ohio State University, 1957.

48. American Nurses' Association. *Patients Invest in Nursing Care*. New York, The Association, 1956.

備考と文献（第15章）　333

49. Barnowe, T. J., and others. *A Study of Human Relations Involved in Administering Nursing Service in a Modern Hospital*. Seattle, University of Washington, 1956.

50. Bordue, Ruth, and others. *Analysis of the Provision for Continuity of Medical Care from the Records of a Public Health Service*. Syracuse, N.Y., Council of Social Agencies, 1952.

51. Burling, Temple, and others. *The Give and Take in Hospitals; a Study of Human Organization*, New York, G. P. Putnam's Sons, 1956.

52. George, Frances L., and Kuehn, Ruth P. *Patterns of Patient Care*. New York, Macmillan Co., 1955.

53. U.S. Public Health Service, Division of Nursing Resources. *The Head Nurse Looks at Her Job*, by Ruth Gillan, and others. Washington, D.C., Government Printing Office, 1952.

54. Hagen, Elizabeth. *Development or Selection of Instruments Designed to Identify or Select Persons for Leadership Positions in Nursing*. New York, Institute of Research and Service in Nursing Education, Teachers College, Columbia University, 1957.

55. LeMat, Aline, and others. *Evaluation of Service to 658 Families*. New York, Community Nursing Service Society, 1951.

56. Reisman, Leonard, and Rohrer, John H., eds. *Change and Dilemma in the Nursing Profession; Studies of Nursing Services in a Large Urban Hospital*. New York, G. P. Putnam's, 1957.

57. Simmons, L. W., and Wolff, H. G. *Social Science in Medicine*. New York, Russell Sage Foundation, 1954.

58. Tannenbaum, Robert. *Interpersonal Influences and the Nursing Function*. Los Angeles, School of Nursing, University of California, 1956. (In preparation)

59. Waterhouse, Alice M. and others. *A Study of Selected Home Care Programs*. Washington, D.C., U.S. Public Health Service, 1955.

60. Whiting, Frank, and others. *Study of Nurse-Patient Relationship, Rutland Heights Veterans Administration Hospital, Mass. 1957. (In preparation)*

61. Wright, Marion, T. *Improvement of Patient Care*. New York, G. P. Putnam's Sons, 1954.

62. Hitchcock, Jane E. Five hundred cases of pneumonia. *Am. J. Nursing* 3:169, Mar. 1902.

63. Bayne-Jones, Stanhope. The role of the nurse in medical progress. *Am. J. Nursing* 50:601, Oct. 1950.

64. Gray, Florence I. The nurse participates in cardiac catheterization research. *Am. J. Nursing* 50:771, Dec. 1950.

65. Barnett, I. P., and Shannon, Emma G. Tinea capitis and its management. *Pub. Health Nursing* 44:187, April 1952.

66. Rivers, Eunice, and others. Twenty years of follow-up experience in a long range medical study. *Pub. Health Rep.* 68:391, Apr. 1953.

67. Wright, John J. Obstacles to eradicating congenital syphilis. *Pub. Health Rep.* 67:1179, Dec. 1952.

68. Philip, R. N., and others. Epidemiological studies on influenza in familial and general population groups. 1. Preliminary report on studies with adjuvant vaccines. *Am. J. Pub. Health* 44:34, Jan. 1954.

69. Lisansky, Edith S., and others. Relationship of personality adjustment

to eating and drinking patterns in a group of Italian-Americans. *Quart. J. Stud. Alcohol* 15:545, Dec. 1954.

70. Blackburn, Laura. To bathe or not to bathe the baby. *Am. J. Nursing* 40:767, Sept. 1940.

71. Etherington, Judy. Old wives on new lives, a study of pre-natal superstitions. *Pub. Health Nursing* 44:557, Oct. 1952.

72. Godfrey, Anne Elizabeth. A study of nursing care designed to assist hospitalized children and their parents in the separation. *Nursing Res.* 4:52, Oct. 1955.

73. Hyder, Kate. *Experimentation with Nurse Midwives as Clinical Nursing Specialists in a Teaching Hospital—Johns Hopkins and Teachers' College, Columbia University*. 1955. (Unpublished report)

74. Iffrig, Sister Mary Charitas. Nursing observations of one hundred premature infants and their feeding problems. *Nursing Res.* 5:71, Oct. 1956.

75. Lesser, Marion S., and Keane, Vera R. *Nurse-Patient Relationships in a Hospital Maternity Service*. St. Louis, C. V. Mosby Co., 1956.

76. Pfefferkorn, Blanche. *A study of Pediatric Nursing*, prepared for The National League of Nursing Educators and U.S. Children's Bureau. New York, The League, 1947.

77. Rohrer, John, and Walker, Virginia. *Studies in the Premature Nursery at Charity Hospital, New Orleans*. New Orleans, Urban Research Institute, Tulane University, 1954.

78. Reiley, Margaret. (Personal communication)

79. A study of the nursing care of tuberculosis patients. *Am. J. Nursing* 38:1021, Sept. 1938.

80. Peterson, Rosalie I. Study of a cancer caseload; an analysis of the 1948 cancer caseload in the Visiting Nurse Society of Philadelphia. *Pub. Health Nursing,* 45:566, Oct. 1951.

81. Nursing care in epilepsy. *Nursing Res.* 4:134, Feb. 1956.

82. Tudor, Gwen E. A socio-psychiatric nursing approach to interaction in a problem of mutual withdrawal on a mental hospital ward. *Psychiatry* 15:193, May 1952.

83. Kandler, Harriet M. *Psychiatric Nursing Studies*. (In preparation).

84. Mellow, June. Research in psychiatric nursing: Part 2. Nursing therapy with individual patients. *Am. J. Nursing* 55:572, May 1955.

85. Robinson, Alice M. A study of twelve negative elements common to patients and non-patient groups. *Nursing Res.* 2:141, Feb. 1954.

86. Morimoto, Francoise R. Favoritism in personnel-patient interaction. *Nursing Res.* 3:109, Feb. 1955.

87. Burnett, Florence, and others. Learning the mental health approach through the chronic medical patient. *Pub. Health Nursing* 43:319, June 1951.

88. Bregg, Elizabeth A., and others. *A Study of the Nurse's Concept of Death*. New York, Columbia University, Teachers' College, Nursing Education Division, 1953.

89. Doefleur, Leo G., and McClure, Catherine T. The measurement of hearing loss in adults by galvanic skin response. *J. Speech and Hearing Disorders* 2:184, June 1954.

90. Winters, Margaret C. *Protective Body Mechanics in Daily Life and in*

Nursing: a Manual for Nurses and their Co-workers. Philadelphia, W. B. Saunders Co., 1952.

91. Wandelt, Mabel A. Planned versus incidental instruction for patients in tuberculosis therapy. *Nursing Res. 2*:52, Oct. 1954.

92. Stewart, Isabel M. Possibilities of standardization in nursing techniques. *Mod. Hosp. 44*:46, Oct. 1946.

93. Marvin, Mary M. The place of experimentation and research in improving the nursing care of patients. *Am. J. Nursing 27*:529, May 1927.

94. Welsh, Margaret, and Erdman, Martha E. Studies in thermometer technique. In *Nursing Education Bulletin*, Bureau of Publications, Teachers' College, Columbia University, New York, 1929, No. 11.

95. Ryan, Elizabeth, and Miller, Virginia B. Disinfection of clinical thermometers. *Am. J. Nursing 32*:197, Feb. 1932.

96. Notter, Lucille E. Disinfection of clinical thermometers. *Nursing Outlook 1*:569, Oct. 1953.

97. Sommermeyer, Lucille, and Frobisher, Martin J. Laboratory studies on disinfection of oral thermometers. *Nursing Res. 1*:32, Oct. 1952, and Rectal thermometers. *Nursing Res. 2*:85, Oct. 1953.

98. McNett, Esta H. The face mask in tuberculosis. *Am. J. Nursing 49*:32, Jan. 1949.

99. Dodds, Thelma, and others. Simplifying hypodermic injections. *Am. J. Nursing 40*:1345, Dec. 1940.

100. Baer, Marjorie Helfers, and others. Are organisms introduced into vials containing medication when air is injected? *Nursing Res. 2*:23, June 1953.

101. Smalley, Harold, *Study of the Hospital Bed*. Pittsburgh, University of Pittsburgh, School of Nursing, 1957. (In preparation)

102. Stewart, Donald D., and Needham, Christina E. *Study of Records Used by Nurses in Clinical Practice with the Aim of Simplification*. Fayetteville, Ark., University of Arkansas, 1957. (In preparation)

103. Corley, Catharine. Study of the results of public health nursing procedures as judged by infant welfare records. *Nursing Res. 3*:92, Oct. 1954.

104. Forrer, Gordon R., and Hawkins, Christy. *Relationship of Patient Improvement to the Use of Available Psychiatric Nursing Service Time for Direct Patient Care in a Progressive Setting*. Northville, Mich., 1957. (In preparation)

105. Institute for Human Relations. *A Design for the Study of Nursing Care and Patient Welfare*, by M. D. Havron, and Douglas Courtney for the Division of Nursing Resources, U.S. Public Health Service, Washington, D.C., 1951.

106. Kogan, Leonard, and Weber, Beatrice. *A Followup Study of Patients Given Health Examinations in the Department of Educational Nursing*. New York, Community Service Society, 1951.

107. O'Malley, Martha, and Kosock, Carl F. A statistical study of factors influencing the quality of patient care in hospitals. *Am. J. Pub. Health 40*:958, Nov. 1950.

108. Swartz, Doris R. Nursing care can be measured. *Am. J. Nursing 48*:3, Mar. 1948.

109. Yankauer, Alfred, and others. *A Preliminary Evaluation of Group Classes for Expectant Parents in a Suburban Community*. Albany, N.Y.,

New York State Department of Health, 1953.

110. Kakosh, Marguerite. *A Method for Studying the Utilization of Nursing Personnel in Veterans Administration Hospitals.* (In preparation)

111. Nutting, M. Adelaide. *A Sound Economic Basis for Schools of Nursing.* New York, G. P. Putnam's Sons, 1926.

112. Goodrich, Annie W. *The Ethical Significance of Nursing.* New York, Macmillan Co., 1932.

113. *Nursing and Nursing Education in the United States.* Report of the Committee for the Study of Nursing Education and Report of a Survey by Josephine Goldmark. New York, Macmillan Co., 1923.

114. Committee on the Grading of Nursing Schools. *Nursing Schools Today and Tomorrow.* New York, 1934.

115. West, Margaret, and Hawkins, Christy. *Nursing Schools at the Midcentury.* New York, National Committee for the Improvement of Nursing Services, 1950.

116. Welch, William H. Address to the graduating class of the School of Nursing, Johns Hopkins Hospital, 1903.

117. Lyon, E. P. Taking the profit out of nursing education. *Modern Hosp.* 37:122, Nov. 1931.

118. *Administrative Cost Analysis for Nursing Service and Nursing Education,* sponsored by American Hospital Association, National League of Nursing Education, and the American Nurses' Association under the direction of Blanche Pfefferkorn and Charles Rovetta. New York, National League of Nursing Education, 1940.

119. *Cost Analysis for Collegiate Programs in Nursing. Part I, Analysis of Expenditures,* prepared under the joint direction of the National League for Nursing and the U.S. Public Health Service. New York, National League for Nursing, Division of Nursing Education, 1956.

120. U.S. Public Health Service, Division of Nursing Resources. *Appraising the Clinical Resources in Small Hospitals,* by Faye G. Abdellah and Eugene Levine, Washington, D.C., Government Printing Office, 1954.

121. American Nurses' Association, Special Committee of State Boards of Nursing. Studying state board test scores. *Am. J. Nursing* 55:1093, Sept. 1955.

122. Couey, Fred. *Curriculum Study of the Hospital School of Nursing.* Montgomery, Ala. 1957. (In preparation)

123. Dunn, M. J. Public health nursing curriculum study. *Pub. Health Nursing* 33:13, Jan. 1941.

124. Fox, David J. *Stress Patterns as Related to Selected Socio-psychological Factors in Basic Students and Faculty and Graduate Registered Nurses on General Hospital Duty.* New York, Teachers' College, Columbia University, 1957. (In preparation)

125. National League for Nursing, Division of Nursing Education. *Toward Better Nursing Care of Patients with Long-Term Illness.* A project developed by the Cornell University-New York Hospital School of Nursing in cooperation with the National League for Nursing, under the direction of Edna L. Fritz. New York, The League, 1956.

126. Jones, Walter B., and Iffert, R. E. *Fitness for Nursing—a Study of Student Selection in Schools of Nursing.* Pittsburgh, Pa., Bureau of Educa-

tional Records and Research, 1953.

127. National League of Nursing Education. *Standard Curriculum for Schools of Nursing*, 1917, and *Curriculum Guide for Schools of Nursing*, 1937.

128. National League for Nursing, Division of Nursing Education. *Objectives of Educational Programs in Nursing*. New York, The League, 1955.

129. National League for Nursing, Department of Public Health Nursing. Field instruction for students in 200 health nursing agencies. *Nursing Outlook 3*:90, Feb. 1955.

130. National League for Nursing, Division of Nursing Education. *Study of Basic Professional Education in Psychiatric Nursing*. New York, The League, 1954.

131. *Public Health Nursing Curriculum Guide*, prepared by a Joint Committee of the National Organization for Public Health Nursing and the U.S. Public Service. New York, 1942.

132. The NLN graduate nurse qualifying examination. *Nursing Res. 3*:21, June 1954.

133. Education programs in nursing accredited by the National League for Nursing, 1956. *Nursing Outlook 4*:112, Feb. 1956.

134. Shields, Mary R. A project for curriculum improvement. *Nursing Res. 1*:4, Oct. 1952.

135. Sleeper, Ruth. A study of audio-visual teaching aids. *Nursing Outlook 2*:205, Apr. 1954.

136. Taylor, Ella A. *Withdrawal of Students*. New York, National League of Nursing Education, 1951.

137. Triggs, F. C., and Bigelow, E. B. What student nurses think about counseling. *Am. J. Nursing 43*:669, July 1943.

138. Preliminary report on University Schools of Nursing. *Am. J. Nursing 21*:620, 1921.

139. Boyle, Rena. A study of programs of professional education for teachers of nursing in nineteen selected universities. *Nursing Res. 2*:98, Feb. 1954.

140. Bridgman, Margaret. *Collegiate Education for Nursing*. New York, Russell Sage Foundation, 1953.

141. Florence Nightingale International Foundation. *An International List of Advanced Programmes in Nursing Education, 1951–52*. (Report I) London, International Council of Nurses, 1954.

142. Hall, Bernard, and others. *Psychiatric Aide Education*. New York, Grune and Stratton, 1952.

143. Hullerman, Hugo V., and Cathcart, Robert H. Junior college pilot study, a hospital school experiment. *Hospitals 30*:28, Mar. 1956.

144. Montag, Mildred L. Experimental programs in nursing. *Am. J. Nursing 55*:45, Jan. 1955.

145. Moore, Louise. *Practical Nurse Training Comes of Age*. Washington, D.C., U.S. Office of Education, 1954.

146. Pros and cons of progression in nursing education. *Nursing Outlook 1*:358, June 1953.

147. Factors in the success of students in schools of practical nursing. *Nursing Outlook 2*:423, Aug. 1954.

148. Practical nurse education. *Nursing Outlook 3*:366, July 1955.

149. National League for Nursing, Department of Hospital Nursing, American Hospital Association and U.S. Public Health Service. *The Nursing Aide In-Service Project, 1954.* (In preparation)

150. National League for Nursing. *Educational Programs for the Preparation of Public Health Nurses for Beginning Public Health Nurse Positions.* New York, The League, 1956.

151. National League of Nursing Education, Department of Studies. Some data from a questionnaire to schools of practical nursing. *Am. J. Nursing* 49:604, Sept. 1949.

152. Sand, Ole. *Curriculum Study in Basic Nursing Education.* New York, G. P. Putnam's Sons, 1955.

153. Sand, Ole, Ed. *Evaluation of Practice Nursing Education Programs* sponsored by the Kellogg Foundation. 1957. (In preparation)

154. Theilbar, Frances C. Administrative organization of collegiate schools of nursing. *Nursing Res. 2*:52, Oct. 1953.

第 16 章

備考 1．"滅菌ずみ"の用具の上で私が扱った汚染物のなかに胞子の存在を実証することができなければ，ある方法がその胞子を死滅させるということを私は主張できなかった。

2．Stewart, I. M. Possibilities of standardization in nursing technique. *Mod. Hosp.*, *12*：451,（June）1919.

3．1930 年代には研究報告を載せてくれる出版業者をみつけるのは容易ではなかった。おそらくそれが理由で，ミス・スチュワートは看護教育学科紀要の編集者として，その多くの頁を学生と教員の"研究"報告にふり向けた。しかしながらこの紀要誌の発行は不定期かつ発行間隔が長かった。

4．Goodrich, A. W. *Social and Ethical Significance of Nursing.* New York, Macmillan Co., 1932.

5．Brown, M. E. Daily activity inventory and progress record for those with a typical movement. *J. Occup. Ther., 4*：195,（Oct.-Nov.）1951 および *5*：23,（Jan.-Feb.）1952.

6．Kenny, Sister Elizabeth. *And They Shall Walk*（Martha Ostenso との共同執筆），New York, Dodd, Mead and Co., 1943.

7．Bill, W. *Three Talks to Medical Societies.* New York, Alcoholics Anonymous General Service Congress, 1955.

8．Leboyer, Frederick. *Birth Without Violence.* New York, Alfred A. Knopf, 1975.

9．Trotter, R. J. Leboyer's babies. *Sci. News, 3*：59,（Jan. 22）, 1977.

10．Gortner, S. R., and Nahm, Helen. An overview of nursing research in the United States. *Nurs Res., 26*：10-33,（Jan.-Feb.）1977.（武山満智子訳，アメリカにおける看護研究の歩み，看護研究，*11*(1), 42-63, 1978.）

11．Transition budget：Steady growth for R & D.（Science News of the Week）*Sci. News, 3*：52,（Jan. 22）, 1977.

12．Pellegrino, E. D. Educating the humanist physician. *JAMA, 227*：1288-1294,（Mar.）18, 1974.

第17章

備考　a．ベンジャミン A. コーガンはその著書 *Health : Man in a Changing Environment* (Harcourt, Brace & World, New York, 1970) のなかで，その本の主要にして繰り返し出てくるテーマは，人々が自分たちの"ゆっくりと変化する内部環境と急速に変化する外部環境"との調和をどうしたら達成することができるか，であると言う（p. IX）。

　b．<u>真実</u>
どうして真実なのか？
なぜなら，あとになってから
予言者の早すぎる想像にすぎないとわかる，
そういうことが度々なのだ！　でも，あなた，
あなたの良心が語ることあるいは
あなたが本当だと思うことを守りなさい
なぜなら，良心を売る者は
それを売ったことを悔やむだろうから
　　　　　　　　　　――Evelyn Princeps

　c．コロンビア大学ティーチャーズ・カレッジで 1920 年代の教育の標準化を論じる教育家ウィリアム・バグリーは，フランスの文部大臣が授業日に時計を見ては，フランスの学校の各学年の子どもたちがそのとき何をしているかを言うことができると断言した，とよく話していた。全米看護教育連盟が 1917 年に発表した最初の全国共通看護カリキュラムが<u>標準カリキュラム</u>と呼ばれたのも当然である。

　d．以下は学生が行なった研究の一部である。(1)口腔検温直前の喫煙の影響，(2)温湿布と比較しての冷湿布の鎮静効果，(3)会陰洗浄用液，および目や耳の洗浄の最適温度，(4)排便浣腸実施時の人の保留可能液量，すなわち結腸の最大拡張容量，(5)体幹ギプス装着者の不安と不快，(6)尿道，鼻腔，直腸への挿管に使う潤滑剤各種の安全および安楽要因。こうした研究の相当数が当時の看護雑誌に載った。

　e．サルファ剤や抗生物質，さまざまなワクチンの開発以前のこの時代，感染症は人類の大敵であった。医学の研究がそれらに非常な重きを置いていたので，この時期の看護の調査研究なども同様であったのは意外ではない。

　f．教育研究に重きを置くゆえに，ハリエット・ウェルリィとフレデリカ P. シアはミシガン州デトロイトのウェイン州立大学看護研究センターを"最初の看護研究センター"と記す。(*Nurs. Res.*, 22：217,〔May-June〕1973.)

　g．この報告書では，〔看護の〕発育期 1870-1900，発展期 1900-1930，現状把握と研究の激増期 1930-，の看護における研究の歴史が追跡されている。

　h．現在 ANA には看護研究委員会と，その委員会に対して責任を負う研究者ナース協議会とがあり，後者は研究に従事する博士ないし修士をもつナースたちである。(Notter, Lucile E. "The New Council of Nurse Researchers," *Nurs. Res.*, 21：293,〔July-Aug.〕1972.)

　i．Abdellah, Faye G.："Surveys Stimulate Community Action," *Nurs. Outlook, 2*：268,（May）1954.

　j．Abdellah, Faye G.："Evolution of Nursing as a Profession. Perspective on Manpower Development," *Int Nurs. Rev., 19*：319,（No. 3）1972.（職業としての看護の発展―マンパワーの見地から―, INR 日本語版, Vol. 2, No. 4, 通算 8 号, pp. 26-37.）

　k．Chow, Rita K.："Research + Primex = Improved Health Services," *Int. Nurs. Rev., 19*：319,（No. 4）1972.（Primex とはファミリー・ナース・プラクティショナー，すなわち"<u>primary care</u> の広げ手 <u>extender</u>"のことである。）

l．それら方法ないし手法には以下がある。
 1．患者，ナース，医師，その他，が書面でないし口頭で答える意見調査表ないし質問紙。患者が必要としていると回答者が思うことと患者が手にしていることを対照するように，人物や状況を示す絵を添える，あるいは添えない。
 2．有効な看護，無効な看護，時には破壊的でさえある看護，を示している決定的な出来事の分析。
 3．書面にした面接計画，"Q分類，人格自己評定法"，絵画，そのほか事例検討などの記述資料を使う，あるいは使わない。
 4．患者-ナース（あるいはその他の者）相互作用および患者の行動ないし外観の変化の観察と分析。
 5．血圧，体温，体重増加の測定など，身体状態の変化を調べる臨床テスト。
 6．患者への特定のサービスのエビデンスや，身体的変化，心理社会的行動，自立やリハビリテーションに関連した患者の状態のエビデンスを見出す目的での，患者記録の検討。

m．このように監視することは，特定のサービスが医学的に必要なものであるか，容認できる専門職基準のものであるか，という疑問に答を出す。サービスのなかには入院も含まれる。

n．このシステムは一般に"ウィード・システム"と呼ばれており，本書『看護の原理と実際』を通じて繰り返し言及してきたものである。(Weed, Lawrence L.：*Medical Records, Medical Education and Patient Care：The Problem-Oriented Record as a Basic Tool*. Case-Western Reserve University Press, Cleveland, 1969 も参照のこと。)

o．I．医師の行動——A．健康と不健康の技術的管理，1．診断の妥当性，2．治療の妥当性，3．診断および治療の過程における無駄の節減ないし余計なものを最小限にすること，4．医用科学技術の最大限活用，5．専門分化，機能分化の最大限の活用；B．健康と不健康の社会経済的管理，1．社会的ならびに環境的諸因子への配慮，2．妥当な場合はいつでもケアの単位として大きな社会単位を利用，3．患者のための地域社会諸資源の利用，4．広域地域社会の利益への配慮；C．健康と不健康の心理学的管理；D．健康と不健康の統合管理；E．健康と不健康の管理の継続と調整。II．クライアント-ヘルスケア提供者関係——A．クライアント-ヘルスケア提供者関係の外形的な特性；B．クライアント-ヘルスケア提供者関係の内容上の特性。

p．ケアの質査定は3つのやり方でなされた。(1)診療記録の吟味，(2)病院ユーティリゼーション調査マニュアルが示す基準に照しての診療記録の吟味，(3)診療記録，上記基準の一覧，専門家ではない人が作成した事例要約，の組み合わせ。詳細を知りたい読者は，ペインの論文 *Quality Assurance of Medical Care*, Regional Medical Programs Service, US Department of Health, Education and Welfare 中の，入院中の肺炎患者のケア評価基準一覧をみるとよい。

q．上記 Regional Medical Programs Service 1973 年2月の pp. 252-254。ペインは現在，外来ケアの基準開発にまで研究を拡大しつつある。

r．Smith, Dorothy M.："Myth and Metod in Nursing Practice," *Am. J. Nurs., 64*：68, (Feb.) 1964.

s．Lambertsen, Eleanor C.："Evaluating the Quality of Nursing Care," *Hospitals, 39*：61, (Nov.) 1965.

t．個人的に入手した情報。

u．PETO はこのシステムを開発した小児科医チーム，オーガスタのジョージア医科大学所属の Marilyn Poland, Nellie English, Nancy Thorton, Donna Owens の4名

からとった頭字語である。
- v．以下の職務に関してケアの質が審査される。
  - (1) 医師の正当な指示の適用と実施
  - (2) 症状および反応の観察
  - (3) 患者の監督
  - (4) ケアにかかわる人々の監督
  - (5) 報告することおよび記録すること
  - (6) 看護の手順および技術の適用
  - (7) 指図および教えることによる健康助成
- w．Mereness, Dorothy："Preparing the Nurse Researcher," *Am. J. Nurs., 64*：78, (Sept.) 1964.
- x．Werly, Harriet H.："This I Believe—About Clinical Nursing Research," *Nurs. Outlook, 20*：718, (Nov.) 1972.
- y．Leonard, Robert C.："Developing Research in a Practice-Oriented Discipline," *Am. J. Nurs., 67*：1472, (July) 1967.
- z．Abdellah, Faye G.："Overview of Nursing Research 1955-1968, part Ⅰ," *Nurs. Res., 19*：6, (Jan.-Feb.) 1970.（波多野梗子訳，1955 年から 1968 年までの看護研究の概観—第 1 部，看護技術，*17*(9)，*17*(11)，1970，1971．）
- aa．Abdellah, Faye G., and Levine, Eugene. *Better Patient Care Through Nursing Research*. Macmillan Publishing Co., Inc., New York, 1965, p. 91.
- bb．Verhonick, Phyllis J.："Clinical Investigations in Nursing," *Nurs. Forum, 10*：81, (Summer) 1971.（遠藤敏子訳，看護における臨床研究：モデル，方法，および熱意，看護研究，*6*(1)，1973．）
- cc．American Psychological Association："Ethical Standards for Research with Human Subjects," the Association, Draft document (May) 1972.

文献

1. Nutting, M. Adelaide: "Florence Nightingale as a Statistician," *Public Health Nurse, 19*:207, (May) 1927.
2. _____. *The Education and Professional Position of Nurses*. U.S. Government Printing Office, Washington, D.C., 1907. (Reissued as *Educational Status of Nursing*, Bull. No. 7 of U.S. Office of Education.)
3. Waters, Ysabella: *Visiting Nursing in the United States*. Charities Publication Committee, [New York], 1909.
4. Galbraith, Lillian M.: "Management Engineering and Nursing," *Am. J. Nurs., 50*:780, (Dec.)1950.
5. American Hospital Association: "Report of Simplification and Standardization Committee," in *Transactions, American Hospital Association Meeting, Detroit*, 1932. The Association, Chicago, 1933.
6. Barnes, Ralph M.: *Motion and Time Study*. 3rd ed. John Wiley & Sons, New York, 1949.
7. Pfefferkorn, Blanche, and Rottman, Marion: *Clinical Education in Nursing*. Macmillan Publishing Co., Inc., New York, 1932.
8. Stewart, Isabel M.: "Possibilities of Standardization in Nursing Technique," *Mod. Hosp., 44*:46, (Oct.) 1919.
9. _____: "An Opportunity to Cooperate in a Plan for Improving Nursing Practice," *Nurs. Ed. Bull.*, n. s. 1:4, 1930.
10. _____: "A Search for More Exact Measures of Reliability and Efficiency in Nursing Procedures," *Nurs. Ed. Bull.*, n. s. 1:4, 1930.

11. Smith, Martha Ruth, and Broadhurst, Jean (eds.): *An Introduction to the Principles of Nursing Care.* J. B. Lippincott Co., Philadelphia, 1937.

12. Simmons, Leo W., and Henderson, Virginia: *Nursing Research—A Survey and Assessment.* Appleton-Century-Crofts, New York, 1964.

13. Henderson, Virginia: "Research in Nursing—When?" (editorial), *Nurs. Res., 4*:99, (Feb.) 1956.

14. Hughes, Everett C., et al.: *Twenty Thousand Nurses Tell Their Story.* J. B. Lippincott Co., Philadelphia, 1958.

15. Kroeger, Louis J., et al.: *Nursing Practice in California Hospitals.* California State Nurses Association, San Francisco, 1953.

16. American Nurses' Association: *Facts About Nursing 74–75.* The Association, Kansas City, Mo., 1976.

17. Canadian Nurses' Association: *Countdown 1973. Canadian Nursing Statistics.* The Association, Ottawa, 1974.

18. American Nurses' Foundation: "Directory of Nurses with Earned Doctoral Degrees," *Nurs. Res., 18*:465, (Sept.–Oct.) 1969.

19. Brown, Esther Lucile: *Nursing for the Future.* Russell Sage Foundation, New York, 1948.

20. National Commission for the Study of Nursing and Nursing Education: *An Abstract for Action.* McGraw-Hill Book Co., New York, 1970.

21. Abdellah, Faye G.: "Overview of Nursing Research, 1955–1968, Part III," *Nurs. Res., 19*:239, (May–June) 1970. (Financial data updated by author Oct. 1976.)

22. Canadian Nurses' Association: *Index of Canadian Nursing Studies.* The Association, Ottawa, 1973.

23. [Finnish] Foundation for Nursing Education: *Sairaanhoidon Vuosikirja X.* The Foundation, Helsinki, 1973.

24. Bayne-Jones, Stanhope: "The Role of the Nurse in Medical Progress," *Am. J. Nurs., 50*:601, (Oct.) 1950.

25. Brown, Amy Francis: *Research in Nursing.* W. B. Saunders Co., Philadelphia, 1958.

26. Meyer, Burton, and Heidgerken, Loretta E.: *Introduction to Research in Nursing.* J. B. Lippincott Co., Philadelphia, 1962.

27. Simmons, Leo W., and Henderson, Virginia: *op. cit.*

28. Skipper, James K., and Leonard, Robert C. (eds.): *Social Interaction and Patient Care.* J. B. Lippincott Co., Philadelphia, 1965.

29. Abdellah, Faye G., and Levine, Eugene: *Better Patient Care through Nursing Research.* Macmillan Publishing Co., Inc., New York, 1965.

30. Fox, David J.: *Fundamentals of Research in Nursing.* Appleton-Century-Crofts, New York, 1966.

31. Wandelt, Mabel T.: *Guide for the Beginning Researcher.* Appleton-Century-Crofts, New York, 1970.

32. Woolridge, Powhatan J., et al.: *Behavioral Science, Social Practice, and the Nursing Profession.* Press of Case-Western Reserve University, Cleveland, 1968.

33. Wald, Florence, and Leonard, Robert: "Toward Development of Nursing Practice Theory," *Nurs.Res., 13*:309, (Fall) 1964.

34. Dublin, Louis I.: "First 1,000 Midwifery Cases of the Frontier Nursing Service in Kentucky,"*Public Health Nurse, 24*:582, (Oct.) 1932.

35. Simmons, Leo W., and Henderson, Virginia: *op. cit.*

36. Abdellah, Faye G., and Levine, Eugene: *Patients and Personnel Speak. A Method of Studying Patient Care in Hospitals.* U.S. Department of Health, Education, and Welfare, Division of Nursing, Washington, D.C., 1957. (USPHS Pub. No. 527.)

37. Sanazaro, Paul J., et al.: "Research and Development in Quality Assurance. The Experimental Medical Care Review Organization Program," *N. Engl. J. Med., 287*:1125, (Nov. 30) 1972.

38. Donabedian Avedis: "Evaluating the Quality of Medical Care," *Milbank Mem. Fund Q., 44*:166, Part 2, 1966.

39. _____: *A Guide to Medical Care Administration*, Vol. II; *Medical Care Appraisal—Quality and Utilization.* American Public Health Association, New York, 1969.

40. _____: *Evaluating the Quality of Medical Care, Program Evaluation in the Health Fields.* (Edited by H. C. Schulberg *et al.*) Behavioral Publications, New York, 1969, p. 186.

41. _____: "Promoting Quality Through Evaluating the Process of Patient Care," *Med. Care, 6*:181, 1968.

42. Williamson, John W.: "Evaluating Quality of Patient Care—A Strategy Relating to Outcome and Process Assessment," *J.A.M.A., 218*:564, (Oct. 25) 1971.

43. _____, et al.: "Priorities in Patient-Care Research and Continuing Medical Education," *J.A.M.A., 204*:303, (Apr. 22) 1968.

44. Payne, Beverly C.: *Hospital Utilization Review Manual.* University of Michigan Press, Ann Arbor, 1966.

45. Woodham-Smith, Cecil: *Florence Nightingale 1820–1910.* Constable, London, 1950.

46. Hitchcock, Jane E.: "Five Hundred Cases of Pneumonia," *Am. J. Nurs., 3*:169, (Dec.) 1902.

47. Reiter, Frances, and Kakosh, Marguerite E.: *Quality of Nursing Care. A Report of a Field Study to Establish Criteria 1950–1954*, Institute of Research and Studies in Nursing Education, Division of Nursing Education, Teachers College, Columbia University, New York, 1963.

48. Kakosh, Marguerite E.: *Differentiating Characteristics of Professional Nursing Care.* Ed. D. Dissertation, Teachers College, Columbia University, New York, 1954.

49. Aydelotte, Myrtle Kitchell, and Tener, Marie E.: *An Investigation of the Relation Between Nursing Activity and Patient Welfare.* State University of Iowa, Utilization Project, Iowa City, 1960.

50. Nite, Gladys, and Willis, Frank: *The Coronary Patient; Hospital Care and Rehabilitation.* Macmillan Publishing Co., Inc., New York, 1964.

51. Orlando, Ida Jean: *The Dynamic Nurse-Patient Relationship. Function, Process and Principles.* G. P. Putnam's Sons, New York, 1961.

52. Dumas, Rhetaugh G., and Leonard, Robert C.: "The Effect of Nursing on the Incidence of Postoperative Vomiting," *Nurs. Res., 12*:12, (Winter) 1963.

53. Haussman, R. K. Dieter, et al.: *Monitoring Quality of Nursing, Part II. Assessment and Study of Correlates.* U.S. Department of Health, Education, and Welfare, Public Health Service, Bethesda, Md., July 1976 (Pub. No. [HRA] 76-7).

54. American Nurses' Association: *Guidelines for Review of Nursing Care at the Local Level*. The Association, Kansas City, Mo., 1976 (Pub. No. NP-54).

55. Smith, Dorothy M.: "Myth and Method in Nursing Practice," *Am. J. Nurs., 64*:68, (Feb.) 1964.

56. McFarlane, Jean K.: "Study of Nursing Care—The First Two Years of a Research Project," *Int. Nurs. Rev., 17*:102 (No. 2) 1970.

57. Fivars, Grace, and Gosnell, Doris: *Nursing Education: The Problem and the Process*. Macmillan Publishing Co., Inc., New York, 1966, p. 47.

58. Klaus, David J., et al.: *Controlling Experience to Improve Nursing Proficiency*. Background and Study Plan, Report No. 1. American Institutes for Research, Pittsburgh, 1966, p. 40.

59. Bidwell, Charles M., and Froebe, Doris J.: "Development of an Instrument for Evaluating Hospital Nursing Performance," *J. Nurs. Admin., 1*:10, (Sept.–Oct.) 1971.

60. Dunn, Margaret A.: "Development of an Instrument to Measure Nursing Performance," *Nurs. Res., 19*:502, (Nov.–Dec.) 1970.

61. Clark, E. Louise, and Diggs, Walter W.: "The PETO System Offers a New Method of Matching Patient Needs with Available Nursing Care," *Hospitals, 45*:96, (Sept. 16) 1971.

62. White, R., et al.: *Patient Care Classification: Methods and Application*. Johns Hopkins University, Baltimore, 1967.

63. Routhier, R. Wilda: "Tool for Evaluation of Patient Care," *Supervisor Nurse, 3*:15, (Jan.) 1972.

64. Beland, Irene L.: *Clinical Nursing*, 2nd ed. Macmillan Publishing Co., Inc., New York, 1970.

65. Gelder, Joy E.: "The 'Flow Chart' Assists Nursing," *Can. Hosp., 48*:81, (Oct.) 1971.

66. Weed, Lawrence L.: *Medical Records, Medical Education, and Patient Care: The Problem-Oriented Record as a Basic Tool*. Case-Western Reserve University Press, Cleveland, 1969.

67. Wandelt, Mabel A., and Phaneuf, Maria C.: "Three Instruments for Measuring the Quality of Nursing Care," *Hosp. Topics, 150*:20, (Aug.) 1972.

68. Phaneuf, Maria C.: "Quality of Care: Problems of Measurement Part I—How One Public Health Nursing Agency Is Using the Nursing Audit," *Am. J. Public Health, 59*:1827, (Oct.) 1969.

69. ———: *The Nursing Audit, Profile for Excellence*. Appleton-Century-Crofts, New York, 1972.

70. Abdellah, Faye G., and Levine, Eugene: *Better Patient Care Through Nursing Research*. Macmillan Publishing Co., Inc., New York, 1965.

71. American Nurses' Association: "ANA Blueprint for Research in Nursing," *Am. J. Nurs., 62*:69, (Aug.) 1962.

72. Werley, Harriet H.: "This I Believe . . . About clinical Nursing Research," *Nurs. Outlook, 20*:718, (Nov.) 1972.

73. U.S. Department of Health, Education, and Welfare: *Extending the Scope of Nursing Practice*. A Report of the Secretary's Committee to Study Extended Roles for Nurses. US Government Printing Office, Washington, D.C., (Nov.) 1971.

74. Diers, Donna: "Application of Research to Nursing Practice," *Image, 5*:7 (No. 2) 1972.

75. Notter, Lucille E.: "The Vital Significance of Clinical Nursing Research," *Cardio-Vasc. Nurs., 8*:19, (Sept.–Oct.) 1972.

76. Verhonick, Phyllis J. "Clinical Investigations in Nursing," *Nurs. Forum, 10*:81, (Summer) 1971.

77. Stevens, Leonard F.: "Look at Your Own Practice," *Am. J. Nurs., 65*:106, (June) 1965.

78. Notter, Lucille E.: "The Editor's Report—January 1973," *Nurs. Res., 22*:3, (Jan.–Feb.) 1973.

79. Henderson, Virginia (ed.): *Nursing Studies Index. An Annotated Guide to Reported Studies, Research Methods, and Historical and Biographical Materials in Periodicals, Books, and Pamphlets Published in English* (1900–1959). J. B. Lippincott Co., Philadelphia, 1964–1972, 4 vols.

80. Henderson, Virginia: "An Overview of Nursing Research," *Nurs. Res., 6*:61, (Oct.) 1957.

81. Abdellah, Faye G.: "Overview of Nursing Research, 1955–1968," Parts I, II, III. *Nurs. Res., 19*:6, (Jan.–Feb.) 1970; *19*:151, (Mar.–Apr.) 1970; *19*:239, (May–June) 1970.

82. Simmons, Leo W., and Henderson, Virginia: *op.cit.*

83. Abdellah, Faye G., and Levine, Eugene: *Better Patient Care Through Nursing Research*. Macmillan Publishing Co., Inc., New York, 1965.

84. MacPhail, Jannetta: *An Experiment in Nursing: Planning, Implementing, and Assessing Planned Change*. Case-Western Reserve University, Frances Payne Bolton School of Nursing, Cleveland, 1972, p. 8.

85. Cantor, Marjorie: "Standard 5—Education for Quality Care," *J. Nurs. Admin., 3*:49, (Jan.–Feb.) 1973.

86. Abdellah, Faye G., et al.: *New Directions in Patient-Centered Nursing*. Macmillan Publishing Co., Inc., New York, 1973.

87. Carmody, James: *Ethical Issues in Health Services. A Report and Annotated Bibliography*. U.S. Department of Health, Education, and Welfare, National Center for Health Services Research and Development, Report HSRD #70-32, (Nov.) 1970.

88. Abdellah, Faye G. "Approaches to Protecting the Rights of Human Subjects," *Nurs. Res., 16*:316, (Fall) 1967.

89. American Hospital Association: *A Patient's Bill of Rights*. The Association, Chicago, 1972.

90. American Nurses' Association: *Human Rights Guidelines for Nurses in Clinical and Other Research*. The Association, Kansas City, Mo., 1975 (Pub. No. D-46).

91. American Nurses' Association: "Code for Nurses," *Am. J. Nurs., 68*:2581, (Dec.) 1968.

92. American Medical Association: "Principles of Medical Ethics," *J.A.M.A., 164*:1484, (July 27) 1957.

93. Pellegrino, Edmund D.: "Ethical Implications in Changing Practice," *Am. J. Nurs., 64*:110, (Sept.) 1964.

第IV部　社会的活動としての看護

はじめに

文献　Goodrich, A. W. (1973, facsimile). *The social and ethical significance of nursing: A series of addresses*. New Haven: Yale University School of Nursing.

Henderson, V., & Nite, G. (1978). *Principles and practice of nursing* (6th edition). New York: Macmillan.

Nightingale, F. (1859). *Notes on nursing: What it is and what it is not*. London: Harrison.

第19章

備考　a．エイク＝ヘナー・クリューグの *The Practice of Death* は，過去および今日の諸文化における堕胎，嬰児殺し，自殺，集団虐殺の実行度についての学術論文である。(Yale University Press, New Haven, Conn., 1975.)

b．Sigerist, Henry E.：*A History of Medicine*. Volume 1. *Primitive and Archaic Medicine*. Oxford University Press, New York, 1951, p. 11.

c．Garrison, Fielding H.：*An Introduction to the History of Medicine*, 4th ed. W. B. Saunders Co., Philadelphia, 1960, p. 20.

d．医師マイク・サミュエルスはその一団を"300万歳の癒しびと"と呼ぶ。一般人向けの，人々が健康を保持するのを助けようとの意図からなるハル・ベネットとの共著 *The Well Body Book* の中でサミュエルスは，"自分にヒーリングを教えてくれた"ローリング・サンダー（アメリカインディアンの1人）に謝辞を述べている。(Random House/Bookworks, New York, 1973, p. vi.) ナースのR. S. ブライアンは"My Friends the Witchdoctors"を書いた。(*Nurs. Times, 68*：1220, [Sept. 28] 1972.)

e．Sigerist, Henry E.：前掲書，p. 3.

f．Djukanovic, V., and Mach, E. P.（編）：前掲書，p. 3.（本書248頁掲載）

g．多くの人々が自助は今日，われわれの一番の望みであると思っている。キースE. セナートは，"特効薬と救命機器が重大ニュースになるだろうが堅実な医療システムの土台となるのは人々1人ひとりである"と題した論文を書いた。(*Fam. Health, 7*：41, [Nov.] 1975.)

h．ベアトリスJ. カーリッシュは"Of Half Gods and Mortals：Aesculapian Authority（半神たちと死すべき者たち：アスクレピオスの権威）"と題する論文のなかで，この威光は持続していると言い，"M. D.（医師）とはMinor Deity（二流の神さま）のことである"などといささかふざけるのである。(*Nurs. Outlook, 23*：22, [Jan.] 1975)

i．Lipkin, Mack：*The Care of Patients：Concepts and Tactics*. Oxford University Press, New York, 1974, p. 55.

j．Garrison, Fielding H.：前掲書，p. 108.（産科学は外科学の一分枝であるという誤った考えがこの著作には深く根をおろしている。）

k．Pellegrino, Edmund D.："Medicine, History, and the Idea of Man," *Ann. Am. Acad. Pol. Sci., 346*：9, (Mar.) 1953.

l．中世およびヨーロッパ・ルネッサンスの年代区分は学者によって異なる。前者

はおよそ400年から1500年，後者は1300年から1700年というところである。
m．Pellegrino, Edmund D.：前掲書．
n．Dreitzel, Hans Peter（編）：*The Social Organization of Health*. Recent Sociology No. 3. Macmillan Publishing Co., Inc., New York, 1971, p. vii.
o．デカルトの著作は知識人の間でばかりでなく社交界でも話題となった．セビニェ夫人がパリのフランス宮廷から娘に書いた手紙の数々にそのようすがみてとれる．(de Sévigne, Marie de Rabutin-Chantal：*The Letters of Madame de Sévigne*. Carnavalet Ed. W. T. Morrell and Co., London, 1928.)
p．Pellegrino, Edmund D.："Educating the Humanist Physician," *J.A.M.A., 227*：1288,（Mar. 18）1974.
q．Nilsson, Lennart：*Behold Man—A Photographic Journey Inside the Body*. Jan Lindberg との共同製作による．Little, Brown & Co., Boston, 1974, p. 248.
r．たとえばジャン・ハワードとアンセルム・シュトラウスの *Humanizing Health Care*（John Wiley & Sons, New York, 1975）や，ジョン P. ガイマンの "On Depersonalization in Medicine,"（*J. Fam. Practice, 3*：239,［June］1976）などの論文を参照のこと．
s．ヘルスケア評論家の多くが指摘しているが，どこかの国でたとえ技術的に優れたケアが利用可能であるとしても，そこのすべての国民にとって必要なケアが利用可能になるような，また，そこのすべての国民に適切な食物と健康的な環境を供給するような政治体制がつくり上げられないかぎり，そのことは実質的には健康指数に何の影響も及ぼさないだろう．健康は社会的問題でありヘルスケアのシステム化は政治の仕事であるということである．ロジャー・ハーリィは，得心のいく機構をつくることができないのは医学に原因があるとするのではなく社会（この場合はアメリカ社会）に原因があるとすべきである，と主張する．(Hurley, Roger："Health Crisis of the Poor," Dreitzel, Hans Peter（編）：*The Social Organization of Health*. Macmillan Publishing Co., Inc., New York, 1971, p. 113［Recent Sociology No. 3］,所収)
t．看護が活躍してきたと一般に思われているスウェーデンにおいてさえ，医学校はスウェーデンの諸大学の学長のもとにあるのに対し，看護学校はスウェーデン教育庁のもとにある．これに対し，理学療法士を訓練教育する責任は大学と教育庁の両方にある．(Tengstam, Anders：*Patterns of Health Care and Education in Sweden*, Centre for Educational Research and Innovation［CERI］, Organisation for Economic Co-operation and Development, Paris, France, 1975, p. 27.)
u．Read, Margaret：*Culture, Health and Disease. Social and Cultural Influences on Health Programs in Developing Countries*. J. B. Lippincott Co., Philadelphia, 1966, p. 16.
v．いくつかの開発途上国はヘルスケアを非常に優先し，ヘルスケアの計画と実施にナースが重要な役割を負っている．F. O. Okedigi は "ナイジェリアの第二次国家計画 1970-1974" のなかの "社会学的展望" において "ヘルスケア配付の経済学" を論じる．(*Niger Nurse, 5*：31,［Apr.-June］1973.)
w．保健分野の研究の重要性を見くびる意向があるのではないかとは読者諸氏に思ってほしくない．病気の原因が確認されてこそその病気の最善の予防計画を立てることができるのである．コントロール下に置かれた実験がその不可欠性を実証してこそその最適食事療法を教えることができるのである．
x．1973年，"保健諸科学の教育" についての最初の国際会議がもたれた．こうした会議が，共通の目的の開発を促し学問分野間の障壁を取り除く助けとなるべきである．("保健諸科学の教育についての '初めての' 国際会議"［ニュース］, *Int. Nurs. Rev., 20*：71,［May-June］1973.)
y．医療センターや病院のなかには，ヘルスワーカーズ用の図書館とは別に患者用

のそれを設けているところがある。(Collen, F. Bobbie, and Soghikian, Krikor："A Health Library for Patients", *Health Services Reports, 29*：236,［May-June］1974 参照) 一般の人々を手助けするように養成された司書のほうがよりよいサービスを提供するとは思うものの，著者としては，患者ないし患者になる可能性のある人々にとってあらゆる文献が利用可能であるべきと確信する。保健医療職たるもの，"企業秘密"をもってはならず，"個人的な"情報源ももってはならない。自分たちの知識を分け与え，自分たちのサービスを受けている人々を自立させることが，専門家の証拠である。"患者の知る権利"とこの権利を守る法律とについての著作のあるルーシー・ヤング・ケリーが，"この動きは，次々と出てくる新規な科学的発見のどれよりもはるかにめざましい影響をヘルスケアに与えるだろう"との意見を表明している。(*Nurs. Outlook, 24*：26,［Jan.］1976.)

z. ヘルスケア供給は経済ならびに政治の問題であることが認識されねばならない。経済学者のヴィクター R. フックスは 1974 年出版の著作のタイトル"*Who Shall Live? Health, Economics, and Social Choice,*" Basic Books, Inc., New York, 1974 にこのことを表明している。

aa. 社会学者エバレット・ヒューズはヘルスケアを，誰もが薪の荷を山上へ運び上げねばならない労働者グループが直面している請け負い仕事にたとえた。この仕事をやり遂げるには，誰かが薪を落としたら別の誰かがそれを拾わねばならない，と彼は言う。同様に，医師やナースや栄養士が，彼らが伝統的に行なってきている仕事のどれかをやめるとすると，他のヘルスワーカー誰かがそれを拾い上げてしなければならない。彼の論点は，ヘルスケアを構成する職種のどれであれ，同じくヘルスケアを構成している他の職種群が，ヘルスケアの諸目標にさらによく到達できるようにそれぞれの職種の役割を変えようとしていることが確かであるとわかるまでは，随意に自らの機能を定義したり自らの既定の役割を変更したりすべきではない，というところにある。(Hughes, Everett, *et al.*：*Twenty Thousand Nurses Tell Their Story*, J. B. Lippincott Co., Philadelphia, 1958.)

bb. 1960 年に書かれ 1969 年に改訂されたこの小冊子は現在，各国の全国的看護団体および ICN が供給しており，27 か国語に訳されている。(訳注：2006 年現在 36 か国語)

cc. 英国のナショナル・ヘルスサービス（NHS）の 1970 年改訂案を論議するなかで，保健省のスポークスマンは次のように語った。"完全なヘルスサービスの確立には，どこまで特殊専門分化した訓練プログラムがこれから先も適切であるか，現存の職員は訓練を積むことによってより幅の広い機能を引き受けることができるかどうか，新しい形の包括的な訓練を開発する必要があるかどうか，を考えることが不可欠であろう。" (Ministry of Health：*The National Health Service—the Administrative Structure of the Medical and Related Services in England and Wales*, H. M. Stationery Office, London, 1968, Section 106.)

dd. ナイチンゲール，フロレンス：看護覚え書き，本当の看護とそうでない看護（1860 年に D. Appleton & Co. が出版した最初のアメリカ版の覆刻版), Dover Publications, Inc., New York, 1969, p. 133.

ee. Nightingale, Florence：上掲書, p. 7.

ff. Thayer W. S.："Nursing and the Art of Medicine," *Am. J. Nurs., 20*：187,（Dec.）1919.

gg. Osler, Sir William：*Aequanimitas and Other Addresses*, Blakiston Co., Philadelphia, 1925, p. 163.（日野原重明，仁木久恵訳，平静の心［新訂増補版], 医学書院，2003.）

hh. Taylor, Effie J.："Of What Is the Nature of Nursing?" *Am. J. Nurs., 34*：476,

（May）1934.

ii. Goodrich, Annie A.：*A Definition of Nursing* (privately printed, 1946)；および以下の文献にもある。"Report of the Biennial," *Am. J. Nurs., 46*：741,（Nov.）1946.

jj. Brown, Esther Lucile：*Nursing for the Future*. Russell Sage Foundation, New York, 1948, p. 73.（小林冨美栄訳，これからの看護，日本看護協会出版会，1966.）

kk. そこでは，*The Art of Treatment*（Macmillan, 1936）において生体各系の疾病を中心にしてではなく主要な治療法（医学的問題）を中心にした医学科目構成を提唱するウィリアム R. ヒューストンに注目するよう促されている。

ll. McManus, R. Louise："Assumptions of Functions of Nursing." *Regional Planning for Nursing and Nursing Education*. Teachers College, Columbia University, New York, 1951, p. 54, 所収。

mm. Orlando, Ida Jean：*The Dynamic Nurse-Patient Relationship*. G. P. Putnam's Sons, New York, 1961, pp. 8, 9.（稲田八重子訳，看護の探求，メヂカルフレンド社，1964.）

nn. 1972年，オーランドは看護過程についての彼女の考え方にみがきをかけ，*The Discipline and Teaching of Nursing Process*（G. P. Putnam's Sons, New York）なる評価研究を報告した。（池田明子，野田直子訳，看護過程の教育訓練，現代社，1977.）

oo. Lamb, Margaret M.："Nursing Is What?" *Int. Nurs. Rev., 17*：373（No. 4）1970.

pp. Schlotfeldt, Rozella M.："This I Believe...Nursing Is Health Care," *Nurs. Outlook, 30*：245,（Apr.）1972.

qq. Ramphal, Marjorie："Further Thoughts re Scope [of Nursing]." Paper addressed to Congress on Nursing Practice, Pleasantville, N.Y., Jan. 21, 1972, p. 16.（非公式の複写版論文）

rr. Chater, Shirley：*Operation Update*：*The Search for Rhyme and Reason*. National League for Nursing, New York, 1976, pp. 5, 6.

ss. Storlie, Frances："Nursing Need Never Be Defined." *Int. Nurs. Rev., 17*：255,（No. 3）1970.

tt. Bridges, Daisy Caroline：*A History of the International Council of Nurses, 1899-1964. The First Sixty-Five Years*. Pitman Medical Publishing Co., Ltd. London, 1967, p. 234.（小林冨美栄・久保庭和子訳，ICN の歴史，日本看護協会出版会，1977.）

uu. International Labour Office：*Employment and Conditions of Work and Life of Nursing Personnel*. Report Ⅶ (2), International Labour Conference, 61st Session, 1976. The Office, Geneva, 1976, p. 84.（ILO からの質問表への ICN の回答）"ICN Adopts Definition of 'a Nurse,'" *Int. Nurs. Rev., 22*：163,（Nov.-Dec.）1975 も参照。

vv. "CNR Approves Definition for International Standard Classification of Occupations"（news），*Int. Nurs. Rev., 20*：153,（No. 5）1973.（ここに提案されている定義は ICN 専門職業務委員会が作成した。）

ww. "Professional Nursing Defined"（editorial），*Am. J. Nurs., 37*：518,（May）1937.

xx. National Commission for the Study of Nursing and Nursing Education：*An Abstract for Action*.（委員長 Jerome P. Lysaught）McGraw-Hill Book Co., New York, 1970, p. 44.

yy. ここでの論議は焦点を合衆国に合わせているが，看護実践の守備範囲，すなわちナースの機能が不確実である状況は世界的なものである。フィンランドのある出版物がこの問題をここで使ってもよいような言葉で述べている。"社会政策と保健医療政策の目的が，ナースが満たさねばならないニーズを決定する。現時点では，責任の範囲，教育の質，その他の定義がお粗末であるために，自分たち特有の責任があるニーズはどのようなものであるか確信がもてないでいる。"（Vainio, Aune：

"A Review of the Activities of the Development Seminar on Nursing Care/Health Science," *Sairaanhoidon Vuosikirja* [*Helsinki*], *11*：53, 1974.)

zz. シスター・マデレインは，すべての科学は哲学の基盤を必要とすると言っているロロ・メイを引き，これに同意する。

A． Mathwig, Gean："Nursing Science—The Theoretical Core of Nursing Knowledge," *Image, 4*：20,（No. 1）1971.

B． Harris, M. Isabel："Theory Building in Nursing. A Review of the Literature," *Image, 4*：6,（No. 1）1972.

C． Ellis, Rosemary："The Practitioner as Theorist," *Am. J. Nurs., 69*：1434,（July）1969.（小林冨美栄訳，理論家としての実践者，看護研究，*3*（3），1970.）

D． King, Imogene M.：*Toward a Theory for Nursing*：*General Concepts of Human Behavior.* John Wiley & Sons, New York, 1971, pp. IX, 15.（杉森みど里訳，看護の理論化，医学書院，1976.）

E． King, Imogene M.：上掲書。

F． Newman, Margaret A.："Nursing's Theoretical Evolution," *Nurs. Outlook, 20*：449,（July）1972.

G． Johnson, Dorothy E.："Theory in Nursing：Borrowed and Unique," *Nurs. Res., 17*：206,（May-June）1968.（稲田八重子訳，看護における理論，看護研究，*3*（3），1970.）

H． Von Bertalanffy, Ludwig："The Theory of Open Systems in Physics and Biology," Emery, F. E.（編）：*Systems Thinking.* Penguin Books, Ltd., Harmondsworth, Eng., 1969, p. 70, 所収。

I． Djukanovic, V., and Mach, E. P.（編）：*Alternative Approaches to Meeting Basic Health Needs in Developing Countries. A Joint UNICEF-WHO Study.* World Health Organization, Geneva, 1975, p. 16.

J． この人たちを"小児科女医さん"と呼ぶ患者もいる。

K． 筆者が思うに，このような肩書きが，開業する，臨床看護に熱中する，看護の対象として家族を扱う，あるいは医師の同僚としてすら機能する，などはナースにとって例外的なはたらきであると暗示するようであってはならない。肩書きはむしろ，臨床分野（母子保健，精神科，外科，内科，のような）およびそのナースが受けた訓練教育の期間の長さや深さを指し示すべきである。たとえば"外科スペシャリストナース"は，そのナースが看護基礎教育修了後の教育課程で外科看護を勉強したということを意味すべきである。看護教育が格上げされると，やがてはこれは大学における大学院課程を修了したことを意味すべきである。一部の施設では能力のレベルや機能の違いを指し示して番号や文字印でナース1，ナース2，ナース3，あるいはナースA，ナースB，ナースCなどと呼んでいる。これには説明を要するという難がある。

L． フロンティア・ナーシング・サービスは1975年に初めて，医師を管理者にした。

M． International Labour Office：*Employment and Conditions of Work and Life of Nursing Personnel.* International Labour Conference, 61st Session, 1976, Report Ⅶ（1）. The Office, Geneva, 1976, pp. 12, 16, 24.

N． 国際連合：世界人権宣言。"食物，衣服，住居，医療，およびなくてはならない社会諸事業を含む，各人とその家族の健康と安寧に適した生活水準を手にすることは，すべての人々の基本的な権利である。"

O． International Council of Nurses：News Release. Statement on the Developing Role of the Nurse. No. 9-73, June 1972.

P. Hazlett, C. B.: "Task Analysis of the Clinically Trained Nurse (C.T.N.)," *Nurs. Clin. North Am., 10*: 699, (Dec.) 1975.

Q. Du Mouchel, Nicole, and LaRose, Odile: " Community Health Nursing in Quebec," *Nurs Clin. North Am., 10*: 721, (Dec.) 1975.

R. Pellegrino, Edmund D.: "Interdisciplinary Education in the Health Professions: Assumptions, Definitions, and Some Notes on Teams." *Report of a Conference: Educating for the Health Team.* National Academy of Sciences, Institute of Medicine, Washington, D.C., October 1972, より再録。

S. Bates, Barbara: "Doctor and Nurse: Changing Roles and Relations," *N. Engl. J. Med., 283*: 129, (July 16) 1970.

T. すべての大人と多くの子どもがうずきや痛み，傷，いろいろな機能障害を日常的に"診断"し手当てしていることはまず否定できまい。たいていの国では処方薬よりも処方なしの売薬のほうがよく売れる。そこにはナースしかいない，あるいは，もっとも知識があるのがそこではナース，というとき，ナースが人々に自助することを助言してはいけないということはないはずだ。

U. Godber, Sir George: "Ira V. Hiscock Lecture, 1975. The Greater Medical Profession," *Yale J. Biol. Med., 49*: 137, 1976.

V. Galton, Robert, *et al.*: "Observations on the Participation of Nurses and Physicians in Chronic Care," *Bull. N. Y. Acad. Med., 49*: 112, (Feb.) 1973.

W. U. S. Department of Health, Education, and Welfare: *A Report of the Secretary's Committee to Study Extended Roles for Nurses.* U.S. Government Printing Office, Washington, D.C., 1971, pp. 2, 4, 8.

X. プライマリーケアを行なうようにナースを教育する課程は PRIMEX 課程と呼ばれる。

Y. 世界保健機関はイリノイ大学医学部の教育開発センターを"医学教育における WHO 協力研究所"と呼んでいる。同センターは 1973 年に論文集"保健医療諸職の教育課程開発"を出版した。[202] そこには学際的な教育と共同実践とに向かう世界的動向が示唆されている。

Z. World Health Organization: *Health Economics.* Report on a WHO Interregional Seminar. The Organization, Geneva, 1975, p. 16 (Public Health Papers No. 64).

AA. 拡大役割を担うナースおよび医師助手についての研究が数多く報告されている。E. D. コーエンらは 1974 年にその種の研究報告の文献目録を作成した。(*An Evaluation of Policy Related Research on New and Expanded Roles of Health Workers: Annotated Bibliography.* Yale University School of Medicine, Office of Regional Activities and Continuing Education, New Haven, Conn.)

BB. Schweitzer, Albert: *Out of My Life and Thought.* (C. T. Campion 訳) Henry Holt & Co., New York, 1933, p. 114. (竹山道雄訳，わが生涯と思想より，白水社, 1959.)

CC. Werminghaus, Esther A.: *Annie W. Goodrich ; Her Journey to Yale.* Macmillan Publishing Co., Inc., New York, 1950, p. 7.

DD. アイリーン・パールマン・ベックネルとドロシー M. スミスは *System of Nursing Practice, A Clinical Nursing Assessment Tool* (F. A. Davis Co., Philadelphia, 1975) においてこの定義を使い，ケアの問題志向システムおよび問題志向記録のなかでそれをどのように実現させていくことができるかを示している。

EE. ドロシア・オレムとその仲間は看護のこの概念に同意しているが，この，知識，意思力，体力の不足を彼らは"健康欠損"と呼ぶ。その欠損を補って完全にすることがナースの機能である，と彼らは考えるのである。

文献

1. Frazer, James George: *The Golden Bough*. Macmillan Publishing Co., Inc., New York, 1926.

2. Topoff, Howard F. "The Social Behavior of Army Ants," *Sci. Am., 227*:71, (Nov.) 1972.

3. Wilson, Edward O.: "Animal Communication," *Sci. Am., 227*:53, (Sept.) 1972.

4. Sidel, Victor W., and Sidel, Ruth: *Serve the People. Observations on Medicine in the People's Republic of China*. Beacon Press, Boston, 1973.

5. Bullough, Vern, and Bullough, Bonnie: *Emergence of Modern Nursing*. Macmillan Publishing Co., Inc., New York, 1969.

6. Levine, Edwin B., and Levine, Myra E.: "Hippocrates, Father of Nursing, Too?" *Am. J. Nurs., 65*:86, (Dec.) 1965.

7. Jackson, Edgar: *The Pastor and His People*. Channel Press, Manhasset, N.Y., 1963.

8. Hume, Edgar Erskine: *Medical Work of the Knights Hospitalers of Saint John of Jerusalem*. Johns Hopkins Press, Baltimore, 1940.

9. Kelly, Lucie Young: *Dimensions of Professional Nursing*. 3rd ed. Macmillan Publishing Co., Inc., New York, 1975, p. 21.

10. Hastings, Randall: *The Universities of Europe in the Middle Ages*. Clarendon Press, Oxford, 1895.

11. Lippard, Vernon W.: *A Half-Century of American Medical Education 1920–1970*. Josiah Macy, Jr. Foundation, New York, 1974, p. 3.

12. Flexner, Abraham: *Medical Education in the United States and Canada. A Report to the Carnegie Foundation for the Advancement of Teaching*. The Foundation, New York, 1910.

13. Bernard, Claude: *Introduction to the Study of Experimental Medicine*. (Translated by Henry C. Greene.) Macmillan Publishing Co., New York, 1927.

14. Nilsson, Lennart: *Behold Man—A Photographic Journey Inside the Body*. In collaboration with Jan Lindberg. Little, Brown & Co., Boston, 1974.

15. Thomas, Lewis: *The Lives of a Cell. Notes of a Biology Watcher*. Viking Press, New York, 1974.

16. Bullough, Vern, and Bullough, Bonnie: *The Subordinate Sex—A History of Attitudes Towards Women*. University of Illinois Press, Urbana, 1973.

16a. Ashley, Jo Ann: *Hospitals, Paternalism, and the Role of the Nurse*. Teachers College Press, New York, 1976.

17. Mead, Margaret: *Male and Female*. William Morrow & Co., New York, 1949.

18. Austin, Anne L.: *History of Nursing Source Book*. G. P. Putnam's Sons, New York, 1957, p. 257.

19. National League for Nursing: *Extending the Boundaries of Nursing Education—The Preparation and Role of the Nurse Scientist*. Papers and summary from second conference of Council of Baccalaureate and Higher Degree Programs, Cleveland, Mar., 1968. The League, New York, 1968 (Pub. No. 15–342).

20. National League for Nursing: *Doctoral Programs in Nursing/Nurse Scientist Graduate Training Grants Program—1973*. The League, New York, 1973 (Pub. No. 15–1558).

21. Eriksson, Katie: "Sairaanhoidon Kehittäminen Oppiaineena," (An Approach—How to Develop Nursing Science.) *Sairaanhoidon Vuosikirja XI*:9 (Helsinki) 1974.

22. Henderson, Virginia: "Barber Surgeons of France in the Sixteenth Century." Teachers College, Columbia University, New York, 1931 (unpublished study).

23. World Health Organization: *The Training and Utilization of Feldshers in the USSR*. A Review Prepared by the Ministry of Health of the USSR for the World Health Organization. The Organization, Geneva, 1974, pp. 9, 18.

24. Sadler, Alfred M., et al.: *The Physician's Assistant Today and Tomorrow. Issues confronting New Health Practitioners*, 2nd ed. Ballinger Publishing Co., Cambridge, Mass., 175.

25. Nightingale, Florence: *Notes on Nursing*. Dover Publications, New York, 1969. (Republication of first American edition, 1860.)

26. Woodham-Smith, Mrs. Cecil: *Florence Nightingale, 1820–1910*. Constable & Co., Ltd., London, 1950.

27. Goodrich, Annie W.: *The Social and Ethical Significance of Nursing*. Macmillan Publishing Co., Inc., New York, 1932.

28. "The National Children's Bureau" (editorial), *Am. J. Nurs.*, 9:389, (Mar.) 1909.

29. Van Doren, Mark: *Liberal Education*. Henry Holt, New York, 1943.

30. Carlson, Rick J.: *The End of Medicine*. John Wiley & Sons, New York, 1975.

31. Dillon, John B.: "How Did it Happen?" *Calif. Med. 113*:86, (Aug.) 1970.

32. Carnegie Commission on Higher Education: *Higher Education and the Nation's Health—Policies for Medical and Dental Education*. McGraw-Hill Book Co., New York, 1970.

33. Hepner, James O., and Hepner, Donna M.: *The Health Strategy Game. A Challenge for Reorganization and Management*. C. V. Mosby Co., St. Louis, 1973.

34. "Nursing in the Decade Ahead," *Am. J. Nurs.*, 70:2115, (Oct.) 1970.

35. Brodt, Dagmar E.: "Excellence or Obsolescence: The Choice for Nursing," *Nurs. Forum*, 9:19 (No. 1) 1970.

36. Christman, Luther: "What the Future Holds for Nursing," *Nurs. Forum,* 9:12, (No. 1) 1970.

37. Somers, Anne R.: *Health Care in Transition: Directions for the Future*. Hospital Research and Educational Trust, Chicago, 1971.

38. National League for Nursing: *Crisis in Nursing—Changing Roles*. Papers presented at 1973 NLN Biennial Convention. The League, New York, 1973 (Pub. No. 20-1503).

39. Roe, Anne, and Sherwood, Mary: *Nursing in the Seventies*. John Wiley & Sons, New York, 1973.

40. Taffe, P.: "Nursing Today—A Profession—A Vocation—A Job?" *Aust. Nurses J., 2*:31, (Oct.) 1973.

41. Dyson, R.: "Changes in Professional Roles—Implications for the Future," *Can. J. Psychiatr. Nursing*, (Jan.–Feb.) 1973.

42. National League for Nursing: *Current Issues in Nursing Education*. Papers presented at 11th Conference of Council of Baccalaureate and Higher

Degree Programs, Kansas City, Mo., Nov. 1973. The League, New York, 1974.

43. Bowman, Rosemary Amason, and Culpepper, Rebecca Clark: "National Health Insurance: Some of the Issues," *Am. J. Nurs.,* 75:2017, (Nov.) 1975.

44. Gartner, A.: "Health Systems and New Careers," *Health Serv. Res.,* 88:124, (Feb.) 1973.

45. National League for Nursing: *Goals for a National Health Insurance Program.* The League, New York, 1974.

46. Brousssean, B. L.: "The Transfer of Functions Between Health Professions," *Can. Hosp., 49:*44, (Sept.) 1972.

47. Wagner, D. L.: "Issues in the Provision of Health Care for All," *Am. J. Public Health, 63*:481, (June) 1973.

48. Meakins, J. C.: "Nursing Must Be Defined," *Am. J. Nurs.,* 48:622, (Oct.)1948.

49. Abdellah, Faye G., et al.; *Patient-Centered Approaches to Nursing.* Macmillan Publishing Co., Inc., New York, 1960.

50. Johnson, Mae M., and Davis, Mary Lou C.: *Problem Solving in Nursing Practice,* 2nd ed. William C. Brown, Dubuque, Iowa, 1975.

51. Simmons, Leo W., and Henderson, Virginia *:Nursing Research. A Survey and Assessment.* Appleton-Century-Crofts, New York, 1964, p. 33.

52. Badouaille, M. L.: "Why Nursing Is Different," *N.Z. Nurs. J., 66*:29, (July) 1973.

53. Kraegel, Janet M., et al.: *Patient Care Systems.* J. B. Lippincott Co., Philadelphia, 1974.

54. Bridges, Daisy Caroline: *A History of the International Council of Nurses, 1899–1964. The First Sixty-Five Years.* Pitman Medical Publishing Co., Ltd., London, 1967.

55. National League of Nursing Education, Committee on Curriculum: *A Curriculum Guide for Schools of Nursing.* The League, New York, 1937, p. 20.

56. Hughes, Everett C., et al.: *Twenty Thousand Nurses Tell Their Story.* J. B. Lippincott Co., Philadelphia, 1958.

57. Lysaught, Jerome P. (ed.): *Action in Nursing: Progress in Professional Purpose.* (A collection of 33 articles and pamphlets related to work of National Commission for the Study of Nursing and Nursing Education.) McGraw-Hill Book Co., New York, 1974.

58. Hall, Virginia: *Statutory Regulation of the Scope of Nursing Practice—A Critical Survey.* National Joint Practice Commission, Chicago, 1975.

59. National League of Nursing Education, Committee on Curriculum: *op. cit.*

60. Vaillot, Sister Madeleine Clemence: *Commitment to Nursing. A Philosophical Investigation.* J. B. Lippincott Co., Philadelphia, 1962, p. 27.

61. Simmons, Leo W., and Henderson, Virginia: *op. cit.*, p. 119.

62. Brown, Martha M.: *Nurses, Patients and Social systems. The Effect of Skilled Nursing Intervention upon Institutionalized Older Patients.* University of Missouri Press, Columbia, 1969, p. 96 (University of Missouri Studies Vol. XLVI).

63. Fielo, Sandra B.: *A Summary of Integrated Nursing Theory*, 2nd ed.

McGraw-Hill Book Co., New York, 1975.

64. Harris, M. Isabel: "Theory Building in Nursing. A Review of the Literature," *Image,* 4:6, (No. 1) 1972.

65. Jacox, Ada: "Theory Construction in Nursing: An Overview,"*Nurs. Res.,* 23:4, (Jan.–Feb.) 1974.

66. Johnson, Dorothy E.: "Theory in Nursing: Borrowed and Unique?" *Nurs. Res., 17*:206, (May–June) 1968.

67. King, Imogene M.: *Toward a Theory for Nursing.* John Wiley & Sons, New York, 1971.

68. Ketefian, Shake (ed.): *Translation of Theory into Nursing Practice and Education with a Bibliography on Change.* Proceedings of 7th Annual Clinical Sessions, New York, Apr. 27, 1974. New York University, Division of Nurse Education, New York, 1974.

69. Kintzel, Kay Corman (ed.): *Advanced Concepts in Clinical Nursing.* J. B. Lippincott Co., Philadelphia, 1971.

70. Mathwig, Gean: "Nursing Science—The Theoretical Core of Nursing Knowledge," *Image,* 4:20, (No. 1) 1971.

71. Mitchell, Pamelia (ed.): *Concepts Basic to Nursing.* McGraw-Hill Book Co., New York, 1973.

72. Murphy, Juanita F.: *Theoretical Issues in Professional Nursing.* Appleton-Century-Crofts, New York, 1971.

73. Murray, Ruth, and Zeniner, Judith: *Nursing Concepts for Health Promotion.* Prentice-Hall, Inc., Englewood Cliffs, N.J., 1975.

74. Newman, Margaret A.: "Nursing's Theoretical Evolution," *Nurs. Outlook, 20*:449, (July) 1972.

75. Nursing Development Conference Group: *Concept Formalization in Nursing Process and Product,* Little, Brown & Co., Boston, 1973.

76. Riehl, J. P., and Roy, Sister Callista: *Conceptual Models for Nursing Practice.* Appleton-Century-Crofts, New York, 1974.

77. Rogers, Martha E.: *An Introduction to the Theoretical Basis of Nursing.* F. A. Davis Co., Philadelphia, 1970.

78. Strauss, Anselm: "The Structure and Ideology of American Nursing: An Interpretation," in David, Fred (ed.): *The Nursing Profession: Five Sociological Essays.* John Wiley & Sons, New York, 1966.

79. Nagle, Ernest: *The Structure of Science.* Harcourt, Brace & World, New York, 1961, p. 106.

80. Wald, Florence, and Leonard, Robert: "Toward Development of Nursing Practice Theory," *Nurs. Res., 13*:309, (Fall) 1964.

81. Rogers, Martha E.: *op. cit.*

82. Santayana, George: "The Process of Nursing as an Open System," In Kintzel, Kay Corman (ed.): *Advanced Concepts in Clinical Nursing.* J. B. Lippincott Co., Philadelphia, 1971.

83. Von Bertalanffy, Ludwig: *General Systems Theory.* George Brazillier, New York, 1968.

84. Kraegel, Janet M.: "A System of Patient Care Based on Patient Needs," *Am. J. Nurs., 72*:257, (Apr.)1972.

85. Kraegel, Janet M., et al.: *Patient Care Systems.* J. B. Lippincott Co., Philadelphia, 1974.

86. Bowar-Ferres, Susan: "Loeb Center and Its Philosophy of Nursing,"

Am. J. Nurs., 78:810, (May) 1975.

87. University of Kansas Medical Center, Department of Nursing Education. McGraw-Hill Book Co., New York, 1974.

88. Giblin, Elizabeth S.: "Symposium on Assessment as Part of the Nursing Process," *Nurs. Clin. North Am., 6*:113, (Mar.) 1971.

89. Henderson, Virginia: "Is the Role of the Nurse Changing?" *Weathervane, 27*:12, (Oct.) 1968.

90. Jamann, JoAnn Shafer: "Providing for the Maintenance of Health," in Kintzel, Kay Corman (ed.): *Advanced Concepts in Clinical Nursing*. J. B. Lippincott Co., Philadelphia, 1971, p. 14.

91. Marriner, Ann: *The Nursing Process: A Scientific Approach to Nursing Care*. C. V. Mosby Co., St. Louis, 1975.

92. Mauksch, Hans O.: "The Nurse: Coordinator of Patient Care," in Skipper, James K., Jr., and Leonard, Robert C.: *Social Interaction and Patient Care*. J. B. Lippincott Co., Philadelphia, 1965.

93. Nightingale, Florence: *op. cit.*

94. Orlando, Ida Jean: *The Dynamic Nurse–Patient Relationship*. G. P. Putnam's Sons, New York, 1961.

95. Rogers, Martha E.: *op. cit.*

96. Sand, René: "The Nurse—Sentinel of Health," *Aust. Nurses, J., 52*:80, (Apr.) 1954.

97. Schulman, S.: "Basic Functional Roles in Nursing: Mother Surrogate and Healer," in Jaco, E. G. (ed.): *Patients, Physicians and Illness: Sourcebook on Behavioral Science and Medicine*. Free Press, Glencoe, Ill., 1958.

98. Sobol, Evelyn G., and Robischon, Paulette: *Family Nursing: A Study Guide*. C. V. Mosby Co., St. Louis, 1975.

99. Sutterley, Doris Cook, and Donnelly, Gloria Ferraro: *Perspectives in Human Development—Nursing Throughout the Life Cycle*. J. B. Lippincott Co., Philadelphia, 1973.

100. Woolley, F. Ross, et al.: *Problem-Oriented Nursing*. Springer Publishing Co., New York, 1974.

101. Dubos, René: *Mirage of Health*. Doubleday & Co., Garden City, N.Y., 1959.

102. Cochrane, A. L.: *Effectiveness and Efficiency: Random Reflections on Health Services*. Nuffield Provincial Hospitals Trust, London, 1972.

103. Illich, Ivan: *Medical Nemesis: The Expropriation of Health*. McGlelland & Stewart, London, 1975.

104. Malleson, Andrew: *Need Your Doctor Be So Useless?* George Allen & Unwin, London, 1973.

105. Meador, Clifton: "The Art and Science of Non-Disease,"*N. Engl. J. Med., 272*:92, (Jan. 14) 1965.

106. Shey, Herbert H.: "Iatrogenic Anxiety," *Psychiatr. Q., 45*:343, (No. 1) 1971.

107. Vayda, Eugene: "A Comparison of Surgical Rates in Canada and in England and Wales," *N. Engl. J. Med., 289*:1224, (Dec. 6) 1973.

108. Illich, Ivan: *op. cit.*

109. Royal Society of Medicine, and Josiah Macy, Jr. Foundation: *The Greater Medical Profession*. The Foundation, New York, 1973.

110. Josiah Macy, Jr. Foundation: *Macy Conference on Intermediate-Level*

Health Personnel in the Delivery of Direct Health Services. Intermediate-Level Health Practitioners. The Foundation, New York, 1973.

111. Bloomfield, Ron, and Follis, Peggy (eds.): *The Health Team in Action*. BBC Publications, London, 1974.

112. Anderson, J. A. D., et al.: "Attachment of Community Nurses to General Practices: A Follow-up Study," *Br. Med J.*, 4:103, (Oct. 10) 1970.

113. Anderson, Evelyn R.: *The Role of the Nurse*. Royal College of Nursing, London, 1973.

114. "Reorganization—1974 or 1984? Where the Nurses Will Stand," *Br. Med. J.*, 2:603, (June 9) 1973.

115. Moore, M. F., et al.: "First Contact Decisions in General Practice. A Comparison Between a Nurse and Three General Practitioners," *Lancet*, 1:817, (Apr. 14) 1973.

116. Wilson, Barnett J.: "A Description of the Working environment and Work of the Unit Nursing Officer," *Int. J. Nurs. Studies*, 10:185, (Aug.) 1973.

117. Apitzer, W. O., et al.: "Nurse Practitioners in Primary Care. 3. Southern Ontario Randomized Trial," *Can. Med. Assoc. J.*, 108:1005, (Apr. 21) 1973.

118. Canada. Department of National Health and Welfare, Committee on Clinical Training of Nurses for Medical Services in the North: *Report*. (Chairman, D. Kergin.) The Department, Ottawa, 1970.

119. Canadian Nurses' Association: *Joint CMA/CNA/CHA Conference, Health Action, Sept. 23–24, 1972*. Canadian Nurses' Association, Ottawa, 1972.

120. Carpenter, Helen: "The Canadian Scene," *Int. Nurs., Rev.*, 21:43, (Mar.–Apr.) 1974.

121. DeMarsh, Kathleen G.: "Red Cross Outpost Nursing in New Brunswick," *Can. Nurs.*, 69:24, (June) 1973.

122. Hazlett, C. B.: "Task Analysis of the Clinically Trained Nurse," *Nurs. Clin. North Am.*, 10:699, (Dec.) 1975.

123. Jones, Phyllis E.: "A Program in Continuing Education for Primary Care," *Nurs. Clin. North Am.*, 10:691, (Dec.) 1975.

124. Bowers, John A., and Purcell, E. F. (eds.): *Medicine and Society in China*. Report of a Conference sponsored jointly by National Library of Medicine and Josiah Macy, Jr. Foundation. The Foundation, New York, 1974.

125. Kessen, William (ed.): *Childhood in China*. Yale University Press, New Haven, Conn., 1975.

126. Sidel, Victor W., and Sidel, Ruth: *op. cit.*

127. Maxwell, R.: *Health Care: The Proving Dilemma; Needs Versus Resources in Western Europe, the U.S. and U.S.S.R.* McKinsey & Co., New York, 1974.

128. Quinn, Sheila M.: "Nursing in the Soviet Union," *Int. Nurs. Rev.*, 15:75, (Jan.) 1968.

129. Seldon, Mark: *China: Revolution and Health*. Health Policy Advisory Center, New York, 1972.

130. Simon, Carlton (ed.): *Shobers Directory of Trained Nurses. Being a Selected List of Names and Addresses of Competent Graduated Trained Nurses Practicing in the Cities of Greater New York, Boston, Philadelphia,*

Baltimore and Washington. Chober-Cornell Publishing Co., New York, 1902.

131. *Nurses' and Physicians' Director and Health Book of New Haven County*. City Printing Co., New Haven, Conn., 1923.

132. Schutt, Barbara G.: "Spot Check on Primary Care Nursing," *Am. J. Nurs.*, 72:1996, (Nov.) 1972.

133. _____: "Frontier's Family Nurses," *Am. J. Nurs.*, 72:903, (May) 1972.

134. "Frontier Nurses of Kentucky Set an Enviable Record," *Mod. Hosp.*, 39:60, (Sept.) 1932.

135. Djukanovic, V., and Mach, E. P. (eds.): *Alternative Approaches to Meeting Basic Health Needs in Developing Countries. A Joint UNICEF/WHO Study*. World Health Organization, Geneva, 1975.

136. World Health Organization: *The Training and Utilization of Feldshers in the U.S.S.R*. The Organization, Geneva, 1974, p. 7.

137. American Nurses' Association: *Facts About Nursing 74–75*. The Association, Kansas City, Mo., 1976, p. 165.

138. International Labour Office: *Employment and Conditions of Work and Life of Nursing Personnel*. International Labour Conference, 61st Session, 176, Report VII (1). The Office, Geneva, 1976, pp. 5, 17.

139. American Medical Association, Committee on Nursing: "Medicine and Nursing in the 1970s: A Position Statement," *J.A.M.A.*, 213:1881, (Sept. 14) 1970.

140. "The Expanded Role of the Nurse. A Joint Statement of CNA/CMA," *Can. Nurse*, 69:23, (May) 1973.

141. "Canadian Nurses, Doctors Develop Statement of Policy on Expanded Role," *Int. Nurs., Rev.*, 21:28, (Jan.–Feb.) 1974.

142. May, Ruth E.: "Programme in Outpost Nursing," in International council of Nurses: *Focus on the Future*. Proceedings of 14th Quadrennial Congress, Montreal, 1969. The Council, Geneva, 1970, p. 326.

143. Canada. Department of National Health and Welfare: [Report of] *Committee on Clinical Training of Nurses for Medical Services in the North*. (Chairman, Dorothy J. Kergin.) The Department, Ottawa, 1970.

144. Jones, Phyllis E.: "A Program in Continuing Education for Primary Health Care," *Nurs. Clin. North Am.*, 10:691, (Dec.) 1975.

145. Hazlett, C. B.: "Task Analysis of the Clinically Trained Nurse (C.T.N.)," *Nurs. Clin. North Am.*, 10:699, (Dec.) 1975.

146. Splane, Verna Huffman: "Foreword. Symposium on Community Nursing in Canada," *Nurs. Clin. North Am.*, 10:687, (Dec.) 1975.

147. "The Expanded Role of the Nurse. A Joint Statement of the CNA/CMA," *Can. Nurse*, 69:23, (May) 1973.

148. Charron, K. C.: *Education of the Health Professions in the context of the Health Care System: The Ontario Experience*. Organization for Economic Cooperation and Development, Paris, 1975.

149. Pellegrino, Edmund D.: "Nursing and Medicine; Ethical Implications in Changing Practice," *Am. J. Nurs.*, 64:110, (Sept.) 1964.

150. Silver, Henry: "The Pediatric Nurse Practitioner Program," *J.A.M.A.*, 204:298, (Apr. 22) 1968.

151. _____: "New Allied Health Professionals: Implications of the Colorado Child Health Associate Law," *N. Engl. J. Med.*, 284:304, (Feb. 11) 1971.

152. Sadler, Alfred M., Jr., et al.: *The Physician's Assistant Today and Tomorrow; Issues Confronting New Health Practitioners*, 2nd ed. Ballinger Publishing Co., Cambridge, Mass., 1975, p. 8.

153. American Nurses' Association, and American Academy of Pediatrics: *Guidelines on Short-Term Continuing Education Programs for Pediatric Nurse Associates (A Joint Statement)*. The Association, Kansas City, Mo., 1971.

154. American Nurses' Association: *Pediatric Nurse practitioners—Their Practice Today*. The Association, Kansas City, Mo., 1975.

155. Brown, Marie S., et al.: "The Maternal-child Nurse Practitioner," *Am. J. Nurs.*, 75:1298, (Aug.) 1975.

156. Charney, Evan, and Kitzman, Harriet: "The Child-health Nurse (Pediatric Nurse Practitioner) in Private Practice: A Controlled Trial," *N. Engl. J. Med.*, 285:1353, (Dec. 9) 1971.

157. Chappell, James A., and Drogos, Patricia A.: "Evaluation of Infant Health Care by a Nurse Practitioner," *Pediatrics*, 49:871, (June) 1972.

158. Day, L. R., et al.: "Acceptance of Pediatric Nurse Practitioners," *Am. J. Dis. Child.*, 119:204, (Mar.) 1970.

159. Freeman, B. L., et al.: "How Do Nurses Expand Their Roles in Well Child Care?" *Am. J. Nurs.*, 72:1866, (Oct.) 1972.

160. Metzler, J., et al.: *A Pediatric Nurse Practitioner and Three Pediatricians Collaborate in Private Practice*. National League for Nursing, New York, 1973.

161. Hilmer, N. A., et al.: "The School Nurse Practitioner and Her Practice: A Study of Traditional and Expanded Health Care Responsibilities for Nurses in Elementary Schools," *J. Sch. Health*, 43:431, (Sept.) 1973.

162. Lees, R. E.: "Physician Time-Saving by Employment of Expanded-Role Nurses in Family Practice," *Can. Med. Assoc. J.*, 108:871, (Apr. 7) 1973.

163. Macah, R. C., et al.: "Patients' Attitudes Towards the Nurse as Physician Associate in Pediatric Practice," *Can. J. Public Health*, 64:121, (Mar.) 1973.

164. Nuckolls, Katherine B., et al.: *Pediatric Nurse Practitioner Preparation in a Graduate Program*. National League for Nursing, New York, 1975 (Pub. No. 15-1563).

165. Stein, R., et al.: "A New Primary Care Medical Practitioner," *Am. J. Dis. Child.*, 126:298, (Sept.) 1973.

166. Stone, F. M.: "Child Health Associates and Pediatric Nurses: Their Competence," *Pediatrics*, 52:307, (Aug.) 1973.

167. Poirer, Brooke: "Impact of PNP Programs to be Studied by ANA," *Am. Nurse*, 7:1, (May) 1975.

168. Simmons, Leo W., and Henderson, Virginia: *op. cit.*

169. Colbert, L.: "The Psychiatric Nurse Clinical Specialist Works with Nursing Service," *J. Psychiatr. Nurs.*, 9:21, (July–Aug.) 1971.

170. Peplau, Hildegard E.: "Educating the Nurse to Function in Psychiatric Services," in *Nursing Personnel for Mental Health Programs*. Report of a Conference sponsored by the Southern Regional Program on Mental Health Training and Research, Wagoner, Okla., Mar. 27–29, 1957, Southern Regional Education Board, Atlanta, Ga., 1958.

171. Tudor, Gwen E.: "A Sociopsychiatric Nursing Approach to Intervention in a Problem of Mutual Withdrawal on a Mental Ward," *Psychiatry*, 15:193, (May) 1952.

172. Ruell, Virginia M.: "Nurse-Managed Care for Psychiatric Patients," *Am. J. Nurs.*, 75:1156, (July) 1975.

173. Lewis, C. E., and Resnik, Barbara: "Nurse Clinics and Progressive Ambulatory Care," *N. Engl. J. Med.*, 277:1236, (Dec. 7) 1967.

174. _____: "The Nurse Clinic: Dynamics of Ambulatory Care—New Roles for Old Disciplines," *J. Kans. Med. Soc.*, 68:123, 1967.

175. Lewis, C. E., et al.: "Activities, Events and Outcomes in Ambulatory Patient Care," *N. Engl. J. Med.*, 280:645, (Mar. 20) 1969.

176. Lewis, C. E.: *Dynamics of Nursing in Ambulatory Care*. (Final Report of Study under USPHS Grand NU–00145). US Government Printing Office, Washington, D.C., 1968.

177. Noonan, Barbara R.: "Eight Years in a Medical Nurse Clinic," *Am. J. Nurs.*, 72:1128, (June) 1972.

178. Browning, Mary H., and Lewis, Edith P. (comps.): *The Expanded Role of the Nurse*. American Journal of Nursing Co., New York, 1973 (Contemporary Nursing Series).

179. Sadler, Alfred M., Jr., et al.: *The Physician's Assistant Today and Tomorrow: Issues Confronting New Health Practitioners*, 2nd ed. Ballinger Publishing Co., Cambridge, Mass., 1975.

180. National Commission for the Study of Nursing and Nursing Education: *Abstract for Action*. (Report prepared by Jerome P. Lysaught.) McGraw-Hill Book Co., New York, 1970.

181. "AMA Endorses Expanded Role for Nurses. Seeks Study of R.N. and P.A. Functions" (news), *Am. J. Nurs.*, 72:1365, (Aug.) 1972.

182. Storey, Patrick B.: *The Soviet Feldsher as a Physician's Assistant*. National Institutes of Health, Bethesda, Md., 1972 (DHEW Pub. No. [NIH] 72–58).

183. World Health Organization: *The Training and Utilization of Feldshers in the U.S.S.R.* The Organization, Geneva, 1974.

184. Quinn, Sheila M.: *op. cit.*

185. International Labour Office: *Employment and Conditions of Work and Life of Nursing Personnel*. International Labour Conference, 1976, 61st Session, Report VII (1). The Office, Geneva, 1976, p. 72.

186. Andreoli, K. G., and Stead, Eugene A.: "Training Physician's Assistants at Duke," *Am. J. Nurs.*, 67:1442, (July) 1967.

187. Ingles, Thelma: "A New Health Worker," *Am. J. Nurs.*, 68:1059, (May) 1968.

188. "AMA Unveils Surprise Plan to Convert R.N. into Medic" (news), *Am. J. Nurs.*, 70:691, (Apr.) 1970.

189. Sadler, Alfred M., Jr., et al.: *The Physician's Assistant Today and Tomorrow: Issues Confronting New Health Practitioners*, 2nd ed. Ballinger Publishing Co., Cambridge, Mass., 1975, p. 153.

190. Sadler, Alfred M., Jr., et al.: *op. cit.*, p. 106.

191. Lambertson, Eleanor C. "Perspective on the Physician's Assistant," *Nurs. Outlook*, 20:32, (Jan.) 1972.

192. Bergman, A.: "Physician's Assistants Belong in the Nursing Profession," *Am. J. Nurs.*, 71:975 (May) 1971.

193. deTornyay, R.: "Expanding the Nurse's Role Does Not Make Her a Physician's Assistant," *Am. J. Nurs.*, 71:974, (Sept.) 1971.

194. "Nurse Groups Ask R.N.–M.D. Dialogue, Some Get It," *Am. J. Nurs.*, 70:953, (May) 1970.

195. Sadler, Alfred M., Jr., et al.: *op. cit.*, p. 106.
196. Lipkin, Mack: *The Care of Patients, Concepts and Tactics.* Oxford University Press, New York, 1974.
197. Rakel, Robert E.: "Primary Care–Whose Responsibility?" *J. Fam. Pract., 2*:429, (Dec.) 1975.
198. Smoyak, Shirley A.: "Origin, Purpose and Thrust of the National Joint Practice Commission," in *Building for the Future.* Papers presented at ANA Conference, Sept., 1974. The Association, Kansas City, Mo., 1975.
199. Ford, Loretta: "Interdisciplinary Education for Nurses in the Expanded Role: The Way of the Future," in *Building for the Future.* Papers presented at ANA Conference, Sept., 1974. The Association, Kansas City, Mo., 1975.
200. Hall, Virginia: *Statutory Regulation of the Scope of Nursing Practice—A Critical Survey.* National Joint Practice Commission, Chicago, 1975.
201. Devlin, M. M.: *Selected Bibliography with Abstracts on Joint Practice.* National Joint Practice Commission, Chicago, 1975.
202. World Health Organization: *Development of Educational Programmes for the Health Professions.* (Prepared by Center for Educational Development, University of Illinois College of Medicine.) The Organization, Geneva, 1973 (Public Health Papers No. 52).

第20章

備考　a．Acheson, E. D.："Educational Consequences. In Great Britain," the Royal Society of Medicine, and the Josiah Macy, Jr. Foundation：*The Greater Medical Profession*. The Foundation, New York, 1973, p. 192, 所収。

b．ナースおよび看護についての情報の多くはANA出版物である *Facts About Nursing 72-73* あるいは同 *74-75* のいずれかから採ったことを記しておく。その理由は，74-75の版は72-73の版に載った情報を各事柄について提供しておらず，また情報を新しくもしていないことにある。1976年の時点で筆者が使うことのできたカナダの看護についての最新概説は *Countdown 1974* であった。とはいえ，カナダ看護師協会のスタッフがいくつかの事柄の最近データを提供してくれたのだった。

文献　1. American Nurses' Association: *Facts About Nursing* 72-73. The Association, Kansas City, Mo., 1974.
2. American Nurses' Association: *Facts About Nursing* 74-75. The Association, Kansas City, Mo., 1976.
3. Canadian Nurses' Association: personal communication, Aug. 25, 1976.

第21章

備考　a．Wolstenholme, G. E. W. *Outline of a World Health Service as a step towards men's well being and towards a world society.* Ciba Foundation Symposium Health of Mankind. J & A Churchill, London, 1969, 所収。

文献　1. Milio, Nancy: *9226 Kercheval. The Storefront That Did Not Burn.* University of Michigan Press, Ann Arbor, 1971.

第 22 章

文献　Henderson V., & Nite, G. (1978). *The Principles and Practice of Nursing*. Macmillan, New York.

Weed, L. (1975). *Your Health Care and How to Manage It*. Promis Laboratory, University of Vermont, Vermont.

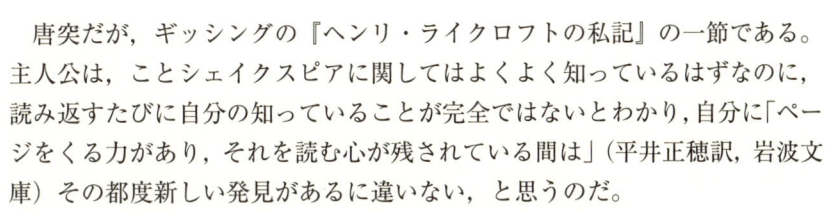

訳者あとがき

　唐突だが，ギッシングの『ヘンリ・ライクロフトの私記』の一節である。主人公は，ことシェイクスピアに関してはよくよく知っているはずなのに，読み返すたびに自分の知っていることが完全ではないとわかり，自分に「ページをくる力があり，それを読む心が残されている間は」（平井正穂訳，岩波文庫）その都度新しい発見があるに違いない，と思うのだ。
　ナースにとって，ヴァージニア・ヘンダーソンの著作はまさにこのようなものではないだろうか。とくに実践家ナースにとっては，たとえあの小さな『看護の基本となるもの』だけであっても，読み返す機会をもてばもつほどに，ヘンダーソンのメッセージが自分の看護する日々のあれこれと響き合い，また1つ視界が開けるのではないだろうか。
　ヘンダーソンは20世紀の人間と社会と諸科学を踏まえ，大方が納得する"看護をみる見方"を提案した。それは明らかにフロレンス・ナイチンゲールが19世紀に発見した看護につながっており，また，21世紀にも受け継がれた，とこれはICNが声明している。看護の実際の細かいところはいつの間にか変わっていっても，看護の本質がヘンダーソンの見解とまったく違ってしまうことはないだろう，そうはさせまい，という決意がそこにある。看護に改革の必要は絶えず生じるものの，改革は看護が本質を変えて別のものになることを意味するのではなく，看護がその本質にいっそう近づくことを意味するのだ。
　上記から，どうみてもヴァージニア・ヘンダーソンにニュース性はない今，彼女の"看護をみる見方"の価値を改めて認め，本書の訳出を決められた医学書院に，口はばったいことながら日本のナースを代表した気分で御礼を申し上げたい。
　しかし，訳者あとがきがこれだけでは，決してそうではないにもかかわらずきれいごとにされてしまうおそれがある。率直に言う，ヘンダーソンを読み返すことを勧めるからには，何となくヘンダーソンは古いと思っている少なからぬナースに向けて，若干なりとも言葉を返しておくべきなのである。
　「ヘンダーソンはもう古いんですってね。それなら誰がいいでしょうか，ロイですか，オレムですか」と最初に尋ねられたときのショックは忘れられな

い。いわゆる看護理論，主には看護の概念枠組みなるものが次々と紹介されていた頃だった。季節がめぐって衣更えをするような感覚で"看護をみる見方"を取り替える，そんな気配がそこにあった。"衣更え"は盛んになされたと思うが，新しい衣のしっくり身に合わないところにはヘンダーソンを当てておく，といった観もあったのだ。気がつくと，そのヘンダーソンの看護が"あの14項目"などと何とも皮相にくくられたり，生活行動援助が原義を無視されて生活援助と呼ばれたりする風潮になっていた。こうした傾向はより短絡的になって今に続く。着更えた（つもりの）衣とは別の次元のゴードンとかカルペニートとかを重ね着して，実際問題としては看護教員が看護学生に無理やり着せて，納まりの悪さに鈍感でいる，あるいは気づかないふりをしている。一方で学生は，念のためかとりあえずか，『看護の基本となるもの』を"もたされている"ようなのである。

　ヘンダーソンは古い，とは，いわゆる看護理論のあれこれに比べると看護の概念枠組みとして限界があるようだ，ということだろう。人間をどうみるか，および患者の現体験を把握するためのアセスメント体系，の点で物足りない，さらに言えば理論的に未熟，ということだろう。

　具体的にはまず1つ，看護の構成要素14は看護を単純に考えすぎているとの指摘がある。看護の構成要素14なる表現にはここでは目をつぶって反論すれば，ヘンダーソンは基本的欲求に基づく健康関係の生活行動を14と限定したわけではなく，他に加えるべきがあれば加えてほしいとナースたちに言ったのだ。実際，セクシュアリティ，自己実現，役割機能などの側面がないとよく指摘されるようだが，少なくとも自己実現と役割機能は"意思を伝達し，感情を表現する"と"生産的な活動をする"が，表だってカバーしているではないか。

　2つには，ヘンダーソンは人間の身体面を重視しすぎる，看護は人間の心理社会面をこそ大事にするのではないか，との難詰がある。14のうち半分以上が生理的欲求に基づく生活行動であるのは事実だが，多くの患者は身体面のケアが必要十分になされれば心理社会面も満たされる。不足のない身体面のケアにより病気体験の幸せ度が高まる患者が圧倒的に多いのである。正確に引用できなくて恐縮だが，どこかにこうあった——当節のナースの自己評価は，患者の話をきくことができる，と，患者の対人関係を向上させることができる，であるが，患者によるナースの評価は，与薬や処置をきちんと上手に実施，と，疼痛や嘔気などの身体症状の把握ならびに治療との関係でのモニタリングができる，である。

　3つ目の難詰は，看護の作用機序，たとえばこれこれの環境刺激をこのようにコントロールすればこれこれの好ましい行動が生じるといったこと，がはっきりしないというものである。看護は複合活動であるとだけ言い，その人の14の側面（生活行動）をつなぐ説明はなく，"ナースはその人の体力と知識と意思の力の不足のところを補い助ける"だけでは，援助の作用の予測可能性が乏しく，したがって理論としての実証可能性が低い，云々。しかしこれは，患者よりも完璧な"理論"のほうを大事にする立場の言い分ではな

いか。ヘンダーソンは14の側面をただ並べ，そのどこから入っても，つまり14の生活行動のうちのどれをその人との交流のきっかけにしても，そこからその人の全体へとつなげていくことができるとする。14がアセスメント体系であるわけだが，これの道具としての効率がよくないのは確かであろう。けれども，精巧で効率がよいとされるアセスメント体系を使っての完全なアセスメントを志向することは，つまり，取りこぼしなくその人の全体を把握しようとすることは，看護の本来からして危険をはらんでいるのである。ナースは完全な患者理解ができると浅はかにも思ってしまわないか。ナースは，もれなく明確にされたはずの援助の必要に，無駄なく，迷わず応えるべく行動し，患者志向ではなく仕事志向になってしまわないか。効率のよいアセスメント体系を思考の枠にすると，患者の当面の状態ないし援助の必要へのナースの即座の対応，人間味ある素手の対応，が妨げられないか。となると，大まかで理論的に詰めが甘いとされている14側面アセスメント体系は，効率が悪いがゆえに安全である，と考えることができるのである。

　続けて，しつこいかもしれないが，4つには，ヘンダーソンの看護は現象間の因果関係を科学的に解明するうえでは有用性が低い，との指摘も聞こえる。科学の基準からみて頼りない，と。ところが，これを言うのとしばしば同じ口が，看護学の方法におけるナラティブなるものの重要性を説くこともあって，この手のヘンダーソン批評は無視してよいと，私は思う。

　ヘンダーソンは自分が科学的な，すなわち分析的な行き方に反対した者として記憶されるのは心外だ，と言った。しかし彼女は，問題をみることよりも人間をみることを優先する看護は分析の方向よりはまとめる方向をとると考えた，と思う。看護の方法論が分析の方向をとると，人間をつくりあげている要素は数えあげ可能ではないのに公式化，定量化を進めることになるわけだから，非現実的なものになるのではないか。まとめる方向をとれば，方法論はファジィな色彩を濃くせざるをえないだろう。そしてヴァージニア・ヘンダーソンは現実主義なのである。

　ここまでにしておく。要はヘンダーソンは古くなく，ヘンダーソン再考を勧める，とだけ記したいのであった。

　本書の訳出は長年ヘンダーソンに親しんだ私には文字通りありがたい仕事であり，楽しんでさせていただいた。とんちんかんな楽しみ方をしてしまったところについては，読者にお許しを乞わねばならない。申しわけなくも最後に，たぶんヘンダーソンに共鳴して下さっていると思われる本書ご担当の医学書院看護出版部横川明夫氏，ならびに制作部江口光彦氏の全面的なご支援に，深くお辞儀する。

2007年6月

小玉香津子

索引

欧文

ANA　16
ICN　ix, 11, 267
ICU　17
POMR　71

あ

アスクレピオス　249
アブデラ, フェイ G.　11, 264, 284
アメリカ医師会　235
アメリカ・カトリック大学　167
アメリカがん協会　41
アメリカ看護師協会
　　16, 125, 226, 235, 268
アメリカ看護師財団　199, 220
アメリカ心理学会　234
アメリカ病院協会　235
アラビア医学　250
アルンシュタイン, マーガレット　11
アンダーソン, イヴリン R.　65
アンダーソン, バーニス　11

い

イェール大学看護学部
　　xii, xv, 11, 84, 167
イングルス, セルマ　12
『インターナショナル・ナーシング・
　インデックス』　19
インフォームド・コンセント
　　33, 56, 109, 140
1日24時間　3, 40, 76, 89
医科学　252

医学図書館　259
医師　34
医師の役割　57, 106
医師助手　35, 285
医術　252
医療チーム　179
依存性　73
意思決定　58, 66
意識の状態　45
遺伝カウンセラー　67
陰陽　27
飲食　49

う

ウィーデンバック, アーネスティン　12
ウィード, ローレンス L.
　　58, 63, 168, 264, 303
ウィンズロー, C. E. A.　11
ウェルチ, ウィリアム　11
ウォルド, フロレンス　xv, 12
ウォルド, ヘンリー　96
ウォルド, リリアン　11
運動機能障害　48

え

エリクソン, フロレンス H.　12
英国看護協会　78
炎症の徴候　52

お

オーランド, アイダ・ジーン
　　12, 38, 264
オスラー, ウィリアム　262

オレゴン大学看護学部　127

か

カー，アリス G.　11
カナダ　275, 278
カナダ医師会　63
カナダ看護師協会　63
カリキュラム指針　178
カンファレンス　xiv
ガーフィールド，シドニー R.　30
がんの7つの赤信号　41
仮説　42
家族の役割　102
過換気　49
過呼吸　49
拡大役割　276
格付け委員会　196
覚醒　45
学際的アプローチ　137
学士課程　126, 148
学士課程看護基礎教育プログラム　129
合衆国　280
看護，専門職としての　256
看護，プロセスとしての　265
看護とは　288
『看護の基本となるもの』　xii, 4
『看護の原理と実際』　xi, xiv
看護の作業上の定義　ix
看護の実践についての研究　189
看護の質の測定　224
看護の社会的倫理的意義　16
看護の真髄　21, 75
看護の専門分化　294
看護の操作上の定義　288
看護の独自の役割　167
看護の発達史における3段階　10
看護の有効性　22
看護科学　253
看護学　222
「看護学校カリキュラム指針」　xiv
看護過程　71, 161
"看護過程"論評　169
看護基礎教育　137
看護基礎教育課程　83
看護教育　83, 183, 206
看護教育の基準　126
看護教育の指標　83
看護業務の定義　62
看護業務指針委員会　232
看護ケア，全人的　79
看護ケアについての研究　202
看護ケアの個別化　163
看護ケア計画　70
看護研究　182
『看護研究，その調査と評価』　xii
看護研究の発達　216
看護サービス管理　79, 200
看護師業務法　61, 62, 66, 222, 268
看護実践の基準　227
看護実践の守備範囲　90
看護実践家　88
看護巡回　70
看護職教育課程　121
看護職能団体の研究　198
看護診断仮リスト　64
看護ニード　72
『看護論』　xii
患者の権利宣言　109, 235
患者のチャート　53
患者のニーズ　40
患者カンファレンス　70
患者記録　53
患者研究　74
患者割り当て方式　81, 165
感覚の障害　46
管理　190
管理の指標　79
環境　96
観察　37, 39
観察，不正確な　37
観察の守備範囲　43

き

キーン，ヴェラ　12
キャノン，ウォルター B.　27
キング，アイモジン M.　272
危機ケア看護　17
気　28
気質　44
気分　47
記憶喪失　47
記憶力　47
記録　39, 52
起座呼吸　49
基礎教育課程　129
基本的看護ケア　141, 178
基本的ニーズ　84
救急室　94

虚言症 47
恐怖症 47
強迫観念 47
教育 190
近代看護 xv

く

クリスティアヌ・レイマン賞 x
クリストマン，ルーサー 13
グッドリッチ，アニー W. ix, xiii, 10, 11, 16, 84, 125, 176, 217, 263, 288
くさび型 179

け

ケース・ウェスタン・リザーブ大学フランシス・ペイン・ボールトン看護学部 128
ケースカンファレンス 70
ケアの継続性 74, 90
ケアの必要度 29
ケア計画 66, 69, 73
計画 71
継続観察 42
継続教育 40, 82, 83
決定的な診断 29
見聞の広いヘルスワーカー 298
研究 86
研究，看護ケアについての 202
研究，看護職能団体の 198
研究，看護の実践についての 189
研究，職業の 195
研究，精神科看護の 203
研究，ナースについての 189
研究開発 167
研究者ナース 86
健康 26, 257
健康という幻想 26
健康カウンセリング 66
健康記録 x, 303
健康診断 26, 30, 34
健康問題 72
検診 26
権限の集中排除 80
幻覚 47
言語聴覚士 35

こ

コービン，ヘイゼル 12
コッホ，ロベルト 28
コミュニティ・ナース 34
コミュニティ・ヘルス・プログラム 39
ゴールドマーク・ウィンズロウ・ロックフェラー報告 206
子どもの死 99
呼吸 48
呼吸困難 49
個別化ケア 95
公衆衛生ナース 201
紅衛兵医 32
国際看護師協会 ix, 11
『国際疾病分類』 58
国民健康保険制度 299
混乱状態 47

さ

ザ・ナーシング・プロセス 161
作業上の看護の定義 261

し

シグマ・シータ・タウ x
シスター 80
シモンズ，レオ W. xii, 87, 193
シュヴァイツァー，アルバート 287
シュマール，ジェーン 12
シュロットフェルト，ロジーラ 13
シラキュース大学看護学部 126
ジーゲリスト，ヘンリー E. 247
ジェファソン，トーマス 79
ジェンダー・アイデンティティ 44
ジョンソン，ドロシー E. 87, 272
死にゆく患者 94
自然が癒す 76
姿勢 48
思考 47
思考の異常 47
自己実現型 25
自助予防医学 33
自助力の不足 29
疾病志向看護 145
主観症状 52
呪術医 247
修士課程 152

終末ケア 98
集中ケア病棟 17, 78
熟練専門家 170
熟練ナース 85
准医師 32, 35, 285
准学士課程 126
書面計画 73
症状 41, 42
症状，報告すべき 53
職業の研究 195
職能療法士 35
身体検査 26
身体徴候 42
深部体温 51
診断 55
診断，病気の 57
診断の定義 55
診断プロセス 26
診療記録 53

す

スター，ポール 20
スタッフナース 82
スチュワート，イザベル M.
　　　　　　　11, 125, 204, 217
スミス，ドロシー M. 13, 226
睡眠 45

せ

ゼンメルワイス，イグナッツ 28
生活行動 84
性的関心 44
聖クリストファーホスピス 94, 113
聖職者の役割 103
精神科看護の研究 203
専門職としての看護 256
専門職者 31
専門職ナース 34, 267
譫妄状態 47
全身の外観 43
全人的看護ケア 79
全体像 42
全米看護サービス改善委員会 193
全米看護連盟 269
喘鳴 49

そ

ソーシャルワーカーの役割 114
ソーンダース 98, 101, 108, 111
速呼吸 49

た

食べ過ぎ 49
体液 27
体温の調節 51
体温測定 51
体熱 51
対症看護 143
脱水症状 51
断続性ラ音 49

ち

チアノーゼ 49
地域保健機関 80
地区ナース 60
知性 47
中華人民共和国 275
著名なナース 10

つ

爪切り 3

て

テイラー，エフィ J. 11
ティーチャーズ・カレッジ
　　　　　　　　　　xiv, 167, 211
テキサス大学看護学部グループ 127
ディックス，ドロシア・リンダ 12
ディプロマ課程 126
デカルト，ルネ 251
デューマ，リトー 12
デュボス，ルネ 20, 26
低栄養状態 49
電磁場 28

と

トーマス，マーガレット 12
トーマス，ルイス 23, 252
ドック，ラヴィニア M. 11

登録ナース　126
統計調査　87
独自の機能，ナースの　4, 21, 289
独自の役割，看護の　167

な

『ナーシング・スタディズ・インデックス』　xiv, 19
「ナーシング・リサーチ」　211
ナースについての研究　189
ナースの独自の機能　4, 21, 289
ナースの役割　60, 112
ナースの臨床能力　9
ナース＝助産師　12, 60, 77
ナースプラクティショナー　63, 284
ナイチンゲール，フロレンス
　　10, 24, 39, 76, 87, 195, 217, 254, 261
ナイチンゲール看護学校　254
ナイト，グラディス　xii, xv, 12
ナッティング，M. アデレイド
　　11, 124, 217

に

2000年までにすべての人に健康を　301
ニューマン，マーガレット A.　272
日常の行動　22
人間らしさ　97

ね

捻髪音　49

は

ハーマー，ベルタ　xi, xiv
ハイテクノロジー　17
ハンプトン，イザベル A.　124
バー，ハロルド・サクストン　28
バージェス，エリザベス C.　11
パイ・グラフ　282
パスツール，ルイ　28, 40
パナケイア　249
パフォーマンス　228
パフォーマンスの基準設定　228
裸足の医者　32
排泄　50
博士課程　154
話すこと　46

判断力　47

ひ

ヒポクラテス　27, 249
ヒュギエイア　249
ビアード，リチャード・オールディング
　　11
比較看護実践　212, 218
皮膚の内側　4, 15, 22, 180, 290
微生物　28
必修科目　138
評価　71
病院　80
病院看護サービス　201
病院管理　79
病気の診断　57
病気体験　45
病歴　44

ふ

『ファクツ・アバウト・ナーシング』
　　196, 219, 294
フィッツジェラルド，ヘレン　12
フェファコーン，ブランチ　11
フェンウィック，エセル・ベッドフォード　11, 124, 217
フレクスナー，エイブラハム　58, 257
フレクスナー・レポート　125, 251
フロイト　104
フロレンス・ナイチンゲール国際財団
　　199
フロンティア看護サービス　12, 35
ブラウン，エスター・ルシール　263
ブレイク，フロレンス　12
ブレッキンリッジ，メアリー　11
プライバシー　96
プライマリーケア　30, 276
プライマリー・ナーシング　81, 165
プライマリーナース　89
プライマリー・ヘルスケア　168
プロセスとしての看護　265
不正確な観察　37
浮腫　51
腹水　51
複合サービス　179

へ

ヘルスアセスメント　26
ヘルスケア・システム　30
ヘルスケア・システム，問題志向型　29
ヘルスサービス　293
ヘルスマンパワー　30
ヘルスワーカー　31
ヘルスワーカー，見聞の広い　298
ヘルスワーカーズ　274
ヘルスワーカーズのチーム　35
ヘンダーソン，エドワード　98
ヘンプシュメイアー，ハティー　12
ヘンリー街訪問看護機関　176
ベナー，パトリシア　23
ベルナール，クロード　27
ペプロー，ヒルデガード　12
ペリグリーノ，エドマンド D.
　　　　　　　　91, 107, 249, 280
平和な死　180

ほ

ホール，リディア　12
ホスピス　94
ホスピスの評価尺度　97
ホメオスタシス　27
ボック，デレク　20
保健医療プログラム　298
保健行動　25
保健師　34
補助職ナース　267
母性，乳児，小児のケア　145
報告　39, 52
報告すべき症状　53

ま

マクナマス，ルイーズ　12
マズロー，エイブラハム H.　25

み

身の回りを整理する　101

む

無呼吸　49
無名のナース　14

め

メリーランド大学看護学部　127
メロウ，ジューン　12
目の状態　46

も

モーゼル，ロバート H.　110
モンターグ，ミルドレッド　12
妄想　47
目的　72
目標　72
目標設定　72
物差し　204, 225
問題解決　71
問題志向型医療記録　71
問題志向型システム　58
問題志向型ヘルスケア・システム　29

や

役割モデル　ix, 83, 85, 89
薬剤師の役割　111
薬種師　293

ゆ

ユング　104
友人の役割　102

よ

予防　66

ら

ラッセル音　49
ラマートン，リチャード　109
ランバーツェン，エレノア C.　226

り

リハビリテーション　164, 181, 213
理学療法士　35
理論　271
臨床看護研究　xv
臨床研究　230
臨床研究の倫理的問題　233

臨床心理士　35
臨床能力，ナースの　9
臨床判断　40, 169
臨床判断力　23

れ

レイマン，クリスティアヌ　x
レオン，ルーシル・ペトリー　11

ろ

ロジャーズ，カール　12
ロジャーズ，マーサ　272
ロチェスター大学看護学部　127
ロバーツ，メアリー M.　11, 124
ロビンソン，レイチェル　12
聾の徴候　46